AF145495

Kohlhammer

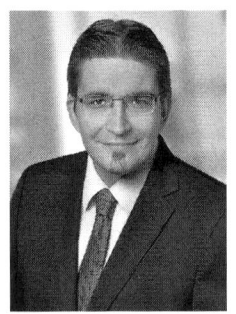

Prof. Dr. med. habil. Dipl.-Kfm. Reinhard Strametz, Professur für Patientensicherheit, Leiter des Wiesbaden Institute for Healthcare Economics and Patient Safety (WiHelP), Hochschule RheinMain, Facharzt für Anästhesiologie. Zusatzbezeichnungen Notfallmedizin und Ärztliches Qualitätsmanagement, Zertifizierte Person Risikomanagement nach ÖNORM 4903.

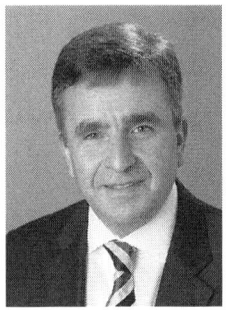

Dr. med. Michael Bayeff-Filloff, Chefarzt Zentrale Notaufnahme, RoMed Klinikum Rosenheim, Ärztlicher Landesbeauftragter Rettungsdienst im Bayerischen Staatsministerium des Innern für Sport und Integration; Facharzt für Chirurgie, Unfallchirurgie, Zusatzbezeichnungen Klinische Akut- und Notfallmedizin, Notfallmedizin und Ärztliches Qualitätsmanagement.

Reinhard Strametz,
Michael Bayeff-Filloff
(Hrsg.)

Risikomanagement in der Notaufnahme

Patienten intersektoral lenken
und sicher versorgen

2., erweiterte und aktualisierte Auflage

Verlag W. Kohlhammer

Gewidmet den Behandelten, Angehörigen und Behandelnden,
denen dieses Buch leider nicht mehr helfen kann.

Dieses Werk einschließlich aller seiner Teile ist urheberrechtlich geschützt. Jede Verwendung außerhalb der engen Grenzen des Urheberrechts ist ohne Zustimmung des Verlags unzulässig und strafbar. Das gilt insbesondere für Vervielfältigungen, Übersetzungen, Mikroverfilmungen und für die Einspeicherung und Verarbeitung in elektronischen Systemen.

Die Wiedergabe von Warenbezeichnungen, Handelsnamen und sonstigen Kennzeichen in diesem Buch berechtigt nicht zu der Annahme, dass diese von jedermann frei benutzt werden dürfen. Vielmehr kann es sich auch dann um eingetragene Warenzeichen oder sonstige geschützte Kennzeichen handeln, wenn sie nicht eigens als solche gekennzeichnet sind.

Es konnten nicht alle Rechtsinhaber von Abbildungen ermittelt werden. Sollte dem Verlag gegenüber der Nachweis der Rechtsinhaberschaft geführt werden, wird das branchenübliche Honorar nachträglich gezahlt.

Dieses Werk enthält Hinweise/Links zu externen Websites Dritter, auf deren Inhalt der Verlag keinen Einfluss hat und die der Haftung der jeweiligen Seitenanbieter oder -betreiber unterliegen. Zum Zeitpunkt der Verlinkung wurden die externen Websites auf mögliche Rechtsverstöße überprüft und dabei keine Rechtsverletzung festgestellt. Ohne konkrete Hinweise auf eine solche Rechtsverletzung ist eine permanente inhaltliche Kontrolle der verlinkten Seiten nicht zumutbar. Sollten jedoch Rechtsverletzungen bekannt werden, werden die betroffenen externen Links soweit möglich unverzüglich entfernt.

2. Auflage 2026

Alle Rechte vorbehalten
© W. Kohlhammer GmbH, Stuttgart
Gesamtherstellung: W. Kohlhammer GmbH, Heßbrühlstr. 69, 70565 Stuttgart
produktsicherheit@kohlhammer.de

Print:
ISBN 978-3-17-044079-1

E-Book-Formate:
pdf: ISBN 978-3-17-044080-7
epub: ISBN 978-3-17-044081-4

Geleitwort zur 1. Auflage

Risikomanagement ist die Grundlage ärztlichen Handelns

»Primum non nocere, secundum cavere, tertium sanare«
Erstens nicht schaden, zweitens vorsichtig sein, drittens heilen.

Risikomanagement, so wie es der römische Arzt Scribonus Largus 50 n. C. überaus knapp und treffend formulierte, ist eine der ethischen Grundlagen ärztlichen Handelns und steht in hippokratischer Tradition.

Was schadet dem Patienten in der Notfallmedizin, wo ist Vorsicht angesagt? Diese Fragen, die jeden Notfallmediziner jeden Tag schon vor dem Heilen umtreiben, sind die offensichtliche Motivation, über das wichtige Thema des Risikomanagements in den Notaufnahmen ein Buch herauszugeben.

Patientensicherheit, die im Zentrum des Risikomanagements steht, ist ein generelles und wichtiges Thema in der öffentlichen Gesundheitsfürsorge. Die Weltgesundheitsorganisation schätzt, dass in entwickelten Ländern jeder zehnte Patient durch eine Krankenhausbehandlung einen vermeidbaren Schaden erleidet. Man kann davon ausgehen, dass ein Teil dieser Schäden in der Notfallmedizin verursacht wird. Hoher Handlungsdruck, unübersichtliche Situationen durch hohe Patientenzahlen und fehlende diagnostische Sicherheit zeichnen die Notfallmedizin aus. Diese Situationen werden nicht selten durch schlecht eingespielte Teams, deren Mitglieder oft unterschiedliche medizinische Sprachen sprechen, weil sie aus unterschiedlichen Fächern kommen und einen unterschiedlichen Erfahrungsschatz haben, gemanagt – das ist der Alltag in vielen Notfallzentren Deutschlands.

Über die Fehlerrate in Notaufnahmen fehlen in Deutschland Statistiken, denn es sind in Deutschland keine Qualitätsparameter für die Notfallmedizin definiert, die ausgewertet werden und somit besteht keine Möglichkeit einer validen Analyse. Analysierbare Routinedaten, wie sie zum Beispiel für die »Initiative Qualitätsmedizin« (IQM) genutzt werden, existieren nur für stationäre Patienten, die Notaufnahmen behandeln aber mindestens genauso viele ambulante wie stationäre Patienten. Zudem werden Analysen bezüglich der Versorgungsqualität stationärer Patienten nach Diagnosen ausgewertet, sodass nur diagnosebezogene Qualitätsanalysen möglich sind. Das allgegenwärtige Risiko durch Diagnosefehler wird durch die Analysen nicht erfasst. Damit ist eine Aussage über unerwünschte Zwischenfälle, wie sie im November 2016 das Royal College for Emergency Medicine (RCEM) im Vereinigten Königreich veröffentlicht hat, in Deutschland (noch) nicht möglich. Diese Analyse des RCEM zeigt unter den TOP 5 vor allem Diagnosefehler:

1. Übersehene bedrohliche Pathologie bei alten Patienten mit Bauchschmerzen
2. Übersehene Aortendissektion
3. Übersehene Schenkelhalsfraktur bei Patienten, die aus medizinischer Ursache gestürzt oder synkopiert sind
4. Übersehene Wirbelkörperfraktur bei gestürzten älteren Patienten
5. Fehlende Wahrnehmung einer klinischen Verschlechterung auf dem Flur des Notfallzentrums/im Wartebereich/nach der Zuordnung zu einer Fachklinik/ beim Warten auf den Transport zur Station

Auch wenn bei uns die Top 10 Liste wahrscheinlich ganz ähnlich aussehen würde, wird, bis wir in Deutschland so weit sind, dass die Notfallmediziner die allgegenwärtigen Fragen einer Verbesserung der Patientensicherheit so systematisch erfassen wie unsere englischen Kollegen, noch Zeit vergehen, weil die Entwicklung des Risikomanagements in der klinischen Notfallmedizin in Deutschland noch nicht so weit entwickelt ist wie in Großbritannien. Das vorliegende Buch versucht dazu beizutragen, diesen Zustand zu verändern.

Der Fokus auf das Risikomanagement in der Notfallmedizin kann nur von den Notfallmedizinern selbst entwickelt werden und dazu bedarf es einer starken Identifikation mit der Notfallmedizin, so wie sie von der Deutschen Gesellschaft Interdisziplinäre Notfall- und Akutmedizin (DGINA) gefördert wird und wie sie sich in Deutschland auch mehr und mehr entwickelt. Die Briten und das RCEM können uns in dieser Entwicklung als Vorbild dienen und zeigen wie die Patientensicherheit in der Notfallmedizin konsequent in den Fokus gerückt werden kann: Durch Etablierung der Notfallmedizin als eine eigene Fachlichkeit mit klarem Aufgabenfeld sowie durch Verankerung des Faches an den Universitäten und im öffentlichen Bewusstsein. Auch in Deutschland muss dieser Weg konsequent weiter beschritten werden und dazu bedarf es zu allererst begeisterter, langjährig in notfallmedizinischer Verantwortung stehender Ärztinnen und Ärzte und Notfallpflegender, die sich Tag für Tag um die Patientensicherheit sorgen. Es bedarf allerdings auch berufsständischer Vertretungen wie dem RCEM und der DGINA, die sich für Strukturen einsetzen, die gute Notfallmedizin möglich machen.

Das vorliegende Buch ist ein Meilenstein in der Entwicklung der Notfallmedizin in Deutschland, weil es den Herausgebern in vorbildlicher Weise gelungen ist, hervorragende, hochmotivierte Mitglieder der notfallmedizinischen Community als Autoren zu diesem wichtigen Thema zu gewinnen. Sie sind die Garanten für eine hohe Qualität und Praxisrelevanz der Beiträge.

Es sei allen Autoren und den Herausgebern gedankt, dieses Buch verwirklicht zu haben. Es ist zu wünschen, dass das Buch gerne gelesen wird und die präsentierten Erkenntnisse auf fruchtbaren Boden fallen und weite Verbreitung finden.

München, im Juni 2019
Prof. Dr. med. Christoph Dodt
Past President der Deutschen Gesellschaft Interdisziplinäre Notfall- und Akutmedizin
Vizepräsident der European Society of Emergency Medicine

Literatur

Redfern, E., Boyle, A., McIntyre, S. (2016): The top ten significant incident reports in emergency medicine Themes identified as the 10 most commonly reported clinically significant incident reports in Emergency Medicine, November 2016 (https://www.rcem.ac.uk/docs/Safety/Newsletter draft – The Top Ten v2.pdf, Zugriff 20.08.2018).

Inhalt

Vorwort der 2. Auflage

Seit der Veröffentlichung der ersten Auflage unseres Buches »Risikomanagement in der Notaufnahme« hat sich die Welt grundlegend verändert. Die COVID-19-Pandemie hat die Notaufnahmen vor immense Herausforderungen gestellt und zu einem unfreiwilligen Langzeit-Krisenmanagement geführt. In dieser zweiten Auflage reflektieren wir diese Zeit und widmen zwei neue Kapitel dem unzureichenden Umgang mit pandemischen Lagen und den damit verbundenen Kapazitätsdefiziten.

Die Pandemie hat deutlich gemacht, wie wichtig psychische Unterstützung für das Gesundheitsfachpersonal ist. In einem neuen Kapitel beleuchten wir die psychosoziale Unterstützung in der Notaufnahme, da Patientensicherheit ohne Mitarbeitersicherheit nicht möglich ist.

Seit der letzten Auflage haben sich zudem die Normen des klinischen Risikomanagements verändert. Aktuelle Empfehlungen der Weltgesundheitsorganisation und neue gesetzliche Rahmenbedingungen für Notaufnahmen wurden in dieser Auflage berücksichtigt und ergänzt.

Ein weiteres wichtiges Thema ist die Fehl-Inanspruchnahme von Notaufnahmen durch Selbsteinweiser. Die kontroverse Diskussion zur Versorgung in der Notaufnahme versus vertragsärztlichen Bereich wird in der zweiten Auflage intensiviert betrachtet.

Wir hoffen, dass die Erweiterungen in dieser Auflage die Diskussion um ein proaktives und werthaltiges klinisches Risikomanagement weiter voranbringen. Gleichzeitig möchten wir uns für das überwältigende Feedback und die hohe Nachfrage nach der ersten Auflage herzlich bedanken.

Frankfurt und Rosenheim, 2025
Reinhard Strametz und Michael Bayeff-Filloff

Vorwort der 1. Auflage

Die notfallmedizinische Versorgung wurde in den letzten Jahren einem deutlichen Wandel unterzogen: Einerseits geraten Notaufnahmen durch insgesamt steigende Behandlungszahlen und eine starke Inanspruchnahme von Patienten ohne akuten Behandlungsbedarf zunehmend unter Druck. Andererseits wachsen das Bewusstsein für klinische Risiken und die dadurch entstehende Schädigung von Patienten und der medial und gesellschaftlich getriggerte Anspruch der Patienten. Dies alles geschieht in einem hochkomplexen Umfeld, das von Entscheidungsdruck und restriktiven ökonomischen Rahmenbedingungen geprägt ist. In diesem Spannungsfeld gilt es für medizinisches Fachpersonal aller Berufsgruppen täglich zu bestehen und mit den von Natur aus begrenzten Ressourcen eine wirksame, bedarfsgerechte, patientenzentrierte und vor allem sichere Patientenversorgung zu gewährleisten. Notaufnahmen sind zweifellos aufgrund ihres Versorgungsauftrages Hochrisikobetriebe.

Diese hohen Anforderungen erfordern neben der unabdingbaren notfallmedizinisch-fachlichen Qualifikation aller Akteure auch Kompetenzen, mit den wesentlichen klinischen Risiken der Patientenversorgung angemessen umzugehen. Hierfür sind sowohl detaillierte methodische Kenntnisse des klinischen Risikomanagements als auch ein Bewusstsein für die spezifische Ausprägung bestimmter Risiken in Notaufnahmen unabdingbar.

Dieses Buch schlägt, als unserer Kenntnis nach erstes seiner Art, einen Bogen von den Grundlagen des klinischen Risikomanagements hin zu spezifischen Risiken der Patientenversorgung in der Notaufnahme. Die kompakte Beschreibung möglicher Ursachen und Auswirkungen dieser Risiken wird insbesondere durch Tipps aus der Praxis ergänzt. Dies wird am Ende des Buches komplettiert durch die Beschreibung von Qualitäts- und Risikomanagement-Normen und Instrumenten, die bei der Implementierung von Risikomanagement-Systemen unterstützend eingesetzt werden können.

Wir konnten hierfür Experten des klinischen Risikomanagements gewinnen, die fundiert in die methodischen Grundlagen einführen, die für das Erreichen von Patientensicherheit notwendig sind. Von gleicher Wichtigkeit und Expertise sind jedoch auch die ausgewiesenen Experten und Führungskräfte der notfallmedizinischen Versorgung, die sich spezifischen Risiken durch eine detaillierte Aufarbeitung widmen und so ein Fundament für eigene Risikoanalysen in der eigenen Notaufnahme vor Ort ermöglichen.

Dieses Buch richtet sich somit gleichermaßen an notfallmedizinische Fach- und Führungskräfte aller Berufsgruppen, um für die Thematik des klinischen Risikomanagements zu sensibilisieren, und an im klinischen Risikomanagement beschäftigte Personen, um Ihnen abseits der theoretischen Grundlagen einen fundierten Einblick in die Besonderheiten der notfallmedizinischen Versorgung zu ermöglichen. Dies alles soll den notwendigen Dialog zwischen medizinischem Fachpersonal und Risikomanagement-Experten vor Ort unterstützen, der für ein umfassendes und wirksames Risikomanagement notwendig ist und beide Gruppen auf dem sicher lange dauernden und steinigen Weg zur Entwicklung einer umfassenden und nachhaltigen Sicherheitskultur begleiten.

Als Herausgeber möchten wir uns bei allen Mitautorinnen und Mitautoren herzlich bedanken, die durch Ihr Engagement und Ihre fachliche Expertise dieses, in seiner Art bislang einzigartige Buch, sowohl methodisch als auch fachlich auf ein sehr hohes Qualitätsniveau gehoben haben. Unser herzlicher Dank gilt auch Frau Ulrike Döring für ihre Unterstützung während des gesamten Entstehungsprozesses dieses Buches und Herrn Jannik Schwarz für sein zielführendes Lektorat.

Frankfurt und Rosenheim, im Juni 2019
Reinhard Strametz und Michael Bayeff-Filloff

1 Risikomanagement im Spannungsfeld Notaufnahme

1.1 Notfallmedizin als besonderes Handlungsfeld des Risikomanagements

Reinhard Strametz und Martin Pin

Keine medizinische Maßnahme ist frei von Risiken. Diese zentrale Erkenntnis wurde bereits in der hippokratischen Medizin unter dem Grundsatz »primum nil nocere, secundum cavere, tertium sanare« zusammengefasst. Gleichzeitig erkannte jedoch Seneca in seinen Epistulae morales, die grundsätzliche Fehlbarkeit des Menschen (Seneca 62 n. Chr., VI,57,12). Was in der verkürzten Darstellung dieser Erkenntnis durch das berühmte Zitat »errare humanum est«, also »irren ist menschlich« jedoch nicht berücksichtigt wird, ist die damit verbundene Aufforderung, aus Fehlern zu lernen:

> Errare humanum est, sed in errare perseverare diabolicum. Seneca (4 v. Chr.–65 n. Chr)
> Irren ist menschlich, aber im Fehler zu verharren teuflisch.

Die Medizin vergangener Jahrhunderte ging durch nebenwirkungsreiche, oft schädliche Therapieansätze und mangelnde Kenntnisse über biologische Abläufe oder hygienische Grundanforderungen teilweise hohe Risiken für Patienten ein. Nach zahlreichen Meilensteinen in der medizinischen Versorgung, wie der Einführung von Impfungen, einer allgemeinen Hygiene bzw. sterilem Arbeiten im OP und der Entdeckung von Antibiotika reduzierten sich Risiken in der Patientenversorgung nachweisbar deutlich.

Die Tatsache, dass Risikomanagement und Gefährdungen der Patientensicherheit in unseren Tagen von wachsendem Interesse und wachsender Bedeutung sind, basiert auf einer Entwicklung, die insbesondere die notfallmedizinische Versorgung vor neue Herausforderungen stellt und im Wesentlichen auf vier Faktoren zurückzuführen ist (Strametz 2017): Zunehmende Komplexität in der Versorgung, gestiegene Erwartungen von Patienten, Angehörigen und Dritten, intensiver, teils ruinöser Wettbewerb und medizinisch-technischer Fortschritt.

Die zunehmende Komplexität der medizinischen Versorgung ergibt sich aus dem schnell steigenden medizinischen Wissenszuwachs und der damit einhergehenden Spezialisierung innerhalb der Fachdisziplinen. Als Konsequenz hieraus sind oftmals zahlreiche zusätzliche Akteure unterschiedlicher Gesundheitsfach- und Heilberufe, zunehmend hochspezialisiert auf einzelne Aspekte, gemeinsam an der Versorgung eines Patienten beteiligt. So ist es evident, dass gut trainierte, interdisziplinär agierende Teams im Schockraum eine zeitnahe Versorgung von Notfallpatienten gewährleisten, die insbesondere bei schwerstverletzten Patienten das Outcome deutlich verbessert (Schoeneberg 2014). Mit jedem zusätzlichen Prozessbeteiligten steigen jedoch die Risiken für Informationsverluste und Missverständnisse, die wiederum negative Auswirkungen auf die Patientensicherheit nach sich ziehen können. Es bedarf also speziell notfallmedizinisch breit ausgebildeter Ärztinnen, Ärzte und Pflegender in der klinischen Notfallversorgung, um die Patientensicherheit zu erhöhen. Die Einführung der Zusatzweiterbildung »Klinische Akut- und Notfallmedizin« in der Musterweiterbildungsordnung durch den 121. Deutschen Ärztetag 2018 (BÄK 2018) und die Einführung der Weiterbildung Notfallpflege (DKG 2016) waren wichtige Maßnahmen zur weiteren Professionalisierung der Notfallmedizin und somit zur Steigerung der Patientensicherheit.

Dem gegenüber stehen Ansprüche der Patienten an die medizinische Versorgung und deren Rahmenbedingungen, die in den letzten Jahren deutlich gestiegen sind und nicht selten, insbesondere im Spannungsfeld Notaufnahme, von einer hohen Erwartungshaltung geprägt sind. Dies wird durch die mediale Darstellung des Gesundheitswesens sowohl in der Fiktion, als auch der Berichterstattung über Ergebnisse der Grundlagenforschung als sogenannte »Durchbrüche« in der Behandlung bislang unheilbarer Erkrankungen ebenso wie der Skandalisierung mutmaßlicher Defizite zusätzlich befördert. Die teilweise bestehende und möglicherweise zunehmende Divergenz zwischen erwarteter und erlebter Leistung führt in der Notaufnahme zu besonderen Problemen. Die hohe psychische Anspannung des Notfallpatienten und/oder seiner Angehörigen, trifft auf Mitarbeitende mit qualitativ und quantitativ hoher Arbeitsbelastung. Durch die steigende Anzahl von Notfallpatienten, zum Beispiel durch den demografischen Wandel, aber auch durch die Inanspruchnahme von Notaufnahmen als Ersatz für vertragsärztliche Versorgungsstrukturen (Somasundaram 2016) entstehen neben direkt daraus resultierenden Risiken (► Kap. 2.1.3) somit Brüche in der Erwartung der Beteiligten, die ihrerseits wiederum ein Risiko darstellen (► Kap. 2.3.4).

Dies alles geschieht in der stationären Patientenversorgung unter einem zunehmenden ökonomischen Wettbewerbsdruck, der in den letzten Jahren kompensatorisch zu einer enormen Leistungsverdichtung geführt hat. So reduzierte sich die Zahl der Krankenhausbetten laut Statistischem Bundesamt von 1991 bis 2015 um 166.412 (-25 %) bei gleichzeitigem Anstieg der Zahl jährlicher stationärer Behandlungsfälle um 32 % auf 19.239.574 (DESTATIS 2017). Die Ausrichtung auf größtmögliche ökonomische Effizienz stellt auch die zentralen Notaufnahmen vor die Herausforderung, im Spannungsfeld zwischen reduzierten Belegungsressourcen und elektiver Patientenversorgung, die stationäre Aufnahme von Notfallpatienten sicher und zeitgerecht zu koordinieren.

Der medizinisch-technische Fortschritt bietet Patienten in der Notfallversorgung zusätzliche Chancen, auch lebensbedrohliche Zustände gut zu überstehen, birgt aber gleichzeitig auch Risiken. Durch die Verkürzung der Halbwertszeit medizinischen Wissens steigt bei allen Beteiligten der Bedarf an kontinuierlicher und zielgerichteter Fortbildung, was insbesondere im Kontext der oben beschriebenen Leistungsverdichtung Probleme aufwirft. Neben dem Wissen innerhalb einer Organisation, muss in einer Notaufnahme an 365 Tagen auch die Kompetenz vorgehalten werden, alle relevanten Prozessabläufe der Notfallversorgung – unabhängig von einzelnen Handelnden – verlässlich durchzuführen. Dies bringt jedoch insbesondere Notaufnahmen mit geringer Versorgungskapazität im ökonomischen Spannungsfeld unter zusätzlichen Druck (▶ Kap. 2.2.1). Der Beschluss des Gemeinsamen Bundesausschusses (G-BA) zu einem gestuften System von Notfallstrukturen in Krankenhäusern (G-BA 2018) trägt dem Rechnung und beschreibt die zukünftigen qualitativen Voraussetzungen von Krankenhäusern für die Teilnahme an der stationären Notfallversorgung.

Die eben genannten Punkte treten in der Notaufnahme eines Krankenhauses auch deswegen in besonderer Weise in Erscheinung, da letztlich alle Faktoren zusammentreffen, unter denen bei der medizinischen Versorgung eine erhöhte Häufigkeit und eine gravierendere Auswirkung von Risiken zu beobachten ist:

1. Die Patienten sind oftmals in einem kritischen bzw. gebrechlichen Gesundheitszustand und somit anfälliger gegen Fehler in der Versorgung.
2. Es handelt sich oftmals um zeitkritische Prozesse und es müssen Entscheidungen unter hohem Druck getroffen werden.
3. Das Patientenaufkommen und damit verbunden die notwendigen vorzuhaltenden Ressourcen sind im Vorfeld nicht immer präzise planbar, es kommt somit zu Arbeitsspitzen.
4. Aufgrund der Variabilität der Versorgung und der multiplen Schnittstellen präklinisch und innerklinisch sind viele Personen und Professionen beteiligt, wodurch die Komplexität und der Abstimmungsbedarf zunehmen.

Somit ist davon auszugehen, dass einerseits eine höhere Anzahl relevanter Risiken vorhanden ist und andererseits auch das potentielle Schadensausmaß bei Verwirklichung eines Risikos deutlich höher ist als in Bereichen ohne die oben genannten Kriterien.

Das mutmaßliche Ausmaß von Patientenschäden dokumentierte der Bericht »To err is human« des Institute of Medicine (IOM) im Jahr 1999 eindrücklich (Kohn 1999). So wurde basierend auf den damals verfügbaren Daten angenommen, dass jährlich ca. 48.000–96.000 Menschen im US-amerikanischen Gesundheitssystem in der stationären Versorgung aufgrund vermeidbarer Fehler versterben. Im Jahr 2016 publizierten Makary und Daniel im British Medical Journal sogar eine Schätzung, nach der medizinische Fehler als TOP3-Todesursache anzusehen sind (Makary 2016). Die Publikation des IOM kann als Auslöser zahlreiche Aktivitäten im Bereich des klinischen Risikomanagements angesehen werden und führte auch in anderen Gesundheitssystemen zu Schätzungen bezüglich der Anzahl vermeidbarer Todesfälle und anderer Schäden (Klauber 2014, Stiftung Patientensicherheit 2017, Endel 2004). Hierbei ist kritisch anzumerken, dass eine Übertragung dieser Schätzwerte aus anderen Gesundheitssystemen ein vergleichsweise großes Konfidenzintervall aufweist und somit nicht als verlässlicher Mittelwert angesehen werden sollte. So schätzen Experten die Zahl der jährlich vermeidbaren Todesfälle in Deutschland auf 4.000–45.000 (Deutscher Bundestag 2014). Doch selbst bei konservativer bzw. optimistischer Schätzung der betroffenen Patienten bleibt das große Potential patientensicherheitssteigernder Maßnahmen erkennbar.

Neben den Patienten und deren Angehörigen sind auch die Mitarbeitenden und Organisationen bei Patientenschädigungen unmittelbar und teilweise gravierend betroffen. So ist durch zahlreiche tragische Fälle mittlerweile hinlänglich bekannt, dass neben dem geschädigten Patienten in der Regel auch der Schädigende als sogenanntes zweites Opfer (Second Victim) anzusehen ist (Wu 2000) und durch seinen, in der Regel unbeabsichtigten Fehler schwer geschädigt werden kann. Durch Selbstvorwürfe, arbeitsrechtliche Sanktionen und juristische Auseinandersetzungen besteht die Gefahr der posttraumatischen Belastungsstörung, die in zahlreichen Fällen bis hin zum Suizid des Schädigenden führten (Scott 2009, Grissinger 2014). Diese Problematik wird in Kapitel 1.8 nochmals ausführlicher thematisiert.

Ebenso wie Patienten und Mitarbeiter erleiden Krankenhäuser Schäden bei medialer Berichterstattung mutmaßlicher Patientenschädigung. Dass Notaufnahmen in diesem Zusammenhang ein besonders sensibler Bereich sind, zeigt sich beispielsweise in der Tatsache, dass ein Fall besonders langer Wartezeit in einer Notaufnahme auf der Titelseite einer bekannten Tageszeitung Deutschlands in entsprechender Aufmachung als »Uniklinik-Skandal« publiziert wurde (BILD 2015).

Neben der Schädigung der physischen und psychischen Integrität von Patienten und Personal sowie dem Reputationsverlust durch negative Berichterstattung stellen patientensicherheitsrelevante Probleme auch ein ökonomisches Problem dar. Neben steigenden Prämien der Haftpflichtversicherer bis hin zur fraglichen Versicherbarkeit einzelner Organisationbereiche publizierte die OECD 2017 eine Studie, die basierend auf den derzeit verfügbaren Daten zu ökonomischen Auswirkungen schätzt, dass in den OECD-Ländern im stationären Bereich ca. 15 % der Gesamtausgaben zur Kompensation von medizinischen Behandlungsfehlern verwendet wird. Untersuchungen aus den USA deuten darauf hin, dass zwischen 2010 und 2015 durch systematische Maßnahmen zur Steigerung der Patientensicherheit Einsparungen in Höhe von 28 Milliarden US-Dollar realisiert werden konnten (Slawomirski 2017) und schätzungsweise jede zehnte stationäre Krankenhauseinweisung auf arzneimittelbedingte Schäden zurückzuführen ist (de Bienassis 2023).

Aufgrund der genannten Komplexität und dem Auftreten von Schäden in relevantem Ausmaß scheinen bisherige Maßnahmen allgemeiner Sorgfalt nicht mehr ausreichend, um die Ansprüche aller Beteiligten an die Sicherheit und Wirksamkeit der Versorgung zu erfüllen. Aus der Unfallforschung im medizinischen Bereich ist mittlerweile bekannt, dass einzelne menschliche Fehler, das gern zitierte »menschliche Versagen«, in der Regel durch andere Faktoren begünstigt oder sogar provoziert werden. So entwickelte der Arbeitspsychologe James Reason das in Abbildung 1.1 dargestellte organisatorische Unfall-Ursachen-Modell (Reason 1990). Dieses zeigt deutlich, dass neben suboptimaler Gestaltung der Arbeitsabläufe auch latente Faktoren einen erheblichen Einfluss auf die Entstehung von Risiken und das Auftreten von Schadenfällen haben. Somit sind organisatorische Maßnahmen im Sinne eines klinischen Risikomanagements erforderlich, die nicht nur auf das einzelne Individuum, sondern auf alle in diesem Modell genannten Bereiche abzielen.

Unter klinischem Risikomanagement für Notaufnahmen ist gemäß der Definition des Aktionsbündnisses Patientensicherheit e. V. (APS) folgendes zu verstehen:

Klinisches Risikomanagement in Krankenhäusern [...] umfasst die Gesamtheit der Strategien, Strukturen, Prozesse, Methoden, Instrumente und Aktivitäten in Prävention, Diagnostik, Therapie und Pflege, die die Mitarbeitenden aller Ebenen, Funktionen und Berufsgruppen unterstützen, Risiken bei der Patientenversorgung zu erkennen, zu analysieren, zu beurteilen und zu bewältigen, um damit die Sicherheit der Patienten, der an deren Versorgung Beteiligten und der Organisation zu erhöhen. (Aktionsbündnis Patientensicherheit 2016)

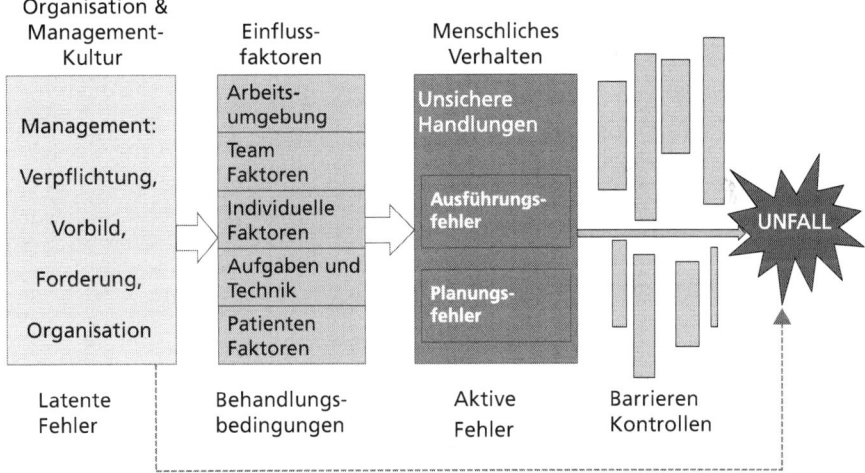

Abb. 1.1: Organisatorisches Unfall-Ursachen-Modell (modifizierte Darstellung aus Kahla-Witzsch 2019, basierend auf Reason 1990)

Risikomanagement muss somit sowohl als Führungsaufgabe (▶ Kap. 1.2) als auch Teil der täglichen Arbeit der Behandelnden verstanden werden. Dabei ist eine systematische Behandlung der Risiken erforderlich. Die im Qualitätsmanagement etablierte Vorgehensweise des Plan-Do-Check-Act-Zyklus' von Deming wird dabei im Risikomanagement (RM) durch den Risikomanagement-Prozess (▶ Kap. 1.3) auf Grundlage internationaler Normen (▶ Kap. 3.1) erweitert. Die Behandlung der Risiken wiederum muss kontextabhängig geschehen und sowohl die medizinischen Rahmenbedingungen der Notfallversorgung (▶ Kap. 1.4) als auch den hierfür geltenden gesetzlichen Rahmen (▶ Kap. 1.5) berücksichtigen. Zur konkreten Ausgestaltung des Risikomanagement-Prozesses wiederum ist die Anwendung einer geeigneten Kombination verschiedener Instrumente und Methoden des Risikomanagements notwendig (▶ Kap. 1.6).

Die Bemühungen um klinisches Risikomanagement zur Erhöhung der Patientensicherheit sind derzeit vor allem in medizinischen Disziplinen mit notfallmedizinischem Bezug ausgeprägt. Auch wenn perspektivisch Patienten aller medizinischen Disziplinen von einer möglichst risikoarmen Versorgung profitieren sollten, scheint die Führungsrolle bestimmter notfallmedizinischer Disziplinen in der systematischen Einführung von klinischem Risikomanagement nachvollziehbar und gerechtfertigt. Die Notaufnahmen sollten somit bei der Einführung, Aufrechterhaltung und Weiterentwicklung von klinischem Risikomanagement eine zentrale Funktion einnehmen.

1.1.1 Literatur

Aktionsbündnis Patientensicherheit (2016): Mindestanforderungen an klinische Risikomanagementsysteme im Krankenhaus (http://www.aps-ev.de/wp-content/uploads/2016/08/HE_Risikomanagement-1.pdf, Zugriff 11.11.2017).

Bild-Zeitung, 05. Februar 2015, S. 1.

Bundesärztekammer (BÄK) (2018): 121. Deutscher Ärztetag, Beschlussprotokoll, S. 402. (https://www.bundesaerztekammer.de/fileadmin/user_upload/downloads/pdf-Ordner/121.DAET/121_Beschlussprotokoll.pdf, Zugriff am 06.09.2018).

de Bienassis, K., Esmail, L., Lopert, R., Klazinga, N. (2023): Ökonomie der Arzneimitteltherapiesicherheit: Verbesserung der Arzneimitteltherapiesicherheit durch kollektives Echtzeit-Lernen, OECD, No. 147, OECD Publishing, Paris, https://doi.org/10.1787/d91edcf5-de

Deutsche Krankenhausgesellschaft (DKG) (2016): DKG-Empfehlung für die Weiterbildung Notfallpflege. (https://www.dkgev.de/media/file/68891.DKG-Empfehlung_Weiterbildung_Notfallpflege.pdf, Zugriff 06.09.2018).

Deutscher Bundestag (2014): Gefährdung der Patientensicherheit und tödliche Behandlungsfehler im Krankenhaus, Drucksache 18/1765 (https://www.bundesanzeiger-verlag.de/fileadmin/Betrifft-Recht/Dokumente/edrucksachen/pdf/1801765.pdf, Zugriff am 11.11.2017).

Endel, G. (2004): Patientensicherheit und Medizinische Fehler, (http://www.hauptverband.at/cdscontent/load?contentid=10008.623717&version=1443611415, Zugriff am 11.11.2017).

Gemeinsamer Bundesausschuss (G-BA) (2018): Beschluss des Gemeinsamen Bundesausschuss (G-BA): Regelungen zu einem gestuften System von Notfallstrukturen in Krankenhäusern gemäß § 136c Absatz 4 SGB V. (https://www.g-ba.de/informationen/beschluesse/3301/, Zugriff 01.09.2018).

Grissinger, M. (2014): Too Many Abandon the »Second Victims« Of Medical Errors. Pharmacy and Therapeutics 39: 591–592.

Kahla-Witzsch, H.A., Jorzig, A., Brühwiler, B (2019): Das sichere Krankenhaus, Stuttgart: Kohlhammer.

Klauber, J., Geraedts, M., Friedrich, J., Wasem, J. (Hrsg.): Krankenhaus-Report 2014; Schwerpunkt: Patientensicherheit. Stuttgart: Schattauer-Verlag.

Kohn, L.T., Corrigan, J.M., Donaldson, M.S. (1999): To err is human: building a safer health system. Washington (DC): National Academies Press.

Makary, M.A., Daniel, M. (2016): Medical error – the third leading cause of death in the US. BMJ 353: i2139.

Reason, J. (1990): Human error. Cambridge: Cambridge University Press.

Schoeneberg, C., Schilling, M., Keitel, J. M. Kauther, D., Burggraf, M., Hussmann, B., Lendemans, S. (2017): Traumanetzwerk, TraumaRegister der DGU(R), Weissbuch, S3-Leitlinie Polytrauma – ein Versuch der Validierung durch eine retrospektive Analyse von 2304 Patienten (2002–2011) an einem überregionalen (Level 1) Traumazentrum. Zentralbl Chir 142: 199–208.

Scott, S.D., Hirschinger, L.E., Cox, K.R., McCoig, M., Brandt, J., Hall, L.W. (2009): The natural history of recovery for the healthcare provider »second victim« after adverse patient events. Qual Saf Health Care. 18: 325–330.

Seneca um 62 n.Chr.: Epistulae morales VI,57,12.

Slawomirski, L., Auraaen, A., Klazinga, N. (2017): The Economics of patient safety. Strengthening a value-based approach to reducing patient harm at national level. OECD Health Working Papers, No. 96, Paris: OECD Publishing.

Statistisches Bundesamt (2017): Gesundheit, Grunddaten der Krankenhäuser 2016, Fachserie 12, Reihe 6.1.1. (https://www.destatis.de/DE/Publikationen/Thematisch/Gesundheit/Kran kenhaeuser/GrunddatenKrankenhaeuser2120611167004.pdf;jsessionid=0EB602E3B7 EDD334E3274AC13B8F0611.InternetLive2?__blob=publicationFile, Zugriff am 11.11. 2017).

Stiftung Patientensicherheit (2017): Facts & Figures. (http://www.patientensicherheit.ch/de/ themen/Patientensicherheit.html, Zugriff am 11.11.2017).

Strametz, R. (2017): Grundwissen Medizin, Konstanz: uvk lucius mit utb.

Wu, A.W. (2000): Medical error: the second victim. The doctor who makes the mistake needs help too. BMJ 320: 726–727.

1.2 Risikomanagement als Führungsaufgabe

Bruno Brühwiler

1.2.1 Gestaltung und Steuerung von Organisationen

Um Risikomanagement als Führungsaufgabe sachlich zu verorten, stellt sich zuerst die Frage, was die Begriffe Führung bzw. Management umfassen. »Manum agere« ist der lateinische Urbegriff und bedeutet »an der Hand führen«. Viele Wissenschaftler haben sich mit dem Begriff und der Konzeption »Führung« bzw. »Management« auseinandergesetzt. Diese stehen für die Gestaltung und Steuerung von Organisationen.

Aber nicht nur die Wissenschaft hat sich mit der Führung von Organisationen befasst. In der jüngeren Zeit sind aus verschiedenen Interessengruppen von nationalen und internationalen Unternehmen viele Normen entstanden, unter anderem auch zu wichtigen Fragen der Gestaltung und Steuerung von Organisationen und Unternehmen. Eine der bekanntesten ist die Führungskonzeption des Qualitätsmanagements. Deming, der amerikanische Physiker, Statistiker und Wirtschaftspionier im Bereich des Qualitätsmanagements, hat den Prozess der Führung mit dem bekannten Deming-Kreis »Qualitätsplanung, Qualitätslenkung, Qualitätssicherung und Qualitätsverbesserung« umschrieben (Deming 1950). Der Deming-Kreis hat weit über das Qualitätsmanagement hinaus Anerkennung gefunden, er verkörpert im Allgemeinen die Aufgaben von Führung und Management mit den vier Begriffen »Plan-Do-Check-Act«, worunter der Prozess der Planung, Umsetzung, Bewertung und Verbesserung verstanden wird. Werden diese vier Elemente in ein Konzept zusammengefasst, spricht man von einem Managementsystem.

Die International Standard Organisation ISO hat nicht nur das Qualitätsmanagement in der Norm ISO 9001 spezifiziert und seine Elemente und Funktionen festgeschrieben, sondern mittlerweile eine ganze »Familie« von harmonisierten Managementsystem-Standards geschaffen.

Darüber hinaus wird die Führungstätigkeit einer Organisation durch verschiedene Prinzipien bestimmt: Man spricht dabei auch von »Governance«. Sie umfasst z. B. die Überreinstimmung der Führung mit rechtlichen Anforderungen (Legalität), ein Verhalten der Führung nach ethischen Grundsätzen, die Berücksichtigung der Sicherheit von Menschen und die Bestandssicherung für Organisationen. Dabei spielt das Risikomanagement eine wichtige Rolle. Es wurde auf globaler Ebene durch die ISO 31000 (2018) »Risk management – Guidelines« sowie durch die spezifizierenden österreichischen Normen ÖNORM-Reihe 490x (2021) »Risikomanagement für Organisationen und Systeme – Anleitung zur Umsetzung der ISO 31000« mit Empfehlungen und Anforderungen umfassend beschrieben. All diese Normen und Grundsätze gelten auch für Notaufnahmen, wie auch immer diese rechtlich und betrieblich ausgestaltet sind.

1.2.2 Management von Risiken

Das Management von Risiken richtet sich an den Zielen, Tätigkeiten und Anforderungen aus, die eine Organisation im Allgemeinen und eine Notaufnahme im Besonderen bestimmen. Dabei spielen die Stakeholder, die »interessierten Kreise« eine besondere Rolle. Die Stakeholder einer Notaufnahme sind vielfältig:

- Für die Patienten ist die Notaufnahme bzw. die Effektivität der Notversorgung überlebenswichtig,
- Notaufnahmen stellen ein wichtiges Glied in der Gewährleistung der öffentlichen Sicherheit in unserer Gesellschaft dar,
- Notaufnahmen sind Teil eines Krankenhauses,
- Notaufnahmen beschäftigen Mitarbeiter und Mitarbeiterinnen, die bei der Erbringung von Notfall-Leistungen auch Fehler machen und damit selbst zum Opfer werden können (▶ Kap. 1.8).

Eine Notaufnahme ist, wie in ▶ Kap. 1.1 ausführlich dargestellt, aus mehreren Gründen ein Hochrisikobereich: Die Tätigkeit ist schwer planbar, die Fälle sind oft komplex und lebensbedrohlich, die zu bewältigenden Patientenströme stimmen oft nicht mit den vorhandenen Ressourcen überein. Unsicherheit bzw. Risiko sind ein ständiger Begleiter im Betrieb der Notaufnahme.

Risiko ist in der ÖNORM 4900 (2021) definiert als »Auswirkung von Unsicherheit auf Ziele, Tätigkeiten und Anforderungen«. Es handelt sich um potenzielle Gefährdungen und Bedrohungen, die mit einer gewissen Wahrscheinlichkeit eintreten und schwerwiegende Auswirkungen auf die Ziele und Finanzen, auf die Sicherheit und Gesundheit der Menschen sowie auf die technische Funktions- und Leistungsfähigkeit einer Organisation haben. Das nachfolgende Kapitel 2 befasst sich eingehend mit möglichen Risiken für den Patienten und für die Organisation in der Notaufnahme.

Risikomanagement als Führungsaufgabe muss zuerst die voraussehbaren Risiken identifizieren und beurteilen. Daraus lassen sich präventive Maßnahmen ableiten, um Fehler in der Tätigkeit von Notaufnahmen rechtzeitig zu erkennen und ihnen vorzubeugen. Damit verbunden ist auch die Einhaltung von gesetzlichen, untergesetzlichen und medizinisch-pflegerischen Anforderungen.

Wenn eine Notaufnahme das Risikomanagement hingegen nicht mit der ausreichenden Sorgfalt betreibt, gibt es sehr unangenehme Auswirkungen: Patientenschäden, Haftpflichtfälle, strafrechtliche Verfolgung, Reputationsschäden in der Öffentlichkeit und schwere Führungskrisen.

1.2.3 Risikomanagementsystem

Risikomanagement besteht – einfach ausgedrückt – aus zwei wesentlichen Elementen: Einerseits zeigt der Risikomanagement-Prozess, wie man mit Risiken umgeht. Andererseits beschreibt das Risikomanagementsystem die Anforderungen der Organisation, wie sie und ihre Führungskräfte mit den Risiken umgehen sollte oder müsste.

Der Risikomanagement-Prozess umfasst die Festlegung der Rahmenbedingungen, die Risikoidentifikation, die Risikoanalyse, die Risikobewertung sowie die Risikobewältigung. Umgeben sind diese Tätigkeiten von Kommunikation und Konsultation sowie der Überwachung und Überprüfung der Risiken bzw. der Risikobewältigung. Der Risikomanagement-Prozess kann mit vielen Methoden der Risikoanalyse umgesetzt werden (► Kap. 1.3)

Das Risikomanagementsystem enthält im Wesentlichen die Elemente des Deming-Kreislaufes: die Planung, die Umsetzung, die Bewertung und die Verbesserung der entsprechenden Systemelemente.

Insgesamt ergibt sich das in Abbildung 1.2 (► Abb. 1.2) dargestellte Bild über das Risikomanagement, das seinen Ursprung in der ISO 31000:2018 hat und in der ÖNORM 4901 spezifiziert worden ist (► Kap. 3.1).

1.2.4 Inhalt der Führungsaufgabe

Grundlage für Management und Risikomanagement sind »Leadership and Commitment«, wie es so schön in der englischen Sprache heißt, bzw. etwas nüchterner auf Deutsch »Führung und Verpflichtung«. Die ISO 31000 sowie die ÖNOMR 4901 beschreiben den Inhalt der Führungsaufgabe eingehend. Diese Aufgaben gelten – maßgeschneidert – auch für die Notaufnahme, wobei stets eine Abstimmung mit der obersten Leitung des Krankenhauses erfolgen muss.

Demnach muss auch der Leiter der Notaufnahme folgende Aufgaben beachten:

- Rechenschaftspflicht: Der Leiter der Notaufnahme ist für das Risikomanagement bzw. für die Patientensicherheit in seinem Bereich verantwortlich;
- Komponenten des Risikomanagementsystems: Der Leiter der Notaufnahmen muss seine Planung, Umsetzung, Bewertung und Überwachung sicherstellen und weiterentwickeln;

Kontext der Organisation

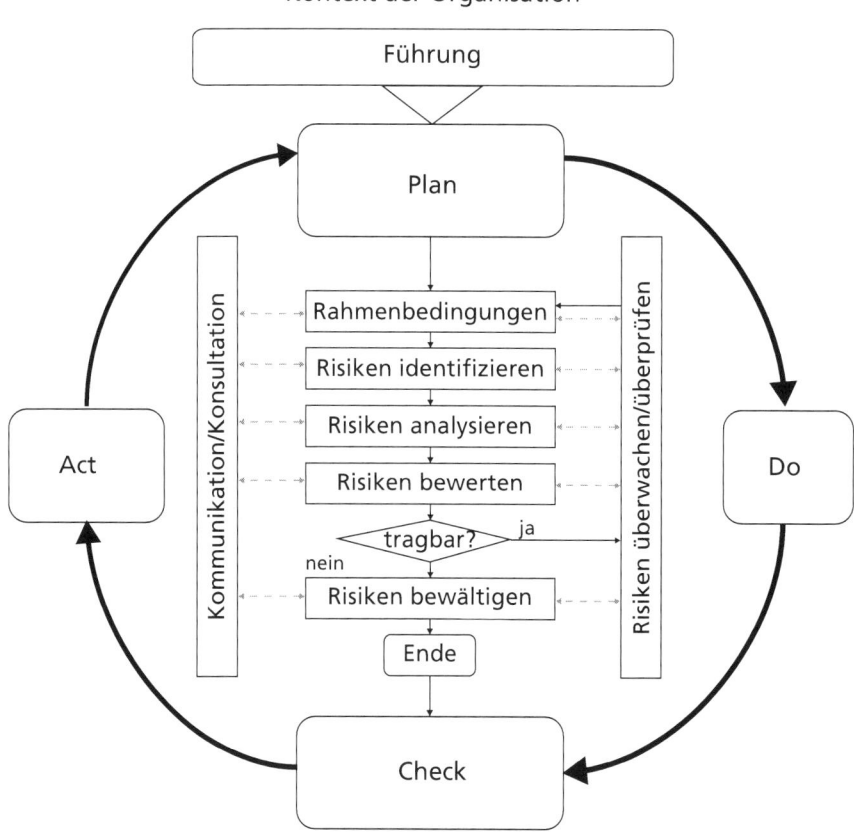

Abb. 1.2: Risikomanagementsystem mit dem Risikomanagement-Prozess (aus ÖNORM 4901:2021)

- Risikopolitik: Der Leiter der Notaufnahme legt eine Vorgehensweise fest, welche dem Kontext der Organisation, ihren Zielen, Tätigkeiten und Anforderungen entspricht;
- Risikotragfähigkeit: Der Leiter der Notaufnahme muss wissen, welche Risiken für die Patientensicherheit und für die Organisation tragbar bzw. nicht tragbar sind.
- Ressourcen: Der Leiter der Notaufnahme muss sicherstellen, dass die notwendigen Ressourcen dem Risikomanagement bzw. der Patientensicherheit verfügbar sind;
- Befugnisse und Verantwortung: Sie müssen definiert und bekannt gemacht werden (z. B. wer ist Risikoeigner?);
- Wesentliche Risiken: Der Leiter der Notaufnahme kennt diese, und sie werden regelmäßig in den dafür verantwortlichen Gremien behandelt und gesteuert;
- Überwachungsorgane: Die Krankenhausleitung muss in das Risikomanagement der Notaufnahmen angemessen einbezogen werden.

Was bedeutet das nun konkret für den Leiter der Notaufnahme und für sein Führungsteam, das mit ihm zusammen die Gesamtverantwortung trägt?

- Risikomanagement ist nicht eine einmalige Aktion, die sich in einer Risikodiskussion, in einer Risikoanalyse oder in einem Audit erschöpft. Vielmehr geht es darum zu überlegen, welche Risiken in einer Notaufnahme überhaupt vorkommen, welche Risikomanagement Aktivitäten für die Patienten- und Mitarbeitersicherheit erforderlich sind und wie diese in der Organisation stabil verankert und kommuniziert werden können.
- Zu klären ist das Verhältnis des Risikomanagements zu anderen Teilbereichen der Führung, z. B. zum Qualitätsmanagement, zum rechtlichen Compliancemanagement oder zum betrieblichen Notfall-, Krisen- und Kontinuitätsmanagement. Dies ist erforderlich, um Doppelspurigkeiten zu vermeiden und die vorhandenen knappen Ressourcen bestmöglich zu nutzen.
- Risikomanagement bedient sich verschiedener Methoden, z. B. der Szenarioanalyse, der Prozessanalyse oder eines Fehlermelde- und Beschwerdesystems (▶ Kap. 1.6). Es ist zu klären, wie diese Instrumente eingesetzt werden sollen und wie sie zusammenwirken. Ganz wichtig: Weniger ist mehr!

Zu beachten ist zudem, dass Notaufnahmen zahlreichen gesetzlichen Bestimmungen (▶ Kap. 1.5) unterliegen, die teilweise sogar direkten Einfluss auf das Risikomanagement ausüben. So bestimmt der Gemeinsame Bundesausschuss gem. § 136a SGB V beispielsweise über « [...] wesentliche Maßnahmen zur Verbesserung der Patientensicherheit und legt insbesondere Mindeststandards für Risikomanagement- und Fehlermeldesysteme fest«.

1.2.5 Schnittstellen zu weiteren Anforderungen

Das Risikomanagement ist über Schnittstellen mit anderen Teilbereichen der Führung vernetzt. Dies gilt für alle Organisationen, auch für Einrichtungen der Notaufnahme in einem Krankenhaus:

Die erste und wichtigste Schnittstelle bildet diejenige zum Qualitätsmanagement. Es ist in vielen Fällen nach der Vorgabe der ISO 9001 Qualitätsmanagementsystem gestaltet. Die Version 9001:2015 spricht ausdrücklich vom risikobasierten Denken. Damit wird die Frage aufgeworfen, was zum Risikomanagement und was zum Qualitätsmanagement gehören soll, ob das Eine Teil des Anderen sei oder ob sich nun Risikomanagement und Qualitätsmanagement gänzlich verschmelzen würden.

Im klinischen Risikomanagement hat die Qualitätsrichtlinie des G-BA hier eine klare Aussage formuliert, die allerdings noch interpretiert werden muss: »Doppelstrukturen sind zu vermeiden«. Es handelt sich dabei nicht um eine oberflächliche Fusion, sondern um eine Arbeitsteilung mit verschiedenen, sich ergänzenden Schwerpunkten!

Das Qualitätsmanagement legt den Schwerpunkt auf die Normalsituation, auf das Tagesgeschäft, auf kleine Abweichungen und Störungen in den operationellen

Prozessen. Die Prozessbeherrschung ist das Hauptanliegen. Demgegenüber fokussiert das Risikomanagement Ausnahmesituationen, Unsicherheiten (falsche Annahmen), große Abweichungen, den »credible worst case« (schlimmst-möglicher, aber dennoch glaubwürdiger Fall) bei der Erreichung von Zielen, Durchführung von Tätigkeiten und Erfüllung von Anforderungen. Dem Risikomanagement stehen mit dem Risikomanagement-Prozess und mit den Methoden, diesen umzusetzen, spezielle Instrumente zur Verfügung, die das Qualitätsmanagement ergänzen können bzw. müssen.

Eine andere Schnittstelle, die auch in der Notaufnahme eines Krankenhauses eine Rolle spielt, besteht zum rechtlichen Compliancemanagement. Es geht dabei um die Sicherstellung der Kenntnis und Einhaltung von rechtlichen Verpflichtungen, die durch das Gesetz allgemein oder spezifisch vorgegeben sind. Dazu gehören auch Anforderungen, die den Stand der medizinischen-pflegerischen Wissenschaft und Erfahrung vorgeben oder die eine Organisation sich selbst auferlegt hat.

Eine wichtige Schnittstelle im Risikomanagement entsteht zwischen dem Risikomanagement und dem Notfall-, Krisen- und Kontinuitätsmanagement (▶ Kap. 2.3). Wir betrachten dieses als Teil des Risikomanagements (siehe auch ÖNORM 4902–3).

Wenn eine Notaufnahme über die Funktion des Notfall-, Krisen- und Kontinuitätsmanagement nachdenkt, sollte sie sich im Klaren sein, dass das medizinische Notfallmanagement das Kerngeschäft der Notaufnahme darstellt. Zudem gibt es das betriebliche Notfallmanagement, das sich mit Notfällen im Bereich der Organisation befasst. Dabei ist der Massenanfall von Patienten eine Situation, in der das medizinische und betriebliche Notfallmanagement verschmelzen.

1.2.6   Rollen und Verantwortlichkeiten

Im Risikomanagement gibt es grundsätzlich vier verschiedene Rollen und Verantwortlichkeiten: die oberste Leitung, der Risikoeigner, der Risikomanager sowie die Auditoren:

• Die oberste Leitung in einem Krankenhaus trägt die Gesamtverantwortung für die Gestaltung des Risikomanagementsystems. Dazu gehören der Einsatz der Instrumente des Risikomanagements in Abstimmung mit dem Qualitäts-, Compliance- und Notfallmanagement. Die oberste Leitung des Krankenhauses muss somit das Konzept entwickeln, genehmigen, kommunizieren, umsetzen, bewerten und verbessern. Dies kann jedoch nur in Abstimmung mit den verantwortlichen Führungskräften der patientenversorgenden Hochrisikobereiche, insbesondere der Notaufnahmen, erfolgen.
• Als Risikoeigner werden die Personen bezeichnet, die die Risiken systemisch beeinflussen können. Das sind im Bereich der Patientensicherheit insbesondere Führungs- und Fachkräfte aus Ärzteschaft und Pflege. Aber auch Personen im Bereich der betrieblichen Leitung und Organisation sind Risikoeigner, denn sie gestalten die Prozesse und halten die Ressourcen vor. Risikoeigner können ihre

Verantwortung für die Risiken niemals delegieren. Sie stehen in der rechtlichen Pflicht.

• Risiko- und Qualitätsmanager sind Fachpersonen, die die Anforderungen der entsprechenden Systeme kennen und in der Organisation und ihren Prozessen umsetzen. Im Bereich des klinischen Risikomanagements zeichnet sich – zumindest in Deutschland – ab, dass es sich nicht um zwei verschiedene, sondern um eine Funktion handelt, die beide Bereiche fachlich bedienen kann: Qualitätsmanagement für das Tagesgeschäft und die Prozessbeherrschung, Risikomanagement für die Ausnahmensituationen.

• Risikomanager brauchen eine fundierte Ausbildung, die sie befähigt, mit den Risiken der Patientensicherheit umzugehen. Die Anforderungen an einen qualifizierten (klinischen) Risikomanager sind auch normativ in der ÖNORM 4903 festgehalten (ÖNORM 4903:2021).

Analog zum Bereich der finanziellen Führung von Unternehmen, wo die interne Revision bzw. der externe Wirtschaftsprüfer die Richtigkeit der Finanzberichterstattung prüft, nimmt der unabhängige Auditor bei der Bewertung der Konformität von Managementsystemen eine weitere wichtige Rolle ein. Im Risiko- und Qualitätsmanagement-System ist er für die Systembewertung zuständig. Der Auditor, er kann einen internen oder externen Status haben, sollte möglichst objektiv sein und mit seiner akribischen Fachkenntnis aufdecken können, wo wichtige Anforderungen an die Gestaltung und Umsetzung des entsprechenden Managementsystems nicht erfüllt sind und verbessert werden sollten (▶ Kap. 3.6).

1.2.7 Ergebnis

Risikomanagement als Führungsaufgabe trägt wesentlich zur Förderung der Patientensicherheit im Krankenhaus und seiner Notaufnahme bei. Es verfügt über Instrumente und Methoden, die über die bisherigen Praktiken des Qualitätsmanagements hinausgehen und dieses wertvoll ergänzen. Allerdings brauchen Führungs- und Fachkräfte Kenntnisse und Befähigungen, um diese Werkzeuge effizient zu nutzen.

Ein fehlendes oder lückenhaftes klinisches Risikomanagement in der Notaufnahme kann für die Patienten und für die Führung der Notaufnahmen dramatische Folgen haben. Ein zweckmäßiges und konsequent durchgeführtes Risikomanagement mit entsprechender Fehlerkultur stellt hingegen eine Chance dar, die alle in diesen anspruchsvollen Funktionen tätigen Mitarbeiter und Führungskräfte verdienen.

1.2.8 Literatur

Deming, W.E. (1950): Elementary Principles of the Statistical Control of Quality, Japanese union of scientists and Engineers.
EN ISO 9001:2015 Qualitätsmanagementsystem – Anforderungen
ISO 31000:2018: Risikomanagement – Leitlinien, Berlin: Beuth.

ÖNORM-Reihe 490x:2021 Risikomanagement für Organisationen und Systeme, Anleitung zur Umsetzung der ISO 31000

1.3 Der Risikomanagement-Prozess

Heike A. Kahla-Witzsch

Kernstück eines Risikomanagementsystems ist der Risikomanagement-Prozess. Dieser beschreibt die strukturierte Vorgehensweise im Umgang mit Risiken einer Organisation. Im Folgenden soll der Risikomanagement-Prozess gemäß ÖNORM D 4901:2021, wie in ▶ Abbildung 1.3 dargestellt, erörtert werden.

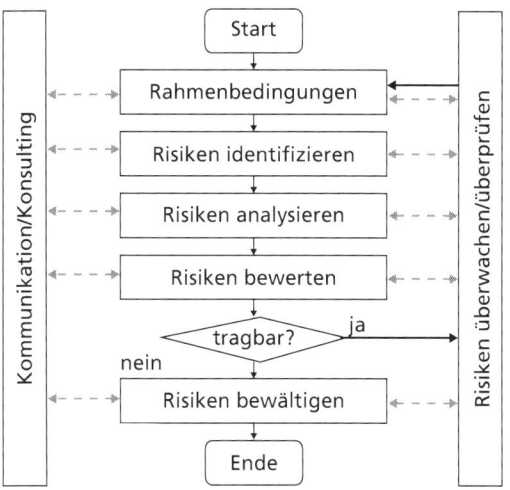

Abb. 1.3: Der Risikomanagement-Prozess nach ÖNORM D 4901:2021 (aus ÖNORM D 4901:2021)

Ausgehend von der Risikopolitik und -strategie der Organisation erfolgt zunächst die Klärung der Rahmenbedingungen, anschließend werden die Risiken der Einrichtung oder eines Bereiches, beispielsweise der Notaufnahme, identifiziert, analysiert und bewertet. Danach muss durch die verantwortlichen Personen, die Risikoeigner, eine Entscheidung gefällt werden, ob die Risiken in ihrem Ist-Zustand tragbar sind oder ob Maßnahmen zur Risikobewältigung erfolgen müssen. Der gesamte Prozess ist eingebettet in Risikokommunikation, sowie Aktivitäten zur Überwachung und Überprüfung von Risiken.

1.3.1 Klärung der Rahmenbedingungen

In diesem ersten Schritt des Risikomanagement-Prozesses geht es darum zu klären, welche externen und internen Einflussfaktoren auf das Krankenhaus oder die Abteilung einwirken.

Zu den externen Rahmenbedingungen zählen beispielsweise soziale, kulturelle, politische, rechtliche, finanzielle, technologische und wettbewerbsspezifische Einflüsse, Anforderungen von interessierten Kreisen, beispielweise Patienten und Angehörigen, Mitarbeitern, Kooperationspartnern und dem Träger. Hieraus ergeben sich Chancen und Bedrohungen.

Die internen Rahmenbedingungen umfassen die Organisationskultur, die Unternehmensstrategie, das Leistungsangebot, bestehende Strukturen und Verantwortlichkeiten, sowie die Prozesse der Einrichtung und die hieraus resultierenden Stärken und Schwächen.

Ein einfaches Instrument zur strukturierten Betrachtung der Rahmenbedingungen ist die sogenannte SWOT-Analyse. SWOT ist die Abkürzung der englischen Begriffe Strengths (Stärken), Weaknesses (Schwächen), Opportunities (Chancen) und Threats (Bedrohungen) (▶ Abb. 1.4).

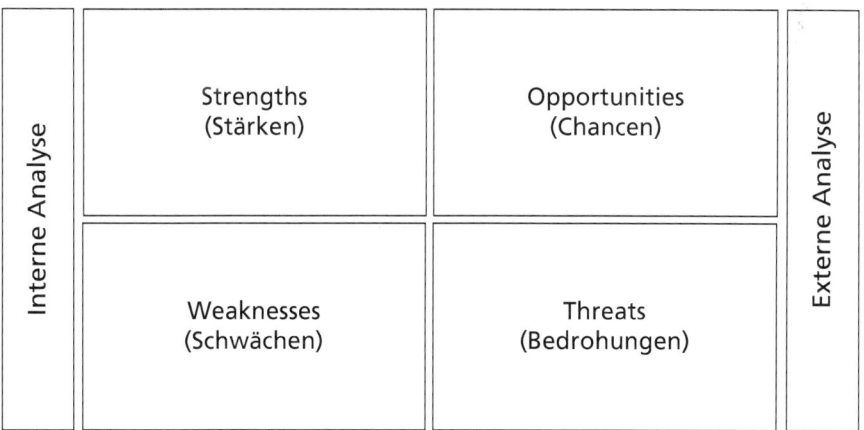

Abb. 1.4: Die SWOT-Analyse (Kahla-Witzsch und Platzer 2018)

Die SWOT-Analyse kann zur Ermittlung von Chancen und Risiken dienen und die Grundlage für eine Strategieentwicklung bilden.

Je nach Art der Risiken gilt es geeignete Risikokriterien festzulegen, nach denen Risiken hinsichtlich ihrer Eintrittswahrscheinlichkeit und Auswirkung bewertet werden sollen. Hierbei muss die Einrichtung auch festlegen, bis zu welcher Risikohöhe die Verantwortlichen bereit sind, ein Risiko zu akzeptieren bzw. wann Maßnahmen zur Risikobewältigung zu ergreifen sind.

Tabelle 1.1 zeigt Kriterien zur Bewertung von Auswirkungen von Risiken in Gesundheitseinrichtungen hinsichtlich der Auswirkungen auf die Gesundheit von Patienten, Leistungsfähigkeit und Reputation.

Tab. 1.1: Kriterien zur Auswirkung von Risiken in Gesundheitseinrichtungen (nach ÖNORM D 4902−2:2021)

Stufe	Patient	Leistungsfähigkeit	Reputation
1 Unbedeutend	Vorkommnis ohne Folgen (Critical Incident)	Die Leistungsfähigkeit der Einrichtung bleibt unberührt.	Die Reputation wird kaum beeinträchtigt. Interner Erklärungsbedarf.
2 Gering	Leichter Gesundheitsschaden mit vorübergehenden Beschwerden oder Schmerzen, bis zu drei Tagen (verlängerte) Hospitalisation.	Die Leistungsfähigkeit der Einrichtung bleibt unberührt. Es entstehen kurzzeitige Störungen im Betriebsablauf und Mehrkosten.	Nachfragen von Angehörigen, Interesse der Medien. Externer Erklärungsbedarf, aber ohne direkte und anhaltende Folgen
3 Spürbar	Schwerer Gesundheitsschaden ohne Dauerfolgen, mehr als drei Tage verlängerte Hospitalisation.	Vorübergehende Minderung der Leistungsfähigkeit der Einrichtung. Es entstehen deutliche Mehrkosten aus der Behandlung sowie aus den zusätzlichen Störungen des Betriebsablaufes.	Die Reputation der Einrichtung wird durch negative Berichte, Untersuchungen und lokale Medienberichterstattung beeinträchtigt
4 Kritisch	Schwerer Gesundheitsschaden mit Dauerfolgen ohne dauerhafte Pflegebedürftigkeit, jedoch mit Berufseinschränkung.	Die Leistungsfähigkeit der Einrichtung wird andauernd beeinträchtigt. Einschränkung des Leistungsangebotes.	Die Reputation wird regional über längere Zeit geschädigt (negative Medienberichte, Straf- und Haftpflicht-Klagen, Untersuchungen), Patienten bevorzugen andere Einrichtungen.
5 Katastrophal	Schwerer Gesundheitsschaden mit Dauerfolgen und dauerhafter Pflegebedürftigkeit, Tod des Patienten	Die Fortführung der Einrichtung mit dem bisherigen Leistungsspektrum ist bedroht.	Die Reputation wird überregional, irreparabel geschädigt (z. B. durch Strafrechtsklagen und negative Berichterstattung), die Kapazitätsauslastung der Einrichtung ist nicht mehr sichergestellt

Tabelle 1.2 definiert die Häufigkeit von Risiken, woraus sich in Kombination mit Tabelle 1.1 die Felder der Risikomatrix (▶ Abb. 1.5) ergeben.

Tab. 1.2: Kriterien zur Häufigkeit von Risiken in Gesundheitseinrichtungen (nach ÖNORM D 4902–2:2021)

	Stufe	Häufigkeit
1	Unwahrscheinlich	Seltener als einmal in drei Jahren
2	Sehr selten	Einmal in drei Jahren
3	Selten	1 x pro Jahr
4	Gelegentlich	1 x im Quartal
5	Häufig	1 x im Monat

Eine Risikomatrix bietet die Möglichkeit der grafischen Darstellung von Risiken hinsichtlich ihrer Eintrittswahrscheinlichkeit und Auswirkung.

Risikotoleranzgrenzen definieren, welche Risiken aus Sicht der Organisation nicht vertretbar, bedingt vertretbar oder vertretbar sind.

Die Risikomatrix unterstützt Führungskräfte und Risikoeigner bei der Priorisierung der Risiken, reduziert Komplexität, ist ein Instrument der Risikokommunikation und erlaubt durch einen Vorher-Nachher-Vergleich, die Überprüfung Wirksamkeit der getroffenen Maßnahmen.

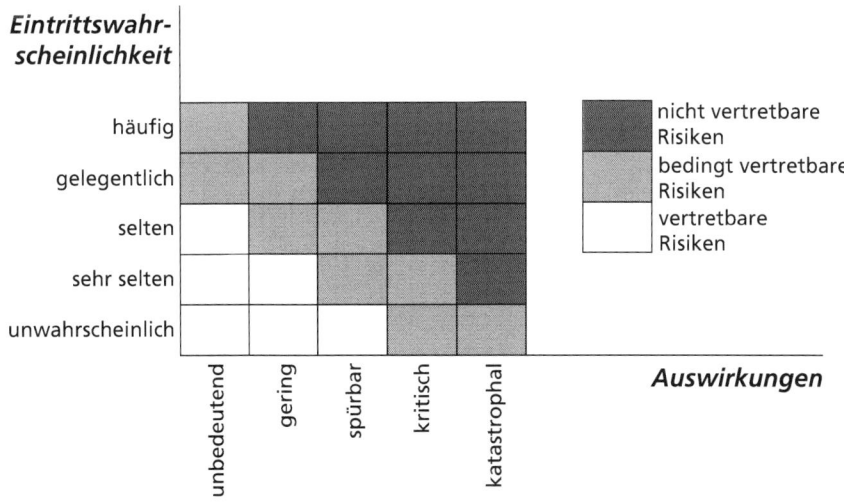

Abb. 1.5: Die Risikomatrix (Kahla-Witzsch und Platzer 2018)

1.3.2 Risikoidentifikation

Ziel der Risikoidentifikation ist es, mittels einer systematischen Bestandsaufnahme die potenziellen oder vorhandenen Risiken der Organisation oder Abteilung zu erfassen.

Um alle wesentlichen bestehenden oder möglichen Risiken zu erkennen und zu erfassen, ist eine systematische Vorgehensweise erforderlich, da ein zu diesem Zeitpunkt nicht erkanntes Risiko sich der weiteren Analyse und Bewältigung entzieht.

Allerdings geht es hierbei nicht darum, alle nur vorstellbaren Risiken zu erkennen, sondern insbesondere solche, deren Eintritt und Auswirkung der Einrichtung in einem besonderen Maße schaden können.

Zur Risikoidentifikation können vielfältige Informationsquellen genutzt werden:

- Meldungen aus Critical-Incident-Reporting oder Fehlermeldesystemen, internen wie externen
- Schadenfälle
- Statistiken
  - Komplikationen
  - Infektionen
  - Stürze
- Daten der externen Qualitätssicherung
- Ergebnisse von internen und externen Audits, Begehungen
- Beschwerden

Als weiteres Instrument können krankenhaus- oder abteilungsspezifische Gefahrenlisten, wie in Kapitel 1.6 dargestellt, eingesetzt werden. Hierbei handelt es sich um eine systematische Darstellung des Wissens und der Erfahrung über Risikothemen, die im Rahmen eines strukturierten Brainstormings mit Führungskräften und Mitarbeitern zur Risikoidentifikation eingesetzt werden können.

Ob tatsächlich die relevanten Risiken erfasst werden, hängt wesentlich vom Risikobewusstsein der Führungskräfte und Mitarbeiter ab, sowie deren Motivation, die in ihrem Arbeitsumfeld beobachteten Risiken und Sicherheitsgefährdungen zu melden. Für die nachfolgende Risikoanalyse ist die Aktualität der Informationen wichtig, da sich im dynamischen Gesundheitswesen, die Rahmenbedingungen und damit verbundene Risiken schnell verändern können.

1.3.3 Risikoanalyse

Bei einem Risiko handelt es in der Regel um ein komplexes Phänomen mit vielfältigen Ursachen und Auswirkungen. Ziel der Risikoanalyse ist es, Risiken in ihren Ursachen- und Wirkungszusammenhängen zu verstehen und die Grundlage für die anschließende Risikobewertung zu schaffen.

Wichtig ist hierbei, die für die Einrichtung oder den Bereich maßgeblichen Ursachen zu erkennen, um die passenden Maßnahmen zur Risikobewältigung zu finden. Ein weiteres Ziel der Risikoanalyse besteht darin, zu einem einheitlichen Risikoverständnis bei Entscheidern und Risikoeignern beizutragen. Je nach verfügbaren Informationen, Daten und Ressourcen kann eine Risikoanalyse einfach bis umfangreich durchgeführt werden. In der Regel beginnt man mit einer ersten qualitativen Analyse zur Ersteinschätzung des Risikos. Je nach deren Ergebnis und Fragestellung können sich dann weitere, auch quantitative Analysen anschließen. Risiko wird definiert als eine Kombination von Eintrittswahrscheinlichkeit und Auswirkung. Daher wird im Rahmen der Risikoanalyse das Risiko zunächst hinsichtlich seiner möglichen Auswirkungen betrachtet und anschließend die Eintrittswahrscheinlichkeit bestimmt.

Dabei können die Auswirkungen eines Risikos unbedeutend bis katastrophal sein. Während man im betriebswirtschaftlichen Risikomanagement unter einem katastrophalen Risiko eines versteht, welches bei seinem Eintreten den Fortbestand des Unternehmens gefährdet, ist ein katastrophales Risiko der Patientensicherheit eines, welches zu einem schweren, dauerhaften Gesundheitsschaden mit Pflegebedürftigkeit oder Tod führt.

> Ein Bewertungsansatz für die Einschätzung der Auswirkung eines Risikos ist das sogenannte »credible worst case-Prinzip«. Dieses besagt, dass das Risiko hinsichtlich seiner schwerstmöglichen, aber dennoch glaubwürdigen Auswirkung eingeschätzt wird.
>
> Die Frage bei der Betrachtung der Auswirkung sollte daher lauten: Was könnte schlimmstmöglich, aber glaubhaft passieren, wenn sich dieses Risiko ereignet?

Auf diese Weise werden die Risiken in ihrer Extremwirkung betrachtet, da diese die Organisation in besonderem Maße beeinträchtigen können.

Hier wird auch die Fokussierung im Risikomanagement deutlich: es werden insbesondere die zwar seltenen, aber besonders schwerwiegenden Risiken betrachtet.

Wobei anzumerken ist, dass Maßnahmen, die die Eintrittswahrscheinlichkeit und oder Auswirkung des Risikos in seiner Extremwirkung beeinflussen, auch auf das Risiko in seinen weniger schweren Auswirkungen beeinflussen.

Dies soll an einem Beispiel erläutert werden.

> Das Risiko »Fehlmedikation« stellt ein erhebliches Patientensicherheitsproblem dar. Medikationsfehler sind häufig und die Ursachen komplex. Häufig bleiben Medikationsfehler unbemerkt und folgenlos. Es gibt jedoch den seltenen Medikationsfehler, der zum Tod oder dauerhaften schwerwiegenden Gesundheitsschaden des Patienten führen kann – dies wäre der »credible worst case«, der zur Risikobewertung herangezogen wird.
>
> Werden geeignete Maßnahmen zur Verbesserung der Medikationssicherheit eingeleitet, wirken die sich nicht nur auf den seltenen, schwerwiegenden Medikationsfehler aus, sondern beeinflussen auch die häufigeren Medikationsfehler mit geringen oder mittleren Auswirkungen.

Die Risikohöhe wird nicht nur von der möglichen Auswirkung eines Risikos bestimmt, sondern auch von dessen Häufigkeit des Eintretens. Daher wird im nächsten Schritt die Eintrittswahrscheinlichkeit des Risikos unter Annahme der schlimmstmöglichen Auswirkung geschätzt.

> Die Frage zur Einschätzung der Eintrittswahrscheinlichkeit/Häufigkeit lautet daher: Mit welcher Häufigkeit wird das Risiko in seiner schlimmstmöglichen Auswirkung eintreten?

Zur Einschätzung des Risikos hinsichtlich einer Eintrittswahrscheinlichkeit/Häufigkeit und der möglichen Auswirkung sollen die jeweils besten verfügbaren Informationen genutzt werden.

Die Risikohöhe, die sich aus der Eintrittswahrscheinlichkeit und den Auswirkungen eines Risikos ergibt, wird in der Risikomatrix abgebildet.

Die Risikoanalyse bildet somit die Grundlage für die anschließende Risikobewertung.

1.3.4 Risikobewertung

Ziel der Risikobewertung ist die Entscheidung darüber, ob ein Risiko für die Organisation tragbar ist oder nicht, ob Risiken zu behandeln sind und welche Strategien und Methoden der Risikobewältigung hierzu am besten geeignet sind.

Hierzu wird die in der Risikoanalyse festgestellte Risikohöhe mit den festgelegten Risikokriterien abgeglichen.

Die Risikokriterien bestimmen, welche Risiken die Einrichtung zu tragen bereit ist (Risikoakzeptanz) und welche Risiken Maßnahmen zur Risikobewältigung erfordern.

Übersteigt die Risikohöhe die festgelegte Risikotoleranzgrenze müssen Maßnahmen zur Risikominderung eingeleitet werden oder durch die verantwortliche Leitung oder den Risikoeigner begründet werden, warum man bereit ist, dieses Risiko weiterhin zu akzeptieren. Die Bewertung von Risiken ist immer eine Führungsaufgabe und muss von den verantwortlichen Risikoeignern durchgeführt werden.

1.3.5 Risikobewältigung

Unter Risikobewältigung versteht man den Umgang mit identifizierten, analysierten und bewerteten Risiken.

Es gibt hierzu unterschiedliche Ansätze:

- **Risikovermeidung**
  Der Schadenseintritt eines Risikos kann vermieden werden, indem die Ursachen/Auslöser für Risiken beseitigt werden.
  So könnte das Risiko eines geburtshilflichen Schadens in einer Klinik durch die Schließung der Geburtshilfe vermieden werden oder Patientenschädigungen durch Verzicht auf bestimmte risikobehaftete Operationstechniken.

Allerdings ist Risikovermeidung immer nur auf wenige, spezifische Einzelrisiken anwendbar.

- **Risikoverminderung**

  Das Ziel der Risikoverminderung besteht darin, durch geeignete Maßnahmen ein Risiko hinsichtlich seiner Eintrittswahrscheinlichkeit und/oder seiner Auswirkung zu reduzieren. Dies kann durch technische und/oder personelle Vorkehrungen geschehen. So lässt sich beispielsweise eine Patientenverwechslung durch Nutzung von Patientenidentifikationsarmbändern reduzieren (technische Lösung) und durch kommunikative Maßnahmen zur sicheren Patientenidentifikation (personelle Maßnahme). Viele Aktivitäten des Qualitätsmanagements, beispielsweise die Regelung von Abläufen, Festlegung von Verantwortlichkeiten, Schulungsmaßnahmen, Etablierung von Standards und Arbeitsanweisungen, dienen der Risikoverminderung.

- **Risikoteilung**

  Risiken können beispielsweise durch Zusammenarbeit mit Kooperationspartnern auf mehrere »Schultern« verteilt werden, z. B. mittels Absprachen bei der Notfallversorgung im Hinblick auf Intensivkapazitäten.

- **Risikoüberwälzung/Risikotransfer**

  Unter Risikoüberwälzung versteht man die Übertragung der Auswirkungen eines Risikos auf ein anderes Unternehmen, beispielsweise eine Versicherung, die dann für den bei Eintritt des Risikos entstandenen Schaden aufkommt.

  Auch ein vertraglicher Ausschluss von Risiken (Haftungsausschluss für persönliche Gegenstände, Garderobe usw.) ist eine Form des Risikotransfers.

- **Risikoselbsttragung/Risikoübernahme**

  Eine Einrichtung kann sich bewusst dafür entscheiden, bestimmte Risiken selbst zu tragen und im Schadenfall mit eigenen Mitteln zu haften. Dies gilt insbesondere für Häuser, die keinen Versicherungsschutz erhalten können oder nur zu sehr teuren Bedingungen.

  Auch die Entscheidung über Art und Umfang der Risikobewältigung ist eine Führungsaufgabe. Die Entscheider müssen hierbei Kosten und Aufwand der Umsetzung sowie die Wirksamkeit der eingeleiteten Maßnahmen berücksichtigen.

1.3.6 Risikoüberwachung

Unter Risikoüberwachung oder Risikocontrolling fallen alle Aktivitäten, die der Kontrolle des Risikoprozesses und seiner Wirksamkeit dienen. Eine wesentliche Aufgabe ist die Überprüfung der Maßnahmenumsetzung und deren Wirksamkeit. So können nicht ausreichend umgesetzte oder wirkungslose Maßnahmen der Risikobewältigung die Organisation in trügerischer Sicherheit wiegen.

Risiken können sich mit der Zeit verändern. Es gibt Risiken, die entfallen, während neue hinzukommen. So ist in vielen Einrichtungen das Risiko »Verlust der Röntgentüte« entfallen, während das Risiko »Kein Zugriff auf Röntgenbilder in der EDV« neu entstanden ist. Daher ist eine Aufgabe der Risikoüberwachung neue Risiken zu erkennen, entfalle Risiken aus dem Risikoportfolio zu entfernen.

Weiterhin gilt es im Rahmen der Risikoüberwachung die vorhandenen Risikobeurteilungen aufgrund neuer Informationen und Erkenntnisse zu aktualisieren, ggfs. neue Maßnahmen zur Risikobewältigung festzulegen.

Folgende Aspekte sollten im Rahmen der Risikoüberwachung und -überprüfung betrachtet werden:

- Wurden im Vorfeld alle Risiken identifiziert? Sind neue Risiken hinzugekommen? Sind Risiken entfallen?
- Ist die Bewertung der Risiken noch zutreffend?
- Wurden die Risiken in ihren Auswirkungen zu gering/zu hoch eingeschätzt?
- Wurden Maßnahmen zur Risikobewältigung umgesetzt, haben diese den erwünschten Erfolg?
- Ist die Versicherungsdeckung korrekt bemessen? Ist es günstiger, mehr oder weniger Schäden selbst zu tragen? Muss eine höhere Schadensdeckung erfolgen?

1.3.7 Risikokommunikation und Konsultation

Entlang des gesamten Risikomanagement-Prozesses erfolgen Kommunikation und Konsultation, beispielweise durch das Hinzuziehen von Experten im Rahmen der Risikoanalyse, bei der Risikobewertung oder Beratung zu geeigneten Maßnahmen der Risikobewältigung.

Doch Risikokommunikation dient nicht nur zur Risikoidentifikation, -analyse, -bewertung und -bewältigung, sondern ist ein wichtiges Instrument zur Förderung einer Risiko- und Sicherheitskultur. Sie unterstützt dabei, Mitarbeiter für Risiken und deren Vermeidung zu sensibilisieren und bei der Entwicklung eines Risikobewusstseins. Die Umsetzung von Maßnahmen und die Einhaltung von Regeln zur Patientensicherheit gelingen nur, wenn die Mitarbeiter der Einrichtung einbezogen und ihnen die Zusammenhänge verdeutlicht werden. Nur wer versteht, warum er zukünftig etwas tun oder nicht mehr tun soll, und sich der möglichen Folgen seines Handelns bewusst ist, wird sein Verhalten nachhaltig ändern.

Auch Risikopolitik und -strategie, Aktivitäten des Risikomanagements, Ergebnisse der Risikobeurteilungen, geplante Maßnahmen und deren Erfolge, Erkenntnisse aus Meldesystemen müssen den Mitarbeitern wiederkehrend vermittelt werden.

1.3.8 Literatur

Kahla-Witzsch, HA., Platzer, O. (2018): Risikomanagement für die Pflege, Ein praktischer Leitfaden, Stuttgart: Kohlhammer.
ÖNORM D 4901:2021 (2021): Risikomanagement für Organisationen und Systeme- Anforderungen an das Risikomanagementsystem. Anleitung zur Umsetzung der ISO 31000. Wien: Austrian Standards
ÖNORM D 4902–2:2021 (2021): Risikomanagement für Organisationen und Systeme- Leitfaden Teil 2: Methoden der Risikobeurteilung. Wien: Austrian Standards.

1.4 Rahmenbedingungen des Risikomanagements in der Notaufnahme

Michael Bayeff-Filloff

Im ersten Schritt eines Risikomanagement-Prozesses gilt es zu klären, welche externen und internen Einflussfaktoren bestehen (Synopse ▶ Kap. 1.3.1). Gesetzliche Anforderungen (▶ Kap. 1.5) stellen dabei sicherlich ein streng zu beachtendes Grundgerüst dar. Es finden sich zudem vielerlei medizinunabhängige Stellgrößen, die sich auch umfassend in bekannten QM-Zertifizierungen sowie den Prüfungen des Medizinischen Dienstes der Krankenkassen zum gestuften System von Notfallstrukturen nach G-BA Beschluss (▶ Kap. 3.2 und ▶ Kap. 3.4) wiederspiegeln – medizinische Rahmenbedingungen werden hier oftmals unter dem Begriff Schnittstellen subsumiert.

Rein medizinisch – als Fokus dieses Kapitels – betrachtet, reduziert sich die Risikoabwägung in der Notaufnahme häufig auf den unbekannten Patienten, der möglichst umfassend durch die eigene Abteilung diagnostiziert werden muss, um nichts zu übersehen. Diese Angst wird in Misstrauen auf die Schnittstellen übertragen: Kann man – sofern bereits eine medizinische Versorgung stattgefunden hat – den handschriftlichen Befunden der aktuellen Zuweisung wie auch der Vorgeschichte vertrauen? Wer hat zuverlässig die Zeitschiene für relevante Behandlungen wie z.B. bezüglich Symptombeginn zur Indikationsstellung der Lyse für einen Schlaganfallpatienten erfasst? Sind Fremdbefunde, typischerweise Labor, vergleichbar zum eigenen System übernehmbar? Das vermeintlich fehlende Vertrauen kann eigentlich notwendige adhoc Entscheidungen zur Behandlung unnötig in die Länge ziehen.

Es gibt aber natürlich auch Rahmenbedingungen NACH der Notaufnahme. Die Schnittstelle zur weiteren klinischen Behandlung im eigenen Haus wird häufig als solche nicht wahrgenommen, in der ambulanten Weiterbehandlung lapidar an den Hausarzt verwiesen. Andererseits darf kassenrechtlich keine Vorgabe zu einer Wiedervorstellung im hauseigenen MVZ erfolgen.

Anders gesagt, besteht vielfach eine große Unkenntnis über das Qualitätsmanagement der Rahmenbedingungen VOR und NACH einer Notaufnahme.

1.4.1 Präklinische Rahmenbedingungen

Selbsteinweiser

Im Anlass zur Vorstellung in einer Notaufnahme bzw. im Sichtungsgespräch meist nicht offengelegt, ist die Beeinflussung unserer Patienten durch die Medien und »Dr. Google«. Hausmittel der Großeltern sind in der Anwendung weitestgehend »ausgestorben«. Allzu häufig wird Hilfe im Internet gesucht. Leider sind Webseiten mit Tools zur symptombezogenen, fachmedizinisch abgesicherten Selbsteinschätzung eines Hilfesuchenden in der Vielzahl der online Angebote nur sehr schwer zu finden. Es ist damit müßig an dieser Stelle über die Evidenz vieler Empfehlungen im Internet im Sinne eines Risikomanagements zu diskutieren. Allerdings sind wir gut beraten, die entstandenen Ängste unserer Patienten nicht einfach abzutun. So gesehen sollte auch unser eigener human factor, der bisweilen zu einem für die Patientensicherheit gefährlichen Scheuklappenblick führt, wie in den ▸ Kap. 1.7 und ▸ Kap. 2.2.1 dargelegt, beherrscht werden.

Deutlich zunehmend werden Notaufnahmen von Selbsteinweisern aus terminlichen oder anderen nicht medizinischen Gründen aufgesucht. Die Zahl der Berichte zu »unnötigen« Besuchen der Notaufnahmen in den Medien ist groß. Auf den Webseiten der Kliniken finden sich immer häufiger Hinweise wie »Wann in die Notaufnahme?«. Vielfach diskutiert wird, ob jeder ankommende Patient in der Notaufnahme behandelt werden muss. Der Beschluss der Ersteinschätzung Richtlinie des G-BA, auch zur Weiterleitung von Hilfesuchenden, wurde vom BMG beanstandet. Es bleibt abzuwarten, wie die bei Drucklegung noch im Gesetzgebungsverfahren befindliche Notfallreform in der Ausgestaltung der Integrierten Notfallzentren mögliche Patientenpfade bestimmt.

▸ Kap. 2.1.5 zeigt Risiken aus den Ergebnissen einer Inanspruchnahmebefragung von Selbsteinweisern und Rettungsdienstpatienten, ▸ Kap. 2.1.6 diskutiert Lösungen zum Lenken dieser Hilfesuchenden in die richtige Versorgungsebene, um Notaufnahmen zu entlasten.

Einweisung durch Niedergelassene

Die Notwendigkeit einer stationären Einweisung durch niedergelassene Ärzte obliegt der Prüfung des jeweiligen Arztes. Die Richtlinie des Gemeinsamen Bundesausschusses (G-BA) über die Verordnung von Krankenhausbehandlung regelt das Vorgehen. So ist in § 6 zu lesen: »*Die Verordnung ist nur zulässig, wenn sich die behandelnde Vertragsärztin, der behandelnde Vertragsarzt, die behandelnde Vertragspsychotherapeutin oder der behandelnde Vertragspsychotherapeut von dem Zustand der Patientin oder des Patienten überzeugt und die Notwendigkeit einer stationären Behandlung festgestellt hat. Dies gilt auch für Notfälle*« (G-BA 2017). In der Praxis ist die zeitlich unmittelbar durch den Arzt veranlasste Einweisung nicht in jedem Fall möglich. Insbesondere in Altenheimen wird eine vorausschauende Anweisung auf Grund der Wochenvisite an das Pflegepersonal praktiziert: »Wenn es sich weiter verschlechtert, [...]«. Das Personal in der Notaufnahme kann sich also nicht immer auf die geforderte unmittelbare vertragsärztliche Untersuchung zur Einweisung verlassen. Man tut gut daran, diese ggf. entstandene Verzögerung bei Angehörigen oder Rettungsdienst zu erfragen.

In § 5 der oben genannten Richtlinie des G-BA wird die Zusammenarbeit mit dem Krankenhaus geregelt: »*Zur Unterstützung der Diagnostik und Therapie, zur Vermeidung von Doppeluntersuchungen und zur Verkürzung der Verweildauer im Rahmen der Krankenhausbehandlung hat die Vertragsärztin, der Vertragsarzt, die Vertragspsychotherapeutin oder der Vertragspsychotherapeut der Verordnung von Krankenhausbehandlung die für die Indikation der stationären Behandlung der Patientin oder des*

Patienten bedeutsamen Unterlagen hinsichtlich Anamnese, Diagnostik und ambulanter Therapie beizufügen, soweit sie ihr oder ihm vorliegen« (G-BA 2017).

Zusätzlich zu den in der sektorenübergreifend geltenden Qualitätsmanagement-Richtlinie (G-BA 2016), unterliegt die vertragsärztliche Versorgung weiteren bundesweit gültigen spezifischen Qualitätsanforderungen, in Bezug auf Untersuchungs- und Behandlungsverfahren wie beispielsweise ambulante Operationen (KBV 2021), Koloskopien (KBV 2012) und Ultraschalluntersuchungen (KBV laufend). Diese beinhalten unter anderem den regelmäßigen Nachweis ärztlicher Qualifikation, der apparativen Ausstattung und der Einhaltung entsprechender Hygienevorgaben, die für die Zulassung zur Leistungserbringung bzw. Abrechnung der Leistung gefordert werden.

Die Aufzählung aller qualitätssichernder Maßnahmen im niedergelassenen Bereich bis hin zu Laborbestimmungen würde den Rahmen dieses Kapitels sprengen. Erhält die Notaufnahme mit Einweisung einen entsprechenden schriftlichen Befund, muss sie sich auf dessen Qualität verlassen können.

Leider werden Notaufnahmen zunehmend als Ersatz für eine Vorstellung im vertragsärztlich fachärztlichen Bereich »missbraucht« da vermeintlich keine Termine gestellt werden. Die dazu formal verwendete »stationäre Einweisung« schließt den Kreis zu anfänglich in diesem Unterkapitel genanntem. Häufig bleibt diese Patientengruppe ambulant und belastet die Ressourcen der Notaufnahme.

Zuweisung durch Rettungsdienst

Die sogenannte Rettungskette beschreibt die präklinische Versorgung eines Notfallpatienten.

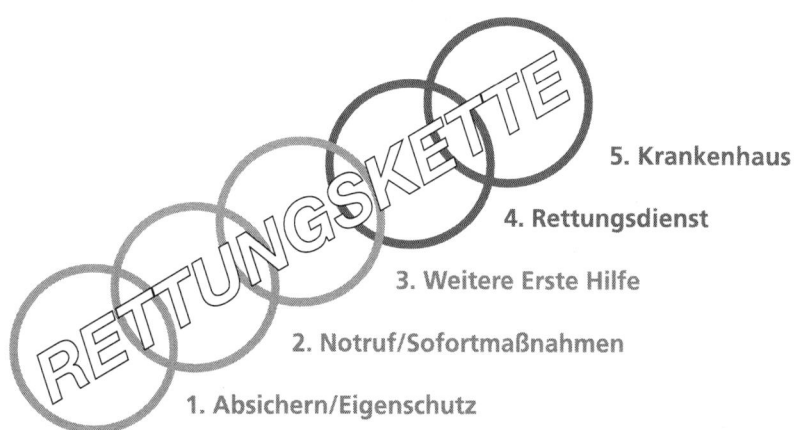

Abb. 1.6: Die Rettungskette (übernommen von donalfonso2, https://commons.wikimedia.org/w/index.php?curid=10644933, lizensiert nach CC BY-SA 3.0, https://creativecommons.org/licenses/by-sa/3.0/deed.en)

Mittlerweile ist die Kette in der Praxis mit weiteren Gliedern erweitert worden: Ersthelfer-Apps, frei zugängliche Automatisierte Externe Defibrillatoren (AED), organisierte Erste Hilfe und Helfer vor Ort/First Responder vor Eintreffen des öffentlich-rechtlichen Rettungsdienstes sind hier zu nennen. Leider gehen hier oft wertvolle Informationen über den Erstzustand des Notfallpatienten verloren. Der Rettungsdienst ist angehalten, Befund und Maßnahmen der Ersthelfer zu dokumentieren. Entsprechende Datenfelder sind im bundeseinheitlichen Notfalleinsatzprotokoll gemäß Empfehlungen der Deutschen Interdisziplinären Vereinigung für Intensiv- und Notfallmedizin (DIVI), kurz »DIVI-Protokoll« hinterlegt (DIVI 2022).

Gemeinsames Ziel ist es die »golden hour« insbesondere für die präklinische Versorgung der Tracerdiagnosen Herzinfarkt, Schlaganfall, Polytrauma, Schädel-Hirn-Trauma, plötzlicher Kreislaufstillstand und Sepsis nach den Empfehlungen des Eckpunktepapiers zur notfallmedizinischen Versorgung der Bevölkerung in der Prähospitalphase und in der Klinik (Fischer et al. 2016) einzuhalten. Die Notaufnahme kann sich jedoch in der Praxis trotz aller Bemühungen der Beteiligten nicht grundsätzlich auf die Einhaltung der golden hour verlassen. Im Jahresbericht des Traumaregisters der Deutschen Gesellschaft für Unfallchirurgie beträgt die präklinische Zeit der Patienten mit ISS über 16 im Mittelwert 65 Minuten. Hierbei ist der Unfallzeitpunkt außer bei statistisch wenigen unbeobachteten Unfällen auch der »Symptombeginn« (Traumaregister DGU® 2022). Abhängig von der Nähe zum Krankenhaus mit gar load & go Strategie oder einer aufwendigen technischen Rettung des Patienten sind deutlich kürzere oder längere präklinische Zeiten möglich. Dies zu wissen, ist von großer Bedeutung in der Beurteilung der ersten Befunde in der Notaufnahme. So lässt der Nachweis freier Flüssigkeit in der FAST Sonografie nach kurzer Einsatzdauer unter Umständen weniger Spielraum für die CT-Traumaspirale versus sofortige operative Versorgung. Auch in der Behandlung der anderen Tracerdiagnosen ist der Symptombeginn entscheidend und wie z.B. insbesondere beim Schlaganfall zur Indikation der Lyse und im häuslichen Umfeld bisweilen schwieriger festzustellen.

Für die Organisation einer regelhaften Erfassung und (elektronischer) Übergabe der äußerst wichtigen Zeitmarker zu den üblichen Einsatzzeiten des Rettungsdienstes zeichnet sich der Ärztliche Leiter Rettungsdienst (ÄLRD) in der Bearbeitung der Schnittstelle Rettungsdienst – Klinik mit verantwortlich. Gemeinsam mit den zur Versorgung der Tracerdiagnosen zuständigen klinischen Netzwerken erstellte Protokolle sind die Grundlage für Vermeidung des Informationsverlustes an der Schnittstelle Rettungsdienst – Klinik (▶ Kap. 2.1.2). Die Überwachung der vollständigen Protokollierung obliegt gemeinsam den ÄLRD, Leitern Rettungsdienst der Durchführenden im Rettungsdienst und Leitern der Notaufnahme. Neben der (elektronischen) Protokollierung zur weiteren Bearbeitung im Qualitätsmanagement ist eine Visualisierung der präklinischen Zeitmarker vor Ort – am einfachsten durch den Rettungsdienst bei dessen Eintreffen – auf einer Tafel im Schockraum zu empfehlen.

Die Anmeldung von Rettungsdienstpatienten in der Klinik obliegt nach den Rettungsdienstgesetzen der (Integrierten) (Rettungsdienst-)Leitstelle. Oft wird dieses Verfahren im gut gemeinten direkten Kontakt zwischen Notarzt und Notaufnahme »ausgehebelt«. Im Sinne des Risikomanagements ist die Einbindung der Leitstelle unabdingbar. Nur so können notwendige Behandlungskapazitäten über alle Einsätze gesteuert werden. Der elektronische Behandlungskapazitätennachweis der Kliniken ist hier eine wesentliche Hilfe für die Leitstelle. Neben dem Intensivbett sind freie oder abgemeldete Behandlungseinrichtungen (Schockraum, CT, Herzkatheter etc.) online ersichtlich. Insbesondere in der Pandemie ist der Behandlungskapazitätennachweis unverzichtbar geworden (▶ Kap. 2.3.6). Die zeitnahe Pflege der »roten/grünen« Lampe stellt jedoch eine große Herausforderung für die Klinikleitung dar. Andererseits etablieren sich zunehmend elektronische Anmeldesysteme des Rettungsdienstes in die Klinik mit Übermittlung der präklinischen Triage, Ankunftszeitpunkt in Echtzeit über GPS bis hin zur Online-Einsicht in das Protokoll. Die Übertragung eines EKGs war hier seit längerem der Vorreiter und hat die direkte Anfahrt des STEMI in den Herzkatheter oft beschleunigt.

Die Schnittstelle Rettungsdienst – Klinik findet immer mehr Beachtung in gemeinsamen Vorgaben. So empfiehlt die S3 Leitlinie Polytrauma der Deutschen Gesellschaft für Unfallchirurgie (DGU) und darauf aufbauend das Weißbuch zur Schwerverletztenversorgung der DGU den Patienten ohne Störung der Vitalparameter und ohne offensichtliche Verletzung rein auf Grund des Unfallmechanismus' im Schockraum einer Traumanetzwerkklinik anzumelden (DGU 2016, Weißbuch). Dies wurde in Bayern in den aktuellen Vorgaben zur Delegation heilkundlicher Maßnahmen des ÄLRD an den Notfallsanitäter aufgenommen (StMI 2018). Der Patient wird nach Leitlinie mit einem venösen Zugang auch ohne notärztliche Begleitung in den Schockraum gebracht. Die Traumanetzwerkkliniken haben mit der Präklinik eine Anmeldung Schockraum A versus B konsentiert. Dies dient einerseits zur Schonung der Ressourcen – das vollständige Polytraumateam wird für den Schockraum B nicht alarmiert – und bietet andererseits bei mehreren Verletzten die Möglichkeit in großen Kliniken gleichzeitig z. B. einen Schockraum A und B einliefern zu können. Mit der aktuellen S3 Leitlinie Polytrauma und der zugrunde liegenden Datenlage wird sich künftig die Zahl der Schockraum-B-Patienten auf Grund geänderter Vorgaben zum Unfallmechanismus reduzieren. Daran zeigt sich, wie relevant die Datenerfassung zur Patientenversorgung ist. Unnötig viele Schockraumalarmierungen führen zur Verharmlosung und gefährden die Patientensicherheit.

All die genannten Vereinbarungen müssen andererseits umgesetzt werden. Die Nichtbeachtung der gestuften Schockraumanmeldung kann sich jeder Leser selbst ausmalen.

Die Rettungskette mit der Schnittstelle Rettungsdienst – Klinik braucht also unter Beachtung des Datenschutzes eine lückenlose elektronische Dokumentation von der Leitstelle bis zur klinischen Entlassung, um sie im Qualitätsmanagement aufzuarbeiten bzw. im Risikomanagement ggf. darauf zurückgreifen zu können. Doch hier besteht erheblicher Nachholbedarf. Eine elektronische Notarztdokumentation ist nicht in allen Bundesländern umgesetzt oder im Aufbau – die Übergabe an das KIS scheitert an großen Ängsten um die IT-Sicherheit. Eine umfassende, gemeinsame flächendeckende Auswertung von Qualitätsindikatoren in einem sektorenübergreifenden Register ist überfällig, benötigt jedoch lange Aufbauarbeit wie die Erfahrungen in Bayern zeigen. Hier wurde im Bayerischen Rettungsdienstgesetz verpflichtend ein entsprechendes Notfallregister verankert, der Milestone Plan zum Aufbau geht über Jahre.

Klinische Rahmenbedingungen

An dieser Stelle sei es erlaubt, den Finger auch in die Wunde der Notaufnahmen zu legen. Leider können nach Kenntnis aus persönlichem Austausch nur wenige Notaufnahmen Qualitätsindikatoren (▶ Kap. 3.3) ausweisen. Berufspolitische Forderungen zur Änderung der Überlastung und Ausgleich der Unterfinanzierung der Notaufnahmen sind nur mit dem konkreten Nachweis von Markern der Versorgung wie z. B. Behandlungszahlen nach Tageszeit, Wartezeiten, Behandlungsdauer gestaffelt nach Triagegruppen, Einhaltung der zeitlichen Vorgaben im Eckpunktepapier zur notfallmedizinischen Versorgung der Bevölkerung in der Prähospitalphase und in der Klinik (Fischer et al. 2016) begründbar. Der G-BA-Beschluss zur Regelungen zu einem gestuften System von Notfallstrukturen in Krankenhäusern gemäß § 136c Abs. 4 SGB V sieht unter anderem den Nachweis der Ersteinschätzung innerhalb zehn Minuten nach Eintreffen des Patienten als eine Voraussetzung für alle Zuschläge der gestaffelten Notfallversorgung an (G-BA 2018), ist aber auch der einzige derzeit vom Gesetzgeber geforderte Qualitätsindikator im Ablauf der Notaufnahme.

Zurück zu den Rahmenbedingungen des Risikomanagements in der Notaufnahme muss auch die Weiterbehandlung unserer Patienten im Fokus unserer Bemühungen sein. Nur vermeintlich am leichtesten ist die Verweigerung einer weiteren stationären Behandlung zu sehen. Vorgefertigte Formulare zur Unterschrift des Patienten nach Aufklärung sollen maximale Rechtssicherheit bieten. Trotzdem ist auch hier die Empfehlung zur weiteren Behandlung dem Patienten zu geben und im Arztbrief zu stellen. Eine Aufgabe, die bei unkooperativen Patienten (▶ Kap. 2.3.4) in der Beherrschung des eigenen human factors nicht immer einfach ist.

Die Empfehlung zur Weiterbehandlung – insbesondere der ggf. weiter notwendig erachteten Diagnostik grenzt aus der Momentaufnahme des Aufenthalts in der Notaufnahme bisweilen schon an Wahrsagerei. Grundsätzlich ist vor allem der Verweis an die ärztliche Weiterbehandlung bei persistierenden Beschwerden nicht auszulassen. Die im genannten G-BA Beschluss gewünschte und vielerorts bereits eingeführte Kooperation der Notaufnahmen mit der kassenärztlichen Vereinigung im Bereitschaftsdienst knüpft hier engere Bande zur vertragsärztlichen Versorgung.

Aber auch innerklinisch ist der Informationsfluss zur Weiterbehandlung, insbesondere außerhalb der Regelarbeitszeit, zu sichern. Ist die persönliche Übergabe an den Dienstarzt wahrscheinlich noch das Einfachste, bedarf es einer aufwendigen Logistik der Schnittstellen zu den verschiedenen Gerätschaften um alle Befunde der Notaufnahme, von EKG bis Sonografie, mit Entlassung im KIS zu hinterlegen. Es bedarf eindeutiger Regelungen wer bei ausgelagerten Patienten und z. B. mehreren verfügbaren medizinischen Kliniken die Weiterbehandlung übernimmt.

Zusammengefasst sind die Rahmenbedingungen der Notaufnahme für das klinische Risikomanagement dieser Einrichtung essenziell. Sie bestimmen die wesentlichen Risiken, deren Ursachen und Ausprägung maßgeblich mit und müssen durch die Leitung der Notaufnahme erfasst und regelmäßig auf Aktualität geprüft werden. Somit kann die Durchführung des in ▶ Kap. 1.3 dargestellten Risikomanagement-Prozesses nur einrichtungsindividuell durchgeführt werden, da die Rahmenbedingungen von Einrichtung zu Einrichtung so unterschiedlich sind, dass es einfache Musterlösungen für alle Einrichtungen abseits konsentierter medizinischer Behandlungsalgorithmen nicht geben kann. Dies wird insbesondere nach Betrachtung des ▶ Kap.1.7 nochmals deutlich werden.

1.4.2 Literatur

Bayerisches Staatsministerium des Inneren (2023): Empfehlungen und Vorgaben des Ärztlichen Leiter Rettungsdienst (ÄLRD) in Bayern für den Notfallsanitäter (http://www.aelrd-bayern.de/index.php?option=com_content&view=article&id=268&Itemid=566, Zugriff 22.08.2023).

Deutsche Gesellschaft für Unfallchirurgie (DGU) (2019): Weißbuch Schwerverletztenversorgung Deutsche Gesellschaft für Unfallchirurgie (DGU) (https://www.dgu-online.de/versor gung-wissenschaft/qualitaet-und-sicherheit/schwerverletzte/weissbuch-schwerverletzten versorgung, Zugriff 22.08.2023).

Deutsche Gesellschaft für Unfallchirurgie (DGU) (2022): S3 Leitlinie Polytrauma / Schwerverletztenbehandlung Deutsche Gesellschaft für Unfallchirurgie (DGU) (https://register. awmf.org/de/leitlinien/detail/187-023, Zugriff 22.08.2023).

Deutsche Interdisziplinäre Vereinigung für Intensiv- und Notfallmedizin (DIVI) (2022): Notfalleinsatzprotokoll Version 6.1 (https://divi.de/empfehlungen/qualitaetssicherung-in tensivmedizin/mind-notfalleinsatzprotokoll, Zugriff 22.08.2023).

Fischer, M., Kehrberger, E., Marung, H., Moecke, H., Prückner, S., Trentzsch, H., Urban, B., Fachexperten der Eckpunktepapier-Konsensus-Gruppe (2016): Eckpunktepapier 2016 zur notfallmedizinischen Versorgung der Bevölkerung in der Prähospitalphase und in der Klinik. Notfall + Rettungsmedizin;19:387–395 https://link.springer.com/article/10.1007/s1 0049-016-0187-0, Zugriff 22.08.2023

Gemeinsamer Bundesausschuss (G-BA) (2016): Richtlinie über grundsätzliche Anforderungen an ein einrichtungsinternes Qualitätsmanagement für Vertragsärztinnen und Vertragsärzte, Vertragspsychotherapeutinnen und Vertragspsychotherapeuten, medizinische Versorgungszentren, Vertragszahnärztinnen und Vertragszahnärzte sowie zugelassene Krankenhäuser (Qualitätsmanagement-Richtlinie/QM-RL). (https://www.g-ba.de/down loads/39-261-2434/2015-12-17_2016-09-15_QM-RL_Erstfassung_konsolidiert_BAnz.pdf, Zugriff 22.08.2023).

Gemeinsamer Bundesausschuss (G-BA) (2017): Richtlinie der Gemeinsamen Bundesausschusses über die Verordnung von Krankenhausbehandlung. (https://www.g-ba.de/down loads/62-492-1406/KE-RL_2017-03-16_iK-2017-06-08.pdf, , Zugriff 22.08.2023).

Gemeinsamer Bundesausschuss (G-BA) (2018): Beschluss des Gemeinsamen Bundesausschuss (G-BA): Regelungen zu einem gestuften System von Notfallstrukturen in Krankenhäusern gemäß § 136c Absatz 4 SGB V. (https://www.g-ba.de/informationen/beschluesse/3301/, , Zugriff 22.08.2023).

Jahresbericht 2022 Traumaregister der Deutschen Gesellschaft für Unfallchirurgie (DGU) (2022): (https://www.traumaregister-dgu.de/fileadmin/user_upload/TR-DGU-Jahresbe richt_2022.pdf, Zugriff 22.08.2023).

Kassenärztliche Bundesvereinigung (KBV) (2012): Voraussetzungen gemäß § 135 Abs. 2 SGB V zur Ausführung und Abrechnung von koloskopischen Leistungen (Qualitätssicherungsvereinbarung zur Koloskopie). (http://www.kbv.de/media/sp/Koloskopie.pdf, Zugriff 22.08.2023).

Kassenärztliche Bundesvereinigung (KBV) (2021): Vertrag nach § 115b Absatz 1 SGB V – Ambulantes Operieren, sonstige stationsersetzende Eingriffe und stationsersetzende Behandlungen im Krankenhaus – (AOP-Vertrag) zwischen dem GKV-Spitzenverband, Berlin, und der Deutschen Krankenhausgesellschaft e. V., Berlin, sowie der Kassenärztlichen Bundesvereinigung, Berlin (https://www.kbv.de/media/sp/AOP-Vertrag.pdf, Zugriff 22.08.2023).

Kassenärztliche Bundesvereinigung (KBV) (2022): Qualitätsmanagement in der Praxis. (Broschüre der KVB Qualitätsmanagement Stand 2022 (http://www.kbv.de/media/sp/PraxisWissen_Qualitaetsmanagement.pdf, Zugriff, 22.08.2023).

Kassenärztliche Bundesvereinigung (KBV): Qualitätssicherung Ultraschall (https://www.kbv.de/html/ultraschall.php, Zugriff 22.08.2023).

1.5 Gesetzliche Anforderungen an Notaufnahmen

Andreas Pitz

Die Notaufnahme ist trotz vieler Besonderheiten natürlich kein rechtsfreier Raum, vielmehr sind bei der Betrachtung der gesetzlichen Rahmenbedingungen eine Vielzahl von speziellen gesundheitsrechtlichen Rechtsvorschriften zu beachten. Darüber hinaus muss auch das »allgemeine« Recht, wie z. B. die Vorschriften des Bürgerlichen Gesetzbuches (BGB) im Lichte der Besonderheiten der Notaufnahme betrachtet werden.

1.5.1 Öffentlich-rechtliche Vorgaben

Aufnahmeverpflichtung

Die Notaufnahme eines Krankenhauses ist als erste Anlaufstelle für Patienten und Rettungsdienst für die Umsetzung der sogenannten Aufnahmepflicht verantwortlich. Die Pflicht zur Aufnahme eines Patienten ergibt sich aus öffentlich-rechtlichen Vorschriften des jeweiligen Bundeslandes. Typischerweise ist diese Pflicht in den Landeskrankenhausgesetzen geregelt. § 28 Abs. 3 des baden-württembergischen Krankenhausgesetzes macht exemplarisch deutlich, welche konkrete Pflicht das Krankenhaus trifft: »*Das Krankenhaus ist im Rahmen seiner Aufgabenstellung und Leistungsfähigkeit zur Aufnahme und Versorgung verpflichtet. Ist das Krankenhaus belegt, so hat es einen Patienten, dessen sofortige Aufnahme und Versorgung notwendig und durch ein anderes geeignetes Krankenhaus nicht gesichert ist, einstweilen aufzunehmen. Es sorgt nötigenfalls für eine Verlegung des Patienten.*« Die Nichtaufnahme eines Patienten entgegen dieser gesetzlichen Vorgabe führt zu einer Haftung des Krankenhausträgers und des abweisenden ärztlichen bzw. nicht-ärztlichen Personals auf Schadensersatz und Schmerzensgeld gegenüber dem Patienten, falls dieser durch die

Nichtaufnahme einen gesundheitlichen Schaden erleidet. Unabhängig davon kann ein Verstoß aber auch für das Krankenhaus gravierende Konsequenzen haben. Im schlimmsten Fall droht die Streichung aus dem Krankenhausplan des Bundeslandes. Der Begriff der sofortigen Aufnahme und Versorgung ist jedoch erläuterungsbedürftig. Er ist nicht in dem Sinne zu verstehen, dass nur der akute Notfallpatient aufzunehmen ist. Vielmehr kommt es darauf an, ob der Patient auf die ambulante Versorgung verwiesen werden kann oder nicht. Hierbei ist nicht nur die Verfügbarkeit des kassenärztlichen Notdienstes in die Überlegung einzubeziehen, sondern vielmehr auch die Frage, ob eine weitergehende Diagnostik erforderlich ist, die vom kassenärztlichen Notdienst nicht zu leisten ist. Hier besteht eine Schnittstelle zum Sozialrecht, das aus leistungsrechtlichen Gründen eine Ersteinschätzung von Patienten, die sich in einer Notaufnahme vorstellen, verlangt (hierzu sogleich).

Daneben hat die Pflicht zur Versorgung bzw. (einstweiligen) Aufnahme eines Patienten auch eine strafrechtliche Komponente. Im Gegensatz zu den o. g. Schadensersatzansprüchen haben strafrechtliche Sanktionen den »Nachteil«, dass man sich gegen sie nicht versichern kann. Gem. § 323c StGB (unterlassene Hilfeleistung) ist jedermann zur Hilfe in Notfällen verpflichtet. Damit stellt die Nichtaufnahme eines Patienten, obwohl diese erforderlich und für das Personal der Notaufnahme zumutbar wäre, (auch) eine Straftat dar. Ärzte und Pflegepersonal einer Notaufnahme haben darüber hinaus eine besondere strafrechtliche Verantwortung, die sogenannte Garantenstellung gem. § 13 StGB, die dazu führt, dass eine rechtswidrige Abweisung eines Patienten neben einer Strafbarkeit gem. § 323c StGB auch zu einer Strafbarkeit wegen (fahrlässiger) Körperverletzung bzw. Tötung durch Unterlassen führen kann. Denn aus rechtlicher Sicht gibt es keine Argumente einen Patienten, der einer sofortigen Aufnahme oder Versorgung bedarf, abzuweisen. Die Erstversorgung und Organisation der Weiterverlegung solcher Patienten liegen im Verantwortungsbereich des Notaufnahmepersonals.

Mit diesen Vorgaben lässt sich als Zwischenergebnis festhalten, dass die Aufnahmeverpflichtung, die sich aus den öffentlich-rechtlichen Landeskrankenhausgesetzen ergibt, nicht nur zivilrechtlich, sondern auch strafrechtlich flankiert wird. Es ist daher beim Eintreffen eines Patienten im Rahmen einer Erstsichtung zu prüfen, ob dieser einer sofortigen Aufnahme bzw. Versorgung bedarf. Bestehen Zweifel hierüber, sollte der Patient – selbst wenn das Krankenhaus über keine Aufnahmekapazitäten mehr verfügt – einstweilen aufgenommen und versorgt werden, bis eine Verlegung in eine aufnahmebereite Klinik durchgeführt werden kann. Denn bei einer Abweisung wäre es am Notaufnahmepersonal nachzuweisen, dass die Versorgung der Patienten in einem anderen Krankenhaus gesichert war. Dies aber wird kaum zu leisten sein, sodass die einstweilige Aufnahme und Versorgung und zügige Weiterverlegung am wenigsten Risiken mit sich bringt.

Die »Abmeldung« eines Krankenhauses bei der zuständigen Integrierten Leitstelle, um nach außen die fehlenden Aufnahmekapazitäten zu dokumentieren, stellt aus juristischer Sicht letztlich eine Bitte dar, keine oder nur bestimmte Patienten zugeführt zu bekommen. Aus Sicht der Notaufnahme besteht indes keine Möglichkeit, die Zuführung eines Patienten durch den Rettungsdienst zu verhindern oder – wenn obige Voraussetzungen vorliegen – eine Aufnahme des Patienten zu verweigern. Freilich ist ein Anfahren einer abgemeldeten Klinik für den Rettungsdienst aus haftungsrechtlicher Sicht nicht risikofrei, da es einer Rechtfertigung gegenüber dem Patienten im Hinblick auf die Sicherung seiner Versorgung bedarf. Jedoch reicht in diesen Fällen schon der Patientenwunsch aus, um das Anfahren einer abgemeldeten Klinik aus Sicht des Rettungsdienstes zu rechtfertigen.

Zur Verhinderung von »Aufnahmekonflikten« empfiehlt es sich daher zusammen mit den benachbarten Kliniken, dem Träger des Rettungsdienstes und der Integrierten Leitstelle Aufnahmekonzepte zu erarbeiten, die eine Zuführung von Patienten bei Abmeldung möglichst verhindern.

System von Notfallstrukturen in Krankenhäusern

Der Gemeinsame Bundesausschuss (G-BA), also die Selbstverwaltung im System der gesetzlichen Krankenversicherung, hat in § 136c Abs. 4 SGB V den Auftrag erhalten, ein gestuftes System von Notfallstrukturen zu schaffen. Der G-BA hat die Notfallstrukturen in Basisnotfallversorgung (Stufe 1), erweiterte Notfallversorgung (Stufe 2) und umfassende Notfallversorgung (Stufe 3) unterteilt. Die Erfüllung der zu den Stufen festgelegten Voraussetzungen führt nach der Notfallstufenvergütungsvereinbarung zwischen dem GKV-Spitzenverband, dem Verband der Privaten Krankenversicherung und der Deutschen Krankenhausgesellschaft zu gestaffelten Pauschalzuschlägen zwischen 153.000 Euro (Stufe 1) und 688.500 Euro (Stufe 3).

Triagierung/Ersteinschätzung

Die Triagierung von Patienten hängt rechtlich betrachtet eng mit der Frage zusammen, ob eine sofortige Versorgung und Aufnahme erforderlich sind. Denn ist dies nicht der Fall, kann der Patient auf den Bereich der ambulanten Versorgung verwiesen werden.

Der Gesetzgeber hat diesen Gedanken im Sozialrecht aufgegriffen, in dem er den G-BA verpflichtet hat, eine Ersteinschätzungsrichtlinie zu erlassen. Diese hat Vorgaben zur Durchführung einer qualifizierten und standardisierten Ersteinschätzung des medizinischen Versorgungsbedarfs von Hilfesuchenden, die sich zur Behandlung eines Notfalls an ein Krankenhaus wenden, zum Gegenstand (§ 120 Abs. 3b Satz 1 SGB V). Die Vergütung ambulanter Leistungen eines Krankenhauses für die in der Notaufnahme erbrachten Leistungen wurde davon abhängig gemacht, dass die Ersteinschätzung einen sofortigen Behandlungsbedarf ergab bzw. zum betreffenden Zeitpunkt keine Notdienstpraxis in oder am betreffenden Krankenhaus geöffnet ist (§ 120 Abs. 3b Satz 4 SGB V). Damit hat die Triage bzw. Ersteinschätzung auch eine wesentliche finanzielle Bedeutung.

Die Triage bzw. Ersteinschätzung ermöglicht eine zutreffende Festlegung der Behandlungspriorität eines Patienten. Damit stellt sich die Frage, welche rechtlichen Voraussetzungen für eine Triage erfüllt sein müssen. Zunächst müssen die Vorgaben der Ersteinschätzungsrichtlinie eingehalten werden, da ansonsten keine Vergütung der ambulant erbrachten Leistungen erfolgt. Zum Redaktionsschluss hat der G-BA zwar eine Ersteinschätzungsrichtlinie erlassen, diese wurde jedoch durch das Bundesministerium für Gesundheit beanstandet, sodass die Richtlinie bislang nicht in Kraft treten konnte. Gegen diese Beanstandung hat der G-BA eine Klage erhoben. Der Ausgang des Verfahrens bleibt abzuwarten. Außerhalb des Sozialrechts stellt die Durchführung einer Triage lediglich eine Art Verdachtsdiagnostik mit Einordnung in bestimmte Kategorien dar. Diese hat nach allgemeinen Grundsätzen nicht zwingend durch einen Arzt zu erfolgen. Das deutsche Medizinrecht kennt nur wenige Arztvorbehalte, also Tätigkeiten, die ausschließlich einem Arzt zugewiesen sind. Die Stellung einer Verdachtsdiagnose zählt nicht hierzu. Die Triage von Patienten und damit die Stellung einer (sehr groben) Verdachtsdiagnose kann damit in die Hände von medizinischem Fachpersonal, z. B. Pflegefachmännern und -frauen oder Notfallsanitätern, gegeben werden, wenn diese nicht nur über eine formale Qualifikation (abgeschlossene Ausbildung) verfügen, sondern zusätzlich auch fachlich in der Lage sind eine Triage durchzuführen, also über eine besondere Erfahrung und spezielle Schulung verfügen. Empfehlenswert ist bei der Durchführung der Triage durch Medizinalfachpersonal die Unterstützung durch eine Triage-Software, sogenannte Decision-Support-Systeme, bei deren Programmierung ärztlicher Sachverstand eingeflossen ist. Dabei gilt natürlich – wie immer – der Grundsatz, dass in Zweifelsfällen eine höher qualifizierte Person und damit regelmäßig der diensthabende Arzt, heranzuziehen ist.

Aufstellung von Alarm- und Einsatzplänen

Krankenhäuser sind nach dem für sie maßgeblichen Landesrecht verpflichtet, Alarm- und Einsatzpläne aufzustellen. Hierbei ist zwischen hausinternen und externen Gefahrenlagen zu unterscheiden. Bei der Vorbereitung des Krankenhauses auf interne Ereignisse, wie z. B. Brandereignisse, Gefahrstoffaustritte, Amoklagen o. Ä., dürfte der Notaufnahme keine herausgehobene Rolle zukommen, vielmehr ist sie wie jede andere Station vom jeweiligen Ereignis unter Umständen selbst betroffen. Dem hingegen spielt die Notaufnahme bei der Bewältigung externer Gefahrenlagen eine besondere Rolle. Dies gilt insbesondere bei einem Massenanfall von Verletzten im näheren oder weiteren Einzugsbereich des Krankenhauses. Die Pflicht zur Vorbereitung auf solche Situationen ist in einem engen Kontext mit der oben dargestellten Aufnahmeverpflichtung zu sehen. Das Krankenhaus kommt seiner Vorbereitungspflicht insbesondere dadurch nach, dass es für den Bereich der Notaufnahme konkrete Planungen für das Eintreffen einer Vielzahl von Notfallpatienten durchführt. Neben diesen Gefahrenlagen haben sich Krankenhäuser aber auch auf die Abwehr anderer erheblicher gesundheitlicher Gefahren, wie z. B. der Verbreitung von lebensbedrohlichen und leicht übertragbaren Infektionen zu treffen. Auch hierbei wird die Notaufnahme besonders einzubinden sein.

Risikomanagement

Gem. § 135a SGB V sind die Leistungserbringer bei der Versorgung von Kassenpatienten zur Sicherung und Weiterentwicklung der Qualität verpflichtet. Zur

Konkretisierung dieser Pflicht hat der G-BA, also die Selbstverwaltung von Kostenträgern und Leistungserbringern, auf Basis von § 136a Abs. 3 SGB V eine Qualitätsmanagement-Richtlinie (QM-RL) erlassen. Diese sieht die Implementierung eines Risikomanagement-Systems sowie von Fehlermanagement und Fehlermeldesystemen vor. Als Instrumente des klinischen Risikomanagements im Krankenhaus nennt die QM-RL beispielhaft Fehlermeldesysteme, Risiko-Audits, Morbiditäts- und Mortalitäts-Konferenzen sowie Fallanalysen. Diese Vorgaben schließen die Notaufnahme selbstverständlich mit ein.

Röntgenverordnung (RöV)

Gem. § 23 Abs. 1 RöV bedarf die Anwendung von Röntgenstrahlung unmittelbar am Menschen im Rahmen der Heilkundeausübung einer rechtfertigenden Indikation. Diese Indikation kann nur von einem Arzt, der über eine für das Gesamtgebiet der Röntgenuntersuchung oder Röntgenbehandlung erforderliche Fachkunde im Strahlenschutz verfügt oder einem Arzt, der für das Teilgebiet der Anwendung von Röntgenstrahlung, in dem er tätig ist, die erforderliche Fachkunde im Strahlenschutz besitzt, angewendet werden. Dies gilt auch dann, wenn eine Ein- oder Überweisung eines vorbehandelnden Arztes vorliegt. Hierbei muss sichergestellt werden, dass der zur Stellung der rechtfertigenden Indikation berechtigte Arzt den Patienten vor Ort persönlich untersuchen kann (Ausnahmen gelten für den Bereich der Teleradiologie gem. § 3 Abs. 4 RöV). Verstöße gegen § 23 Abs. 1 RöV stellen einen Behandlungsfehler dar, der zu Schadensersatz- und Schmerzensgeldansprüchen des Patienten führen kann. Zudem handelt der Strahlenschutzverantwortliche ordnungswidrig, wenn er nicht dafür Sorge trägt, dass diese Vorschrift eingehalten wird. Ihm droht dann eine Geldbuße von bis zu 50.000 €.

Schweigepflicht

Gem. § 203 Abs. 1 Satz 1 Nr. 1 Strafgesetzbuch (StGB) ist es dem Arzt untersagt, ein fremdes Geheimnis, das ihm in seiner Funktion als Arzt anvertraut oder bekannt geworden ist, unbefugt zu offenbaren. Dies bedeutet im Bereich der Notaufnahme, dass bei Anfragen von Privatpersonen, Behörden oder der Polizei in Bezug auf Patienten kritisch zu prüfen ist, welche Informationen preisgegeben werden dürfen. Eine Weitergabe von Informationen ist immer dann unproblematisch, wenn der Patient dieser zugestimmt hat. Im angloamerikanischen Bereich hat sich hier zwischenzeitlich die Mitteilung eines Codes an den Patienten, der zur Weitergabe von Informationen berechtigt, bewährt. Der jeweilige Code wird in der Patientenakte vermerkt, sodass das Klinikpersonal immer dann von der Zustimmung des Patienten zur Weitergabe von Informationen ausgehen darf, wenn eine Person den in der Patientenakte vermerkten Code nennen kann. Schwieriger stellt sich die Situation dar, wenn der Patient selbst (aus gesundheitlichen Gründen) nicht in der Lage ist, über die Weitergabe von Informationen zu entscheiden. In diesen Fällen muss im Einzelfall geprüft werden, ob eine sogenannte mutmaßliche Einwilligung des Patienten vorliegt. Das Notaufnahmepersonal muss sich also fragen, was der Patient wollen würde, wenn er in der Lage wäre, selbst eine Entscheidung zu treffen. So kann bspw. die Mitteilung über den Schweregrad der Verletzung an die Polizei eine befugte Offenbarung sein. Denn je nachdem wird die Polizei z. B. bei einem Verkehrsunfall eine erweiterte Ermittlung veranlassen, die dem Patienten später bei der Durchsetzung seiner Ansprüche dienlich sein kann. Auch wenn der Patient Opfer einer Straftat wurde, ist die Weitergabe von medizinischen Informationen, die bei der Ermittlung des Täters hilfreich sein können, im mutmaßlichen Interesse des Patienten, da dieser regelmäßig ein Interesse an der Ergreifung des Täters hat.

StPO

Ein nicht selten anzutreffendes Phänomen in Notaufnahmen ist die Vorsprache der Polizei mit der Bitte um Entnahme einer Blutprobe bei einem Patienten. Rechtliche Grundlage hierfür ist § 81a Strafprozessordnung (StPO). Nach einer gesetzlichen Neuregelung kann die Polizei die Entnahme von Blutproben selbst anordnen, wenn durch eine Verzögerung der Untersuchungserfolg gefährdet wird. Die Prüfung, ob diese Voraussetzung gegeben ist, obliegt der Polizei und nicht dem die Blutprobe entnehmenden Arzt. Die Entnahme der Blutprobe durch einen Arzt der Notaufnahme geschieht auf freiwilliger Basis, d. h. es gibt keine gesetzliche Regelung, die einen in der Notaufnahme diensthabenden Arzt verpflichtet, eine Blutentnahme nach § 81a StPO durchzuführen. Dies ergibt sich schon zwanglos aus dem Vertrauensverhältnis des Patienten zum behandelnden Arzt, das der Arzt nicht durch einen »Wechsel« auf die Seite der Strafverfolgungsbehörden gefährden muss. Letztlich ist es Aufgabe der Polizei, Vereinbarungen mit Ärzten abzuschließen, die dann auf Basis dieser Vereinbarungen auch verpflichtet sind, auf Anforderung eine Blutentnahme durchzuführen. Der diensthabende Arzt in der Notaufnahme handelt – soweit der Krankenhausträger keine Vereinbarung mit der Polizei abgeschlossen hat – damit grundsätzlich auf rein freiwilliger Basis.

1.5.2 Allgemeines Zivilrecht

Grundlagen

Das Zivilrecht regelt die Rechtsbeziehungen zwischen Bürgern bzw. juristischen Personen des Privatrechts, wie z. B. der GmbH, der AG oder der Gesellschaft bürgerlichen Rechts, untereinander. Hier sind die Vorschriften des Haftungsrechts verortet, die die Grundlage der Haftung bei Behandlungsfehlern bilden. Kernvorschriften sind hierbei § 280 Abs. 1 BGB, der die vertraglichen Schadensersatzansprüche eines Patienten begründet und § 823 BGB, der unabhängig vom Bestehen eines Behandlungsvertrags zu einem Schadensersatzanspruch führen kann. Im Rahmen des § 280 Abs. 1 BGB hat der Patienten immer dann einen Anspruch auf Schadensersatz, wenn es im Rahmen einer Behandlung zu einer schuldhaften Verletzung vertraglicher Pflichten kommt. Diese vertraglichen Pflichten sind beim

Behandlungsvertrag in erster Linie die Pflicht zur Behandlung lege artis. Daneben können aber auch Fehler bei der Aufklärung des Patienten oder Organisationsfehler eine Pflichtverletzung darstellen. § 823 Abs. 1 BGB stellt darauf ab, dass der Patient durch eine sogenannte Verletzungshandlung an seiner Gesundheit oder seinem Leben geschädigt wurde. Als Schädiger kommen neben dem Arzt auch das Assistenzpersonal oder – wenn es um Organisationsfehler geht – auch der Krankenhausträger in Betracht. In der Praxis stellt eine Pflichtverletzung regelmäßig auch eine im Rahmen von § 823 Abs. 1 BGB relevante Verletzungshandlung dar. Sowohl § 280 Abs. 1 BGB als auch § 823 Abs. 1 BGB erfordern ein schuldhaftes Handeln. Hierunter versteht das Gesetz grundsätzlich fahrlässiges oder vorsätzliches Verhalten (§ 276 Abs. 1 BGB). Fahrlässigkeit meint nach der gesetzlichen Definition die Außerachtlassung der erforderlichen Sorgfalt (§ 276 Abs. 2 BGB). Mit Vorsatz ist hingegen das willentliche Handeln gemeint, das in der Praxis, wenn es um Behandlungsfehler geht, freilich keine Rolle spielt.

Organisationspflichten

Den Krankenhausträger trifft in erster Linie die Pflicht zur Organisation der Notaufnahme in einer Weise, die nicht nur einen ordnungsgemäßen Betrieb sicherstellt, sondern auch eine Versorgung des Patienten nach allgemein anerkannten fachlichen Standards (§ 630a Abs. 2 BGB). Hiermit ist üblicherweise der sogenannte Facharztstandard gemeint. Aufgrund der Tatsache, dass es in Deutschland keinen Facharzt für Notfallmedizin gibt, stellt sich damit die Frage, welchen Standard das in einer Notaufnahme tätige ärztliche Personal gewährleisten muss. Es wäre hierbei ein Irrglaube zu meinen, dass in der Notaufnahme ein abgesenkter medizinischer Standard nach dem Motto »Not kennt kein Gebot« gelten würde. Vielmehr muss der in der Notaufnahme tätige Arzt, sobald er erkennt, dass die beim Patienten bestehende Erkrankung nicht in sein Fachgebiet fällt oder er für das relevante Fachgebiet keinen Facharztstandard gewährleisten kann, dafür Sorge tragen, dass der Patient schnellstmöglich eine Versorgung, die dem Facharztstandard entspricht, erhalten kann (zur Verlegung in eine Stroke Unit: OLG Düsseldorf, Urteil vom 22.02.2007–8 U 20/06). Dies kann in kleineren Häusern bedeuten, dass organisatorisch die ständige Verfügbarkeit eines Konsiliarius sichergestellt werden muss. Alternativ hierzu kann durch Absprachen mit benachbarten Kliniken das Prozedere einer Verlegung bzw. Aufnahme von Patienten mit bestimmten Verdachtsdiagnosen vereinbart werden. Auch nach der Rechtsprechung des Oberlandesgerichts Köln ist ein Patient unverzüglich zu verlegen, wenn das Krankenhaus zur standardgerechten Versorgung nicht in der Lage ist. Es entspricht nach Ansicht des Oberlandesgerichts geübter und rechtlich nicht zu beanstandender Praxis, dass das zuweisende Krankenhaus sich bei dem nächstgelegenen geeigneten Krankenhaus nach dessen Aufnahmebereitschaft erkundigt, dessen Entscheidung abwartet, um im Ablehnungsfalle das nächste Krankenhaus zu kontaktieren (OLG Köln, Urteil vom 04. Dezember 2002–5 U 84/01). Bis der Patient verlegt wird, ist dieser im Rahmen der vorhandenen Möglichkeiten weiterzubehandeln (OLG Düsseldorf, Urteil vom 22.02.2007–8 U 20/06). Ebenfalls zur Organisationspflicht des Krankenhausträgers zählt die Sicherstellung der Verlegung als solches. D. h. der Krankenhausträger muss sicherstellen, dass ein Patient auch tatsächlich verlegt werden kann. Dies kann z. B. durch Vereinbarungen mit dem Träger des Rettungsdienstes oder durch Vorhaltung eigener Transportkapazitäten erfolgen.

Soweit der erforderliche Standard durch eine im Krankenhaus vertretene Fachdisziplin sichergestellt werden kann, muss der Krankenhausträger zunächst dafür Sorge tragen, dass entsprechendes Personal verfügbar ist. Dies kann durch Vorhaltung einer Bereitschaft oder aber z. B. im Rahmen der Schaffung einer interdisziplinären Notaufnahme gewährleistet werden. Zu den Organisationspflichten zählt aber auch die Kommunikation innerhalb der Klinik. D. h. bei Anmeldung eines Notfallpatienten muss die klinikinterne Kommunikation die Herbeiziehung sämtlicher sofort erforderlicher Fachdisziplinen sicherstellen.

Verfügt die Klinik über spezielle Zertifizierungen, wie z. B. Trauma-Zentrum, Stroke Unit oder Chest Pain Unit, und kommuniziert das Krankenhaus diese Zertifizierungen nach außen, so hat es die in den Zertifizierungsvorgaben enthaltenen Anforderungen dauerhaft zu gewährleisten.

Aufklärung/Einwilligung

Das Personal der Notaufnahme ist häufig mit Patienten konfrontiert, die gesundheitlich nicht mehr in der Lage sind, eine nach § 630d BGB erforderliche Einwilligung in die medizinische Behandlungsmaßnahme zu erklären. Diese nicht einwilligungsfähigen Patienten stellen das behandelnde Personal vor große Herausforderungen. Denn sofern nicht ein sofortiges Handeln erforderlich ist, ist zunächst zu prüfen, ob der Patient über eine Patientenverfügung (§ 630d Abs. 1 Satz 2 BGB) verfügt. Entgegen einer weitverbreiteten Auffassung ist eine Patientenverfügung nicht zwangsläufig auf eine Behandlung am Lebensende ausgerichtet. Unter einer Patientenverfügung versteht der Gesetzgeber vielmehr eine schriftliche Festlegung eines Volljährigen für den Fall seiner Einwilligungsunfähigkeit, ob er in bestimmte, zum Zeitpunkt der Festlegung bislang nicht unmittelbar bevorstehenden Untersuchungen seines Gesundheitszustands, Heilbehandlungen oder ärztliche Eingriffe einwilligt oder sie untersagt (§ 1901a Abs. 1 BGB). Liegt zweifelsfrei eine wirksame Patientenverfügung vor, die auf die aktuelle Lebens- und Behandlungssituation zutrifft, ist auf ihrer Grundlage über die Durchführung der Behandlung zu entscheiden« (BT-Drcks. 17/10488, S. 23). Bestehen Zweifel an der Wirksamkeit der Patientenverfügung oder daran, dass diese die aktuelle Lebens- oder Behandlungssituation erfasst, muss die Einwilligung eines Berechtigten eingeholt werden (§ 630d Abs. 1 Satz 2 BGB). Berechtigt sind z. B. ein Betreuer mit dem Aufgabengebiet »Gesundheitssorge« (§ 1896 BGB), Eltern oder ein Gesundheitsbevollmächtigter (§ 1901a Abs. 6 BGB). Erst wenn weder eine Patientenverfügung vorliegt noch ein Berechtigter verfügbar ist, dürfen Notfallbehandlungen (»unaufschiebbare Behandlungen«) ohne explizite Einwilligung durchgeführt werden. Maßgeblich ist dann der mutmaßliche Patientenwille (§ 630d Abs. 4 BGB). D. h. das Notaufnahmepersonal muss prüfen, ob es den Willen des Patienten erforschen kann, den dieser geäußert hätte, wenn er in einem einwilligungsfähigen Zustand wäre. Dies erfolgt typischerweise durch die Befragung naher Angehöriger. Ist dieser mutmaßliche Wille nicht ermittelbar, darf auf den sogenannten objektiven Willen abgestellt werden. Hierbei handelt es sich um die Behandlung, in die ein typischer »Durchschnittspatient« einwilligen würde. Dies ist regelmäßig eine dem medizinischen Standard entsprechende Behandlung.

1.6 Wesentliche Risikomanagementmethoden für die Notaufnahme

Reinhard Strametz

1.6.1 Der Risikomanagement-Werkzeugkoffer

Wie in Kapitel 1.5 erwähnt, fordert der Gemeinsame Bundesausschuss von allen Krankenhäusern im Rahmen der Qualitätsmanagement-Richtlinie das »systematische Erkennen, Bewerten, Bewältigen und Überwachen von Risiken sowie die Analyse von kritischen und unerwünschten Ereignissen, aufgetretenen Schäden und die Ableitung und Umsetzung von Präventionsmaßnahmen«. Das hierbei anzuwendende Vorgehen entspricht dem in Kapitel 1.3 dargestellten Risikomanagement-Prozess, zumal die Qualitätsmanagement-Richtlinie dieselben Begriffe für die Abfolge der Risikobeurteilung verwendet wie die ÖNORM 4901 (identifizieren, analysieren, bewerten, bewältigen, überwachen). Im Rahmen der Entwicklung des Risikomanagements wurde eine Vielzahl unterschiedlicher Methoden entwickelt, in bestimmten Situationen oder unter bestimmten Rahmenbedingungen mit Risiken umzugehen.

Grundsätzlich unterscheiden sich Risikomanagementmethoden von Instrumenten des Risikomanagements dadurch, dass sie den gesamten Prozess des Risikomanagements abbilden können. So können beispielsweise Patientenidentifikationsarmbänder in Notaufnahmen einen wichtigen Beitrag zur Verminderung des Patientenverwechslungsrisikos leisten oder Crew Resource Management-Trainings, wie in Kapitel 2.2.4 beschrieben, Informationsverluste in der Notfallversorgung verhindern, sie stellen jedoch keine den Risikomanagement-Prozess durchlaufende Methodik dar, sondern sind vielmehr das Ergebnis am Ende des Prozesses. Sie ergänzen somit den Werkzeugkoffer des klinischen Risikomanagements, haben aber aus methodischer Sicht nicht den gleichen Stellenwert wie die im Folgenden zu beschreibenden Werkzeuge (Aktionsbündnis Patientensicherheit 2016).

Um einen ersten Überblick, über die Vielzahl unterschiedlicher Methoden und deren Anwendungsmöglichkeiten zu erhalten, erscheint es sinnvoll, Risikomanagementmethoden nach gewissen Kriterien zu klassifizieren: So existieren einerseits Top-Down-Methoden, die aus der Vogelperspektive einer Führungskraft einen guten Überblick über die Gesamtlage ermöglichen oder fallbezogen auf ausdrückliche Anordnung »von oben« angewandt werden. Andererseits bieten Bottom-Up-Methoden die Möglichkeit, sehr detailliert vorzugehen bzw. operativ vor allem an der Basis angewandt zu werden. Beide Sichtweisen ergänzen sich, wie in Kapitel 1.2 dargestellt, und können ihrerseits bei sinnvoller Anwendung einen positiven Beitrag zur Entwicklung einer Sicherheitskultur leisten. Neben der »Flughöhe« ist bei der Wahl der Methodik außerdem der zeitliche Ansatz von entscheidender Bedeutung. Es ist zu unterscheiden zwischen reaktiven und präventiven/proaktiven Methoden: Während reaktive Methoden nur angewandt werden können, wenn bereits ein Ergebnis, ggf. bis hin zum Schadenfall eingetreten ist, können proaktive Methoden ereignisunabhängig angewandt werden. So können die im Folgenden beschriebenen proaktiven Methoden beispielsweise vor der Neugestaltung einer Notaufnahme (z.B. durch Zusammenlegung oder Umzug) schon vor Behandlung des ersten Patienten angewandt werden, um neue Risiken im Vorfeld zu minimieren. Andererseits sind reaktive Methoden sowohl bei schwerwiegenden Schadenfällen als auch bei Beinahe-Schäden indiziert, um das Risiko einer Wiederholung zu minimieren (Brühwiler 2016). Somit ergänzen sich nicht nur Top-Down- und Bottom-Up-Methoden, sondern auch reaktive und proaktive Methoden. In einem Hochrisikobereich wie der Notaufnahme erscheinen daher alle vier denkbaren Kombinationen dieser Kriterien angebracht, ja sogar notwendig.

Getreu dem bereits in Kapitel 1.2 dargestellten Credo »Weniger ist mehr«, ist es für Risikoeigner und Risikomanager im Krankenhaus und insbesondere in der Notaufnahme jedoch wichtig, die für die klinische Akutmedizin relevanten Methoden kennenzulernen und bedarfsgerecht anzuwenden. Die für das klinische Risikomanagement wesentlichen Methoden sind in Abbildung 1.8 dargestellt und werden in den Kapiteln 1.6.2 bis 1.6.5 beschrieben. Die Methodik des Risiko-Audits wird separat in Kapitel 3.6 dargestellt.

Ebenso wie die Fokussierung auf die wesentlichen Methoden, sollte sich die Anwendung der dargestellten Werkzeuge auf die wesentlichen Risiken beschränken. Dies sollte zum einen durch die entsprechenden organisatorischen Rahmenbedingungen und zum andern durch methodisch qualifiziertes Personal geschehen (Strametz 2017). Anstelle operativer Hektik und nicht enden wollender Aufgabenlisten sollten die für die Patientensicherheit relevanten Risiken priorisiert und Schritt für Schritt mit wirksamen Präventionsmaßnahmen minimiert werden. Hierzu ist es ratsam auch die im Folgenden dargestellten Methoden nicht gleichzeitig, sondern bedarfsgerecht und nacheinander zu etablieren, um weder die vorhandenen Ressourcen für Präventionsmaßnahmen zu erschöpfen, noch durch zu hohe Veränderungsdynamik die Kapazität des Personals in der Notaufnahme und damit das operative Geschäft zu beeinträchtigen. Welche Methodik als erstes zur Anwendung kommt, hängt neben den in Kapitel 1.5 dargestellten gesetzlichen Notwendigkeiten auch von den jeweiligen Rahmenbedingungen vor Ort, der jeweiligen Notwendigkeit (Gesellschaft für Qualitätsmanagement in der Gesundheitsversorgung 2014) und der vorhandenen Sicherheitskultur ab. Um die hier dargestellten Methoden jedoch zur Wirkung kommen zu lassen, ist wie in Kapitel 3.5 ausführlicher beschrieben, eine individuelle, maßgeschneiderte Einbettung in ein Risikomanagement-System basierend auf einer Risikomanagement-Politik, operationalisiert durch eine Risikomanagement-Strategie erforderlich (Aktionsbündnis Patientensicherheit 2016). Einzelne, unvernetzte Aktivitäten werden auch trotz teilweise hohem Engagement schnell an ihre Grenzen stoßen, und bergen somit das Risiko, engagierte Einzelne zu enttäuschen.

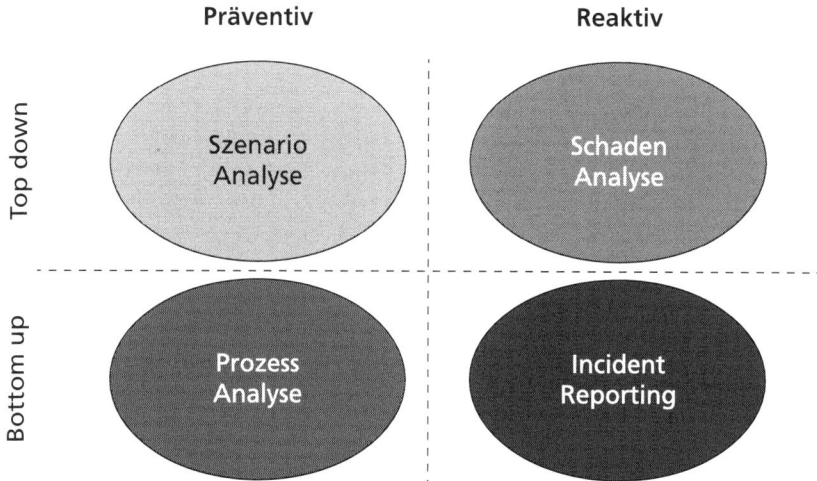

Abb. 1.7: Relevante Methoden des klinischen Risikomanagements (nach Brühwiler/Kahla-Witzsch 2016, S. 231; mit freundlicher Genehmigung von Euro Risk Limited)

1.6.2 Die Szenarioanalyse

Die Szenarioanalyse ist eine klassische Technik des Risikomanagements, die auf einer Risikobeurteilung mittels auf Risikoszenarien beruht. Ein Risikoszenario ist eine bildhafte »konkrete und verständliche Beschreibung eines Risikos mit möglichen Ursachen und Auswirkungen von Ereignissen oder Entwicklungen auf die Ziele, die Tätigkeiten der Organisation und die Anforderungen an sie bzw. auf das Funktionieren eines Systems« (Brühwiler 2018).

Das beschriebene Szenario berücksichtigt die Erfahrungen der in dem Bereich Handelnden, also im Fall der Notaufnahme der dort eingesetzten ärztlichen und pflegerischen Mitarbeiter. Die Beschreibung des Szenarios und die Bewertung des Risikos zielen im klinischen Risikomanagement dabei auf den sogenannten credible worst case ab. Hierunter ist der glaubhaft schlimmstmögliche Fall zu verstehen, der eintreten und die Patienten, die Behandelnden aber auch die Organisation besonders schwerwiegend treffen kann.

Ein Szenario muss selbstverständlich glaubwürdig formuliert werden. Die dort beschriebenen Abläufe und Auswirkungen müssen entweder in der eigenen Einrichtung oder einer anderen Organisation bereits passiert sein oder das Eintreten einer noch nicht vorgekommenen Situation von Experten als glaubhaft eingeschätzt werden.

Durch die Technik der Formulierung von Risikoszenarien soll ein Bild im Kopf des Lesenden erzeugt werden, um das oft komplexe und gleichzeitig für Außenstehende abstrakte Risiko zugänglich zu machen. Ziel dieser Methode ist es, ein gemeinsames Risikoverständnis zu erzeugen. Da sich diese Methode in der Regel an Führungskräfte richtet und komplexe Risiken in einer verdichtenden Darstellung aus der Vogelperspektive betrachtet werden, ist die Szenarioanalyse eine klassische Top-Down-Methode. Da sie grundsätzlich ereignisunabhängig durchgeführt werden kann, ist sie den präventiven Methoden zuzurechnen.

Nachfolgendes Beispiel soll die Technik der Szenarioanalyse nochmals verdeutlichen (▶ Tab. 1.3).

Das durch das Szenario gewonnene Verständnis des Risikos erleichtert die Ursachenanalyse. Die wiederum ist Grundlage für die Ableitung kausaler, nachhaltig wirksamer Präventionsmaßnahmen. Die sich daran anschließende Bewertung des Risikos erfolgt auf Basis der in Kapitel 1.3 dargestellten Risikokriterien unter der Annahme des credible worst case.

Die Vorteile einer Szenarioanalyse liegen in der komprimierten Darstellung und Fokussierung, die es erlaubt, einen Gesamtüberblick beispielsweise über die mutmaßlich zehn relevantesten Risiken einer Notaufnahme zu erhalten. Sie ist ebenfalls hilfreich bei der Priorisierung von Maßnahmen, da nicht alle Risiken zeitgleich mit entsprechend notwendiger Intensität bearbeitet werden können und eine Reihenfolge der Maßnahmen und Projekte zwingend erforderlich ist. Nachteile der Szenarioanalyse sind ein oftmals fehlender Detaillierungsgrad und eine gewisse Anfälligkeit für »Moderisiken«, der durch die Verwendung einer Gefahrenliste zur Risikoidentifikation begegnet werden sollte. Hierbei handelt es sich um eine auf die Organisation bzw. Fachabteilung zugeschnittene Auflistung bekannter Gefahrengebiete und Risiken, die bei der Risikoidentifikation den Blick weiten soll, um nicht nur kürzlich eingetretene oder medial aufbereitete Risiken zu berücksichtigen. Im Folgenden ist ein Ausschnitt für eine mögliche Gefahrenliste einer Notaufnahme aufgeführt, die den jeweiligen Gegebenheiten vor Ort angepasst werden muss.

Tab. 1.3: Konkretes Risikoszenario (Kahla-Witzsch/Jorzig/Brühwiler 2018)

Risiko	Fehler in der Diagnosestellung bei Aufnahme
Risikoeigner:	Oberarzt

Ausgangslage:
Die Patienten werden vom Hausarzt mit einer Symptombeschreibung oder einer Verdachtsdiagnose eingewiesen. Die Symptome sind zwar klar, aber deren Interpretation ist oft nicht eindeutig möglich oder erweist sich als falsch. Der Aufnahmearzt konzentriert sich auf die vordergründige Symptomatik aus seinem Fachbereich und neigt dazu, andere Ursachen nicht wahrzunehmen oder zu übersehen. Eine bestehende Verdachtsdiagnose wird nicht mehr kritisch hinterfragt und übernommen. Die gesamtheitliche Bewertung des Krankheitsbildes ist somit nicht gegeben. Es kommt vor, dass Nebenwirkungen von Medikamenten als eigenes Krankheitsbild missinterpretiert und entsprechend falsche Maßnahmen abgeleitet werden.
Die Zuweisung zu einer Fachabteilung erfolgt eher spontan, auf der Grundlage der Erfahrung und der persönlichen Einschätzung des untersuchenden Arztes.
Eine einmal mutmaßlich bestätigte Diagnose wird in den Akten immer wieder fortgeschrieben, auch wenn sie falsch oder zumindest nicht vollständig ist.
Risiko:
Das Risiko besteht darin, dass der Patient nicht, falsch oder zu spät behandelt wird.
Auswirkungen:
Fehlleitung des Patienten in die falsche Fachabteilung, falsche Therapieplanung, Ressourcenbindung und Gefährdung der Patientensicherheit bis zum Todesfall.

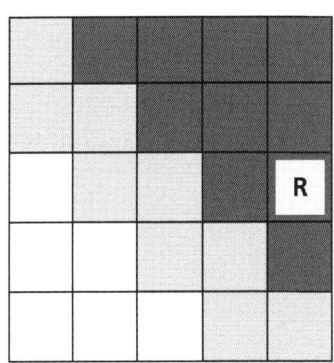

Ursachen:

- fehlende oder nicht ausreichende Anamnese
- nicht ausreichende Dokumentation des überweisenden Arztes bezüglich der bisherigen Therapie/Medikation
- Fachspezifische, zu wenig allgemeine, Untersuchung und Sichtweise auf Symptome
- fehlendes Hinterfragen der bisherigen Diagnose des zuweisenden Arztes
- mangelnde Kommunikation mit Allgemeinmediziner
- fehlende Korrektur oder Erweiterung der Diagnose(n) in der Krankengeschichte

X	Risiko vermeiden Risiko vermindern Risiko überwachen Risiko akzeptieren	Frühwarnindikatoren/Trend • Personelle Unterbesetzung nimmt zu • CIRS-Meldungen nehmen zu

Auch wenn die Problemlagen in vielen Notaufnahmen Parallelen aufweisen, so sind die individuellen Gegebenheiten vor Ort und die führenden Ursachen einzelner Risiken in jeder Einrichtung unterschiedlich. Es bedarf somit einrichtungsspezifische Szenarioanalysen, die auch jeweils zu unterschiedlichen Präventionsmaßnahmen führen werden.

Auszug einer Gefahrenliste für eine Notaufnahme (adaptiert nach Kahla-Witzsch, Jorzig, Brühwiler 2019)

1. Gefahrengebiet: Patientenpfad
    1.1. Einweisung des Patienten
        1.1.1. Überweisung durch den Hausarzt oder niedergelassenen Facharzt
        1.1.2. Verlegung aus anderen Krankenhäusern, Reha- oder Pflegeeinrichtungen
        1.1.3. Wieder-Aufnahme nach früherer Entlassung
        1.1.4. Psychiatrische Zuweisung/Zwangseinweisung
        1.1.5. Aufnahme per Rettungsdienst (nicht notärztlich begleitet)
        1.1.6. Aufnahme per Rettungsdienst (notärztlich begleitet)
        1.1.7. Schockraum-Anmeldung
        1.1.8. Aufnahme per Rettungshubschrauber
        1.1.9. Infrastruktur für die Patientenaufnahme
    1.2. Aufnahme, Anamnese und Untersuchung
    1.3. Diagnostische Maßnahmen
    1.4. Diagnosestellung und Wahl der Therapie
    1.5. Zuweisung zur Fachabteilung und Therapie
    1.6. Information und Beteiligung des Patienten
    1.7. Ärztliche und Pflegerische Dokumentation (Aufzeichnungen)
    1.8. Durchführung der Behandlung, Pflege und Betreuung
    1.9. Entlassung und Nachsorge
2. Gefahrengebiet: Patientenbehandlung
    2.1 Durchführung von Behandlungen
    2.2 Verwechslungen
    2.3 Arzneimitteltherapie
    2.4 Infektionen
    2.5 Medizinisches Notfallmanagement
    2.6 Labor
3. Gefahrengebiet: Technik Versorgung und Infrastruktur
    3.1 Gebäude und Einrichtungen
    3.2 Medizinprodukte
    3.3 Stromversorgung und Kommunikation
    3.4 IT-Betrieb
    3.5 Arbeitnehmer- und Umweltschutz
    3.6 Betriebliches Notfall- und Krisenmanagement
4. Gefahrengebiet: Organisation, Verwaltung und Menschen
    4.1. Aufgaben, Verantwortung und Kompetenzregelung
    4.2. Qualifikationen und Fähigkeiten
    4.3. Ressourcenplanung und -verwaltung
    4.4. Ausbildung, Qualifikation und Teambildung
    4.5. Betriebsklima und Verhalten

Kritische Erfolgsfaktoren für das Gelingen einer Szenarioanalyse sind neben der konkreten Anwendung der Methode auf einzelne Abteilungen bzw. Funktionsbereiche auch entsprechend des in Kapitel 1.3 beschriebenen Risikomanagment-Prozesses die Einbeziehung von Expertenwissen aus der jeweiligen Einrichtung.

1.6.3 Die Prozessrisikoanalyse

Während sich die Szenarioanalyse zur Verdichtung komplexer Risiken sehr gut eignet, bietet die Prozessrisikoanalyse einen detaillierten Einblick in konkrete Versorgungsprozesse der Notaufnahme. Das industrielle und im Qualitätsmanagement gut bekannte Vorbild dieser Methode ist die FMEA, die Fehlermöglichkeits- und Einfluss-Analyse. Diese ursprünglich für Produktionsprozesse als quantitatives Instrument entwickelte Methode wurde zunächst auf Prozesse ausgeweitet und findet in Abwandlung wie z. B. der Healthcare-FMEA der Veterans Administration mittlerweile im Gesundheitswesen zunehmend Verbreitung (De-Rosier 2002).

Anders als im industriellen Vorbild, findet in der Betrachtung der Prozessrisikoanalyse im Gesundheitswesen eine qualitative Betrachtung mit den in Kapitel 1.3 beschriebenen Risikokriterien statt. Durch die detaillierte Betrachtung einzelner Prozessschritte, die ohne Mitwirkung der Prozessbeteiligten nicht sinnvoll möglich wäre, ist diese Methode dem Bottom-Up-Ansatz zuzuschreiben. Da diese Methode ebenso wie die Szenarioanalyse ereignisunabhängig durchgeführt werden kann, zählt sie ebenfalls zu den präventiven Methoden.

Da die Prozessrisikoanalyse ein ressourcenintensives Verfahren ist, sollte vor ihrer Anwendung geklärt werden, welche Prozesse sich grundsätzlich für eine Anwendung eignen. Hierbei deuten einige, in der Notaufnahme häufig anzutreffende Konstellationen, auf einen gewissen Nutzen hin:

Kriterien für die Auswahl geeigneter Versorgungsprozesse zur Prozessrisikoanalyse:

- Der Prozess weist Risiken mit grundsätzlich hohem Gefährdungspotential auf
- Die Prozessabläufe sind zeitkritisch bzw. geschehen unter Zeitdruck
- Es gibt viele verschiedene Prozessbeteiligte ggf. verschiedener Berufsgruppen oder Fachdisziplinen
- Der Patient ist in einem kritischen, gebrechlichen Gesundheitszustand bzw. eingeschränkt kontaktfähig (frailty patient)
- Den Prozessbeteiligten fehlt (teilweise) eine gewisse Routine

Ein Beispiel für einen sicherlich lohnenden Prozess für eine Prozessrisikoanalyse wäre demnach die Übernahme eines Schockraumpatienten zur Minimierung der in Kapitel 2.1.2 dargestellten Risiken.

Ebenso sind zur Klärung der Rahmenbedingungen eine genaue Abgrenzung des zu untersuchenden Prozesses, die Festlegung des Risikoeigners (in der Regel der

Prozesseigner) und der inhaltliche Umfang der zu untersuchenden Gefährdungen festzulegen.

Das Vorgehen der Prozessrisikoanalyse ähnelt in vielen Punkten der Szenarioanalyse. Ausgangspunkt für die Identifikation der Risiken ist hier jedoch nicht die Gefahrenliste, sondern der Prozess als solches. Zunächst wird der Gesamtprozess in einzelne Prozessschritte zerlegt. In Anlehnung an die FMEA werden für jeden Prozessschritt dessen Funktion und mögliche Fehlfunktionen bzw. Risiken identifiziert. Die in diesem Schritt identifizierten Einzelrisiken werden nach einer weiteren Priorisierung einer Risikoanalyse unterzogen, um eine Ursachen-Wirkungsbeziehung herstellen und eine Risikobewertung durchführen zu können. Nach Bewertung des Risikos erfolgt die Risikobewältigung analog der Szenarioanalyse.

Die durch die Prozessrisikoanalyse gewonnenen Erkenntnisse eignen sich wiederum, um alle Prozessbeteiligten bezüglich der Risiken und der daraus abgeleiteten Präventionsmaßnahmen zu schulen. Sofern sich während der Risikoanalyse herausstellt, dass der Prozessablauf als solches verändert werden muss, kann dies allen Prozessbeteiligten anhand der Risikoanalyse dargelegt werden, um so die gewünschte Verhaltensänderung zu unterstützen. Es ist hierfür aber zwingend erforderlich, aus den beteiligten Berufsgruppen Personen in die Prozessrisikoanalyse einzubeziehen, die diesen Prozess auch in der Realität durchführen. Insofern ist auch grundsätzlich vor Beginn der Risikoidentifikation zu überprüfen, ob der formal abgefasste Prozess auch tatsächlich dem täglichen Vorgehen entspricht, da sonst alle Maßnahmen der Risikobeurteilung ins Leere laufen.

Der Vorteil dieser Methodik ist die am Versorgungsalltag orientierte und den Mitarbeitern damit leicht zugängliche Vorgehensweise, die detaillierte Aussagen über besonders risikobehaftete Prozesse ermöglicht. Der Nachteil dieses aufwändigen Verfahrens besteht andererseits in dem Risiko, eine zu kleinteilige Betrachtung der Abläufe durchzuführen und sich dann in Details zu verlieren. Es bedarf daher wie bei der Szenarioanalyse einer methodenkompetenten Person, damit die Prozessrisikoanalyse auch sinnvoll genutzt werden kann.

1.6.4 Die Schadenfallanalyse mittels London-Protokoll

Trotz Anwendung präventiver Risikomanagement-Methoden und Etablierung von Sicherheitsmaßnahmen werden sich einzelne Risiken wie in Kapitel 1.1 aufgezeigt zu Schadenfällen entwickeln. Diese können aufgrund des eingetretenen Patientenschadens (first victim/erstes Opfer), der durch Schuldgefühle und Selbstvorwürfe ausgelösten Belastung des Schädigenden (Second Victim/zweites Opfer) und der Schädigung der Institution durch Reputationsverlust, negative Medienberichterstattung oder formale Sanktionen (third victim/drittes Opfer) alle Beteiligten besonders hart treffen. Während in der Vergangenheit die Aufarbeitung solcher Zwischenfälle vorwiegend in der Suche und Sanktionierung des (mutmaßlich) »Schuldigen« bestand, zeigen Unfall-Untersuchungen aus anderen Bereichen die Notwendigkeit einer fundierten Aufarbeitung des Ereignisses auf, um neben den häufig offensichtlichen oft unbeabsichtigten Fehlern Einzelner, die systemischen

Risiken zu erkennen und zu bewältigen, die Auslöser für den menschlichen Fehler und damit den Schadenfall waren.

Basierend auf dem in Kapitel 1.1 dargestellten Unfall-Ursachen-Modell von James Reason entwickelten Sally Taylor Adams und Charles Vincent das sogenannte London Protokoll (Taylor-Adams und Vincent 2004). Ziel dieses London-Protokolls ist es, durch eine schrittweise Abfolge verschiedener Prozessschritte, kritische Ereignisse bzw. Schadenfälle systematisch aufzuarbeiten. Durch die Kenntnis der Faktoren, die den konkreten Schadenfall ausgelöst haben, ist es somit möglich, durch konkrete Verbesserungsmaßnahmen künftige Schadenfälle hinsichtlich ihrer Häufigkeit oder ihres Schweregrades zu reduzieren.

Vorgehensweise beim London-Protokoll:

1. Identifikation des Vorfalls und Entscheid für die Untersuchung (Vorfall mit schweren Konsequenzen, Vorkommnis mit hohem Lerneffekt)
2. Auswahl der Personen für das Untersuchungsteam (Interne/externe Experten für Risiko, Prozesse, Organisation, involviertes Team)
3. Organisation der Untersuchung und Datensammlung (Medizinische Dokumente, Protokolle, Aussagen, Beobachtungen, Interviews)
4. Bestimmung des Ablaufes des Vorfalls (Beschreibung, Zeitverhältnisse, involvierte Personen)
5. Identifikation von Patientensicherheits-Problemen (Herausfinden, was falsch gelaufen ist und warum)
6. Identifikation der Einflussfaktoren (Analyse der Fehlerquellen und Fehlerursachen gemäß den Einflussfaktoren)
7. Empfehlungen abgeben und Maßnahmenplan entwickeln (Maßnahmen, Verantwortung, Termine, Ressourcen und Kosten)

Eine Schadenfallanalyse kann nur nach Eintritt eines Schadenfalls durchgeführt werden und zählt damit zu den reaktiven Methoden des Risikomanagements. Aufgrund der umfangreichen Befugnisse, die für die Durchführung der Methode notwendig sind (Befragung der Beteiligten, Akteneinsicht), und der Berichterstattung an Führungskräfte der Einrichtung (Vorstand, ggf. Aufsichtsgremien), verfolgt das London-Protokoll einen Top-Down-Ansatz.

Bei der im Kasten oben beschriebenen Vorgehensweise sind einige Besonderheiten zu beachten, um die erforderlichen Schritte letztlich erfolgreich absolvieren zu können:

Der Entscheid für eine Untersuchung und Aufarbeitung der Geschehnisse muss sehr zeitnah erfolgen, da eine Aufklärung des Sachverhaltes durch verblassende Erinnerungen der Beteiligten und Verfälschung der Erinnerung nach gegenseitigem Austausch über das Ereignis mit zunehmender Zeit schwierig bis unmöglich wird.

Das für die Untersuchung individuell einzusetzende Team muss einerseits über das notwendige fachliche Detailwissen bezüglich der Abläufe und die Kenntnis über die Rahmenbedingungen im konkreten Fall verfügen, darf andererseits aber nicht persönlich in den Fall involviert oder befangen sein. So ist es ggf. erforderlich, aus diesem Grund externe (unbefangene) Mitglieder in ein Untersuchungsteam zu integrieren. Zwar dürfen die am Ereignis Beteiligten durch ihre Informationen zur Aufklärung des Falles beitragen, jedoch grundsätzlich nicht Mitglieder des Untersuchungsteams sein.

Die Datensammlung muss ebenfalls sehr zeitnah erfolgen und kann ggf. bei größeren Untersuchungsteams arbeitsteilig erfolgen. So kann ein Gespräch mit einem am Schadenfall Beteiligten unter sechs Augen ggf. auch eine andere Atmosphäre schaffen, als von einer Kommission befragt zu werden.

Ziel der Datensammlung und Befragung ist es zunächst, möglichst präzise den Ablauf des Geschehens zu rekonstruieren. Dies sollte zunächst abgeschlossen werden, bevor patientensicherheitsrelevante Probleme und danach die zugrundeliegenden Ursachen für diese Probleme ermittelt werden. Diese wiederum führen dann fast zwangsläufig zu Präventionsmaßnahmen, die an den Ursachen der Risiken ansetzen. Anstelle der angeblichen »Verkettung unglücklicher Umstände« werden Schwachstellen im System und in Prozessabläufen anhand der Schadenfallanalyse so zielgerichtet erkannt und einzelne Beteiligte am Ende dieses Ablaufs häufig auch entlastet. Somit ermöglicht das London-Protokoll nicht nur das Finden der Antworten, die seitens des Patienten, seiner Angehörigen und/oder der Medien an die Organisation eingefordert werden, es kann auch dem zweiten Opfer helfen, das Erlebnis besser zu verarbeiten.

Auch wenn das Ziel der Untersuchung primär nicht in der Sanktionierung Einzelner besteht, so kann im Einzelfall auch grob fahrlässiges oder gar vorsätzliches Fehlverhalten einzelner Beteiligter identifiziert werden, dass ggf. auch sanktioniert werden muss. Somit handelt es sich beim London-Protokoll, anders als bei den im folgenden Unterkapitel beschriebenen Berichts- und Lernsystemen, weder um ein anonymes noch ein freiwilliges noch ein grundsätzlich sanktionsfreies Instrument.

Den eben genannten Vorteilen des London-Protokolls ist wiederum entgegenzusetzen, dass die Durchführung eines London-Protokolls sehr zeit- und ressourcenintensiv ist und insbesondere die Beteiligten des Untersuchungsteams ein hohes Maß an Sensibilität mitbringen müssen. Aus der Erfahrung zahlreicher Schadenfälle, spielt die Ressourcenfrage bei entsprechendem Druck auf die Organisation und dem für Verantwortliche daraus folgenden Rechtfertigungszwang häufig eine untergeordnete Rolle. Dies erscheint insbesondere dann tragisch, wenn weniger kosten- oder zeitintensive Präventionsmaßnahmen, die den Schadenfall vielleicht verhindert hätten, in der Vergangenheit mit dem Hinweis auf fehlende Ressourcen abgelehnt wurden. Nicht selten bewahrheitet sich in diesem Zusammenhang das Sprichwort: (erst) »aus Schaden wird man klug!«

1.6.5 Berichts- und Lernsysteme (CIRS und andere)

Nicht jedes Risiko in der Patientenversorgung wird automatisch zum Schadenfall. Basierend auf den Erhebungen von Herbert William Heinrich (Heinrich 1931) wurde das nach ihm benannte Heinrich Gesetz formuliert: Auf einen schweren

Unfall am Arbeitsplatz, kommt es zu 29 Unfällen mit leichten Verletzungen und 300 Unfällen ohne Verletzung eines Arbeiters. Dieses grundsätzliche Prinzip konnte auch für Schadenfälle im Gesundheitswesen beobachtet werden und hat unter der Bezeichnung Eisbergprinzip (▸ Abb. 1.8) Einzug in das klinische Risikomanagement gehalten: So wie bei einem Eisberg ca. 1/8 der Masse über Wasser sichtbar und 7/8 unter der Wasseroberfläche verborgen sind, so manifestieren sich die meisten Fehler nicht in sichtbaren Schadenfällen, sondern bleiben im Verborgenen.

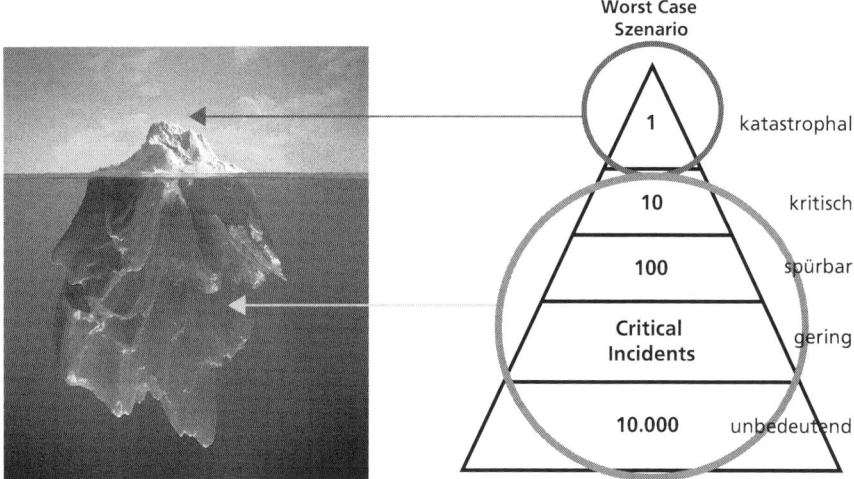

Abb. 1.8: Das Eisbergprinzip im klinischen Risikomanagement (aus: Kahla-Witzsch, Jorzig, Brühwiler 2019)

Der Grund dafür, dass diese Fehler im Verborgenen bleiben, liegt in den bisher überwiegend hierarchisch-autoritär organisierten Krankenhäusern vorwiegend darin, dass Personen, die einen Fehler begangen haben, formelle und/oder informelle Sanktionen fürchten müssen und daher das durch den Fehler entstandene Wissen um die vorliegenden Risiken und ggf. auch deren Bewältigung für sich behalten.

»Jeder Mensch macht Fehler. Das Kunststück liegt darin, sie zu machen, wenn keiner zuschaut.« Sir Peter Ustinov (1921–2004)

Dies legitimiert den Einsatz anonymer Berichts- und Lernsysteme, die unter dem Begriff CIRS (critical incident reporting system) aus dem Bereich der Luftfahrt kommend, unter allen Methoden des klinischen Risikomanagements im deutschsprachigen Raum wahrscheinlich die derzeit größte Verbreitung haben (Institut für Patientensicherheit 2016).

In Berichts- und Lernsystemen sollen Mitarbeiter freiwillig, anonym und sanktionsfrei über kritische Ereignisse und Beinahe-Schadenfälle berichten können, mit dem Ziel, durch eine Analyse des auf diese Weise identifizierten Risikos durch ein Expertenteam wirksame Maßnahmen abzuleiten. Das kritische Ereignis, das künftig vielleicht auch in einem Schadenfall resultiert, soll also zur Minimierung von Risiken führen, bevor sich eine Patientenschädigung ereignet. Obgleich die Absicht eines Berichts- und Lernsystems wie bei allen hier genannten Methoden auf die Verhinderung zukünftiger Patientenschäden ausgerichtet ist, handelt es sich bei dieser Methode um einen reaktiven Ansatz. Ohne ein konkretes kritisches Ereignis, auch wenn kein Patientenschaden vorliegt, könnte diese Methode nicht zur Anwendung kommen. Da diese Methode von den Mitarbeitern der in der Patientenversorgung Beteiligten abhängt, konkrete Situationen aus der täglichen Arbeit beschreibt und auf operativer Ebene angewandt werden soll, folgt diese Methode klar dem Bottom-Up-Ansatz.

Berichts- und Lernsysteme befassen sich mit Beinahe-Schäden, nicht jedoch mit Schadenfällen, für die ein Meldeweg mit dem Haftpflichtversicherer zu klären ist oder Meldungen, die aufgrund gesetzlicher Vorschriften abgegeben werden müssen (z. B. Meldungen an das Bundesinstitut für Arzneimittel und Medizinprodukte (BfArM) oder das Paul-Ehrlich-Institut (PEI)).

Während das oben genannte London-Protokoll zur Aufarbeitung eines Vorfalls eines aufwändigen Verfahrens bedarf, kann eine CIRS-Meldung zur Ursachenanalyse zeitnah und effizient mittels eines Ishikawa-Diagramms bearbeitet werden.

Basierend auf den bisherigen Erfahrungen haben das deutsche Aktionsbündnis Patientensicherheit e. V., die Stiftung Patientensicherheit aus der Schweiz und die österreichische Plattform Patientensicherheit eine gemeinsame Handlungsempfehlung zur Einführung und erfolgreichem Betrieb eines Berichts- und Lernsystems veröffentlicht, die die kritischen Erfolgsfaktoren eines Berichts und Lernsystems wie folgt zusammenfasst:

Darauf kommt es beim CIRS an:

Unterstützung auf allen Leitungsebenen gewährleisten

- oberste Leitungsebene über die Implementierung eines CIRS entscheiden lassen
- dauerhaftes und sichtbares Engagement auf der obersten und mittleren Leitungsebene leisten
- ausreichende personelle und finanzielle Ressourcen für CIRS, das CIRS-Team und das klinische Risikomanagement sicherstellen
- fortlaufend oberste und mittlere Leitungsebenen über Ereignisse und Lernerfolge informieren
- Ressourcen für Verbesserungsmaßnahmen bereitstellen

Eine Kultur zum konstruktiven Umgang mit Fehlern und Risiken fördern

- essenzielle Bedeutung der Vorbildfunktion der Leitungsebene vergegenwärtigen
- offene und wertschätzende Kommunikation führen und fördern
- Berichte nicht negativ bewerten oder sanktionieren

- Lernen aus Fehlern planen und unterstützen

Verlässliche Strukturen und Prozesse im CIRS schaffen

- CIRS-Team und alle Mitarbeiter schulen
- Anonymität gewährleisten
- Ablauf der Fallbearbeitung festlegen
- systemische Analyse durch geschultes Personal sicherstellen
- Integration in das klinische Risiko- und Qualitätsmanagement gewährleisten

Mitarbeiterbeteiligung sicherstellen

- Berichten einfach machen
- Mitarbeiter über Ereignisse, umgesetzte Maßnahmen und Lernerfolge informieren
- Mitarbeiter an Verbesserungsmaßnahmen beteiligen und für das Berichten honorieren
- Berichte aller Mitarbeiter wertschätzen

Berichte führen zu positiven Veränderungen

- Berichten sinnvoll machen, d. h. mit Berichten verantwortlich umgehen und Maßnahmen ableiten
- auf das Lernen fokussieren – der Einrichtung, der Teams, der einzelnen Mitarbeiter

Das Berichts- und Lernsystem evaluieren

- Kennzahlen definieren
- CIRS und seine Ergebnisse regelmäßig auswerten
- an die Leitungsebene und Mitarbeiter Ergebnisse standardisiert berichten

CIRS ist selbst ein lernendes System

- mit Testlauf und Pilotabteilungen beginnen
- Mut zum Pragmatismus und zum Lernen aus eigenen Fehlern zeigen
- Nutzen und Effektivität von CIRS evaluieren

Das Lernen mit anderen teilen

- andere Abteilungen und Einrichtungen an berichteten Ereignissen und an gefundenen Lösungen teilhaben lassen

Aktionsbündnis Patientensicherheit, Plattform Patientensicherheit, Stiftung Patientensicherheit (Hrsg. 2016)

Mit Berichts- und Lernsystemen lassen sich somit niederschwellig und vergleichsweise kostengünstig Risiken identifizieren, die ohne diese Methode verborgen geblieben wären. Diese Systeme können durch das Aufzeigen positiver Beispiele eine vorhandene Sicherheitskultur fördern und ausbauen. Insbesondere die geschilderten Fälle und die daraus entstandenen Sicherheitsmaßnahmen können anschaulich und authentisch zur Sensibilisierung der Mitarbeitenden beitragen.

Die eingehenden Meldungen sind jedoch lediglich eine selektive Auswahl der vorhandenen Risiken und als Datenquelle für quantitative Auswertungen unzuverlässig. So zeigt die doppelte Anzahl an CIRS-Meldungen in Notaufnahme A gegenüber Notaufnahme B nicht, dass eine der beiden Einrichtungen sicherer oder unsicherer wäre. Lediglich auf die Meldebereitschaft des Personals können Rückschlüsse gezogen werden. Die in einem Berichts- und Lernsystem eingehenden Meldungen spiegeln aber immer die subjektive Sicht der Meldenden wider und beinhalten ggf. auch Meldungen, die ausgesondert werden müssen, entweder weil gesetzliche Meldepflichten bestehen oder die Meldungen intentional verfasst worden sind. Daher sind neben zeitlichen Ressourcen zur Analyse der Meldungen und Umsetzung von Verbesserungsmaßnahmen an das Auswerteteam methodische Anforderungen zu stellen, aber auch die notwendige Sensibilität einzufordern. Sollten eingereichte Meldungen tatsächlich zur Rückverfolgung auf einzelne Personen und entsprechenden Sanktionsmaßnahmen führen, dann kann durch diese Methode die vorhandene Sicherheitskultur auch nachhaltig geschädigt werden.

Aufgrund der frühen Propagierung der Methode CIRS in der Gesetzgebung und einzelner Prüfverfahren besteht zudem an vielen Orten immer noch die Vorstellung, dass mit der Einführung eines Berichts- und Lernsystems bereits ein voll funktionsfähiges Risikomanagementsystem existiert. Nach Lektüre des ersten Kapitels, das bewusst mit der Methode CIRS schließt, sollte jedoch ersichtlich sein, dass CIRS nur ein Berichts- und Lernsystem unter vielen ist, diese nur eine Methode unter mehreren und die RM-Methoden stets in ein Risikomanagementsystem eingebettet werden müssen, um Wirkung zu erlangen.

1.6.6 Literatur

Aktionsbündnis Patientensicherheit (2016): Mindestanforderungen an klinische Risikomanagementsysteme im Krankenhaus (http://www.aps-ev.de/wp-content/uploads/2016/08/HE_Risikomanagement-1.pdf, Zugriff 11.11.2017).

Aktionsbündnis Patientensicherheit (2017): Einrichtung und erfolgreicher Betrieb eines Berichts- und Lernsystems (CIRS) (http://www.aps-ev.de/wp-content/uploads/2016/10/16 0913_ CIRS-Broschuere_WEB.pdf, Zugriff 11.11.2017).

Brühwiler, B., Kahla-Witzsch, H.A. (2016): (Prä-)Klinisches Risikomanagement mit System. In: Neumayr, A., Baubin, M., Schinnerl, A. (Hrsg.) Risikomanagement in der prähospitalen Notfallmedizin, Berlin/Heidelberg: Springer. S. 227–236.

DeRosier, J., Stalhandske, E., Bagian, J.P., Nudell, T (2002): Using Health Care Failure Mode and Effect Analysis: The VA National Center for Patient Safety's Prospective Risk Analysis System. The Joint Commission Journal on Quality Improvement, 27: 248–267.

Gesellschaft für Qualitätsmanagement in der Gesundheitsversorgung (2014): Übersicht Werkzeuge des Klinischen Risikomanagements. (www.gqmg.de/Seminar_Dokumente/AGRM Werkzeuge_V10 14032014_finale Version.pdf, Zugriff: 11.11.2017).

Heinrich, H.W. (1931): Industrial accident prevention: a scientific approach. New York: McGraw-Hill.

Institut für Patientensicherheit, Bonn (Hrsg.) (2016): Bonner Beiträge zur Patientensicherheit, Teil 3; Deutschlandweite Befragung zum Einführungsstand des klinischen Risikomanagements. Teil I: Deskriptive Ergebnisse zur Implementierung des klinischen Risikomanagements 2015. (https://www.ifpsbonn.de/publikationen/ifps-beitrag-3.pdf, Zugriff: 11.11.2017).

Kahla-Witzsch, H.A., Jorzig, A., Brühwiler, B (2019): Das sichere Krankenhaus, Stuttgart: Kohlhammer.

ÖNORM D 4901:2021 (2021): Risikomanagement für Organisationen und Systeme- Anforderungen an das Risikomanagementsystem. Anleitung zur Umsetzung der ISO 31000. Wien: Austrian Standards

ÖNORM D 4902–2:2021 (2021): Risikomanagement für Organisationen und Systeme- Leitfaden Teil 2: Methoden der Risikobeurteilung. Wien: Austrian Standards.

Strametz, R., Müller, H., Brühwiler, B. (2016): Systematische Analyse kritischer Ereignisse – Das London Protokoll. In: Neumayr, A., Baubin, M., Schinnerl, A. (Hrsg.) Risikomanagement in der prähospitalen Notfallmedizin, Berlin/Heidelberg: Springer. S. 105–113.

Strametz, R., Tannheimer, M., Rall, M. (2017): Risikomanagement in der Chirurgie – was muss der Chirurg wissen? Zentralbl Chir. 142: 72–82.

Taylor-Adams S., Vincent C. (2004): The London protocol (http://www1.imperial.ac.uk/cpssq/cpssq_publications/resources_tools/the_london_protocol/, Zugriff 11.11.2017).

Vincent, C. (2010): Patient Safety, Hoboken: Wiley-Blackwell.

1.7 Der Faktor Mensch im Risikomanagement

Reinhard Strametz und Heike A. Kahla-Witzsch

1.7.1 Einleitung

Die Fehlbarkeit ist Teil der menschlichen Natur. Wie in Kapitel 1.1 bereits ausgeführt, ist diese von Seneca formulierte Tatsache seit langem bekannt. So belegen zahlreiche Studien aus der Unfallforschung verschiedener Fachgebiete, dass die Mehrheit kritischer Zwischenfälle auf menschliche Fehlleistungen zurückzuführen ist, die wiederum in hohem Maße vermeidbar sind (Buck 1987, Helmreich 1993, Baker 2004, de Vries 2008).

Die Beschäftigung mit menschlichen Fehlleistungen ist unabdingbar, da deren Ursachen sehr vielfältig und die daraus resultierenden Maßnahmen zur effektiven künftigen Vermeidung dieser Fehler ebenfalls sehr unterschiedlich sind. Mögliche Fehlerursachen sind beispielsweise fehlerhafte Wahrnehmungen, unzureichende Problemlösungen, falsche Entscheidungen, Kommunikationsversagen und schlechte Teamarbeit. Je nach Fehlerursache existieren wirkungsvolle Instrumente, um die Auftretenshäufigkeit oder das Schadensausmaß von Fehlern zu begrenzen. Es muss allerdings betont werden, dass trotz bestem klinischen Risikomanagement die Fehlbarkeit ein Teil der menschlichen Natur bleiben wird. Ein Null-Fehler-System in komplexen Arbeitsumgebungen wie Notaufnahmen wird somit Fiktion bleiben (Helmreich und Merritt 2001).

Die Prävention menschlicher Fehler im Gesundheitswesen allgemein und in Notaufnahmen im Besonderen ist komplex und scheitert häufig, da, wie im Organisatorischen Unfall-Ursachen-Modell in Kapitel 1.1 dargestellt, die wahren Auslöser des Fehlers nicht alleine in einzelnen Fehlleistungen bestehen, sondern bis in eine schwache organisationale Sicherheitskultur reichen (Singer und Vogus 2013). Es stellt sich also zukünftig auch die Frage, inwieweit eine über den Einflussbereich der Notaufnahme hinausgehende Sicherheitskultur in einem Krankenhaus entwickelt, ausgebaut und durch kontinuierliche Anpassung aufrechterhalten wird (Carroll und Rudolph 2006).

Dessen ungeachtet ist die Beschäftigung mit fehlerbegünstigenden und sicherheitsfördernden Human- und Kulturfaktoren erforderlich, um die derzeit noch verstärkt auftretenden systemimmanenten Fehler rechtzeitig abzufangen. Diese Erkenntnis tragen sowohl die in Kapitel 3.1 dargestellte Risikomanagement-Normen ISO 31000/ ÖNORM D 4901:2021 als auch die in Kapitel 3.2 dargestellten Qualitätsmanagement-Normen DIN EN ISO 9001/DIN EN 15224 Rechnung, die eine »Berücksichtigung von Human- und Kulturfaktoren« (ÖNORM D 4901:2021) bzw. »Maßnahmen zum Umgang mit menschlichen Fehlern« einfordern (DIN EN ISO 9001: 2015, DIN EN 15224:2017).

1.7.2 Humanfaktoren

Humanfaktoren bezeichnen »physische, psychische, kognitive und soziale Eigenschaften von Menschen, welche die Interaktion mit der Umgebung und mit sozialen bzw. technischen Systemen beeinflussen« (St. Pierre und Hofinger 2014, S. 8).

Humanfaktoren wirken auf der Ebene des Individuums, des Teams, der Organisation sowie bei der Interaktion von Mensch und Technik. Anders als im traditionellen Ansatz, der von einer Fehlervermeidung bei ausreichend ausgebildeten und sich ausreichend anstrengenden Personen ausgeht, berücksichtigen Humanfaktoren die Grenzen menschlicher Leistungsfähigkeit und somit die menschliche Fehlbarkeit.

Die wesentlichen Vor- und Nachteile menschlicher Handlungen im Vergleich zu Maschinen sind in Tabelle 1.4 aufgeführt.

Tab. 1.4: Vor- und Nachteile menschlichen Handelns im Vergleich zu Maschinen (nach WHO 2012)

Nachteile menschlichen Handelns	Vorteile menschlichen Handelns
• Unberechenbarkeit • Unzuverlässigkeit • Informationsverarbeitung begrenzt • Merkfähigkeit begrenzt • Ablenkbarkeit bei Störungen hoch (Konzentrationsverlust)	• Hohe Leistungsfähigkeit • Hohe Flexibilität • Gute Filterfunktion • Hohe Intelligenz • Ablenkbarkeit hoch (situationsgerechte dynamische Entscheidungen)

Ebenso ist aus der Fehlerforschung mittlerweile bekannt, dass, wie in Tabelle 1.5 dargestellt, sowohl Situationen als auch individuelle Faktoren fehlerbegünstigend wirken:

Tab. 1.5: Fehlerbegünstigende Faktoren und Situationen (nach WHO 2012)

Fehlerbegünstigende Situationen	Fehlerbegünstigende Faktoren
• Unbekannte, neue Aufgaben insbesondere bei fehlender oder unzureichender Supervision • Unerfahrenheit • Zeitdruck • fehlende Kontrollen • mangelhafte Mensch-Maschinen-Interaktionen	• Eingeschränkte Gedächtnisleistung • Müdigkeit • Stress • Hunger • Krankheit • Sprachbarrieren • Kulturelle Faktoren • Gefährliches Verhalten

Diese Erkenntnisse und die Analyse der zugrundeliegenden Fehlerart helfen, wirksame Gegenmaßnahmen einzuleiten. So können Überforderungen durch Müdigkeit oder Zeitdruck im Rahmen der Konstruktion von Geräten und Ausrüstung möglicherweise berücksichtigt werden, um sogenannte »dumme Fehler« zu vermeiden. Dieses im Japanischen als »poka yoke« bezeichnete Prinzip findet sich im sogenannten 3-Stufen-Modell der Risikoreduktion in Abbildung 1.9 wieder, auf das beispielsweise auch die ÖNORM D 4901:2021 referenziert. So können beispielsweise Wandanschlüsse für Sauerstoff und Druckluft aufgrund ihrer unterschiedlichen Konstruktion nicht versehentlich zu einer Fehlkonnektion führen, bestimmte Spritzenpumpen verweigern bei Verwendung der Medikamentendatenbank beispielsweise die Bolusfunktion bei Einsatz von Kaliumchlorid.

1.7.3 Einteilungen von Fehlerarten

Die Unterscheidung verschiedener Fehlerarten ist keinesfalls akademisch, sondern ist untrennbar verbunden mit den aus dieser Unterscheidung resultierenden Vorbeuge- und Korrekturmaßnahmen. Während nach James Reason ein Fehler eine Abweichung von einem als richtig angesehenen Verhalten oder einem gewünschten Handlungsziel, das hätte erreicht werden sollen, ist und in der Folge eine Zielverfehlung resultiert (Reason 1990), ergänzt Runciman treffend, dass ein Fehler nur dann vorliegt, wenn »jemand das Richtige zu tun versucht, aber tatsächlich das Falsche tut.« (übersetzt nach Runciman 2012), also eine Handlungsabsicht bestanden hat.

So lassen sich Fehler beispielsweise hinsichtlich ihres Auftretens in systematische, zufällige und sporadische Fehler unterscheiden (Chapanis 1951). So sind systematische Fehler unabhängig von den handelnden Personen reproduzierbar und können durch Änderungen des Prozesses oder einzelner Arbeitsschritte reduziert werden. Zufällige Fehler wiederum entziehen sich aufgrund unterschiedlicher Fehlerursachen dieser Strategie und müssen ggf. durch weitere Kontrollsys-

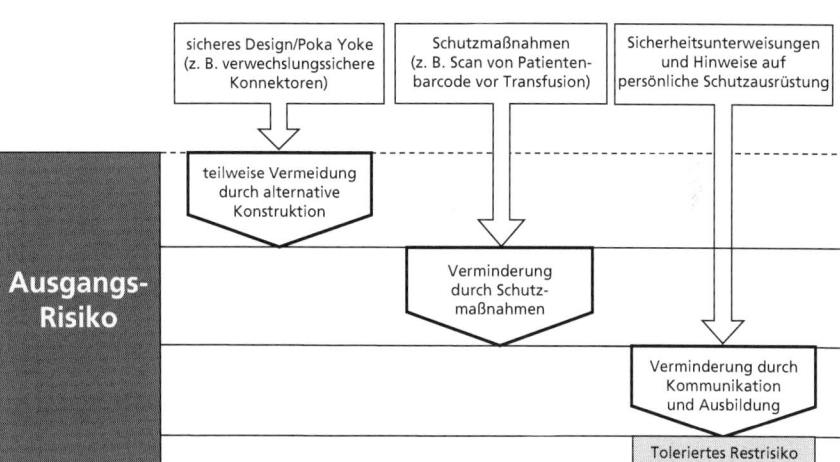

Abb. 1.9: Das Drei-Stufen-Modell der Risikoreduktion im Gesundheitswesen (nach DIN EN ISO 12100:2010 und ÖNORM D 4901:2021)

teme minimiert werden. Sporadische Fehler hingegen treten selten und ohne erkennbares Muster auch in sehr sicheren Organisationen auf und lassen sich oftmals nur schwer erkennen und verstehen.

Die sicherlich bekannteste Fehlerklassifikation stammt von James Reason und unterscheidet sogenannte »Unsichere Handlungen« in Ausführungs- und Planungsfehler wie in Abbildung 1.10 dargestellt.

Während Ausführungsfehler meist schnell entdeckt werden können, bleiben Planungsfehler aufgrund der Beabsichtigung des Handelns häufiger bzw. länger unbemerkt, da oft erst das Ausbleiben des gewünschten Ergebnisses auf einen Fehler hinweist (Kahla-Witzsch 2019).

1.7.4 Umgang mit Fehlern und Regelverstößen

Ebenso wie die Betrachtung bedarf der Umgang mit Fehlern und denjenigen, denen ein Fehler unterlaufen ist, einer differenzierten Vorgehensweise. Während streng hierarchisch organisierte Institutionen, die im Gesundheitswesen zahlreich vertreten sind, neben der diskreten Behandlung von Problemen eher auf eine Kultur der Bestrafung setzen (blame culture), wurde in Organisationen bei Einführung eines klinischen Risikomanagements teilweise das genaue Gegenteil der grundsätzlichen Sanktionsfreiheit bei Melden von Fehlern (no-blame culture) propagiert. Beide Ansätze erreichen jedoch in Reinform nicht das Ziel der Erhöhung von Patientensicherheit, sondern stoßen aufgrund der Vielfalt von Fehlerursachen und Fehlermotiven an ihre Grenzen. Der von Dekker (2008) geprägte Begriff der »just culture« (gerechten Kultur) erreicht vielmehr das Ziel des konstruktiven Umgangs mit Fehlern. So soll Personal bei unbeabsichtigten, trotz

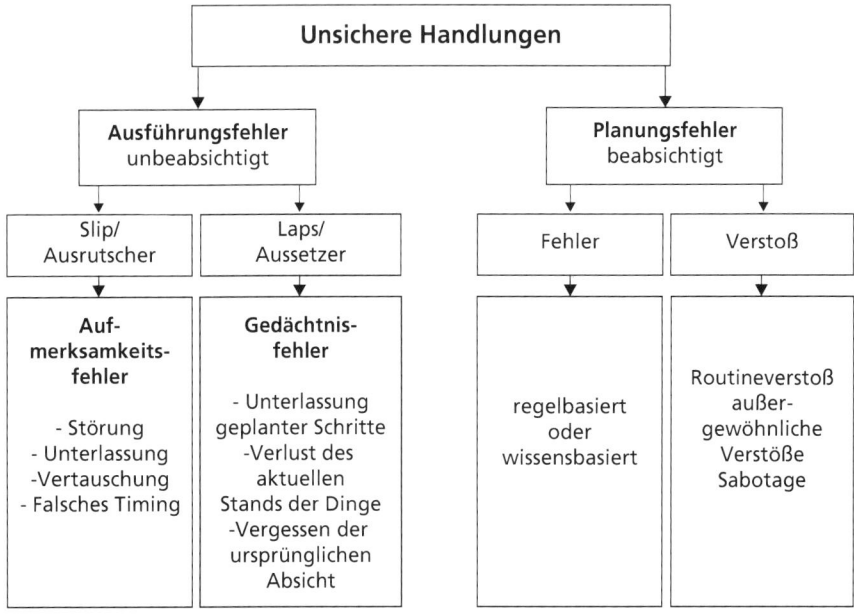

Abb. 1.10: Unsichere Handlungen (aus Kahla-Witzsch 2019 nach Reason 1990)

Sorgfalt begangenen Fehlern, ermutigt werden, diese sanktionsfrei zu melden, um daraus zu lernen. Andererseits darf rücksichtsloses, grob fahrlässiges oder sogar vorsätzlich schädliches Handeln keinesfalls toleriert werden und muss unterbunden und sanktioniert werden, möglicherweise bis hin zu Maßnahmen der Strafverfolgung. Mit dem Konzept der just culture sollen somit gewissenhaft handelnde Mitarbeiter wie in Kapitel 1.8 ausführlich dargestellt geschützt und entlastet werden, ohne sie jedoch gleichzeitig aus der Verantwortung für ihre eigenen Handlungen zu entlassen.

Bei der Analyse von kritischen Ereignissen und Schadenfällen ist es daher wichtig zu klären, ob ein unbeabsichtigter menschlicher Fehler oder eine beabsichtigte Regelverletzung vorliegt. Die wesentlichen Unterschiede nach Euteneier (2014) finden sich in Tabelle 1.6:

Tab. 1.6: Unterscheidung zwischen Fehlern und Regelverstößen nach Euteneier (2014)

Fehler	Regelverstoß
• Unbeabsichtigt • Wissens- oder Fertigkeitsdefizit • Unachtsamkeit • Ablenkung	• Beabsichtigt • Situativ nach Abwägung von Vor- und Nachteilen • Selbstaufwertung/Nervenkitzel • Versuch der Zieloptimierung • Widerspruch zwischen Vorgaben und Zielen
Maßnahmen: Weiterbildung und Training des Personals	Maßnahmen: Organisationale Interventionen/Sanktionen

Zusammenfassend kann die Entscheidung, ob ein sanktionswürdiges Verhalten vorliegt nach folgendem modifizierten Just Culture Algorithmus in Abbildung 1.11 getroffen werden.

Hieraus können dann differenzierte Maßnahmen abgeleitet werden wie von Leonard und Frankel (2010) beschrieben und in Tabelle 1.7 aufgeführt.

Just Culture Algorithmus zur Beurteilung des Verhaltens bei Fehlern
in Anlehnung an Reason 1997, Meadows 2005 und Rogers 2017

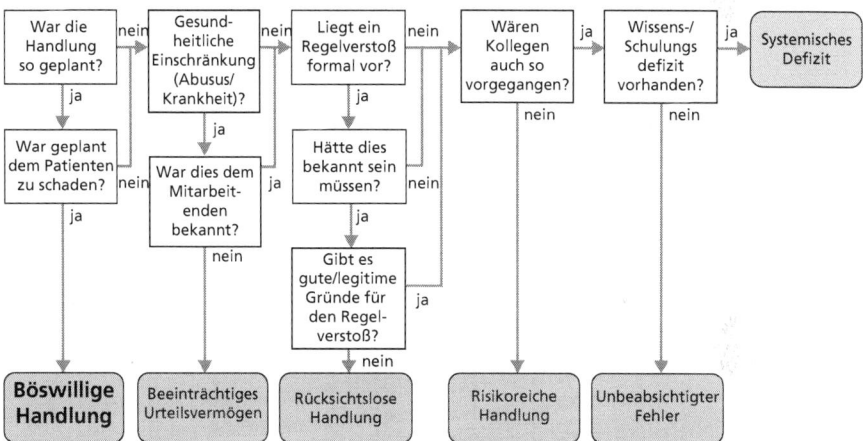

Abb. 1.11: Modifizierter Just Culture Algorithmus zur Beurteilung des Verhaltens bei Fehlern (in Anlehnung an Reason 1997, Meadows 2005 und Rogers 2017)

Die Betrachtung ist an diesem Punkt jedoch noch nicht abgeschlossen. Sollte in den Kategorien Rücksichtslose Handlung, Risikoreiche Handlung und Unbeabsichtigter Fehler die Analyse ergeben, dass drei andere Mitarbeiter gleicher Qualifikation sich in einer ähnlichen Situation ebenso verhalten hätten, empfehlen die Autoren folgende Maßnahmen:

Tab. 1.7: Unterteilung von Fehlerarten (nach Leonard und Frankel (2010) aus Kahla-Witzsch 2019)

Böswillige Handlung	Beeinträchtigung Urteilsvermögen	Rücksichtslose Handlung	Risikoreiche Handlung	Unbeabsichtigter Fehler
Der Mitarbeiter wollte Schaden verursachen.	Das Urteilsvermögen des Mitarbeiters war durch Einnahme von legalen oder illegalen Substanzen, kognitiver Störung oder schwerwiegenden psychosozialen Einflüssen beeinträchtigt.	Der Mitarbeiter hat bewusst eine Vorgabe nicht eingehalten und/oder eine gefährliche oder unsichere Vorgehensweise angewandt. Die Entscheidung wurde mutmaßlich ohne oder nur geringer Beachtung des Risikos getroffen.	Der Mitarbeiter hat sich für eine möglicherweise unsicherere Vorgehensweise entschieden. Es liegt eine fehlerhafte oder eigennützige Motivation zu Grunde.	Dem Mitarbeiter unterläuft ein Fehler, während er im besten Interesse des Patienten handelt.
Empfohlene Maßnahmen				
1. Disziplinarmaßnahme und/oder legale Schritte 2. Sofortige Freistellung des Mitarbeiters	1. Disziplinarmaßnahme bei illegalen Substanzen 2. Beurteilung des Arbeitsverhaltens des Mitarbeiters, ggf. temporäre Freistellung 3. Angebot von Hilfe	1. Disziplinarmaßnahme 2. Persönliche Verantwortung des Mitarbeiters 3. Mitarbeiter soll andere schulen, was er aus dieser Situation gelernt hat.	1. Persönliche Verantwortung des Mitarbeiters, Durchführung eines Coachings 2. Mitarbeiter soll andere schulen, was er aus dieser Situation gelernt hat	3. Mitarbeiter ist nicht verantwortlich 4. Der Mitarbeiter sollte in Analysen einbezogen werden, warum der Fehler entstanden ist und andere im Hinblick auf die Ergebnisse schulen

Tab. 1.8: Systembetrachtung bei verschiedenen Fehlerarten (nach Leonard und Frankel (2010) aus Kahla-Witzsch 2019)

Rücksichtslose Handlung	Risikoreiche Handlung	Unbeabsichtigter Fehler
Das System unterstützt rücksichtslose Handlungen und muss verändert werden. Der Mitarbeiter trägt wahrscheinlich eine geringere persönliche Verantwortung, die Führungskräfte tragen einen Teil der Verantwortung.	Das System unterstützt risikoreiche Handlungen und muss verändert werden. Der Mitarbeiter trägt wahrscheinlich eine geringere persönliche Verantwortung, die Führungskräfte tragen einen Teil der Verantwortung.	Das System wirkt fehlerbegünstigend und muss verändert werden. Die Führungskräfte sind verantwortlich und müssen Maßnahmen zur Fehlervermeidung ergreifen.
Sollte der Mitarbeiter wiederholt mit Handlungen/Fehlern dieser Kategorien auffallen, ist zu überlegen, ob er für den Arbeitsplatz geeignet ist. Es ist eine Evaluation erforderlich. Der Mitarbeiter erhält Schulungen, wird versetzt oder es sollte eine Beendigung des Arbeitsverhältnisses erfolgen.		

1.7.5 Fehler im Kontext notfallmedizinischer Versorgung

Die notfallmedizinische Versorgung zeichnet sich wie in Kapitel 1.1 und 1.4 schon ausführlich dargestellt durch einige unmittelbar fehlerbegünstigende Faktoren aus, insbesondere ihrer Komplexität. Dies sind nach Hofinger (2003) und St. Pierre und Hofinger (2014) insbesondere folgende fünf Situationsmerkmale:

Großer Umfang: viele Informationen bei vielen Patienten führen dazu, dass kognitive Ressourcen stark beansprucht werden und leicht der Überblick verloren geht.

Vernetztheit und Kopplung: Die Effekte einzelner Handlungen sind schwer erkennbar, da sie sich wechselseitig beeinflussen.

Eigendynamik: Die klinische Situation eines Patienten kann sich ohne äußere Einwirkung akut verändern (Zustandsverschlechterung) und kann somit Zeitdruck erzeugen.

Zeitverzögerungen: Wirkungen von Handlungen treten später ein, sodass sie von Einflüssen zwischenzeitlicher Handlungen überlagert werden können. Auch Nebenwirkungen und unerwünschte Wirkungen treten teilweise erst mit zeitlichem Verzug auf.

Irreversibilität: Viele Handlungen sind unumkehrbar und können nicht rückgängig gemacht werden. Oft bleibt gerade in kritischem Gesundheitszustand des Patienten nur ein einziger Versuch, das Richtige zu tun.

Eine weitere Problematik im Kontext der Eigendynamik und der prozessualen Organisation insbesondere in Notaufnahmen zeigen Tucker und Spear (2006) anhand einer Studie auf einer stationären Normalstation auf. Bei Beobachtungen des Pflegepersonals wurde festgestellt, dass Pflegekräfte in einer 8-Stunden Schicht mindestens 100 verschiedene Tätigkeiten von 3-minütiger Dauer durchführen und dabei häufig unterbrochen und abgelenkt werden. Vergleicht man dies mit der mutmaßlich höheren Eigendynamik einer Notaufnahme ist von einer noch größeren Anzahl von Arbeitsunterbrechungen durch Störeinflüsse wie beispielsweise der notwendigen Deaktivierung von Alarmen (▶ Kap. 2.3.4) auszugehen. Wenn man bedenkt, dass das menschliche Kurzzeitgedächtnis fünf bis sieben Aufgaben erinnern kann, ist es bei dieser Fülle von Tätigkeiten nicht verwunderlich, dass Dinge vergessen werden (Leonard und Frankel 2010).

Somit erfordert Komplexität einerseits individuelle Anstrengungen und Disziplin, andererseits aber auch systemische Maßnahmen, um besser mit Komplexität umgehen zu können. Dies sind einerseits Fehlervermeidung durch Standardisierung und Vereinfachung, andererseits eine Organisationsentwicklung in Richtung Hochzuverlässigkeit und bewusstem Aushalten von Komplexität. Dazu kann das Qualitätsmanagement einen wesentlichen Beitrag leisten, indem es sichere, d. h. möglichst fehlerfrei und zuverlässig ablaufende Prozesse entwickelt. Durch Standardisierung, Arbeitsplatzgestaltung sowie Einsatz qualifizierter Mitarbeiter lassen sich so viele Routineabläufe in der Behandlung von Elektivpatienten, bei der Durchführung diagnostischer Maßnahmen und in Pflegeprozessen regeln. Primäres Ziel dieses Ansatzes ist hierbei die Fehlervermeidung. Allerdings sind insbesondere im Setting der Notaufnahme viele Prozessabläufe nicht planbar und nicht bis ins Detail standardisierbar. Notfallsituationen werden immer ein hohes Maß an Intransparenz, Unsicherheit, Komplexität und Dynamik aufweisen und keine »beherrschten Bedingungen« darstellen. Hier hilft nur die Entwicklung hin zu einer sogenannten hochzuverlässigen Organisation.

1.7.6 Eigenschaften von Hochzuverlässigkeitsorganisationen (HRO)

Das Konzept der Hochzuverlässigkeitsorganisation (High Reliabilitly Organization (HRO)) beschreibt Eigenschaften, die auch in komplexen Einrichtungen und Bereichen eine überdurchschnittliche Fehlerfreiheit erzeugen. Mistele (2005) zählt hierzu insbesondere folgende Faktoren:

* Vertrauen und Zuverlässigkeit unter den Mitarbeitern,
* gemeinsame Werte, Normen und Verständnis für Zuverlässigkeit,
* Delegation von Handlungsentscheidungen bis zum Ort der Ausführung,
* offene Information und Kommunikation über erkannte Systemschwächen,
* Teamzusammensetzung nach Maßgabe der Gefährdungslage und
* permanentes Lernen und Training im System.

Um die hier genannten Ziele als Gesundheitseinrichtung zu erreichen, beschreibt die Agency for Healthcare Research & Quality (AHRQ 2008) folgende fünf zu erfüllende Prinzipien:

1. **Sensibilität für betriebliche Abläufe:** System- und prozessimmanente Fehler werden im Normalfall oft nur nach Unfällen entdeckt, wahrgenommen und korrigiert. Die geforderte Sensibilität für betriebliche Abläufe

konzentriert sich intensiv auf Fehler und Signale für unerwartete Ereignisse bzw. Vorkommnisse. Mitdenkende Menschen nehmen das sichere bzw. fehlerhafte Funktionieren des Systems ganzheitlich wahr.

2. **Abneigung gegen Vereinfachung:** Die Führungskräfte und Systemmitarbeiter hüten sich vor vereinfachenden Interpretationen von Systemfehlern. Sie wissen, dass das System komplex, unbeständig, unbegreiflich und unvorhersehbar ist. Undifferenzierte Erklärungen über Erfolg und Misserfolg von Systemfunktionen sind nicht zielführend. Es werden allzu einfache Erklärungen für Fehler vermieden (unqualifizierte Mitarbeiter, ungenügende Ausbildung, fehlende Kommunikation), um die wirklichen Ursachen des Systemversagens zu verstehen, welche die Patientensicherheit gefährden.

3. **Beschäftigung mit Fehlern:** Die Organisation ist in der Lage, sich auf Fehler zu konzentrieren. Wenn Vorkommnisse auftreten, die beinahe zu Schaden hätten führen können, werden diese als Notwendigkeit für Systemverbesserungen betrachtet, um die Patientengefährdung zu vermindern, nicht als Beweis für funktionsfähige Sicherheitsbarrieren. Es sind Indikatoren für Systemschwächen, die mehr Aufmerksamkeit verdienen.

4. **Respekt vor Fachwissen und Können:** Dies ist ein weiteres Merkmal einer HRO. Wenn Führungskräfte nicht willens sind, ungeachtet der hierarchischen Beziehung dem am Patienten involvierten Personal zuzuhören, dass die Risiken der Patientenversorgung tatsächlich wahrnimmt, kann sich keine Hochzuverlässigkeitskultur entwickeln.

5. **Resilienz:** Flexibilität und Widerstandsfähigkeit machen eine Hochzuverlässigkeits-Organisation aus. Führungskräfte und Mitarbeiter müssen geschult und vorbereitet werden, um richtig zu reagieren, wenn Systemfehler auftreten. Die Fähigkeit, Systemfehler frühzeitig zu entdecken ist die Voraussetzung dafür, dass man das System auch bei Abweichungen in den sicheren Zustand zurückführen und die Systemfunktionen aufrechterhalten kann.

Diese in der Theorie einleuchtenden Prinzipien sind jedoch in der Praxis nur sehr schwer umsetzbar. Chassin und Loeb (2013) kommen nach der Entwicklung eines Bewertungsinstrumentes für die Joint Commission zur Beurteilung des Reifegrades Krankenhäusern auf dem Weg zu einer HRO zu der Erkenntnis, dass ein normales Krankenhaus weit davon entfernt ist, eine hochzuverlässige Organisation zu sein. Sie listen eine Fülle von Themen auf, warum dies aus ihrer Sicht so ist:

- Krankenhäuser »akzeptieren Fehlleistungen als unvermeidlichen Bestandteil ihrer täglichen Arbeit«.
- Schwerwiegende Fehler und Vorkommnisse, wie eine Seiten- oder Patientenverwechslung ereignen sich aus Sicht der Organisation und des Behandlers selten, daher »entstünde der Eindruck in der Organisation, dass man diese nie erlebe und die vorhandenen Sicherheitsmaßnahmen ausreichen«.
- Zudem neige man dazu, Qualitätsprobleme mit »einfachen, »one-size-fits-all« Lösungen zu bearbeiten. Die Autoren betonen, dass solche vereinfachenden

Ansätze das Problem in Anbetracht der dahinterliegenden Komplexität nicht lösen können.

- Zwar nehmen Mitarbeiter aller Hierarchiestufen unsichere Bedingungen und unsichere Verhaltensweisen wahr, melden diese aber ihren Vorgesetzten nicht.
- Ein weiteres Problem stellt die Kommunikation innerhalb von Teams oder zwischen Teams dar.
- Fehler werden nicht als wichtige Informationsquelle gesehen.
- Aufgrund ihrer multiplen Hierarchien und Verantwortlichkeiten werden Experten zur Lösung von Sicherheits- und/oder Qualitätsproblemen oft nicht gehört.

Die Entwicklung zu einer hochzuverlässigen Organisation ist vielerorts mit einer fundamentalen Änderung der Organisationskultur verbunden und somit komplex und langwierig (Chassin und Loeb 2013).

1.7.7   Hinweis

Teile dieses Kapitels wurden aus dem Buchkapitel »Mensch und Organisation im sicheren Krankenhaus« (Kahla-Witzsch 2019) übernommen.

1.7.8   Literatur

Agency for Healthcare Research and Quality (AHRQ) (2008): Becoming a High Reliability Organization: Operational Advice for Hospital Leaders, Edited by: Hines, S., Luna, K., Lofthus, J., et al. Becoming a High Reliability Organization: Operational Advice for Hospital Leaders. (Prepared by the Lewin Group under Contract No. 290–04–0011.) AHRQ Publication No. 08–0022. Rockville.

Baker, G.R., Norton, P.G., Flintoft, V., Blais, R., Brown, A., Cox, J., Etchells, E., Ghali, W.A., Hébert, P., Majumdar, S.R., O'Beirne, M., Palacios-Derflingher, L., Reid, R.J., Sheps, S., Tamblyn, R (2004): The Canadian Adverse Events Study: the incidence of adverse events among hospital patients in Canada. CMAJ 170 (11): 1678–86.

Buck, N., Devlin, H., Lunn, J. (1987): Report on the confidential enquiry into perioperative deaths. London: Kings Fund.

Carroll, J.S., Rudolph, J.W. (2006): Design of high reliability organizations in health care. Quality and Safety in Health Care.15 Supplement 1:i4–9.

Chapanis, A. (1951): Theory and method for analyzing errors in man-machine systems. Annals of the New York Academy of Science;51:1179–1203.

Chassin, M.R., Loeb, J.M. (2013): High-Reliability Health Care: Getting There from Here, The Joint Commission, In: the Milbank Quarterly;91:459–490.

Dekker, S. (2008): Just Culture: Balancing Safety and Accountability. Burlington: Ashgate Publishing.

de Vries, E.N., Ramrattan, M.A., Smorenburg, S.M., Gouma, D.J., Boermeester, M.A. (2008): The incidence and nature of in-hospital adverse events: a systematic review. Quality and Safety in Health Care 17: 216–223.

DIN EN 15224:2017: Qualitätsmanagementsysteme – EN ISO 9001:2015 für die Gesundheitsversorgung; Deutsche Fassung EN 15224:2016, Deutsches Institut für Normung e.V., Berlin: Beuth.

DIN EN ISO 12100:2010: Sicherheit von Maschinen – Allgemeine Gestaltungsleitsätze – Risikobeurteilung und Risikominderung (ISO 12100:2010); Deutsche Fassung EN ISO 12100:2010, Deutsches Institut für Normung e.V., Berlin: Beuth.

DIN EN ISO 9001:2015: Qualitätsmanagementsysteme – Anforderungen (ISO 9001:2015); Deutsche und Englische Fassung EN ISO 9001:2015, Deutsches Institut für Normung e.V., Berlin: Beuth.

Euteneier, A. (2014): Umgang mit Regelverstößen. Deutsches Ärzteblatt, 37:1504–1506.

Helmreich, R.L., Foushee, H.C.: Why crew resource management? Empirical and theoretical bases of human factors training in aviation. In: Wiener, E., Kanki, B., Helmreich, R.: Cockpit Resource Management. San Diego: Academic Press 1993, S. 3–45.

Helmreich, R.L., Merrit, A.C. (2001): Culture at Work in Aviation and Medicine. Aldershot: Ashgate.

Hofinger, G. (2003): Fehler und Fallen beim Entscheiden in kritischen Situationen. In: Strohschneider, Stefan: Entscheiden in kritischen Situationen. Frankfurt: Verlag für Polizeiwissenschaft.

Kahla-Witzsch, H.A. (2019): Mensch und Organisation im sicheren Krankenhaus In: Kahla-Witzsch, H.A., Jorzig, A., Brühwiler, B (2019): Das sichere Krankenhaus. Stuttgart: Kohlhammer.

Leonard, M.W., Frankel, A. (2010): The path to safe and reliable healthcare. Patient Education and Counseling; 80:288–292.

Meadows, S., Baker, K., Butler, J. (2005): The Incident Decision Tree: Guidelines for Action Following Patient Safety Incidents. In: Henriksen, K., Battles, J.B., Marks, E.S., Lewin, D.I., (Hrsg.): Advances in Patient Safety: From Research to Implementation (Volume 4: Programs, Tools, and Products). Rockville (MD): Agency for Healthcare Research and Quality (US).

Mistele, P. (2005): Die Relevanz der High Reliability Theory für Hochleistungssysteme, FSA prints 0105, Technische Universität Chemnitz, Fakultät für Wirtschaftswissenschaften.

ÖNORM D 4900:2021 (2021): Risikomanagement für Organisationen und Systeme- Begriffe und Grundlagen. Anleitung zur Umsetzung der ISO 31000. Wien: Austrian Standards

Reason, J. (1990): Human error. Cambridge: Cambridge University Press.

Reason, J. (1997): Managing the Risks of Organisational Accidents Hants, England: Ashgate Publishing Ltd.

Rogers, E., Griffin, E., Carnie, W., Melucci, J., Weber, R.J. (2012): A Just Culture Approach to Managing Medication Errors. Hospital Pharmacy; 52:308–315.

Runciman, B. (2012): Knowledge is the Enemy of Unsafe Acts in WHO: Patient Safety Course Handout 2012, Doc1.11.

Singer, S.J., Vogus, T.J. (2013): Reducing hospital errors: interventions that build safety culture. Annual Review of Public Health; 34:373–396.

St. Pierre, M., Hofinger, G. (2014): Human Factors und Patientensicherheit in der Akutmedizin. 3. Auflage. Berlin, Heidelberg: Springer.

Tucker, A.J., Spear, S.J. (2006): Operational failures and interruptions in hospital nursing. Health Services Research; 41:643–662.

World Health Organization (WHO 2012): Patient Safety. Why applying human factors is important for patient safety. Course Handout.

1.8 Mitarbeitersicherheit durch Risikomanagement

Reinhard Strametz und Stefan Bushuven

1.8.1 Klinisches Risikomanagement ist Mitarbeitersicherheit

Wie in ▶ Kapitel 1.1 bereits angedeutet, schützt klinisches Risikomanagement Patienten und deren An- und Zugehörige sowie alle am und mit dem Patienten Arbeitenden im Gesundheitssystem. Das Personal einer Gesundheitseinrichtung, insbesondere einer Notaufnahme, geht zur Behandlung von Patienten Risiken ein, da insbesondere invasive Maßnahmen trotz sorgfältiger Nutzen-Risiko-Abwägung grundsätzlich nie risikofrei durchgeführt werden können. Neben dem Risiko für den Patienten, einen vermeidbaren Schaden zu erleiden könnte bei unsicher durchgeführten Tätigkeiten auch das Personal gefährdet werden, beispielsweise durch Verletzung bei einer Tätigkeit am Patienten (z. B. durch eine Nadelstichverletzung). Neben dieser relevanten und im Arbeitsschutz thematisierten Thematik beschäftigt sich das klinische Risikomanagement aber vor allem mit der Problematik der psychischen Belastung von Mitarbeitern, die im Zusammenhang mit potenziell traumatisierenden Situationen in der Patientenversorgung auftreten. Auch wenn, wie in Kapitel 1.7 dargestellt, neben unbeabsichtigten Fehlern auch risikoreiche und fahrlässige Verhaltensweisen beobachtet werden können, so muss doch für fast alle Mitarbeitenden im Gesundheitswesen unterstellt werden, dass niemand Fehler begehen oder Patienten vorsätzlich schädigen will und dass der Wunsch der Vermeidung einer Patientenschädigung zu den moralischen und ethischen Prinzipien des Personals einer Notaufnahme gehört.

1.8.2 Das »Second Victim«

Im Kontext der psychischen Belastung von Personal bei Fehlern in der Patientenversorgung führte Wu in einer Publikation im British Medical Journal im Jahr 2000 den Begriff des »Second Victims«, also des zweiten Opfers, ein (Wu 2000). Dieses bezeichnet übersetzt nach Vanhaecht (2022) »Any health care worker, directly or indirectly involved in an unanticipated adverse patient event, unintentional healthcare error, or patient injury and who becomes victimized in the sense that they are also negatively impacted« bzw. in der offiziellen deutschen Übersetzung nach Rösner (2024) »Jede Fachkraft im Gesundheitswesen, die direkt oder indirekt an einem unerwarteten unerwünschten Patientenereignis, einem unbeabsichtigten Fehler in der Gesundheitsversorgung oder einer Patientenschädigung beteiligt ist und die zur betroffenen Person wird, indem sie ebenfalls beeinträchtigt ist«.

Dass eine Patientenschädigung gravierende Auswirkungen auf die Gesundheit und sogar das Leben von Behandelnden hat, zeigt exemplarisch der folgende Fall von Kim Hiatt:

Kim Hiatt war Pflegekraft im Seattle Childrens Hospital und blickte auf eine tadellose 27-jährige Berufslaufbahn und eine hohe Reputation zurück als ihr im September 2010 folgender Fehler unterlief: Bei der Behandlung eines intensivpflichtigen achtmonatigen Säuglings mit angeborenem Herzfehler verabreichte sie diesem aufgrund eines Rechenfehlers (mutmaßlich bedingt durch eine Ablenkung) statt 140 mg Calcium 1,4 g dieser Substanz, also die zehnfache Dosis. Sie meldete den Fehler noch am selben Tag gewissenhaft in das elektronische Meldesystem, bedauerte den Vorfall außerordentlich und versprach künftig noch vorsichtiger zu sein. Das Kind starb jedoch fünf Tage nach diesem Fehler. Ob die Überdosierung mit Calcium in diesem kritischen Gesundheitszustand ursächlich für den Tod des Patienten war, bleibt fraglich. Ihr wurde jedoch nach einer Freistellung gekündigt und die zuständigen Aufsichtsbehörden verhängten eine Geldstrafe verbunden mit einer vierjährigen Auflage, bei künftigen pflegerischen Tätigkeiten jedwede Medikamentengabe nur noch unter Supervision durchzuführen. Dies verhinderte trotz ihrer Bemühungen um ein neues Beschäftigungsverhältnis ihre weitere Berufstätigkeit. Die Belastung durch ihren Fehler verbunden mit der darauffolgenden Bestrafung und die wiederum daraus verstärkte Isolation führten letztlich dazu, dass sich Kim Hiatt sieben Monate nach ihrem Fehler das Leben nahm. (übersetzt nach Grissinger 2014 und Saavedra 2015)

1.8.3 Einfluss von Fehlern auf das Wohlbefinden und die Arbeitsfähigkeit medizinischer Angehöriger

Neben diesem Fall mit katastrophalem Ausgang ist die Belastung von medizinischem Personal durch selbst begangene Fehler weit verbreitet. Während Seys et al. (2012) in einer systematischen Übersichtsarbeit Prävalenzen von 10,3 %–43,3 % für Belastungssituationen in Form des Second-Victim-Phänomens bei medizinischem Personal fanden, gehen von Laue et al. (2012) sogar davon aus, dass früher oder später jeder am Patienten dauerhaft Tätige, unabhängig seiner Berufsgruppe, im Laufe seines Berufslebens mindestens ein solches Ereignis erleben wird. Dafür spricht, dass in einer Befragung von West et al. (2006) an 184 internistischen Weiterbildungsassistenten insgesamt 14,3 % der Befragten angaben, in den letzten drei Monaten von einer solchen Problematik betroffen gewesen zu sein. Innerhalb des gesamten Studienzeitraums von drei Jahren stieg der Anteil Betroffener auf 34 % an. Die mit Instrumenten zur Messung der Lebensqualität und des Burn-out-Risikos erhobenen Daten zeigen eine statistisch signifikante Risikozunahme für Burn-out, Depression, Depersonalisierung, emotionaler Erschöpfung und einer Zunahme an selbst wahrgenommenen Fehlern. Auch in einer Befragung unter Anästhesisten von Gazoni et al. (2012) gaben 84 % der antwortenden Ärzte an, einen unerwarteten Todesfall oder schweren Fehler erlebt zu haben.

In deutschsprachigen Ländern konnten mehrere Studien deutlich höhere Prävalenzen mit 45 bis 89 % der Befragten für Second-Victim-Phänomene in den adressierten Kollektiven darstellen. Die Nachweise erfolgten für Ärzte in internistischer Weiterbildung (Strametz 2021a), Fachpflegekräfte (Strametz 2021b), notärztliches Personal (Marung 2023), kinderärztliches Personal (Potura 2023) sowie das gesamte Personal eines einzelnen Krankenhauses in Österreich (Krommer 2023).

Als Hauptursachen für die erlebten Phänomene wurden unerwartete Todesfälle, Patientensuizide, das Erleben von Gewalt, Fehler und »Beinahe-Schäden« sowie das Erleben von schwerer Krankheit bei Kollegen berichtet.

In einer explorativen Studie (Bushuven 2022) ergaben sich beim Personal zudem eine reduzierte unbewusste Einsichtsfähigkeit in das Erfassen der eigenen psychischen Situation sowie Hinweise auf eine Überschätzung eigener Kompetenzen im Umgang mit eigener psychischer Belastung.

In diesem Zusammenhang konnten neben der Validierung eines Fragebogens zur Erfassung von Second-Victim-Phänomenen (Strametz 2021c) auch weitere Studien den Zusammenhang mit anderen psychischen Situationen darstellen, so z. B. dem Komplex der Moralischen Verletzung (Trifunovic-Koenig 2022).

Neben der individuellen Belastung der klinisch tätigen Person geben Vincent und Amalberti (2016) zu bedenken, dass eine Person, die Second Victim ist, aufgrund reduzierter Aufmerksamkeit durch die Vereinnahmung des Ereignisses oder durch eine defensiv-ängstliche Haltung künftige Patienten schlechter behandeln könnte und somit zum Risiko für künftige Patienten wird. Dafür spricht die Untersuchung von Waterman et al. (2007), die an 2.909 Ärztinnen und Ärzten in den USA und Kanada durchgeführt wurde. Die Ergebisse zeigen, dass nach einem schweren Fehler zwei Drittel der Befragten »gesteigerte Angst vor künftigen Fehlern« begleitet. Jeweils die Hälfte der Befragten berichtet über »Verlust an Vertrauen in die eigene Fachkompetenz, »verminderte Zufriedenheit im Beruf« sowie die »Zunahme an Schlafstörungen«, während nur 15 % »Angst vor Reputationsschädigung« angeben. (Waterman et. al 2007).

Bemerkenswert an dieser Untersuchung ist neben der Bestätigung der hohen Inzidenz von Second Victims unter medizinischem Fachpersonal einerseits die Erkenntnis, dass die Angst vor Reputationsverlust vergleichsweise gering ausgeprägt ist, jedoch das Selbstvertrauen bei zwei Dritteln aller Befragten mit schwerem Fehler leidet. Andererseits ist bemerkenswert, dass die aufgeführten Symptome etwas weniger häufig, aber dennoch in relevantem Ausmaß auch bei Beinahe-Schäden (near misses) ohne weitere Folgen für den Patienten auftreten. Es ist daher für Führungskräfte, Risikomanager, aber auch jeden einzelnen Mitarbeiter in der Notaufnahme wichtig, den Ablauf eines solchen Ereignisses und auch die Unterstützungsmöglichkeiten in einem solchen Fall zu kennen, um bei Bedarf darauf zurückgreifen oder entsprechende Unterstützung anbieten zu können.

1.8.4 Ablauf der Verarbeitung eines schwerwiegenden Ereignisses bei medizinischem Personal

Scott et al. (2009) untersuchten mittels strukturierter Interviews mit 31 Second Victims verschiedener Berufsgruppen und unterschiedlicher Berufserfahrung den Ablauf des Second-Victim-Phänomens bis hin zur Erholung davon. Sie kamen zu der Erkenntnis, dass unabhängig von Berufsgruppen oder Anzahl der Berufsjahre die in Tabelle 1.9 dargestellten sechs Stadien durchlaufen werden.

Zwar gibt es keine repräsentativen Zahlen zur Rate des medizinischen Fachpersonals, das nach einem schweren Zwischenfall den Arbeitsplatz verlässt, allerdings ist aus Untersuchungen wie der von Gazoni et al. (2012) erkennbar, das mit 19 % ein relevanter Anteil der dort befragten Anästhesisten angab, sich bis zum jetzigen Zeitpunkt nicht vollständig von ihrem »Schlüsselfall« erholt zu haben und somit nach der Definition von Scott (2009) zu den »Überlebenden« zu gehören. Ebenso konnten Burlison et al. (2016) einen klaren Zusammenhang zwischen der Second-Victim-Problematik und einem erhöhten Risiko für Ausscheiden aus klinischer Tätigkeit und Absentismus detektieren.

Tab. 1.9: Sechs Stadien des Ablaufs als Second Victim (übersetzt nach Scott 2009)

Stadium	Charakteristika	Fragen des Second Victims	Empfehlung für Organisationen
1 – Chaos und Notfallmanagement	Fehler wird entdeckt Hilfe wird geholt Patient wird stabilisiert Aufgewühlt sein/ Welle an Emotionen Ggf. nicht fähig die Schicht regulär zu beenden	Wie ist das passiert? Warum ist das passiert?	Second Victims identifizieren Arbeitsfähigkeit für den Rest der Schicht abklären, ggf. Second Victim aus der Versorgung abziehen Supportteam informieren (falls vorhanden)
2 – Aufdrängende Erinnerung	Wiedererleben des Szenarios Selbstisolation Insuffizienzgefühle	Was habe ich falsch gemacht? Hätte das verhindert werden können?	Unterstützung des Mitarbeiters und Achten auf psychische und physische Symptome
3 – Herstellung persönlicher Integrität	Gerüchte und eigene Angst aushalten	Was werden andere über mich denken? Wird mir je wieder vertraut werden? In welchen Schwierigkeiten stecke ich jetzt? Warum kann ich mich nicht konzentrieren?	Erstellen eines Überblicks für das Management Einheitliche Antwort der Abteilung/des Teams sicherstellen Debriefing des emotionalen Ereignisses, insb. um Gerüchten vorzubeugen
Die Stadien 1 bis 3 können individuell und ggf. parallel durchlaufen werden			
4 – Inquisition überstehen	Realisierung des Schwergrades Aufarbeitung des Falles Antworten auf zahlreiche Warum-Fragen finden	Was ist zu dokumentieren? Was passiert als nächstes? Mit wem kann ich reden? Werde ich meinen	Identifizieren der am Fall Beteiligten Befragung der Beteiligten Entwicklung eines Verstehens des Ereignisses

Tab. 1.9: Sechs Stadien des Ablaufs als Second Victim (übersetzt nach Scott 2009) – Fortsetzung

Stadium	Charakteristika	Fragen des Second Victims	Empfehlung für Organisationen
	Interaktion mit Kollegen, Patient, Angehörigen aushalten	Job/meine Zulassung verlieren? In welchen Schwierigkeiten stecke ich jetzt?	Erarbeiten der Antworten auf die Frage, warum dies passiert ist
5 – Emotionale Erste Hilfe	Hilfe suchen/erhalten	Warum habe ich mich so verhalten? Was mache ich falsch? Brauche ich Hilfe? Wohin kann ich mich wenden?	Emotionale Hilfe bereit stellen Sicherstellen, dass Patientensicherheits-beauftragte/ Risikomanager dem Persona bekannt und bei Bedarf verfügbar sind.

Je nach Ausprägung des Second-Victim-Phänomens und organisationaler Unterstützung wird einer der 3 Wege eingeschlagen:

6 – Vorwärts gehen	**Wachsen** an der Situation: Work/Life-Balance wird beibehalten Arbeit wird nicht beeinträchtigt durch das Event Unterstützung von Patientensicherheits-Initiativen	Was kann ich aus dem Vorfall lernen? Wie kann ich die Patientensicherheit bei uns verbessern?	Weiterhin Unterstützung nach Bedarf anbieten Unterstützung in der Aufarbeitung des Falles und Ermutigung Vorschläge zur Verbesserung der Patientensicherheit abzugeben
	Überleben der Situation: Funktionieren bei beeinträchtigter Lebensqualität Bestehen von aufdrängenden Erinnerungen Persistierende Abgeschlagenheit mit dem Versuch, aus dem Ereignis zu lernen	Wie hätte ich das verhindern können? Warum fühle ich mich immer noch so schlecht/schuldig?	Weiterhin Unterstützung nach Bedarf anbieten und im Dialog bleiben
	Verlassen des Arbeitsplatzes: Wechsel der Abteilung oder der Tätigkeit Gedanken am Ende der klinischen Tätigkeit Gefühl der man-	Ist das der Beruf, den ich ausüben sollte? Bin ich den Anforderungen dieser Tätigkeit gewachsen?	Weiterhin Unterstützung nach Bedarf anbieten Unterstützung bei Suche nach alternativer Beschäftigung anbieten

Tab. 1.9: Sechs Stadien des Ablaufs als Second Victim (übersetzt nach Scott 2009) – Fortsetzung

Stadium	Charakteristika	Fragen des Second Victims	Empfehlung für Organisationen
	gelnden Eignung für den Beruf		

Sowohl das »Überleben« der Situation als auch das Verlassen des Arbeitsplatzes können mit einer Reihe dysfunktionaler Verarbeitungsmechanismen assoziiert sein wie beispielsweise Alkohol- und Medikamentenabusus, Absicherungsverhalten, Angst, Isolierung und Depression bis hin zu einer posttraumatischen Belastungsstörung. Dies alles kann, wie im oben geschilderten Fall, schlimmstenfalls bis zum Suizid des Second Victims führen (Rassin 2005, Schlesinger 2013, van Gerven 2016).

1.8.5 Empfehlungen zum Umgang mit Mitarbeitenden nach einem schweren Zwischenfall

»To err is human, to forgive divine« Alexander Pope (1688–1744)

Basierend auf den Erkenntnissen von Scott et al. (2009) und der Erkenntnis, dass bislang strukturierte Hilfsprogramme sowohl in den USA (Wu 2000, Watermann 2007, Scott 2009, White 2015) als auch in Europa (Ullström 2014, Mira 2015) fehlten, wurden insbesondere in den USA Hilfsprogramme wie der Medically Induced Trauma Support Services (MITSS) in Boston (Pratt 2012), das forYOU Programm an der University of Missouri Health Care (Scott 2010) oder das Resilience In Stressful Events (RISE) Programm am Johns Hopkins Hospital (Edrees 2016) entwickelt. Diese scheinen insbesondere in Kombination mit der Etablierung einer just culture (▶ Kap. 1.7) nach ersten Studienergebnissen mit validierten Instrumenten wie dem Second Victim Experience and Support Tool (SVEST) (Burlison 2017) offenbar geeignet, die emotionalen Stressreaktionen eines Second Victims zu reduzieren (Burlison 2016, Quillivan 2016).

Die Unterstützungsprogramme bestehen aus einem abgestuften Verfahren aus schnell verfügbaren lokalen und ggf. weiteren organisationsweiten zentralen Maßnahmen und Absprechpartnern und sollen am Beispiel des dreistufigen Interventionsmodells zur Unterstützung von Second Victims nach Scott (2010) erklärt werden. Demnach erzielen geschätzt 60 % der Second Victims auf Stufe 1 ausreichend Unterstützung durch Kollegen/Vorgesetzte in der eigenen Behandlungsheit vor Ort, 30 % auf Stufe 2 durch ausgebildete Peers, Patientensicherheitsbeauftragte und klinisches Risikomanagement und 10 % auf Stufe 3 durch professionelle Krisenintervention (Scott 2010). Projekte der Stufe 2 und 3 wurden in Europa bereits entwickelt (Schrøder 2022) und auch in Deutschland bestehen Angebote zum Erhalt der psycho-sozialen Resilienz (Hinzmann 2022b) sowie eine telefonische Helpline (Hinzmann 2022a).

Basierend auf Scotts dreistufigem Modell und dem Ansatz, zunehmend vorbeugende Aspekte zu berücksichtigen, entwickelte das Europäische Second Victim Forschungsnetzwerk (ERNST) ein fünfstufiges Konzept zur Prävention und Bewältigung des Second-Victim-Phänomens (Seys 2023): Stufe 1 beginnt mit individueller und organisatorischer Prävention, beispielsweise in Form von Patientensicherheitsmaßnahmen, die schwerwiegende Fehler verhindern. Stufe 2 schließt mit Maßnahmen der Selbstfürsorge sowohl auf individueller Ebene als auch im Team an. In Stufe 3 findet sich der bereits von Susan Scott beschriebene Ansatz von Peer Support, gefolgt von strukturierter professioneller Unterstützung wie Kriseninterventionskräften in Stufe 4 und strukturiertem klinischen Support bis hin zu psychotherapeutischen Interventionen in Stufe 5.

Zusammengefasst können folgende Empfehlungen zum Umgang mit Second Victims gegeben werden (Scott 2010, Schwappach 2015):

- Kurze Auszeit von der klinischen Tätigkeit anbieten bzw. sicherstellen
- Aktives kollegiales Gesprächsangebot
- Einfühlsame, aber eindeutige und klare Sprache
- Grundsätzliche Bestätigung der fachlichen Kompetenz
- Überprüfung und Abklärung des Entscheidungsprozesses vor dem Ereignis
- Bestärkung des Selbstwertgefühls des Mitarbeiters
- Emotionen zulassen
- Fachliche Unterstützung und Rückversicherung im klinischen Arbeiten anbieten
- Beteiligte, wenn möglich, an der Kommunikation mit Patienten teilhaben lassen
- Beteiligten eine Rolle bei der Fehleranalyse geben; über Ergebnisse informieren
- Aufmerksame Beobachtung um Isolierung und Rückzug frühzeitig zu erkennen
- Vermeiden und Ächtung von Lästereien, Mobbing, Schuldzuweisungen und Herabwürdigungen der Beteiligten
- Follow-up

Die hier genannten Unterstützungsmöglichkeiten zielen auf die Stärkung der Resilienz des Second Victims ab, um die per se nicht mehr umkehrbare Situation besser bewältigen zu können. Dies geschieht auf verschiedenen Ebenen durch Schaffung bzw. Stärkung des Kohärenzgefühls (Antonowsky 1997) wie in Abbildung 1.12 mit einer möglichen Selbstreflexion eines Second Victims mit hohem Kohärenzgefühl dargestellt.

Da ein ausgeprägtes Kohärenzgefühl in verschiedenen Lebenslagen hilft, belastende Situationen zu verarbeiten und das Risiko für psychische Beschwerden allgemein (Mc Sherry 1994, Lundberg 1997) und die Entwicklung posttraumatischer Belastungsstörungen im Besondern sinkt (Frommberger 1998), scheint eine gezielte Stärkung dieses Gefühls sowohl präventiv durch Entwicklung einer entsprechenden Organisationskultur und Sicherheitsstandards als auch reaktiv durch

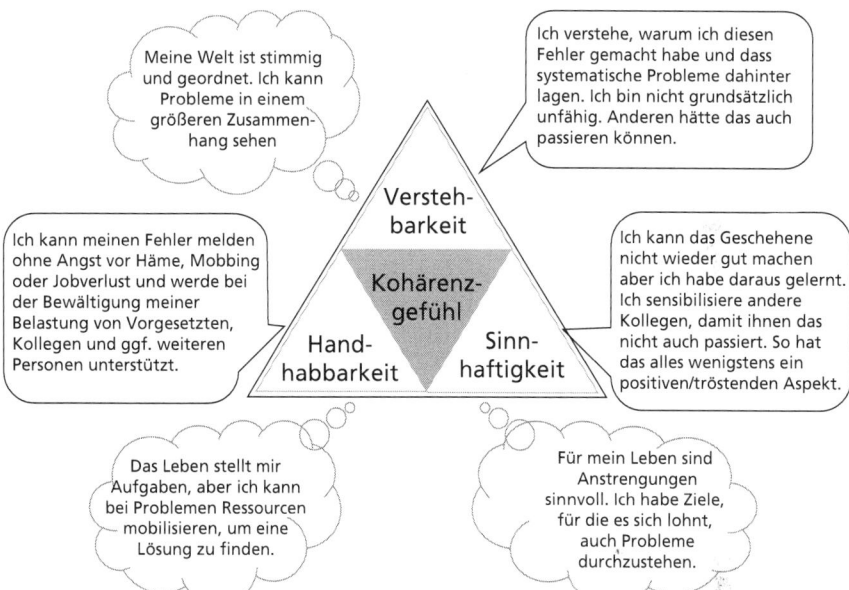

Abb. 1.12: Kohärenzgefühl eines Second Victims zur Stärkung der Resilienz (nach Anto-nowsky, *Wikimedia Commons (2017)* https://commons.wikimedia.org/w/index.php?title=File:Dreieck_der_Salutogenese_mit_Zitaten.png&oldid=233080757, Zugriff am 10.04.2019.)

eine angemessene, sachliche und wertschätzende Aufarbeitung des Ereignisses hier als zielführend. Hierfür leisten eine durch Führungskräfte eingeführte just culture und eine methodische und fachlich kompetente Fallanalyse durch das klinische Risikomanagement und Fachexperten gemeinsam einen wichtigen Beitrag wie in Tabelle 1.10 dargestellt.

Unterstützend hierfür sind auch die in Kapitel 3.2 im Rahmen von Qualitäts-management-Normen thematisierte Anforderung, dass klinisch tätige Personen ein Bewusstsein für Ihren Beitrag zu Patientensicherheit entwickeln und die in Kapitel 3.5 beschriebene Anforderung seitens des Aktionsbündnisses Patientensicherheit (APS), eine Sicherheitskultur zu etablieren.

Tab. 1.10: Maßnahmen zur Entwicklung und Stärkung der Resilienz eines Second Victims aus Sicht des Kohärenzgefühls

Aspekt des Ko-härenzgefühls	Mögliche organisationale Unter-stützung	Organisationale Maßnahmen zur Erreichung dieses Ziels
Verstehbarkeit	Garantierte systematische Nach-bearbeitung des Ereignisses mit objektiver vollständiger Klärung des Sachverhaltes	Qualifikation klinischer Risikoma-nager zur Moderation einer Fall-analyse inkl. entsprechender Be-reitstellung von Ressourcen Regelungen zur Initiierung einer Fallanalyse bei jeder Second-Vic-

Tab. 1.10: Maßnahmen zur Entwicklung und Stärkung der Resilienz eines Second Victims aus Sicht des Kohärenzgefühls – Fortsetzung

Aspekt des Kohärenzgefühls	Mögliche organisationale Unterstützung	Organisationale Maßnahmen zur Erreichung dieses Ziels
		tim-Problematik in der Risikomanagementstrategie
Handhabbarkeit	Möglichkeit geben, zur Ruhe zu kommen Meldung des Falles und der Beschwerden in angstfreier Atmosphäre ermöglichen Unterstützung bei der Bewältigung der persönlichen Situation nach Bedarf	Unterbrechung klinischer Tätigkeit anbieten Etablierung einer just culture zur Vermeidung von Lästereien, Mobbing oder Ausgrenzung Sensibilisierung des Personals bzgl. des raschen Erkennens einer möglichen Second-Victim-Problematik Etablierung entsprechender Strukturen zur vertraulichen Betreuung eines Second Victims durch Experten sofern erforderlich
Sinnhaftigkeit	Erkennen der aus dem Fehler gewonnenen Erkenntnisse und Sichtbarkeit der daraus systemisch abgeleiteten Maßnahmen	Einbeziehung in die Fallanalyse und Feedback zur Verhinderung künftiger Zwischenfälle und Feedback zu abgeleiteten neuen Präventionsmaßnahmen Etablierung einer Sicherheitskultur, die sich konstruktiv und explizit mit Fehlern beschäftigt, um daraus zu lernen.

1.8.6   Literatur

Antonowsky, A., Franke, A. (1997): Salutogenese. Zur Entmystifizierung der Gesundheit. Erweiterte deutsche Ausgabe, Tübingen: dgvt-Verlag.

Burlison, J.D., Scott, S.D., Browne, E.K., Thompson, S.G., Hoffman, J.M. (2017): The Second Victim Experience and Support Tool: Validation of an Organizational Resource for Assessing Second Victim Effects and the Quality of Support Resources. Journal of Patient Safety 13: 93–102.

Burlison, J.D., Quillivan, R.R., Scott, S.D., Johnson, S., Hoffman, J.M. (2016): The Effects of the Second Victim Phenomenon on Work-Related Outcomes: Connecting Self-Reported Caregiver Distress to Turnover Intentions and Absenteeism. Journal of Patient Safety.

Bushuven, S., M. Trifunovic-Koenig, M. Bentele, S. Bentele, R. Strametz, V. Klemm and M. Raspe (2022). »Self-Assessment and Learning Motivation in the Second Victim Phenomenon.« Int J Environ Res Public Health 19(23).

Edrees, H., Connors, C., Paine, L., Norvell, M., Taylor, H., Wu, A.W. (2016): Implementing the RISE Second Victim support programme at the Johns Hopkins Hospital: a case study. BMJ Open ;6:e011708.

Frommberger U., Stieglitz, R.D., Nyberg, E., Straub, S., Berger, M. (1998): Der Einfluss des Kohärenzgefühls auf die Entwicklung posttraumatischer Belastungsstörungen nach Verkehrsunfällen In: Schüffel, W., Brucks, U., Johnen, R. (Hrsg.) Handbuch der Salutogenese. Wiesbaden: Ullstein Medical 337–340.

Gazoni, F.M., Amato, P.E., Malik, Z.M., Durieux, M.E. (2012): The impact of perioperative catastrophes on anesthesiologists: results of a national survey. Anesthesia & Analgesia; 114:596–603.

Grissinger, M. (2014): Too Many Abandon the »Second Victims« Of Medical Errors. Pharmacy and Therapeutics 39: 591–592.

Hinzmann, D., A. Forster, M. Koll-Krüsmann, A. Schießl, F. Schneider, T. Sigl-Erkel, A. Igl and S. K. Heininger (2022a). »Calling for Help-Peer-Based Psychosocial Support for Medical Staff by Telephone-A Best Practice Example from Germany.« Int J Environ Res Public Health 19(23).

Hinzmann, D., M. Koll-Krüsmann, A. Forster, A. Schießl, A. Igl and S. K. Heininger (2022b). »First Results of Peer Training for Medical Staff-Psychosocial Support through Peer Support in Health Care.« Int J Environ Res Public Health 19(24).

Krommer, E., M. Ablöscher, V. Klemm, C. Gatterer, H. Rösner, R. Strametz, W. Huf and B. Ettl (2023). »Second Victim Phenomenon in an Austrian Hospital before the Implementation of the Systematic Collegial Help Program KoHi: A Descriptive Study.« Int J Environ Res Public Health 20(3).

Lundberg, O. (1997): Childhood conditions, Sense of Coherence, social class and adult ill health: Exploring their theoretical and empirical relation. Social Science & Medicine;44, 821–831.

Marung, H., R. Strametz, H. Roesner, F. Reifferscheid, R. Petzina, V. Klemm, M. Trifunovic-Koenig and S. Bushuven (2023). »Second Victims among German Emergency Medical Services Physicians (SeViD-III-Study).« Int J Environ Res Public Health 20(5).

Mc Sherry, W.C., Holm, J.E. (1994): Sense of coherence: Its effects on psychological and physiological processes prior to, during and after a stressful situation. Journal of Clinical Psychology; 50:476–487.

Mira, J.J., Lorenzo, S., Carrillo, I., Ferrús, L., Pérez-Pérez, P., Iglesias, F., Silvestre, C., Olivera, G., Zavala, E., Nuño-Solinís, R., Maderuelo-Fernández. J.Á., Vitaller, J., Astier, P.; Research Group on Second and Third Victims (2015): Interventions in health organisations to reduce the impact of adverse events in second and third victims. BMC Health Services Research;15:341.

Potura E, Klemm V, Roesner H, Sitter B, Huscsava H, Trifunovic-Koenig M, Voitl P, Strametz R (2023) Second Victims among Austrian Pediatricians (SeViD-A1 Study). Healthcare , 11, 2501.

Pratt, S., Kenney, L., Scott, S.D., Wu, A.W. (2012): How to Develop a Second Victim Support Program : A Toolkit for Health Care Organizations. The Joint Commission Journal on Quality and Patient Safety; 38:235–240.

Quillivan, R.R., Burlison, J.D., Browne, E.K., Scott, S.D., Hoffman, J.M. (2016): Patient safety culture and the Second Victim phenomenon: connecting culture to staff distress in nurses. The Joint Commission Journal on Quality and Patient Safety; 42:377–386.

Rassin, M., Kanti, T., Silner, D. (2005): Chronology of medication errors by nurses: accumulation of stresses and PTSD symptoms. Issues of Mental Health Nursing;26: 873–876.

Rösner, H., Bushuven, S., Ettl, B., Heininger, S., Hinzmann, D., Huf, W., Krommer, E., Marung, H., Potura, E., Raspe, M., Schwappach, D., Trifunovic-König, M., Strametz R. (2024) Second Victim: Übersetzung der internationalen konsensbasierten Definition mittels Delphi-Methode. Zbl Arbeitsmed. 75:xx-xx

Saavedra, S.M. (2015): Remembering Kimberly Hiatt: A Casualty of Second Victim Syndrome. (https://nurseslabs.com/remembering-kimberly-hiatt-casualty-second-victim-syndrome/, Zugriff: 15.07.2018).

Scott, S.D., Hirschinger, L.E., Cox, K.R., McCoig, M., Brandt, J., Hall, L.W. (2009): The natural history of recovery for the healthcare provider »Second Victim« after adverse patient events. BMJ Quality & Safety;18:325–330.

Scott, S.D., Hirschinger, L.E., Cox, K.R., McCoig, M., Hahn-Cover, K., Epperly, K.M., Phillips, E.C., Hall, L.W. (2010): Caring for our own: deploying a systemwide Second Victim rapid response team. The Joint Commission Journal on Quality and Patient Safety;36:233–240.

Schlesinger, C. (2013): »Der betroffene Arzt« – Auswirkungen von Zwischenfällen in der Medizin auf beteiligte Ärztinnen und Ärzte, Bayerisches Ärzteblatt; 1–2/2013: 28–30.

Schwappach, D.L.B. (2015): Nach dem Behandlungsfehler – Umgang mit Patienten, Angehörigen und dem involvierten Personal. Bundesgesundheitsblatt 58:80–86.

Seys, D., Wu, A.W., Van Gerven, E., Vleugels, A., Euwema, M., Panella, M., Scott, S.D., Conway, J., Sermeus, W., Vanhaecht, K. (2012): Health care professionals as Second Victims after adverse events: a systematic review. Evaluation & the Health Professions 36:135–162.

Seys, D., Panella, M., Russotto, S., Strametz, R., Joaquín Mira, J., Van Wilder, A., Godderis, L., & Vanhaecht, K. (2023): In search of an international multidimensional action plan for Second Victim support: a narrative review. BMC health services research, 23(1), 816

Schrøder, K., T. Bovil, J. S. Jørgensen and C. Abrahamsen (2022). »Evaluation of the Buddy Study', a peer support program for Second Victims in healthcare: a survey in two Danish hospital departments.« BMC Health Serv Res 22(1): 566.

Strametz, R., J. C. Fendel, P. Koch, H. Roesner, M. Zilezinski, S. Bushuven and M. Raspe (2021a). »Prevalence of Second Victims, Risk Factors, and Support Strategies among German Nurses (SeViD-II Survey).« Int J Environ Res Public Health 18(20).

Strametz, R., P. Koch, A. Vogelgesang, A. Burbridge, H. Rösner, M. Abloescher, W. Huf, B. Ettl and M. Raspe (2021b). »Prevalence of Second Victims, risk factors and support strategies among young German physicians in internal medicine (SeViD-I survey).« J Occup Med Toxicol 16(1): 11.

Strametz, R., B. Siebold, P. Heistermann, S. Haller and S. Bushuven (2021c). »Validation of the German Version of the Second Victim Experience and Support Tool-Revised.« J Patient Saf.

Trifunovic-Koenig, M., R. Strametz, B. Gerber, S. Mantri and S. Bushuven (2022). »Validation of the German Version of the Moral Injury Symptom and Support Scale for Health Professionals (G-MISS-HP) and Its Correlation to the Second Victim Phenomenon.« Int J Environ Res Public Health 19(8).

Ullström, S., Andreen Sachs, M., Hansson, J., Ovretveit, J., Brommels, M. (2014): Suffering in silence: a qualitative study of Second Victims of adverse events. BMJ Quality & Safety;23:325–331.

Vincent, C., Amalberti, R. (2016): Safety strategies in hospitals. In: Vincent, C., Amalberti, R. Healthcare strategies for the real world. Heidelberg: Springer, S. 73–91.

Van Gerven, E., Vander Elst, T., Vandenbroeck, S., Dierickx, S., Euwema, M., Sermeus, W., De Witte, H., Godderis, L., Vanhaecht, K. (2016): Increased Risk of Burnout for Physicians and Nurses Involved in a Patient Safety Incident. Medical Care; 54:937–43.

Vanhaecht, K., Seys, D., Russotto, S., Strametz, R., Mira, J., Sigurgeirsdóttir, S., Wu, A. W., Põlluste, K., Popovici, D. G., Sfetcu, R., Kurt, S., & Panella, M., on behalf of European Researchers' Network Working on Second Victims (ERNST). (2022): An Evidence and Consensus-Based Definition of Second Victim: A Strategic Topic in Healthcare Quality, Patient Safety, Person-Centeredness and Human Resource Management. International Journal of Environmental Research and Public Health, 19(24), 16869

von Laue, N., Schwappach, D., Hochreutener, M.A. (2012): »Second Victim« – Umgang mit der Krise nach dem Fehler. Therapeutische Umschau 6:367–370.

Waterman, A.D., Garbutt, J., Hazel, E., Dunagan, W.C., Levinson, W., Fraser, V.J., Gallagher, T.H. (2007): The emotional impact of medical errors on practicing physicians in the United States and Canada. The Joint Commission Journal on Quality and Patient Safety ;33: 467–476.

West, C.P., Huschka, M.M., Novotny, P.J., Sloan, J.A., Kolars, J.C., Habermann, T.M., Shanafelt, T.D. (2006): Association of Perceived Medical Errors with Resident Distress and Empathy. A Prospective Longitudinal Study. JAMA;296:1071–1078.

Wu, A.W. (2000): Medical error: the Second Victim. The doctor who makes the mistake needs help too. BMJ 320: 726–727.

2 Bedeutende klinische Risiken in der Notaufnahme

2.1 Risiken bei der Patientenaufnahme

2.1.1 Unvorbereitetes Eintreffen eines Patienten

Minh Thy Nguyen und Andreas Pitz

Das Patientenaufkommen in Notaufnahmen ist nur sehr schwer zu planen (Altemeyer et al. 2007, S. 326). Daher bedarf es besonderer Maßnahmen, um eine adäquate Reaktion der Notaufnahme auf das unvorbereitete Eintreffen eines Patienten sicherstellen zu können. Unabhängig von der Situation muss sichergestellt sein, dass die Notaufnahme jederzeit über ausreichende Versorgungskapazitäten verfügt. Dadurch soll sie auch in Ausnahmesituationen in der Lage sein, die Versorgung von Notfällen sicherzustellen (Riessen et al. 2015, S. 365). Da sie immer die Erstversorgung der eintreffenden Notfallpatienten gewährleisten muss, hat die Notaufnahme einen großen Einfluss auf das Outcome der Behandlung und ist damit ein zentraler Bestandteil der Behandlungskette (Schöpke et al. 2014, S. 660). Strukturierte Prozessabläufe sind wichtig, um eine zeitgerechte, ausreichende und angemessene Behandlung der eintreffenden Patienten zu gewährleisten (Wallesch et al. 2007, S. 417, Dodt et al. 2010, S. 1440–1442). Aufgrund der hohen Anzahl von Patienten in der Notaufnahme, die mit unterschiedlicher Krankheitsschwere dort eintreffen, ist eine korrekte und schnelle Ersteinschätzung des Patientenzustandes unabdingbar (das Krankenhaus 2016, S. 981). Dies gilt erst recht vor dem Hintergrund der hohen Anzahl an ambulanten Behandlungen in den Notaufnahmen (Clade 2016, S. 1024). Die Notfallversorgung in Deutschland wird durch den Rettungsdienst, den kassenärztlichen Notdienst und durch die Notaufnahmen der Krankenhäuser sichergestellt (Köster et al. 2016, S. 10). Viele Patienten wählen bei Notfällen jedoch bewusst die Notaufnahme und nicht die Bereitschaftspraxen als erste Anlaufstelle, sodass die Anzahl der »Selbsteinweiser« kontinuierlich steigt. Das Erscheinen dieser Klientel erfolgt spontan, ohne vorherige Anmeldung und stellt damit eine besondere Herausforderung dar. Aus Sicht der Patienten ist die Notaufnahme mit einer stets verfügbaren und qualitativ besseren Behandlung verbunden und zudem fehlt es vielfach an den Kenntnissen, zwischen den verschiedenen Versorgungsmöglichkeiten zu differenzieren. Insbesondere kennen viele das notfallmedizinische Behandlungsangebot der Bereitschaftspraxen aufgrund der dort herrschenden Intransparenz nicht (Köster et al. 2016, S. 16, Kübler 2016, S. 30,

Meißner und Rieser 2013, S. 370). Viele Bereitschaftspraxen sind im Gegensatz zu den Notaufnahmen der Kliniken nur mangelhaft ausgeschildert (Köster et al. 2016, S. 16). Ein weiterer Grund liegt darin, dass die Patienten ihre eigene Situation schlecht einschätzen können (Seeger et al. 2016). Da grundsätzlich die freie Arztwahl besteht, gibt es jedoch auch Patienten, die bewusst ihre Entscheidungsfreiheit zu ihrem eigenen Vorteil nutzen (Steffen et al. 2007, S. 1091). Die Bereitschaftspraxen sind, im Gegensatz zu den ständig geöffneten Notaufnahmen der Kliniken, nur zu bestimmten Öffnungszeiten zugänglich. Daher wählen viele Patienten aus Bequemlichkeit die Notaufnahme als ersten Anlaufpunkt, unabhängig ihres meist nur ambulanten Behandlungsbedarfes (Fleischmann 2009, 25 f.). Dies alles ändert indes nichts am Grundsatz, dass der Patient nicht nach der Reihenfolge seines Eintreffens in der Notaufnahme behandelt werden soll, sondern nach seiner Behandlungsdringlichkeit (das Krankenhaus 2016, S. 980).

Das Manchester-Triage-System (MTS)

Zur korrekten und zeitnahen Bestimmung der Behandlungsdringlichkeit des Patienten eignet sich das »Manchester-Triage-System«(MTS). »Es bietet neben der Einordnung der Behandlungsdringlichkeit unter anderem auch wertvolle Unterstützung in der Qualitätssicherung, im Risikomanagement und bei der Initiierung des nachfolgenden Behandlungsprozesses, insbesondere mit Blick auf Kapazitätsplanung und Ressourcenmanagement« (das Krankenhaus 2016, S. 980). Dabei erfolgt die Verwendung des Manchester-Triage-Systems durch Medizinalfachpersonal, wie z. B. Krankenpfleger/innen, die dafür speziell geschult wurden, um eine korrekte Ersteinschätzung zu gewährleisten (das Krankenhaus 2016, S. 981). Die Einstufung der Behandlungsdringlichkeit wird nicht auf Basis von Diagnosen getroffen, sondern mittels Indikatoren, welche in sogenannten »Charts« zusammengefasst sind. Dies ermöglicht eine systematische und unkomplizierte Anwendung. Das MTS arbeitet daher mit Diagrammen. Es existieren ungefähr 200 Indikatoren und 50 Charts. Die Charts zeigen dabei unterschiedliche Gefüge von Beschwerden, die Anhaltspunkte für den Schweregrad der Erkrankung liefern. Diagnosen werden nicht in der Bewertung berücksichtigt, da »[…] die Individualität von Patient und Beschwerdebild eine viel größere Bedeutung für die Behandlungsdringlichkeit hat als die abschließende Diagnose« (das Krankenhaus 2016, S. 980). Die Pflegekraft fängt bei ihrer Ersteinschätzung mit der auf dem Chart angegebenen höchsten Dringlichkeitsstufe an und arbeitet sich dann stufenweise herab. Die Ersteinschätzung ist beendet, sobald ein Indikator auf den Zustand des Patienten zutrifft. Dabei verfügt das System über fünf Dringlichkeitsstufen (das Krankenhaus 2016, S. 981). Für jede Dringlichkeitsstufe ist im System ein Zeitwert hinterlegt, der die maximale Zeit anzeigt, bis eine ärztliche Behandlung erfolgen muss. Zeitangaben für die Durchführung der Triage existieren jedoch nicht. »In Deutschland definiert das Deutsche Netzwerk Ersteinschätzung (http://www.ersteinschaetzung.de) solche Werte und legt sie als Standard für die fachlich korrekte Anwendung des MTS fest« (das Krankenhaus 2016, S. 981). Dadurch wird sichergestellt, dass die Behandlung eines Patienten in einem festgesetzten Zeitraum erfolgen muss und weitere notwendige Behandlungen direkt initiiert werden können. »Erfahrungen aus circa 300 Krankenhäusern, die bundesweit mit MTS arbeiten, bestätigen Verbesserungen im Hinblick auf Qualität und Sicherheit« (das Krankenhaus 2016, S. 982). Es verhilft die Behandlungsprozesse zu strukturieren, behandlungsdringliche Patienten sowohl zeitnah zu behandeln als auch nicht zu übersehen (Krey 2013, S. 143). Weitere Aspekte zur Thematik der Ersteinschätzung und andere Triagesysteme sind in Kapitel 2.1.3 aufgeführt.

Zentrales interdisziplinäres Bettenmanagement

Das Eintreffen vieler nicht angemeldeter Patienten kann schnell zu einem »Überlaufen« der Notaufnahme führen, sodass auch der »Abfluss« der Patienten in den Blick genommen werden muss. Hierfür bietet sich ein zentrales, interdisziplinäres Bettenmanagement an. Nachdem die Behandlungsdringlichkeit des Patienten mittels Triage durch eine Pflegekraft bestimmt wurde, erfolgt die Diagnose durch einen zuständigen Arzt auf Basis der körperlichen Untersuchung, Anamnese und Laborbefunden. Daran schließt sich unmittelbar die Entscheidung des Arztes bezüglich der Weiterbetreuung des Patienten an. Dabei gibt es zwei Möglichkeiten: Die stationäre Aufnahme des Patienten in die entsprechende Fachabteilung des Krankenhauses, oder die Entlassung in die ambulante Weiterbehandlung (Christ et al. 2010, S. 668, Dodt et al. 2010, S. 1442). Bei einer stationären Aufnahme tritt jedoch häufig das Problem von begrenzten Bettenkapazitäten auf. Zusätzlich kommt erschwerend hinzu, dass die Aufnahmen und Entlassungen von Elektivpatienten auf Station oftmals nicht aufeinander abgestimmt sind. Elektivpatienten und Notfallpatienten werden dabei zu Rivalen, die um die noch vorhandenen Bettenkapazitäten konkurrieren (Fleischer 2015, S. 38). Dies behindert den Patientenabfluss in der Notaufnahme und führt zu einer verzögerten Weiterversorgung der Patienten, die einer stationären Behandlung bedürfen und ihre Erstversorgung in der Notaufnahme bereits abgeschlossen haben. Dadurch kommt es zu einer Erhöhung der Verweildauer des Patienten in der Notaufnahme (Riessen et al. 2015, S. 368, Altemeyer et al. 2007, S. 326). Eine verzögerte Verlegung der bereits behandelten Patienten führt wiederrum zu einer Ansammlung von Patienten innerhalb der Notaufnahme. Diese verbrauchen die sich dort befindenden Versorgungskapazitäten und dies führt sowohl zu einer Überfüllung der Notaufnahme, als auch zu einem Mangel an verfügbaren Ressourcen für die neu eintreffenden Notfallpatienten (Zimmermann et al. 2016, S. 246). Durch die Einführung eines zentralen interdisziplinären Bettenmanagements kann dieses Problem gelöst bzw. minimiert werden (Lasserre und Fleischmann 2012, S. 53). In vielen Krankenhäusern wird noch ein dezentrales Bettenmanagementsystem verwendet. Dort sind mehrere Ärzte von unterschiedlichen Stationen an der Bettenbelegung beteiligt. Die Bettensteuerung ist somit auf mehrere Personen aus unterschiedlichen Abteilungen verstreut. Eine effiziente Ressourcenabstimmung ist nur schwer möglich (Fleischer 2015, S. 39). »Damit ein zentrales Bettenmanagement tatsächlich funktioniert, sollte man die Aufnahme- und Entlassvorgänge aufeinander abstimmen« (Fleischer 2015, S. 38). Patienten sollten vor Mittag entlassen werden, um Entlassungs- und Aufnahmeverzögerungen zu vermeiden. Unmittelbar nach der Entlassung sollte dem Bettenmanagement Bescheid gegeben werden, dass wieder ein Bett frei ist. Ein Team von Bettenmanagern übernimmt zentral die Steuerung der Bettenkapazitäten des gesamten Krankenhauses. Sie bilden damit eine Verbindung zwischen der Notaufnahme und den Fachbereichen des Krankenhauses. Notfallpatienten werden nicht mehr über die Ärzte der Notaufnahme verteilt, sondern effizient durch das Team des zentralen Bettenmanagements. Dieses System verlangt jedoch einerseits, dass die Mitarbeiter des Krankenhauses den Bettenmanagern diesen Gestaltungsraum zur Verfügung stellen. Andererseits müssen die Bettenmanager fähig sein, sich gegenüber den Mitarbeitern der Stationen durchzusetzen. Die Einführung eines zentralen Bettenmanagements in Verbindung mit einem Aufnahme- und Entlassungsmanagement ist daher sehr anspruchsvoll und bedarf der Mitarbeit des gesamten Krankenhauses. Eine Distanzierung vom Abteilungsdenken ist dafür notwendig (Fleischer 2015, S. 38 f.). »Die Notaufnahme profitiert in hohem Maße vom Belegungsmanagement, da ihre Handlungsfähigkeit gewährleistet bleibt. Der Nutzen für die Klinik besteht darin, dass sie das hohe Patientenvolumen aus der Notaufnahme und der elektiven Patientenaufnahme koordiniert aufnehmen kann. Der Vorteil für die Patienten besteht in einer schnellen Bereitstellung eines Bettes und der Vermeidung von Verzögerungen oder Verlegungen« (Lasserre und Fleischmann 2012, S. 55).

Notdienst-/Portalpraxen

Die Konfrontation der Notaufnahme mit unangemeldet eintreffenden »Selbsteinweisern«, die lediglich einer ambulanten Behandlung und keiner sofortigen stationären Aufnahme bedürfen, muss schon im Vorfeld möglichst vermieden werden. Dies kann durch die Einrichtung von Praxen des kassenärztlichen Notdienstes an einer Klinik bzw. sogenannten Portalpraxen erreicht werden, da hierdurch die zunehmende Anzahl an ambulanten Behandlungen in den Notaufnahmen reduziert wird (Köster et al. 2016, S. 5). Diese Praxen sollen dabei, wie die Notaufnahmen der Kliniken, zu jeder Zeit geöffnet sein. Da sie an oder in den Krankenhäusern eingerichtet sind, sind Sie für die Patienten leicht auffindbar (Köster et al. 2016, S. 6). Durch diese Praxen lassen sich die Patienten gezielt in die richtige Versorgungsstruktur leiten (Köster et al. 2016, S. 5). Bei einem unvorbereiteten Eintreffen des Patienten bestimmt die Praxis den Behandlungsbedarf. Danach wird er zur richtigen Versorgungsstruktur weitergeleitet. Dabei kann, wie in den Notaufnahmen, das MTS angewendet werden (Köster et al. 2016, S. 27). Hier wird nicht nur unmittelbar festgestellt, ob ein akuter oder nicht akuter Behandlungsbedarf vorliegt, sondern auch, ob es sich um einen akuten ambulanten oder stationären Behandlungsbedarf handelt. Besteht kein akuter Behandlungsbedarf, so wird dem Patienten empfohlen, sich an einen niedergelassenen Arzt zu wenden, da die Behandlung in die vertragsärztlichen Sprechstunden aufschiebbar ist. Liegt ein akuter stationärer Behandlungsbedarf vor, wird der Patient der Notaufnahme des Krankenhauses zugewiesen (Köster et al. 2016, S. 24). Wenn ein akuter ambulanter

Behandlungsbedarf festgestellt wird, so kann die Versorgung direkt in der Notdienst- bzw. Portalpraxis erfolgen..

Interdisziplinäre Notaufnahme

Der unvorbereitet eintreffende Patient stellt auch besondere Herausforderungen an die Versorgungsstruktur innerhalb der Notaufnahme. Zwischenzeitlich darf als weitgehend anerkannt gelten, dass aufgrund der zunehmenden Multimorbidität der Patienten eine fachliche Trennung in mehrere Fachambulanzen in den Notaufnahmen nicht mehr sinnvoll ist. Heterogene Strukturen entsprechen nicht den Bedürfnissen der Patienten. Exemplarisch sei hier der Sturz aus innerer Ursache genannt. Hier liegen häufig parallel eine Erkrankung und eine Verletzung vor. Gerade zu Beginn der Behandlung ist es schwierig, unmittelbar festzulegen, welchem Fachgebiet der Patient zugeordnet wird (Fleischmann und Walter 2007, S. 3164). »Die Vorhaltung einer Vielzahl dezentraler Spezialambulanzen zur Notfallbehandlung [...] kann dem Patientenaufkommen nicht gerecht werden« (Kirsch et al. 2014, S. 422). Aus diesem Grund und angesichts der zunehmenden Verknappung von Versorgungsressourcen müssen die Kliniken Ihre Notaufnahmeplanung anpassen. Die Errichtung von sogenannten »Interdisziplinären zentralen Notaufnahmen«, als eigene Abteilung des Krankenhauses, stellt sich hierbei bereits als Lösungsweg in vielen Kliniken heraus (Kirsch et al. 2014, S. 422, Fleischmann und Walter 2007, S. 3164 f.). Der Patient kann dadurch zeitnah behandelt und der richtigen Fachdisziplin zugewiesen werden, denn interdisziplinäre Notaufnahmen zeichnen sich durch besondere Arbeitskonzepte aus. Sie stellen sich zu jeder Zeit als alleinige Anlaufstelle für alle Notfallpatienten heraus. Als eigene Abteilung der Klinik ist sie unabhängig von den anderen Fachabteilungen, aber auch allen Fachgebieten verpflichtet. Dies ist wichtig, damit sie von den anderen Fachbereichen anerkannt wird. Sie hat dabei den gleichen Stellenwert wie die anderen Fachgebiete (Fleischmann und Walter 2007, S. 3165 f.). Die Trennung der Ärzte nach Ihren Fachgebieten existiert in einer interdisziplinären Notaufnahme nicht mehr. Jeder dort tätige Arzt ist für die Behandlung jeder Erkrankung und jede Verletzung verantwortlich. Zudem behandelt ein Arzt immer mehrere Patienten parallel. Die Zahl an Arztkontakten eines Patienten erhöht sich dadurch, während sich die Länge der Arztkontakte verkürzt. Dadurch werden lange Wartezeiten des Patienten ohne Arztkontakt vermieden und der Patient fühlt sich durch die häufigen Arztkontakte nicht vernachlässigt. Weiterhin ermöglicht »[...] dieses gesplittete Vorgehen mit mehreren sequenziellen Kontakten [...]«, eine bessere Beurteilung des Krankheitsverlaufes (Fleischmann und Walter 2007, S. 3166). Um eine Überlastung der Notaufnahmen durch zu viele Patienten entgegenzusteuern, sollte dort die Verweildauer auf ein bestimmtes Maximum begrenzt werden (Kirsch et al. 2014, S. 426). Zudem wird die Integration einer »Aufnahmestation« als notwendig gesehen. »Hier werden Patienten bis zur endgültigen Disposition (Entlassung, stationäre Aufnahme) überwacht oder behandelt« (Walz 2011, S. 347). Dadurch kann der Patientenabfluss in der Notaufnahme gewährleistet werden. Zusätzlich lassen sich durch die dortige Überwachung und Behandlung DRG-

Erlöse erzielen (Walz 2011, S. 347). Die Vorhaltung von nur einer einzigen Notaufnahme anstatt mehrerer Fachambulanzen, ist nicht nur für die Patientenversorgung, sondern auch aus wirtschaftlicher Sicht sinnvoller. Die Versorgungskapazitäten sind dabei zu jeder Zeit auf nur einen Bereich konzentriert, wodurch ein sparsamer Ressourcenverbrauch ermöglicht wird. Interdisziplinäre Notaufnahmen sind zudem in der Lage, die Anzahl an stationären Aufnahmen mit kurzer Verweildauer zu reduzieren. Patienten, die bisher üblicher Weise zur sicheren Abklärung von unbekannten Gesundheitsbeschwerden kurzzeitig stationär aufgenommen wurden, können in der interdisziplinären Notaufnahme zuverlässig und direkt diagnostiziert werden (Fleischmann und Walter 2007, S. 3165 f.).

Literatur zu Kap. 2.11

Altemeyer, K.-H., Dirks, B., Schindler, K. H. (2007): Die Zentrale Notaufnahme als Mittelpunkt zukünftiger Notfallmedizin. Notfall + Rettungsmedizin, Jg.10, Nr. 5: 325–328.
Bernhard, M., Kaufmann, T., Kumle, B., Wilke, P., Exadaktylos, A., Gries, A. (2012): Notaufnahmestation in der Zentralen Notaufnahme. Notfall + Rettungsmedizin, Jg. 15, Nr. 5: 436–442.
Blaschke, S., Muller, Gerhard A., Bergmann, G. (2008): Interdisziplinäre Notaufnahme. Das Göttinger Modell – mehr Effizienz, weniger Kosten. Anasthesiologie, Intensivmedizin, Notfallmedizin, Schmerztherapie: AINS, Jg. 43, Nr. 4: 314–317.
Christ, M., Dodt, C., Geldner, G., Hortmann, M., Stadelmeyer, U., Wulf, H. (2010): Professionalisierung der klinischen Notfallmedizin – Gegenwart und Zukunft. Anasthesiologie, Intensivmedizin, Notfallmedizin, Schmerztherapie: AINS, Jg. 45, Nr. 10: 666–671.
Clade, H. (2016): Notfallaufnahme im Krankenhaus: Plädoyer für zielgerechtes Management und effiziente Strukturen. das Krankenhaus, Jg. 108, Nr. 11: 1023–1028.
das Krankenhaus (2016): Das Manchester-Triage-System. Standards für die Ersteinschätzung in der Notaufnahme. das Krankenhaus, Jg. 108, Nr. 11: 980–982.
Dodt, C., Hogan, B., Schäfer, R., Peterson, P., Altrock, G. (2010): Notfallmedizin in Deutschland: Ringen um Besitzstandswahrung. Deutsches Ärzteblatt, Jg. 107, Nr. 30: 1440–1443.
Fleischer, W. (2015): Aufnahme- und Entlassmanagement. Wo sich noch Schätze heben lassen. Deutsches Ärzteblatt, Jg. 112, Nr. 1–2: 38–39.
Fleischmann, T. (2009): Zusammenarbeit mit niedergelassenen Ärzten im Wandel. Beobachtungen aus der Notaufnahme. KU Gesundheitsmanagement, Jg. 78, Nr. 4: 25–27.
Fleischmann, T., Walter, B. (2007): Interdisziplinäre Notaufnahmen in Deutschland. Eine Anlaufstelle für alle Notfälle. Deutsches Ärzteblatt, Jg. 104, Nr. 46: 3164–3166.
Kirsch, M., Zahn, P., Happel, D., Gries, A. (2014): Interdisziplinare Notaufnahme – Schlüssel zum Erfolg? Medizinische Klinik, Intensivmedizin und Notfallmedizin, Jg. 109, Nr. 6: 422–428.
Köster, C., Wrede, S., Herrmann, T., Meyer, S., Willms, G., Almut, S., Broge, B., Szecsenyi, J. (2016): Ambulante Notfallversorgung. Analyse und Handlungsempfehlungen. (https://www.vdek.com/presse/pressemitteilungen/2016/notfallversorgung/_jcr_content/par/download_0/file.res/Aqua-Gutachten-Notfallversorgung.pdf, Zugriff am 13.02.2017).
Krey, J. (2013): Manchester Triage System. intensiv, Jg. 21, Nr. 3: 142–147.
Kübler, A. (2016): Der Patient im Mittelpunkt. ersatzkasse magazin, Jg. 96, Nr. 9/10: S. 30–32.
Lasserre, A., Fleischmann, T. (2012): Eine erfolgreiche Symbiose. Interdisziplinäre Notaufnahme und Zentrales Belegungsmanagement. KU Gesundheitsmanagement, Jg. 81, Nr. 8: 53–56.
Meißner, M., Rieser, S. (2013): Ambulant ärztlicher Bereitschaftsdienst Allzeit bereit sein – das will keiner mehr. Deutsches Ärzteblatt, Jg. 110, Nr. 9: 368–371.

Osterloh, F. (2016): Notfallversorgung Ambulant oder stationär? Deutsches Ärzteblatt, Jg. 113, Nr. 48: 2187–2188.

Riessen, R., Gries, A., Seekamp, A., Dodt, C., Kumle, B., Busch, H.-J. (2015): Positionspapier für eine Reform der medizinischen Notfallversorgung in deutschen Notaufnahmen. Notfall + Rettungsmedizin, Jg. 18, Nr. 3: 364–375.

Schöpke, T., Dodt, C., Brachmann, M., Schnieder, W., Petersen, P.-F., Böer, J. (2014): Statusbericht aus deutschen Notaufnahmen. Ergebnisse der DGINA-Mitgliederbefragung 2013. Notfall + Rettungsmedizin, Jg. 17, Nr. 8: 660–670.

Seeger, I., Rupp, P., Naziyok, T., Rolker-Denker, L., Rohrig, R., Hein, A. (2016): Ambulante Versorgung in ZNA und Bereitschaftsdienstpraxis. Eine deskriptive Sekundardatenanalyse in einer ländlichen Klinik. Medizinische Klinik, Intensivmedizin und Notfallmedizin: ohne Seitenangabe.

Steffen, W., Tempka, A., Klute, G. (2007): Falsche Patientenanreize in der Ersten Hilfe der Krankenhäuser. Deutsches Ärzteblatt, Jg. 104, Nr. 16: 1088–1091.

Wallesch, C.-W., Janzen, R. W. C., Busse, O., Richter, M. (2007): Organisation der Notaufnahme an Krankenhäusern mit neurologischer Fachabteilung. Aktuelle Neurologie, Jg. 34, Nr. 7: 416–421.

Walz, G. (2011): Organisationsformen der Notfallmedizin aus Sicht des Krankenhausmanagement. Fachspezifisch oder interdisziplinär? Der Chirurg; Zeitschrift für alle Gebiete der operativen Medizin, Jg. 82, Nr. 4: 342–347.

Zimmermann, M., Brokmann, J. C., Graff, I., Kumle, B., Wilke, P., Gries, A. (2016): Zentrale Notaufnahme – Update 2016. Der Anaesthesist, Jg. 65, Nr. 4: 243–249.

2.1.2 Informationsverlust bei Übergabe durch den Rettungsdienst

Agnes Neumayr, Benjamin Walder und Ingo Gräff

In der präklinischen Notfallmedizin sind zwei Schnittstellen von besonderer Bedeutung: Jene zur Leitstelle und jene zur Notaufnahme. Steht bei ersterer die Disposition im Mittelpunkt, so bei letzterer die optimale Patientenübergabe. Diese kann nur dann reibungslos funktionieren, wenn mit Hilfe von Standards der Übergabeprozess für alle beteiligten Professionen einheitlich geregelt ist. Bei der Patientenübergabe zählen mangelhafte Information und Dokumentation zu den häufigsten Fehlerquellen (Lendemans 2012, Güldner et al. 2011, Bayeff-Filloff 2013). Studien belegen, dass 70 % aller Fehler in der medizinischen Versorgung auf »menschliche Faktoren« zurückzuführen sind (Rall 2015, Koppenberg 2015, St. Pierre et al. 2014). Um Fehler zu vermeiden sind deshalb standardisierte Informations- und Dokumentationsflüsse unumgänglich.

Das Projekt »Standardisierte Patientenübergabe«

Im Herbst 2014 wurde die Arbeitsgruppe »Optimierung der Patientenübergabe« mit Vertretern aus dem Rettungsdienst Tirol, dem Team des Ärztlichen Leiter Rettungsdienst des Landes Tirol (ÄLRD) und der Pflegedirektion des Bezirkskrankenhauses Schwaz, A, ins Leben gerufen. Aufgabe dieser Arbeitsgruppe war es, die Patientenübergabe zwischen Rettungsdienst und Diplompflegepersonal der aufnehmenden Ambulanzen zu optimieren. Um den Ist-Zustand zu erheben, wurde eine Umfrage beim Pflegepersonal der drei Pilotkrankenhäuser (Schwaz, Reutte, Innsbruck) sowie bei den regionalen Leistungserbringern im Rettungsdienst (RD) gestartet.

Die Ergebnisse der Umfrage wurden allen beteiligten Systempartnern bis Juli 2015 präsentiert. Beide Berufsgruppen äußerten den Wunsch, einheitliche Standards zur Patientenübergabe einzuführen: Anhand einer Checkliste sollten die evaluierten wichtigsten patienten- und pflegerelevanten Informationen vor Ort erfragt, bei der Übergabe mündlich übermittelt und im Sanitäterprotokoll schriftlich dokumentiert werden.

Mit Herbst 2015 konnte die Entwicklung der »Checkliste zur standardisierten Patientenübergabe – das sogenannte ABS-Briefing« abgeschlossen werden. Entsprechendes Schulungs- und Informationsmaterial wurde erstellt und ein Schulungsvideo produziert. Das Sanitäterprotokoll wurde entsprechend der Checkliste adaptiert. Nach Einschulung aller Mitarbeiter aus Rettungsdienst und Pflege startete das Roll out in den Pilotregionen im Januar 2016.

Das positive Feedback aus den Pilotregionen ermöglichte bis Oktober 2016 die weitere Ausrollung in den verbleibenden fünf Tiroler Krankenanstalten und Rettungsdienstbezirken. Von April bis Oktober 2016 wurden entsprechende Informationsveranstaltungen und Schulungen durchgeführt.

Die Effektivität des eingeführten »ABS-Briefings« wurde mit Mai 2017 durch eine zweite Online-Umfrage beim Pflegepersonal aller acht Tiroler Krankenhäuser und bei allen Mitarbeitern im Rettungsdienst Tirol durchgeführt. Die Ergebnisse wurden im Oktober 2017 in einer Abschlussveranstaltung allen beteiligten Systempartnern präsentiert. (▶ Tab. 2.1)

Tab. 2.1: Zeitplan Projekt »standardisierte Patientenübergabe – das ABS-Briefing«

2014 ▼	Sept-Dez	Gründung Arbeitsgruppe	Entwicklung Fragebogen
2015 ▼	Jan-Apr	Online-Umfrage Pflegepersonal Pilotgruppe	Auswertung/Präsentation Ergebnisse
	Mai-Jul	Online-Umfrage Rettungspersonal Pilotgruppe	Auswertung/Präsentation Ergebnisse
	Aug-Nov	Erstellung Checkliste Testphase	Präsentation Checkliste
	Sept-Dez	Erstellung Schulungsmaterial, Schulungsvideo	Einschulung Pilotgruppen
2016 ▼	Jan-März	Roll out Pilotgruppen	Evaluierung
	Apr-Jul	Info-Treffen Pflegepersonal tirolweit	Info-Treffen Rettungspersonal tirolweit
	Aug-Okt	Einschulung Pflegepersonal tirolweit	Einschulung Rettungspersonal tirolweit

Tab. 2.1: Zeitplan Projekt »standardisierte Patientenübergabe – das ABS-Briefing« – Fortsetzung

	Nov-Dez	Roll out Gesamt Tirol	
2017 ▼	Jan-Apr	Entwicklung Fragebogen Online-Umfrage	
	Mai-Sept	Online-Umfrage Rettungspersonal Pflegepersonal	Auswertung Ergebnisse
	Okt	Präsentation Endergebnisse	Abschlussveranstaltung

IST-Analyse, Fragen und Ergebnisse zur Online-Umfrage

Im Rahmen der Ist-Analyse wurde die Anzahl der nicht-notarztrelevanten Patientinnen und Patienten erhoben, welche in ganz Tirol vom Rettungsdienst an das diplomierte Ambulanzpersonal übergeben werden. Nicht inkludiert sind in diese Zahl die qualifizierten Krankentransporte. Es handelt sich ausschließlich um Patienten, bei denen laut Ausrückeordnung der Leitstelle Tirol kein Notarzteinsatzfahrzeug-Team, sondern ein Rettungstransportwagen-Team alarmiert wird. Patienten mit Beschwerdebildern also, die laut NACA-Score der Stufe 1 bis 2, ggf. 3 zuzuordnen sind. 2014 waren dies bezogen auf die drei Pilotbezirke Schwaz, Reutte und Innsbruck 34.977 *nicht notarztrelevante* Akutpatienten, in gesamt Tirol 59.176. Bei diesen Patienten trägt das qualifizierte Rettungspersonal allein die Verantwortung für eine professionelle Übergabe. (▶ Tab. 2.2)

Tab. 2.2: Gesamtanzahl nicht notarztrelevanter Akutpatienten 2014 im Rettungsdienst Tirol 2014

Monat	Innsbruck	Schwaz	Reutte	Lienz	St. Johann	Kufstein	Hall	Zams	Gesamt
Jan	2.527	638	335	318	590	655	493	623	**6.179**
Feb	2.278	586	325	334	560	636	521	600	**5.840**
März	2.375	599	314	283	443	651	529	623	**5.817**
April	2.117	477	244	221	216	533	453	486	**4.747**
Mai	2.100	522	272	198	252	493	474	452	**4.763**
Juni	2.222	496	292	251	286	578	498	517	**5.140**
Juli	2.199	568	300	227	267	544	477	506	**5.088**
Aug	1.940	529	266	189	360	576	450	460	**4.770**
Sept	2.066	473	247	164	267	449	378	422	**4.466**
Okt	1.778	414	240	150	209	421	297	340	**3.849**

Tab. 2.2: Gesamtanzahl nicht notarztrelevanter Akutpatienten 2014 im Rettungsdienst Tirol 2014 – Fortsetzung

Monat	Innsbruck	Schwaz	Reutte	Lienz	St. Johann	Kufstein	Hall	Zams	Gesamt
Nov	1.808	387	221	147	164	363	332	365	**3.787**
Dez	2.060	501	261	193	331	478	418	488	**4.730**
Gesamt	**25.470**	**6.190**	**3.317**	**2.675**	**3.945**	**6.377**	**5.320**	**5.882**	**59.176**

Der Fragebogen zur Online-Umfrage in den Pilotbezirken Innsbruck, Schwaz und Reutte inkludiert Fragen zur Zufriedenheit mit der Patientenübergabe sowie zu wichtigen patienten- und pflegerelevanten Informationen. Um die Antworten spiegelbildlich vergleichen zu können, wurden die Fragen nur hinsichtlich der Benennung der Berufsgruppe variiert, nicht jedoch inhaltlich. Jeder RD-Mitarbeiter war berechtigt, pro Ambulanz einen Fragebogen auszufüllen, das Pflegepersonal für die je eigene Ambulanz. (▶ Tab. 2.3)

Tab. 2.3: Auszug aus dem Fragebogen für Rettungsdienst Mitarbeiter

Wem wird der/die AkutpatientIn in der Regel bei der Aufnahme im Krankenhaus übergeben?

☐ nur dem Arzt
☐ nur dem dipl. Pflegepersonal
☐ beiden, Arzt und Pflegepersonal
☐ der Sekretärin
☐ der Hebamme

Wer übergibt den/die AkutpatientIn bei der Aufnahme an das Krankenhauspersonal?

☐ gesamtes Rettungsdienst-Team;
☐ das höchstqualifizierteste Rettungsdienst-Teammitglied
☐ der/die RettungssanitäterIn bzw. Zivildiener

Wird das ABCDE Schema vom Rettungsdienst bei der Übergabe angewandt?

☐ Immer
☐ Meistens
☐ Selten
☐ Nie

Wird die Patientenübergabe in der Notaufnahme durch den Rettungsdienst dokumentiert?

☐ Immer
☐ Meistens
☐ Selten
☐ Nie

Was sind für Sie pflege-, patientenrelevante Informationen?

Tab. 2.3: Auszug aus dem Fragebogen für Rettungsdienst Mitarbeiter – Fortsetzung

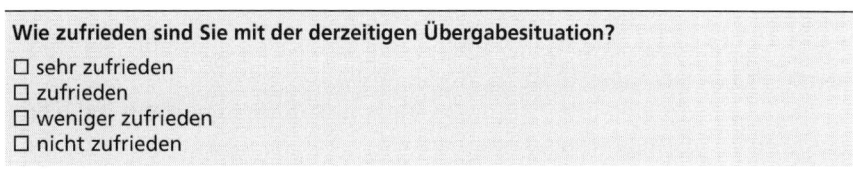

Wie zufrieden sind Sie mit der derzeitigen Übergabesituation?
☐ sehr zufrieden
☐ zufrieden
☐ weniger zufrieden
☐ nicht zufrieden

Welche Maßnahmen könnten die Patientenübergabe in der Notaufnahme verbessern?

Ergebnisse zur Online-Umfrage in den Pilotbezirken

Von den 164 Notaufnahme-Pflegepersonen der drei beteiligten Krankenhäuser nahmen 55% (n = 91) an der Umfrage teil. Von den 1.671 RD-Mitarbeitern der beteiligten fünf Bezirke wurden 380 Fragebögen zu den vorgegebenen Ambulanzen ausgefüllt. Die RD-Mitarbeiter gaben übereinstimmend mit der Pflege an, dass in der Regel die Akutpatienten mehrheitlich dem diplomierten Pflegepersonal (Schwaz 73%, Reutte 41%, Innsbruck 69%) oder beiden, Arzt und Pflegepersonal (Schwaz 24%, Reutte 52%, Innsbruck 24%) übergeben werden. Die Übergabe erfolgt zu einem hohen Prozentsatz stets vom gesamten RD-Team oder vom höchstqualifizierten RD-Teammitglied (Schwaz 92%, Reutte 87%, Innsbruck 90%). Die Unzufriedenheit mit der derzeitigen Übergabesituation (Kategorien selten oder nie zufrieden) wurde vom RD-Personal deutlich höher beurteilt (Schwaz 57%, Innsbruck 54%, Reutte 66%) als vom Pflegepersonal (Schwaz 15%, Innsbruck 28%, Reutte 45%). (▶ Abb. 2.1)

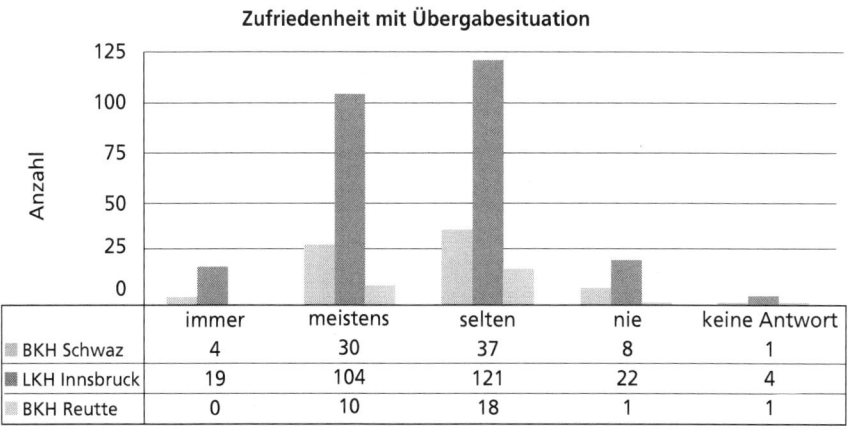

Zufriedenheit mit Übergabesituation

	immer	meistens	selten	nie	keine Antwort
BKH Schwaz	4	30	37	8	1
LKH Innsbruck	19	104	121	22	4
BKH Reutte	0	10	18	1	1

Abb. 2.1: Zufriedenheit mit der Übergabesituation von Seiten des Rettungsdienstes

Bei der Frage nach den patienten- bzw. pflegerelevanten Informationen fällt vor allem die identische Prioritätensetzung von Rettungsdienst- und Pflegepersonal bei den drei erstgereihten Punkten auf. (▶ Tab. 2.4)

Einigkeit herrscht auch darüber, dass die derzeitige Übergabe nach keinem standardisierten Schema abläuft (Schwaz 88 %, Reutte 79 %, Innsbruck 79 %), dies aber wünschenswert wäre. Des Weiteren darüber, dass die Übergabe selten dokumentiert ist (Schwaz 87 %, Reutte 62 %, Innsbruck 88 %).

Optimierungsmaßnahmen wurden einheitlich von Rettungsdienst- und Pflegepersonal in folgenden Punkten gewünscht:

- Einführung einer Checkliste
- Priorisierung der patienten- und pflegerelevanten Informationen
- Einheitliche Dokumentation auf dem Sanitäterprotokoll
- Standardisierte Vorgehensweise (SOP) bei der Patientenübergabe

Tab. 2.4: Reihung der pflege-/patientenrelevanten Informationen nach Priorität (Ergebnis RD)

Krankenhaus	alle	Schwaz	Innsbruck	Reutte
Anzahl = n	380	80	270	30
Grund der Einweisung; Aktuelle Symptome; Beginn der Symptome	94 %	94 %	94 %	90 %
Vitalparameter	90 %	85 %	92 %	87 %
Kann sich der Patient zuverlässig mitteilen (verwirrt, desorientiert)	84 %	84 %	84 %	83 %
Medikation (mündlich oder schriftlich)	80 %	83 %	79 %	83 %
Liegt eine infektiöse Erkrankung vor (mit tel. Voranmeldung)	79 %	70 %	81 %	80 %
Unfallhergang; genaue Zeitangabe und Angabe der Verletzungen	76 %	78 %	74 %	87 %
Grunderkrankungen	75 %	70 %	77 %	70 %
Allergien (mündlich oder schriftlich)	74 %	71 %	75 %	73 %
War der Patient beim Unfall kurz bewusstlos (z. B. Commotio)	74 %	80 %	71 %	83 %
Wurde eine Blutverdünnung durchgeführt und wenn ja, welche	57 %	66 %	54 %	63 %
Wurden Wertgegenstände, Wohnungsschlüssel mitgebracht	56 %	55 %	53 %	80 %
Ansprechpartner, Telefonnummer	33 %	40 %	30 %	37 %
Wohnsituation des Patienten (zuhause/ Betreuungseinrichtung)	29 %	30 %	28 %	33 %
Wer hat den Rettungsdienst verständigt	24 %	23 %	23 %	33 %
Wurden Angehörige oder Sprengelmitarbeiter informiert	19 %	20 %	19 %	17 %

Checkliste, Sanitäterprotokoll und SOP als Risikomanagement-Werkzeuge

Mit Hilfe von Checklisten werden Prozesse wie z. B. die Patientenübergabe strukturiert. Die Reihenfolge der vorgegebenen Begriffe bildet dabei den »roten Faden« im Prozessablauf. Der abgefragte Inhalt dient als Erinnerungshilfe, jene wichtigen Informationen zu übermitteln, die vorab z. b. als »patienten-/pflegerelevant« definiert wurden. Zugleich disziplinieren Checklisten beide Nahtstellenpartner dazu, den vorgegebenen Ablauf einzuhalten. (Ummenhofer et al. 2015; Michaelski et al. 2013)

Zuzüglich zur mündlichen Übergabe benötigt es immer auch ein schriftliches (Sanitäter-)Protokoll, in dem die gesammelten Informationen dokumentiert werden und auf diese Weise als Beweisgrundlage dienen. Eine noch so gut standardisierte mündliche Übergabe kann im Beschwerdefall das Dokument nicht ersetzen. (Hales et al. 2008, Schmid 2015) (▶ Abb. 2.2)

Unter Standard Operating Procedures (SOPs) versteht man eine detaillierte schriftliche Handlungsanweisung, die das Ziel hat, das einheitliche Vorgehen aller Nahtstellenpartner bzgl. einer spezifischen Aufgabe, z. B. die Patientenübergabe, zu gewährleisten (Ummenhofer et al. 2015).

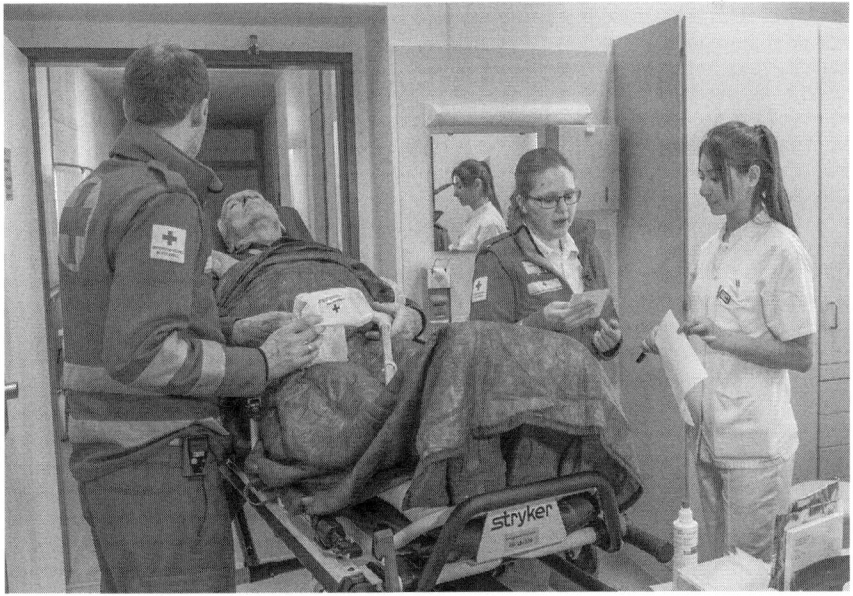

Abb. 2.2: Standardisierte Patientenübergabe (© Andreas Mader, Rettungsdienst Tirol)

Checkliste Patientenübergabe – das ABS-Briefing

Alle in der Umfrage genannten pflege-/patientenrelevanten Informationen wurden bei der Entwicklung der Checkliste Patientenübergabe, dem sogenannten ABS-

Briefing, integriert: **A**ufnahmeinformation – **B**egleitinformation – **S**ozialanamnese (▶ Tab. 2.5).

Die Angaben zur *Aufnahmeinformation* liefern Informationen zum aktuellen Notfallgeschehen und zum Zustand des Patienten. Die *Begleitinformation* ergänzt wichtige Hinweise zu Vorerkrankungen, Dauermedikation und Abholort. Mit der *Sozialanamnese* werden Informationen zur Bezugsperson, zu bereits informierten Personen und zu mitgebrachten Wertgegenständen übermittelt. Das ABS-Briefing befindet sich auf der Vorderseite der Checkliste und strukturiert die Patienten-übergabe. Auf der Rückseite befindet sich das ABCDE-Schema für die Beurteilung der Patienten am Einsatzort sowie das SAMPLE-Schema. Beide Schemata werden bereits im Rahmen der Ausbildung zum Rettungssanitäter geschult und werden jetzt mit dem ABS-Briefing ergänzt. Die Checkliste ist Jackentaschen-tauglich als Memocard im A6 Format gestaltet und kann bei der Patientenübergabe zusammen mit dem Sanitäterprotokoll verwendet werden. (▶ Tab. 2.5)

Tab. 2.5: Checkliste Patientenübergabe – das ABS-Briefing

ABS Briefing	Am Einsatzort
Aufnahmeinformation	**A**irway
☐ Grund der Einweisung: Symptombeginn ☐ Unfallhergang: Zeitangaben, Verletzungen ☐ Vitalparameter: ABCDE-Schema ☐ Bewusstseinslage: des-/orientiert, teilt sich selbst mit ☐ Medikamentengabe: im Einsatz ☐ Allergien, Infektion ☐ Blutverdünnung	**B**reathing **C**irculation **D**isability **E**xposure
Begleitinformation	**S**chmerzen
☐ Vorerkrankungen ☐ Medikamente: zuhause ☐ Abholort: Seniorenheim, Zuhause; Kommentar	**A**llergien **M**edikamente **P**atientengeschichte **L**etzte Mahlzeit **E**reignis (Ursache aktueller Notfall)
Sozialanamnese	
☐ Bezugsperson: Name, Telefon ☐ Informiert ist: Angehörige, Sprengel, Polizei, Hausnotruf ☐ Wertgegenstände: Brille, Handy etc.	

Rettungsdienst Tirol in enger Zusammenarbeit mit den Krankenhäusern Tirols. Der Patient steht im Mittelpunkt unserer Bemühungen.

Sanitäterprotokoll

Damit die Dokumentation aller im ABS-Briefing gewünschten Informationen sichergestellt ist, wurde das Sanitäterprotokoll, welches am Bordcomputer (Car-PC) des Rettungstransportwagens ausgefüllt wird, entsprechend adaptiert. Das Proto-

koll wird in den Notaufnahmen ausgedruckt und bei der Übergabe dem Pflegepersonal übergeben. Mitgebrachte Wertgegenstände können am Sanitäterprotokoll
vermerkt und vom Pflegepersonal nach Übergabe gegengezeichnet werden
(▶ Abb. 2.3).

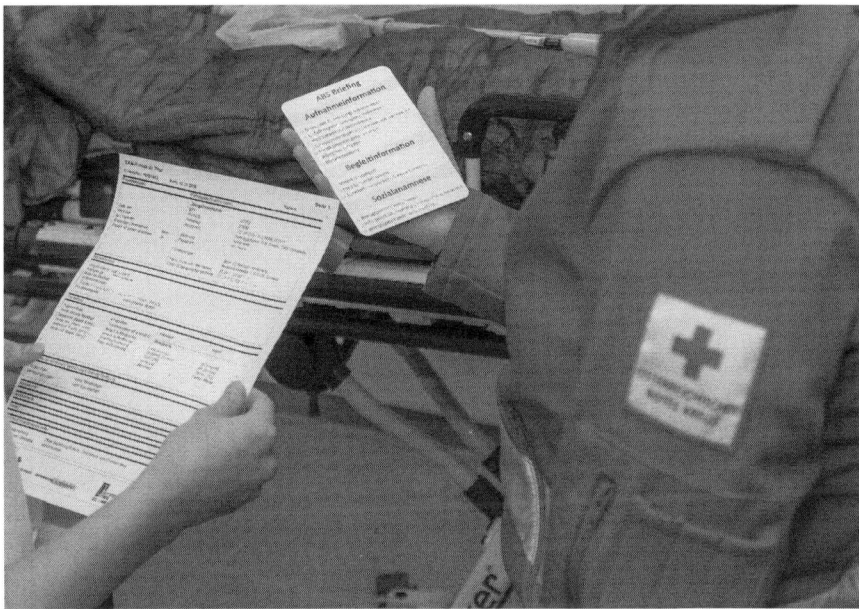

Abb. 2.3: Patientenübergabe mit Sanitäterprotokoll und Checkliste ABS-Briefing (© Andreas Mader, Rettungsdienst Tirol)

SOP Patientenübergabe

Den einzelnen Pflegedirektionen war es überlassen, standardisierte Vorgehensweisen (SOPs) zur Patientenübergabe zu definieren. So wurde z. B. im a. ö. Krankenhaus St. Vinzenz Betriebs GmbH Zams folgende SOP an alle 760 Mitarbeiter in
Rettungsdienst und Pflege übermittelt (▶ Tab. 2.6)

Tab. 2.6: Ausschnitt aus der SOP Patientenübergabe des a. ö. KH St. Vinzenz Betriebs
GmbH Zams

Struktur	
Österreichisches Rotes Kreuz (ÖRK)	**Krankenhaus Zams**
Dokumentationssystem Car-PC	ABS-Briefing Checkliste
ABS-Briefing Checkliste	Übernahmeprotokoll ABS-Briefing
Sanitäterprotokoll	Hardware zum Ausdruck des Sanitäterprotokoll

Tab. 2.6: Ausschnitt aus der SOP Patientenübergabe des a. ö. KH St. Vinzenz Betriebs GmbH Zams – Fortsetzung

Struktur	
Ggf. Protokoll der Wert-sachen	Handlungsanweisung Patientenidentifikation

Prozess	
Bei welchen Patienten ist das ABS-Briefing durchzuführen (Beispiele)	
ABS-Briefing notwendig	Bei allen RTW-Transporten ohne Notarztbegleitung Bei PatientInnen mit Notarztprotokoll, aber ohne Notarztbegleitung Bei Komplikationen während des Transportes, wo üblicherweise kein ABS-Briefing notwendig wäre
ABS-Briefing NICHT notwendig	Bei Verlegungstransporten z. B. vom Pflegeheim in das Krankenhaus Bei leichten Verletzungen z. B. Skidaumen Bei Mitgabe von Arztbriefen vom Hausarzt

Ablauf ABS-Briefing	
WER?	**WAS?**
MitarbeiterIn des ÖRK	Aufnahme der Daten lt. ABS-Briefing Dokumentation am Car-PC Ausdruck des Sanitäterprotokolls am Drucker der Ambulanzen in der a. ö. KH St. Vinzenz Betriebs GmbH Zams Bei Wertsachen: • Nach Übergabe der Wertsachen den Mitarbeiter der Ambulanz am Car-PC unterschreiben lassen. • Ausdruck des unterschriebenen Protokolls der Wertsachen
MitarbeiterIn ÖRK MitarbeiterIn Ambulanz	Übergabe des Patienten lt. ABS-Briefing Checkliste und Sanitäterprotokoll
MitarbeiterIn Ambulanz	Dokumentation der übergebenen Daten im »Übergabeprotokoll zum ABS-Briefing« (Pflegeprotokoll) Patientenidentifikation lt. »Handlungsanweisung Patientenidentifikation« durchführen

Schulungsmaterial, Schulungsvideo

Zum Roll-Out der »Checkliste Patientenübergabe – das ABS-Briefing« wurde dem Pflegepersonal und dem Rettungsdienstpersonal entsprechendes Schulungsmaterial (Trainerleitfaden, Präsentation Fallbeispiel, Fotoserie Rollenspiel) zur Verfügung gestellt. In vielen Notaufnahmen wurden Plakate zum ABS-Briefing angebracht. Ein Schulungsvideo zur standardisierten Patientenübergabe wurde gemeinsam mit Mitarbeitern aus Rettungsdienst und Pflege gedreht und steht unter folgendem Link zur Verfügung: https://aelrd-tirol.at/filme.

Die Integration des ABS-Briefings in die Grundausbildung zum Rettungssanitäter im Österreichischen Roten Kreuz wurde im Rahmen der Aktualisierung der Sanitätshilfemappe mit Oktober 2016 abgeschlossen. Die Inhalte zur »Aufnahmeinformation – Begleitinformation – Sozialanamnese« und zum Prozessablauf der standardisierten Patientenübergabe werden nun in allen Kursen zur Ausbildung zum Rettungssanitäter gelehrt. Damit ist die Nachhaltigkeit der Durchführung der standardisierten Patientenübergabe gewährleistet.

Überprüfung und kontinuierliche Qualitätsverbesserung

Um laufende Rückmeldungen zur Implementierung der Checkliste »ABS-Briefing« zu ermöglichen, wurde eine Feedback-Email-Adresse eingerichtet. Zusammengefasst ergaben die Rückmeldungen folgendes Ergebnis: Der Start des ABS-Briefings in den Notaufnahmen der Pilotregionen ist zufriedenstellend verlaufen. Führungskräfte aus Rettungsdienst und Pflege wiesen besonders auf eine verbesserte Kommunikation zwischen Rettungsdienst- und Pflegemitarbeitern seit der Einführung der standardisierten Patientenübergabe hin. Nachholbedarf wurde bei jenen Mitarbeitern gesehen, die noch nicht ausreichend geschult wurden. Insbesondere die mangelnde Aufklärung über die Sinnhaftigkeit des ABS-Briefings führte teilweise dazu, dass diese Mitarbeiter die Patientenübergabe nicht nach dem neuen Standard durchführten.

Im Mai 2017 wird die Evaluierung der standardisierten Patientenübergabe durch eine neuerliche Online-Umfrage beim Pflegepersonal aller acht Tiroler Krankenhäuser und bei allen 2.500 Mitarbeitern im Rettungsdienst Tirol durchgeführt. Die Ergebnisse wurden in einer Veranstaltung im Oktober 2017 allen beteiligten Systempartnern präsentiert.

Fazit für die Praxis

Die Feedbacks aus den teilnehmenden Krankenhäusern und den beteiligten Rettungsdienstorganisationen fielen durchwegs zufriedenstellend aus. Von den Mitarbeiterinnen und Mitarbeitern aus Rettungsdienst und Pflege wurde eine verbesserte Kommunikation an der Schnittstelle Notaufnahme nach Einführung des ABS-Briefings wahrgenommen. Insbesondere die Beachtung der Informationen aus der Sozialanamnese, wie die Telefonnummer einer Angehörigen oder die Dokumentation von mitgebrachten Wertgegenständen, wird speziell von den Mitarbeitern in der Pflege als äußerst wertvoll betrachtet. Die Einführung des ABS-Briefings zur standardisierten Patientenübergabe wird sehr begrüßt und leistet einen wertvollen Beitrag für die Patienten- und Mitarbeitersicherheit.

»SINNHAFT»- Die Merkhilfe für die standardisierte Übergabe in der Zentralen Notaufnahme

Für die Übergabe in der Notaufnahme – der Nahtstelle von prähospitaler zu klinischer Versorgung – stellen Merkhilfen (Mnemonics) das Fundament für eine strukturierte Übermittlung von relevanten Informationen dar. Verläuft die Übergabe nicht standardisiert und ohne Konzentration auf die Inhalte der Informationsweitergabe, verliert sie deutlich an Wirkung. Zudem werden Aspekte wie z. B. Patientensicherheit, Mitarbeiterzufriedenheit, Teamwork, Effizienz und Informationsfluss negativ beeinflusst. Merkhilfen, als Kernbestandteil der mündlichen Übergabe, sollen genau diesen negativen Einflussgrößen entgegenwirken. Merkhilfen sind Gedächtnisstützen, die eingängig sein sollen und ein Akronym mit einem Prozess verknüpfen (Bukoh 2020, Gräff 2023, Rossi 2020).

In Deutschland existiert jedoch bis zum heutigen Tage keine Standardisierung bzw. konkrete Vorgaben, welche Merkhilfe einheitlich zur Übergabe an der Nahtstelle Rettungsdienst und ZNA genutzt werden soll.

Gräff und Kollegen haben sich in mehreren wissenschaftlichen Untersuchungen dem Thema Übergabe gewidmet und aufbauend, auf dem im Jahre 2020 publizierten Konsensuspapieres Anfang 2021 ein Delphi-Verfahren initiiert um die konkreten Inhalte einer Merkhilfe zu definieren (Gräff 2021, Gräff 2022).

Insgesamt haben 52 Teilnehmer, bestehend aus den Autoren des Konsensuspapieres, Mandatsträger verschiedener Institutionen (Fachgesellschaft, Vereine, Stiftung etc.) und Experten am Delphi-Verfahren teilgenommen, welches sich an den Regularien der Arbeitsgemeinschaft der wissenschaftlichen medizinischen Fachgesellschaften e.V. (AWMF) orientiert. Im März 2023 konnten die Ergebnisse der zwei Abstimmungsrunden publiziert werden und bieten somit eine evidenzbasierte Grundlage für die konkreten Inhalte einer Merkhilfe (Gräff 2023b).

Auf Basis der Ergebnisse des Delphi-Verfahrens und Konsentierung der Übergabeinhalte lässt sich die konkrete Merkhilfe »SINNHAFT« ableiten (▶ Abb. 2.4).

Start

Nach kurzem Check, ob der Patient soweit stabil ist (5-sec. Round) und ob alle Teammitglieder vollständig und zur Übergabe bereit sind, wird durch lautes Aussprechen des Wortes »START« durch die aufnehmende Person (ggf. Leader) ein klares Signal für den Beginn der Übergabe gesetzt (z. B. »START« »Ist der Patienten stabil? Dann keine Manipulation am Patienten und Ihre Übergabe bitte!«). In der Phase sollen möglichst alle Tätigkeiten/Manipulationen am Patienten eingestellt werden, um den Fokus auf die Übergabeinhalte zu lenken und bestmögliche Rahmenbedingungen für eine adäquate Kommunikation schaffen. Für diese sollen übergebende und aufnehmende Person (ggf. Leader) im Sinne einer »Face-to-Face-Kommunikation« klar erkenntlich sein. Eine wertschätzende, freundliche Atmosphäre wird vorausgesetzt und persönliche Bewertungen / Empfindlichkeiten sind zu unterlassen.

Identifikation

Im Teilaspekt »Identifikation« sollen Geschlecht, Name und Alter (nicht Geburtsdatum) übergeben werden. Bei pädiatrischen Notfällen: zusätzlich die Gewichtsangabe.

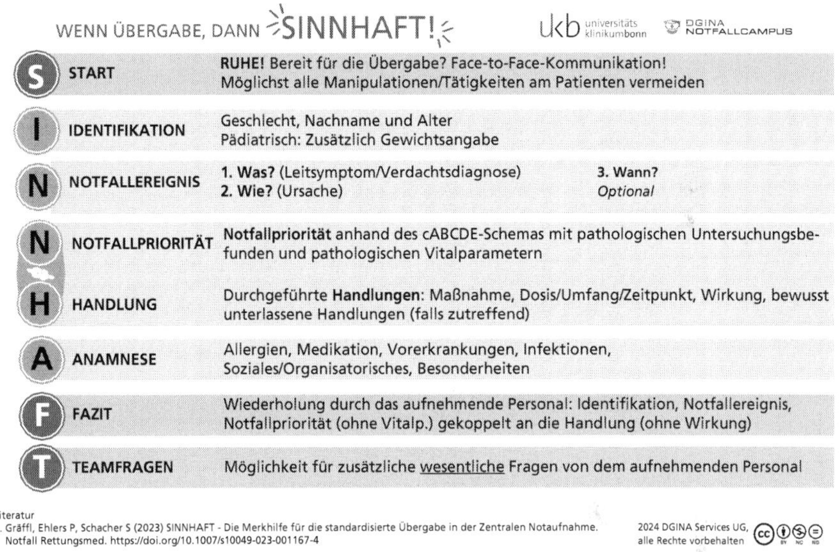

Literatur
1. Gräffl, Ehlers P, Schacher S (2023) SINNHAFT - Die Merkhilfe für die standardisierte Übergabe in der Zentralen Notaufnahme. Notfall Rettungsmed. https://doi.org/10.1007/s10049-023-001167-4

2024 DGINA Services UG, alle Rechte vorbehalten

Abb. 2.4: Detaillierte Darstellung der Teilaspekte und der konsentierten Übergabeinhalte auf Basis des durchgeführten Delphi-Verfahrens. Abgebildet als Merkhilfe »SINNHAFT« (Gräff, I., Zhelyazkova, A., Tempfli, J. et al. (2025). Die Übergabemerkhilfe »SINNHAFT«: Ergebnisse einer onlinebasierten Mixed-methods-Anwendungsstudie. *Notfall Rettungsmed.* https://doi.org/10.1007/s10049-025-01516-5, lizensiert nach CC BY-NC-ND 4.0, https://creativecommons.org/licenses/by-nc-nd/4.0/).

Notfallereignis

Bei der Beschreibung des Notfallereignisses sollen die drei »W's« übergeben werden:

- Was? (Leitsymptom/Verdachtsdiagnose)
- Wie? (Ursache)
- Wann? (Zeitpunkt des Ereignisses)

Optional kann der Ort bzw. die Auffindesituation (Wo/Woher?) erwähnt werden.

Notfallpriorität

Die Priorisierung soll mit Hilfe des ABCDE-Algorithmus stattfinden. Ein Problem im Rahmen des ABCDE-Schemas (z. B. »C-Problem«) soll dann übergeben werden, sobald Maßnahmen zur Behebung erforderlich waren bzw. noch sind. Damit verbunden ist die Erwähnung aller pathologischen Vitalparameter und Untersuchungsbefunde. Ein Problem (z. B. »A-Problem«) kann nur als nicht vorliegend (kein »A-Problem«) übergeben werden, wenn alle Unterpunkte untersucht worden sind. Liegt hingegen z. B. ein »C-Problem« vor, müssen alle Unterpunkte von »C« dezidiert übergeben werden.

Sollten alle Vitalparameter im physiologischen Normbereich liegen, so sollen diese mit dem Wortlaut »unauffällige Vitalparameter« übergeben werden. Weichen Vitalparameter vom physiologischen Normwert ab, sollten diese während der Übergabe erwähnt werden, auch wenn diese nicht mit dem vorliegenden Krankheitsbild korrelieren (z. B. BZ: 300 mg/dl bei Supinationstrauma OSG). Begleitverletzungen, die im Rahmen des Bodychecks auffallen, werden weiterhin unter »E« genannt.

Handlung

Im Teilaspekt »Handlung« sollen Maßnahmen mit Dosis/Umfang/Zeitpunkt inklusive ihrer Wirkung übergeben werden. Die durchgeführten Handlungen sollten immer direkt an die entsprechende Notfallpriorität gekoppelt sein. Existiert also ein »A-Problem« sollte im gleichen Kontext die zugehörige Handlung übergeben werden, bevor dann zu »B« übergegangen wird. Wurden bewusst Handlungen unterlassen, so ist dies ebenfalls aktiv zu kommunizieren.

Anamnese

Die Einschätzung, welche der Anamnese-Bestandteile für die Weiterbehandlung des Patienten notwendig und somit für die Übergabe relevant sind, obliegt dem Rettungsdienstpersonal. Allergien, Medikation und Vorerkrankungen müssen mündlich übermittelt werden, wenn sie einen direkten Bezug auf die Behandlungspriorität/en (ABCDE) haben und für die unmittelbare/lebensrettende Versorgung von Bedeutung sind. Z. B. Orale Antikoagulantien bei vorliegendem Schädel-Hirn-Trauma oder die Wespengiftallergie bei Wespenstich. Ist dieser Bezug nicht gegeben, reicht ein mündlicher Verweis auf z. B. Medikamentenplan, mitgebrachte Blister, Auflistung in Notarzt-/Rettungsdienstprotokoll etc. aus. Das Gleiche gilt bei Infektionsverdacht oder bestätigten Infektionen, wenn diese einen Einfluss auf die Infrastruktur des aufnehmenden Krankenhauses haben (z. B. Isolierung) oder eine Gefährdung für das aufnehmende Personal mit sich bringen. Beispiele für soziale Aspekte sind Patientenverfügung, häusliche Gewalt etc. Weitere Besonderheiten wären beispielsweise die Ablehnung einer Transfusion als Zeugen Jehovas oder die Ablehnung einer Reanimation (DNR) und/oder Intubation (DNI).

Sollten Bestandteile der Anamnese nicht für die Übergabe relevant sein, empfiehlt sich ein Verweis, dass die Information in schriftlicher Form (z. B. RD-Protokoll) vorliegt. Für den Fall, dass bei einem Patienten keine Allergien u./o. Vorerkrankungen u./o. Medikation vorliegt, sollte diese leere Anamnese trotzdem bei der Übergabe erwähnt werden.

Fazit

In Bezug auf das Fazit soll es sich hier nicht um eine Zusammenfassung der eigenen Interpretation handeln, sondern um eine Spiegelung (»read back«) der mitgeteilten Übergabeinformation im Sinne einer »Closed Loop« – Kommunikation.

Das Fazit umfasst die Rekapitulation der Identität, des Notfallereignisses, der Notfallpriorität (ohne Vitalparameter), gekoppelt an die Handlung (ohne Wirkung). Aufgrund der potentiellen Dynamik zwischen Zeitpunkt der präklinischen Versorgung und Übergabezeitpunkt werden bewusst pathologische Vitalparameter und Wirkung der durchgeführten Maßnahmen nicht wiederholt. Hierdurch soll bei dem aufnehmenden Team ein sog. »Framing-Effekt« verhindert werden.

Teamfragen

Bei den Teamfragen sollten nur essentielle Fragen gestellt werden.

Ergänzende Erläuterungen

Die maximale Dauer für die Übergabe eines komplexen (Notfall-)Patienten sollte 120 Sekunden nicht überschreiten. Hierbei empfiehlt sich zum einen ein stakkatoartiger Übergabestil mit expliziter Nennung der einzelnen Teilaspekte. Dies leitet jeweils die nächste Übergabestufe ein und fokussiert auf die Kerninhalte der eigentlichen Mitteilung (z. B. »Identifikation: Frau Meier, 64 Jahre«). Positiver Nebeneffekt ist, dass überflüssige »Prosa« (z. B. »Guten Tag Herr Kollege, mein Name ist Dr. X, Notärztin vom Christoph X«) wegfällt und die Übergabedauer verkürzt wird.

Wenn Informationen nicht vorhanden sind, wird dieser Sachverhalt bei der Übergabe kommuniziert. Ist also z. B. das Alter bei der Übergabe nicht bekannt, sollte dieser Übergabeinhalt nicht ausgelassen, sondern wie folgt übergeben werden: »Identifikation: Frau Meiner, unbekannten Alters« oder »zum Zeitpunkt des Ereignisses können keine Angaben gemacht werden.«

Fazit für die Praxis

Es besteht eine dringende Notwendigkeit den Übergabeprozess an der Nahtstelle von der Präklinik zur ZNA zu standardisieren. Hierbei sollte nach Möglichkeit eine bundesweit einheitliche Merkhilfe verwendet werden. Die Entwicklung der Merkhilfe »SINNHAFT« basiert auf einer wissenschaftlichen Entwicklung und sollte für den sofortigen Einsatz herangezogen werden.

Literatur zu Kap. 2.12

Bayeff-Filloff, M. (2013): Herausforderungen als Nahtstelle zur Präklinik. Aus der Perspektive des Ärztlichen Leiter Rettungsdienst (ÄLRD). In: Neumayr, A., Baubin M., Schinnerl A.

(Hrsg.) Qualitätsmanagement im prähospitalen Notfallwesen. Bestandsaufnahme, Ziele und Herausforderungen. Springer Verlag, Berlin-Heidelberg, S. 211–217.

Bukoh MX, Siah CR (2020) A systematic review on the structured handover interventions between nurses in improving patient safety outcomes. J Nurs Manag 28:744–755. https://doi.org/10.1111/jonm.12936

Gräff I, Ehlers P, Schacher S (2023a) SINNHAFT- Die Merkhilfe für die standardisierte Übergabe in der Zentralen Notaufnahme. Notfall Rettungsmed, https://doi.org/10.1007/s10049-023-01167-4

Gräff I, Pin M, Ehlers P et al (2023b) Der Übergabeprozess in der zentralen Notaufnahme – Konsentierung von Inhalten im Rahmen eines Delphi-Verfahrens. Notfall Rettungsmed. https://doi.org/10.1007/s10049-023-01130-3

Gräff I, Ehlers P, Seidel M et al (2021) Der Übergabeprozess in der zentralen Notaufnahme: Eine bundesweite Onlineumfrage. Notfall Rettungsmed 24:211–222. https://doi.org/10.1007/s10049-020-00750-3

Gräff I, Pin M, Ehlers P et al (2022) Empfehlungen zum strukturierten Übergabeprozess in der zentralen Notaufnahme: Konsensuspapier von DGINA, DIVI, BAND, BV-AELRD, VDF, AGBF, DBRD, DRK, MHD, JUH, ASB, FALCK, APS, ABNP, DRF, ADAC. Notfall Rettungsmed 25:10–18. https://doi.org/10.1007/s10049-020-00810-8

Güldner, S., Mang, H., Popp, S., Heuser, D., Krause, M., Christ, M. (2011): Gedanken zur Fehler- und Sicherheitskultur in deutschen Notaufnahmen. Notfall Rettungsmed 14(5): 351–360.

Hales, B., Terblanche, M., Fowler, R., Sibbald, W. (2008): Development of medical checklists for improved quality of patient care. Int J Qual Health Care 20(1): 22–30.

Koppenberg, J. (2016): Der Faktor Mensch – Human Factors. In: Neumayr, A., Baubin M., Schinnerl A. (Hrsg.) Risikomanagement im prähospitalen Notfallwesen. Werkzeuge, Maßnahmen, Methoden. Springer Verlag, Berlin-Heidelberg, S. 15–20.

Lendemans, S. (2012): Schnittstellen in der Notfallmedizin. Am Beispiel der Schwerverletztenversorgung. Notfall Rettungsmed 15: 300–304.

Michaelski, T., Franz, A. (2013): QM in der Zentralen Notaufnahme Salzburg. In: Neumayr, A., Schinnerl, A., Baubin, M. (Hrsg.) Qualitätsmanagement im prähospitalen Notfallwesen. Bestandsaufnahme, Ziele und Herausforderungen. Springer Verlag, Berlin-Heidelberg, S. 199–209.

Rall, M. (2016): Sicherheit trotz Fehler: Von der Schuldkultur zur proaktiven Sicherheitskultur. In: Neumayr, A., Baubin M., Schinnerl A. (Hrsg.) Risikomanagement im prähospitalen Notfallwesen. Werkzeuge, Maßnahmen, Methoden. Springer Verlag. Springer Verlag, Berlin-Heidelberg, S. 8–14.

Rossi R (2020) Konzepte für eine strukturierte Patientenübergabe. Notfall Rettungsmed 23:93–98. https://doi.org/10.1007/s10049-019-0599-8

Schmid, K. (2016): Risikomanagement in der interdisziplinären Notaufnahme des Zollernalb Klinikums. In: Neumayr, A., Baubin M., Schinnerl A. (Hrsg.) Risikomanagement im prähospitalen Notfallwesen. Werkzeuge, Maßnahmen, Methoden. Springer Verlag, Berlin-Heidelberg, S. 182–191.

St. Pierre, M., Hofinger, G. (2014): Human Factors und Patientensicherheit in der Akutmedizin. 3. Auflage, Springer Verlag, Berlin.

Ummenhofer, W., Lüthy, M. (2016): Visuelle Hilfen in der Notfallmedizin. SOPs, Algorithmen, Checklisten, Memocards, Krisen-Checklisten. In: Neumayr, A., Baubin M., Schinnerl A. (Hrsg.) Risikomanagement im prähospitalen Notfallwesen. Werkzeuge, Maßnahmen, Methoden. Springer Verlag, Berlin-Heidelberg, S. 92–101.

2.1.3 Falsche Priorisierung bei Patientenaufnahme

Bernhard Flasch

Einführung

Notfallaufnahmen sehen sich durch verschiedene Einflüsse einem immer erhöhten Aufkommen von Patienten ausgesetzt (Estey et al. 2003, Pin et al. 2018). Abgesehen von den akuten, vitalen Notfällen geschieht dies aus unterschiedlichen Beweggründen (Somasundaram et al. 2018). Strukturelle Herausforderungen, zum Beispiel der Nicht-Erreichbarkeit des Hausarztes, der gegenwärtig aus Sicht des Sachverständigenrates zur Begutachtung der Entwicklung im Gesundheitswesen für Patienten zu komplexen Abgrenzung von Zuständigkeiten an der Sektorengrenze (SVR 2018), wie auch die geografische Nähe einer immer besetzten und zudem medizinisch gut ausgestatteten Behandlungseinrichtung (Haji et al. 2012, Löber et al. 2018) werden als Gründe benannt. Dabei wird auch die subjektiv eingeschätzte Behandlungsdringlichkeit unterschiedlich wahrgenommen (Scherer et al. 2017, Somasundaram et al. 2018). Die Patientenanzahl, wie auch die Fallschwere, ist dabei nicht sicher vorhersehbar – »Unsicherheit ist eine konstante Variable der Notaufnahme« (Dodt und Somasundaram 2011).

Durch die vermehrten Inanspruchnahmen der Notaufnahmen, gegenwärtig gehen Schätzungen von jährlich 21 Millionen Notfallbehandlungen in Deutschland aus (Dodt und Somasundaram 2011), kommt es unter anderem zu einem international zu beobachtenden Phänomen, welches im angloamerikanischen Sprachgebrauch als »crowding« oder »overcrowding« (engl.: Gedränge, Überfüllung) bezeichnet wird (Pines et al. 2011, Sprivulis et al. 2006). Gründe, die zur Überfüllung der Notaufnahmen beitragen, sind gut untersucht (Searle et al. 2015). Da nicht alle Patienten gleichzeitig und keineswegs seriell, im Sinne des »First In – First Out« Prinzips, behandelt werden können, gilt es die medizinisch dringlichen und hochakuten Fälle aus der Masse (»crowd«) herauszufiltern.

Zahlreiche Studien zeigen eine erhöhte Morbiditäts- und Mortalitätsrate bei crowding (Sprivulis et al. 2006, Bernstein 2009, Carter et al. 2014, Singer et al. 2011). Aus Sicht des klinischen Risikomanagements geht eine Überfüllung der Notaufnahme mit einem erhöhten Risiko für Behandlungsfehler, insbesondere einer verzögerten Behandlung kritisch Erkrankter einher. Daher besteht die wesentliche Herausforderung in der Zentralen Notaufnahme (ZNA) darin, unter limitierten personellen Ressourcen die korrekte Zuweisung einer Dringlichkeit für Diagnose und Therapie vorzunehmen (Lackner und Burghofer 2017, Pin et al. 2018).

Fehler in der diagnostischen Ersteinschätzung können, wie in Kapitel 2.2.1 ausführlich dargelegt, vielfältiger Natur sein. So hat ein per Rettungsmittel zugewiesener Patient nicht per se eine höhere Behandlungsdringlichkeit als ein selbständig in der Notaufnahme ankommender Patient. Priorisierungsprobleme können beispielsweise auch auftreten, wenn Patienten mit niedriger

Behandlungspriorität aufgrund aggressiven Verhaltens, wie in Kapitel 2.3.4 beschrieben, vor Patienten mit hoher Behandlungsdringlichkeit versorgt werden.

Da eine zuverlässige Selbsteinschätzung der Patienten bezüglich ihrer Behandlungsdringlichkeit in systematischen Untersuchungen nicht in der notwendigen Genauigkeit gegeben ist (Meer et al. 2003), bedarf es einer zeitnahen professionellen Einschätzung, um insbesondere die Unterversorgung lebensbedrohlicher Erkrankungen zu vermeiden. Da die Notaufnahme auch von Patienten konsultiert wird, die selbst die Dringlichkeit des ärztlichen Besuchs als niedrig einschätzen (Scherer et al. 2017), ist von einem hinsichtlich der Erkrankungsschwere und Behandlungsdringlichkeit äußerst heterogenen Patientenkollektiv auszugehen, in dem rasch und zuverlässig hinsichtlich der Behandlungsdringlichkeit unterschieden werden muss. Aus diesem Grund haben sich international verschiedene Instrumente zur Ersteinschätzung der Behandlungsdringlichkeit in Notaufnahmen etabliert, die im angolamerikanischen Raum auch als Triage bezeichnet wird (Christ et al. 2010, Weyrich et al. 2012).

Ziel der Behandlungspriorisierung ist es, den Patienten zur richtigen Zeit die benötigten Ressourcen am bestgeeigneten Ort zukommen zu lassen, bevor die eigentliche Diagnostik/Behandlung beginnt.

Ersteinschätzungssysteme sind ein zwingend unverzichtbares Instrument zur Risikoeinschätzung und Risiko(re)evaluation.

Ersteinschätzung versus Triage

Die medizinische Behandlungspriorisierung in Notaufnahmen wird im angloamerikanischen Sprachraum als *Triage* (französisch: Sortieren) bezeichnet. Der Vorgabe der Triage ist ursprünglich eine Entwicklung der Militärmedizin ab dem 18. Jahrhundert. Der französische Chirurg Jean Larrey erkannte während der Französischen Revolution, dass gefährlich Verwundete zuerst Aufmerksamkeit erhalten sollten, als weniger stark Verwundete. Der russische Militärchirurg Nikolai Pirogow beschrieb 1864 die Methode der abgestuften Behandlungsreihenfolge (Pirogow 1864). Im Jahr 1934 definierten die Ärzte Spire und Lombardy erstmals die Ziele einer Triage (Weyrich et al. 2012): Festlegung von Diagnose, Dringlichkeit (des Eingriffs), Transportfähigkeit und Transportziel. In der Militärmedizin werden aufgrund mangelnder Ressourcen und einer in Abhängigkeit des Mangels geringen Überlebenswahrscheinlichkeit aller Verwundeten, Patienten mit geringen Überlebenschancen nachrangig oder gar nicht behandelt. Daran angelehnt, wird in der zivilen präklinischen Anwendung beispielsweise bei einem Massenanfall von Verletzten (MANV) die präklinische Triage durch Zuordnung zu standardisierten Sichtungskategorien umgesetzt (Somasundaram et al. 2009).

Klinische Triagesysteme in Notaufnahmen hingegen stellen auf eine streng lineare Dringlichkeitseinschätzung in Abhängigkeit der Behandlungsbedürftigkeit ab. Eine abwartende oder aufgeschobene Behandlung oder gar ein Behandlungsausschluss lebensbedrohlich erkrankter oder verletzter Patienten aufgrund geringer Überlebenschancen erfolgt innerklinisch nicht.

In der Literatur wird die Verwendung des militärmedizinisch besetzten Begriffes Triage kontrovers diskutiert und teilweise die Verwendung des Begriffs »Ersteinschätzung« propagiert (Krey J. 2012, Christ et al. 2010).

Im G-BA Beschluss zur »Regelungen zu einem gestuften System von Notfallstrukturen in Krankenhäusern gemäß § 136c Absatz 4 SGB V« finden sich die Begriffe Triage und Ersteinschätzung lediglich im Modul »Notfallversorgung für Kinder« wieder; es ist von einer »Behandlungspriorisierung« in § 12, Absatz 2, die Sprache.

In Anbetracht der hinlänglichen Bekanntheit der Ersteinschätzung in Fachkreisen, des nicht zur Diskussion stehenden innerklinischen Behandlungsausschlusses und der im angloamerikanischen Raum und in den Medien geläufigen Verwendung, ist aus unserer Sicht die Verwendung des Begriffes Triage absolut legitim. Ebenso gilt zu bedenken, dass der Begriff Ersteinschätzung dahingehend irreführend ist, da er semantisch eine einmalige Aktion suggeriert. Insbesondere die Re-Evaluation dieser Momentaufnahme ist jedoch aus Sicht des klinischen Risikomanagements insbesondere bei sehr langen Wartezeiten unabdingbar: Bei Patienten mit initial niedrig erachteter Behandlungspriorität, kann es bei akuter Zustandsverschlechterung aufgrund eines rasch progredienten Krankheitsverlaufes ansonsten zu einer Unterversorgung mit katastrophalen Folgen kommen. Da eine stark verlängerte Wartezeit mutmaßlich gleichzeitig mit einer hohen Personalauslastung assoziiert ist, sind hierfür besondere Vorkehrungen zu treffen, um sich nicht in falscher Sicherheit zu wiegen oder gerade in dieser Risikosituation die Re-Evaluation zu übersehen.

Eine Reevaluierung (»Zweiteinschätzung«) ist für die Risikominimierung unabdingbar. NIS-Module geben dazu auch entsprechende Alerts aus. Bei den Risikoaudits (mehr zu Riskoaudits in ▶ Kapitel 3.6) zeigt sich jedoch immer eine sehr geringe Dokumentation derselbigen, bei den im Audit erhobenen Interviews wird dies bestätigt. Dies steht im Widerspruch mit den vom Gesetzgeber verlangten Erfordernissen. Im § 12, Absatz 3 des oben zitierten G-BA-Beschlusses wird »Die Patientenversorgung [...] aussagekräftig dokumentiert und orientiert sich an den Minimalstandards«.

Im Bürgerlichen Gesetzbuch (BGB) findet sich die Dokumentation der Behandlung wie folgt im § 630 f.:

»1) Der Behandelnde ist verpflichtet, zum Zweck der Dokumentation in unmittelbarem zeitlichem Zusammenhang mit der Behandlung eine Patientenakte in Papierform oder elektronisch zu führen. Berichtigungen und Änderungen von Eintragungen in der Patientenakte sind nur zulässig, wenn neben dem ursprünglichen Inhalt erkennbar bleibt, wann sie vorgenommen worden sind. Dies ist auch für elektronisch geführte Patientenakten sicherzustellen.

(2) Der Behandelnde ist verpflichtet, in der Patientenakte sämtliche aus fachlicher Sicht für die derzeitige und künftige Behandlung wesentlichen Maßnahmen und deren Ergebnisse aufzuzeichnen, insbesondere die Anamnese, Diagnosen, Untersuchungen, Untersuchungsergebnisse, Befunde, Therapien und ihre Wirkungen, Eingriffe und ihre Wirkungen, Einwilligungen und Aufklärungen. Arztbriefe sind in die Patientenakte mit aufzunehmen«.

Im BGB §630 h zeigt sich die weitere Auswirkung: »Ist eine medizinisch nicht gebotene wesentliche Maßnahme und ihr Ereignis […] nicht in der Patientenakte aufgezeichnet, […] wird vermutet, dass er diese Maßnahme nicht getroffen hat.« Umgangssprachlich kennen wir alle den Spruch »was nicht dokumentiert ist, ist nicht gemacht«. Im worst case führt dies zu einer Beweislastumkehr.

Eine Beweislastumkehr tritt ein, wenn sich ein allgemeines Behandlungsrisiko ergeben hat, was hätte beherrscht werden können und zur Gefährdung der Gesundheit oder des Lebens des Patienten geführt hat – im Falle eine übersehenen bzw. nicht dokumentierten Zweitriage ein durchaus mögliches Risikoszenario.

Anforderungen an ein innerklinisches Triagesystem aus Sicht des klinischen Risikomanagements

Triagesysteme sind aus Sicht des klinischen Risikomanagements zunächst einmal Instrumente, um das durch limitierte Ressourcen entstehende Risiko der verzögerten Diagnostik und Therapie zu minimieren, aber wirken nicht per se in der gewünschten Art und Weise. Da eine unsachgemäße Einschätzung der Behandlungsdringlichkeit die Patientensicherheit sogar zusätzlich gefährden kann, sind an diese Programme strenge Qualitätsanforderungen zu stellen, um die gewünschte Wirkung zu erzielen. Diese Anforderungen bestehen zum einen an das zu verwendende Instrument, zum anderen aber auch an die Umsetzung dieses Instrumentes im Behandlungsablauf der jeweiligen Einrichtung.

Das zu verwendende Instrument sollte unter Berücksichtigung des PARiHS-Frameworks (Stetler et al. 2011) evidenzbasiert sein, eine problemlose Einbindung in den Versorgungsalltag gewährleisten (Handhabbarkeit) und an die jeweiligen Rahmenbedingungen vor Ort anpassbar sein (Kontextualisierbarkeit). Dies kann durch die in der Textbox dargestellten Anforderungen erreicht werden (in Anlehnung an Somasundaram et al. 2009 und Weyrich 2012). Die Anwendung eines ausgewählten Instrumentes wiederum muss insbesondere unter den Kriterien der Handhabbarkeit und Anpassung auf die individuellen Rahmenbedingungen, also gemäß den Risikomanagement-Grundsätzen in Kapitel 1.2 und 1.6 maßgeschneidert erfolgen und kontinuierlich evaluiert werden.

- **(Treff-)Sicherheit:** Akut behandlungsbedürftige Patienten werden sicher als solche identifiziert (hohe **Sensitivität**). Dies bedeutet im Umkehrschluss, dass Patienten in Kategorien mit niedriger Behandlungsdringlichkeit durch die Einstufung kein negatives Outcome in Form erhöhter Morbidität oder gar Letalität erleiden (Weyrich 2012). Die Sterblichkeitsrate in den niedrigsten Prioritätsstufen sollte de facto 0 % betragen, das Versterben eines Patienten in der Notaufnahme mit niedrigster Sichtungskategorie daher als never event klassifiziert werden. Nach einer Expertenempfehlung sollte die Rate untertriagierter Patienten kleiner als 5 % sein (Rotondo et al. 2014). Gleichzeitig sollten Patienten ohne dringlichen Behandlungsbedarf auch sicher als solche erkannt werden (hohe **Spezifität**), damit die hierdurch freiwerdenden Ressourcen nach Behandlungsdringlichkeit optimiert auf alle Patienten verteilt werden können. Diesbezügliche Expertenempfehlungen sehen eine Rate übertriagierter Patienten von unter 25–35 % als realisierbar an (Rotondo et al. 2014).

- **Validität (Gültigkeit oder Richtigkeit der Messung):** Die verwendeten Algorithmen sollten eine tatsächliche Abschätzung ermöglichen, wie akut und ggf. umfangreich der Behandlungsbedarf ist. Dies sollte einerseits in Studien ermittelt werden (**interne Validität**), andererseits aber auch in der eigenen Einrichtung einer kontinuierlichen Überprüfung unterzogen werden (**externe Validität**), da die Qualität der Triage im zeitlichen Verlauf oder interpersonell variieren kann.

- **Differenzierung:** Um eine aussagekräftige Unterscheidung zwischen hohem und niedrigem Behandlungsbedarf zu ermöglichen, muss eine ausreichend differenzierte aber nicht unnötig komplizierte Unterscheidung stattfinden. Die Triage Task Force des American College of Emergency Physicians (ACEP) und der Emergency Nurses Association (ENA) empfehlen auf Basis der Untersuchung von Fernandes et al. (2005) grundsätzlich die Verwendung eines fünfstufigen Triage-Systems, weswegen sich die Auflistung der hier vorgestellten Systeme auch darauf fokussiert.

- **Objektivität:** Die Prüfschritte sollten so angelegt sein, dass sie unabhängig von der untersuchenden Person immer zu dem gleichen Ergebnis kommen. Das Untersuchungsergebnis darf also nicht von individuellen, persönlichen Faktoren oder der jeweiligen Auslastung der Notaufnahme abhängen. Dies sollte durch Studien und in der Überprüfung vor Ort belegbar sein.

- **Reliabilität (Übereinstimmung der Messung):** Die Durchführung einer Triage bei gleichem Patienten mit gleicher klinischer Konstitution muss grundsätzlich, auch bei unterschiedlichen Triagierenden, zum gleichen Ergebnis kommen, also unabhängig von zufälligen Störeinflüssen sein. Auch hierfür sollte entsprechende Evidenz vorliegen.

- **Vergleichbarkeit:** Bei Verwendung eines gängigen Verfahrens besteht zudem der Vorteil der Vergleichbarkeit mit anderen Notaufnahmen im Sinne eines Benchmarks.

- **Robustheit:** Das anzuwendende Verfahren muss einerseits mit vertretbarem Schulungsaufwand erlernbar sein, wobei auch die regelmäßige Auffrischung oder Kalibrierung dieser Tätigkeit im Aufwand berücksichtigt sein sollte. Es muss andererseits in einer kurzen Zeit (2–3 Minuten) durchführbar sein. Ebenso muss die Dokumentation einfach, schnell und verlustfrei (▶ Kap. 2.1.4) erfolgen, um insbesondere bei hohem Patientenaufkommen noch anwendbar zu sein.

- **Dynamik:** Das System muss dynamische Krankheitsverläufe berücksichtigen und eine risikoabhängige Re-Evaluation vorsehen, um eine Verschlechterung des Gesundheitszustandes während der Wartezeit rechtzeitig zu erkennen.

- **Berücksichtigung der Rahmenbedingungen:** Das System muss an örtliche Besonderheiten, die jeweiligen Prozessabläufe, aber auch die rechtlichen Rahmenbedingungen anpassbar sein. So scheiden im deutschsprachigen Raum Triagesysteme de facto aus, in denen nichtärztliches Personal im

> Rahmen des Prozesses eine Diagnose stellt, da bei Diagnosestellung als nicht-delegierbarer Maßnahme, aus rechtlicher Sicht der Arztvorbehalt greift.

Im Folgenden wird lediglich ein Überblick über die verschiedenen Ersteinschätzungssysteme dargestellt. Dieses Kapitel beinhaltet die relevanten Punkte des klinischen Risikomanagements, für die vertiefte Literatur wird auf die einschlägige Fachliteratur verwiesen.

Relevante klinische Triagesysteme

Tab. 2.7: Charakteristika der international relevantesten Triage-Instrumente für Notaufnahmen (nach Christ et al. 2010 und Weyrich et al. 2012)

Parameter	ATS (NTS)	CTAS	ESI	MTS
Entstehungsjahr	1994	1995	1999	1994
Entstehungsort	Australien	Kanada	USA	UK
Verbreitung	Australien, Neuseeland	Kanada	Weltweit, insb. USA	Weltweit, insb. UK
Zeitvorgabe bis Ersteinschätzung	10 min	nicht spezifiziert	nicht spezifiziert	nicht spezifiziert
Dauer der Triagierung [in min]	5–10	5–10	2–3	
Kategorien [in min bis Arztkontakt]	0/10/30/60/120	0/10/60/120/240	0/10/nicht spez.	0/15/30/60/120
Leistungsindikatoren zur Qualitätskontrolle	ja	ja	nein	nein
Vorgabe zur Retriage	nicht spezifiziert	jeweils nach Ablauf der Zeitvorgabe je Kategorie	bei Bedarf	bei Bedarf
Berücksichtigung Arztvorbehalt der Diagnosestellung	nein	nein	ja	ja
Verbereitung in D-A-CH	-	-	+	++

Australasian Triage Score (ATS)

Die Australasian Triage war das erste fünfstufige Triagesystem, wurde als National Triage Scale (NTS) in Australien entwickelt und im Jahr 2000 vom Australasian Collage of Emergency Medicine (ACEM) modifiziert eingeführt. Die Australasian Triage Scale (ATS) ist das Standardsystem für die Ersteinschätzung in Australien und Neuseeland.

Die Zuteilung zu einer Kategorie beruht ähnlich dem ABCDE-Schema auf der Beurteilung der Vitalparameter und ausgewählter neurovaskulärer, ophthalmologischer und psychiatrischer Parameter wie in Tabelle 2.8 dargestellt. Listen klinischer Zustandsdefinitionen, sogenannte »Clinical descriptors« sind den Kategorien zugeordnet und erleichtern die Einteilung in die Kategorien ATS 1–5. Das am dringlichsten erhobene klinische Kennzeichen bestimmt schließlich die Kategorie (ACEM 2016).

Trotz der Deskriptoren bleibt ein breiter Spielraum für individuelle Befundinterpretationen, der sich negativ auf die Reliabilität auswirkt (Hilt 2013). Insbesondere bezüglich der Patienten untersten Level 5 ist das Instrument nicht durchgehend sensitiv (Mirhagi et al. 2017).

Canadian Triage an Acuity Scale (CTAS)

Auf Basis der NTS wurde die Canadian Triage and Acuity Scale (CTAS) im Jahr 1995 entwickelt und zwei Jahre später in Kanada eingeführt. Der ersten Überarbeitung im Jahr 2004 folgen mittlerweile regelmäßig Revisionen im Abstand von etwa vier Jahren. Im Unterschied zur NTS/ATS integriert die CTAS Verdachtsdiagnosen und ist detaillierter in der Zuweisung von Leitsymptomen zu den Triage-Kategorien unter Zuhilfenahme eines umfangreichen Beschwerdebild-Kataloges. Das System ist im deutschsprachigen Raum aufgrund des Arztvorbehaltes für die Diagnosestellung ebenso wie das ATS nicht einsetzbar (Krey 2017). Reliabilität und Validität sind gegenüber der ATS jedoch aufgrund des differenzierten Vorgehens wesentlich höher (Christ et al. 2010).

Emergency Severity Index (ESI)

Der Emergency Severity Index wurde in Boston (USA) entwickelt und liegt mittlerweile in der vierten Überarbeitung vor. Die Zuordnung in eine Behandlungsdringlichkeit beruht auf zwei Parametern: der Schwere der Erkrankung und dem erwarteten Ressourcenverbrauch. Der zugrundeliegende Algorithmus beruht auf vier Entscheidungspunkten, die bei jeweiliger Erfüllung die Einschätzung durch Zuteilung in eine Kategorie abschließt (ESI 2012):

- Zunächst wird beurteilt, ob der Patient lebensbedrohlich, instabil erkrankt sein könnte. Potenzielle Patienten werden der Kategorie ESI 1 zugeordnet.
- Als zweiten Schritt wird überprüft, ob der Patient sich in einer Hochrisikosituation befinden könnte, die eine ärztliche Behandlung innerhalb von zehn Minuten erforderlich macht. Hierzu zählen z.B. starke Schmerzen (Thoraxschmerz/ACS) und Bewusstseinsstörungen (z.B. Desorientiertheit, Lethargie). In diesem Fall erfolgt eine Zuordnung zur Kategorie ESI 2.
- Für alle anderen Patienten, wird im dritten Entscheidungspunkt geprüft, wie viele Ressourcen (Labor, EKG, Röntgen, Sonografie, CT etc.) der Patient während seiner Behandlung in der Notaufnahme in Anspruch nehmen wird. Entsprechend der benötigten Ressourcen wird eine Zuordnung in die Kategorien

Tab. 2.8: Zusammenfassung physiologischer Prädiktoren für Erwachsene (Department of Health 2013, Kap. 4.1, übersetzt von Krey 2012)

	Kategorie 1 Sofort	Kategorie 2 10 Minuten	Kategorie 3 30 Minuten	Kategorie 4 60 Minuten	Kategorie 5 120 Minuten
Atemwege	verlegt/teilweise verlegt	frei	frei	frei	frei
Atmung	schwere respiratorische Beeinträchtigung/ fehlende Atmung/Hypoventilation	mäßige respiratorische Beeinträchtigung	leichte respiratorische Beeinträchtigung	keine respiratorische Beeinträchtigung	keine respiratorische Beeinträchtigung
Zirkulation	schwere hämodynamische Beeinträchtigung/ fehlende Zirkulation/ unkontrollierbare Blutung	mäßige hämodynamische Beeinträchtigung	leichte hämodynamische Beeinträchtigung	keine hämodynamische Beeinträchtigung	keine hämodynamische Beeinträchtigung
Einschränkungen	GCS <9	GCS 9–12	GCS >12	normaler GCS	normaler GCS

ESI 3 bis 5 durchgeführt. Hier spielt eine Differenzierung der Wartezeit keine Rolle mehr, sondern ausschließlich der Ressourcenbedarf.

- Wenn zwei oder mehr Ressourcen zur Behandlung erforderlich sind, werden im vierten Schritt die Vitalzeichen gemessen. Liegen die Vitalwerte außerhalb bestimmter Grenzwerte, wird überprüft, ob eine Hochstufung auf ESI 2 notwendig wird.

Eine deutsche Übersetzung des Algorithmus liegt seit 2009 vor (Grossmann et al. 2009), jedoch sind die umfangreichen Begleitmaterialien auf Englisch verfügbar. Nach dem im Folgenden beschriebenen Manchester-Triage-System (MTS) ist ESI das zweithäufigste im deutschen Raum eingesetzte System (Krey 2017) und insbesondere in den USA weit verbreitet. Während der Algorithmus robust und genau definiert ist und somit deutlich schneller abzuarbeiten ist als ATS oder CTAS, bringt insbesondere die Anforderungen, zur Triage nur klinisch erfahrenes Personal einzusetzen, die Anwendbarkeit im deutschsprachigen Raum, insbesondere bei Crowding an ihre Grenzen. So zeigen sich unter Studienbedingungen zwar akzeptable bis sehr gute Werte für Reliabilität (Tanabe 2004, Choi 2009) und Validität (Grossmann 2011), gleichzeitig wurde in anderen Settings zwar eine hohe Interrater-Reliabilität, jedoch auch inakzeptable Raten für Untertriagierung detektiert (Buschhorn et al. 2013, Bergs et al. 2014, Jordi et al. 2015). Dies unterstreicht die vergleichsweise hohen Anforderungen, die bei Einführung dieses Systems notwendigerweise mit Schulung und kontinuierlichem Training der Triagierenden verbunden sind. Im Vergleich zum MTS weist die Interrater-Reliabilität jedoch höhere Werte auf (Christ et al. 2010).

Kritisch anzumerken aus Sicht des klinischen Risikomanagements ist vor allem die fehlende zeitliche Vorgabe bis zum Arztkontakt in den Stufen ESI 3–5, die insbesondere bei Untertriagierung erhebliche Risiken birgt. Daher sollten bei Anwendung des ESI organisationsinterne Vorgaben zu Höchstwarte- und Reevaluationszeiten definiert werden. Als ebenfalls problematisch ist die Abschätzung des apparativen Aufwandes ex ante nur aufgrund bestimmter Vitalparameter noch vor Stellen einer Verdachtsdiagnose anzusehen (Hilt 2013).

Manchester-Triage-System (MTS)

Wie der Name bereits andeutet, wurde das MTS im Jahr 1994 entwickelt und 1995 in Manchester (UK) eingeführt. Es wurde danach in ganz Großbritannien übernommen. Im Jahr 2004 erfolgte die erste Anwendung in Deutschland, 2009 wurde die MTS in Österreich eingeführt (Krey 2017). Aktuell gehen Schätzungen aus dem Jahr 2015 davon aus, dass ca. 25 % aller Notaufnahmen in Deutschland MTS anwenden (Krey 2015). Die Algorithmen sind symptomorientiert und werden mittels 50 Beschwerdebildern, den Präsentationsdiagrammen (engl. »presentational flowcharts«), dem Patienten initial zugeordnet (Mackway-Jones et al.). Beispiele für Präsentationsdiagramme sind zum Beispiel »Abdominelle Schmerzen beim Erwachsenen«, »Kopfschmerzen«, »Extremitätenprobleme«. Im zweiten Schritt erfolgt die Dringlichkeitseinteilung. Diese basiert auf generellen und spezifischen

Indikatoren (engl. »discriminators«), die je nach Diagramm variieren. Insgesamt sind rund 200 Indikatoren, in die Beschwerdebilder eingearbeitet. Es wird bei der Ersteinschätzung mit der höchsten Dringlichkeit begonnen und Indikator für Indikator abgefragt, mit dem ersten zutreffenden Indikator ist die Triage beendet und die Dringlichkeit festgelegt. Reliabilität und Validität des MTS wurden vielfach untersucht. Eine Meta-Analyse von Parenti et al. (2014), die zwölf Studien aus Australien (2), den Niederlanden (8), Portugal (1) und Schweden (1) aus den Jahren 1999–2011 zur Untersuchung von Sicherheit, Validität und Reliabilität einschließt, kommt zu dem Schluss, dass in vielen Studien eine hohe Rate der Untertriagierung vorliegt. Im Kontext der deutschen Patientenversorgung wurden für die deutschsprachige, modifizierte Form des MTS in einer Studie an über 45.000 Patienten jedoch gute bis sehr gute Werte für Reliabilität und Validität berichtet (Gräff 2014). Die vierte Version der MTS ist seit März 2018 für den deutschsprachigen Raum erhältlich.

Modifizierte MTS-Triage im Klinikum Frankfurt (Oder)

Innerklinisch haben sich bundesweit überwiegend zwei Systeme etabliert: zum einem der ESI und zum anderen das MTS. Das Klinikum Frankfurt (Oder) hatte sich 2009 für die Manchester-Triage entschieden. Um jedoch das Beste aus beiden Welten zu kombinieren, wurde zusätzlich zu jedem Beschwerdebild ein Behandlungspfad addiert, der die standard operating procederes (SOPs) der ZNA abbildet. Die Behandlungspfade beinhalten einzelne Erkrankungen wie z. B. ACS, Tetanus, etc. wie auch die dazugehörigen Verweise in die Handlungsanweisungen und Hinweise auf die benötigten Ressourcen. Zusätzlich sind die Pfade noch untereinander verknüpft, was die Flexibilität deutlich erhöht (▶ Abb. 2.5).

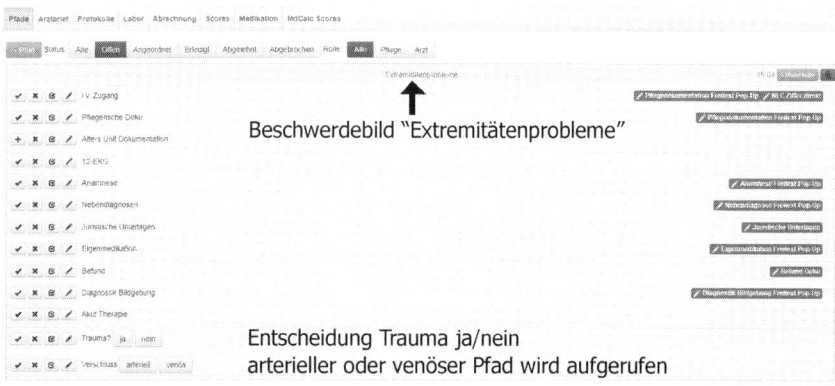

Abb. 2.5: Beschwerdebilder der MTS mit Behandlungspfad für die Ressourcen kombiniert

So erhalten alle Mitarbeitenden in der Notaufnahme einen roten Faden, was diagnostisch und differentialdiagnostisch zu beachten ist und bekommen therapeutische Handlungsempfehlungen mit, welche ebenso das Risiko minimieren. Des

Weiteren können erledigte, nicht erledigte oder angeordnete Schritte gefiltert angezeigt werden, um weder Untersuchungsschritte auszulassen noch Doppeluntersuchungen durchzuführen. Im Klinikum Frankfurt (Oder) werden monatlich randomisiert 2 % aller Behandlungsfälle durch zwei benannte pflegerische Ersteinschätzungs-Beauftragte auf Validität und vollständige Dokumentation evaluiert. Zusätzlich erfolgt ärztlicherseits jährlich eine Auswertung von 2.500 Patienten (Fallzahl eines Monats), inwieweit die Triage durch die Pflegekräfte mit dem ärztlichen Untersuchungsbefund sowie der Aufnahmediagnose und der daraus resultierenden klinischen Behandlungsdringlichkeit korrelierte. Die Auswertung 2017 ergab unter Kombination von MTS/Behandlungspfad (Ressource und Differentialdiagnose) mit Einbeziehung der Vitalparameter, eine Sensitivität von 96 % sowie eine Spezifität von 99 %.

Teamtriage

Die bisher genannten Triagesysteme zielen auf eine möglichst treffsichere Ersteinschätzung durch nicht-ärztliches Personal ein, allerdings existiert seit einiger Zeit auch ein hierzu gegensätzliches Konzept der sogenannten »Teamtriage«. Ziel ist hierbei nicht die Verkürzung von Wartezeit, sondern auch die allgemeine Beschleunigung der Arbeitsprozesse. Hier handelt es sich um die Idee in einem interdisziplinären Team mit notfallmedizinisch erfahrenen Teammitgliedern den Patienten einzuschätzen, um durch frühzeitige Disposition die für den Patienten angemessenen Untersuchungen zu disponieren und Nachwuchskräften im Team durch frühzeitige fachärztliche Bestätigung des Vorgehens eine sichere und qualitativ hochwertige klinische Versorgung zu ermöglichen. So sieht das von Hogan et al. (2009) präsentierte »First-View-Konzept« für alle Patienten einen fachärztlichen Kontakt binnen 15 Minuten ab Eintreffen in der Notaufnahme vor und stellt somit, wie im Kapitel 2.3.2 im Zusammenhang mit dem Verlust kritischer Infrastruktur beschrieben, die höchste ärztliche Kompetenz an den Beginn des Behandlungsverlaufs. In bisherigen Untersuchungen zu einer ärztlich geführten Triage konnte sowohl unter Verwendung von ATS (Richardson 2004), ESI (Lauks 2016) als auch MTS (Burström 2012, Hogan 2012) bei ärztlich geführter Triage eine Verkürzung der Wartezeit und die aus Sicht des klinischen Risikomanagements relevante Rate der Patienten gesenkt werden, die ohne Arztkontakt die Notaufnahme wieder verließen (left without being seen: LWBS), insbesondere dann, wenn die Triage von erfahrenem ärztlichen Personal geleitet wurde (Burström 2012). Ebenso konnte die Qualität der Behandlung in einzelnen Studien durch Verkürzung der gesamten Behandlungszeit, geringerer ungeplanter Wiedervorstellungen und der 7- bzw. 30-Tage-Mortalität günstig beeinflusst werden (Burström 2015). Eine Meta-Analyse, die 25 Studien zum sogenannten »senior doctor assessment« im Rahmen der Triage einschloss, konnte die oben genannten Effekte der Wartezeitverkürzung und LWBS bestätigen, zeigte jedoch auch, dass die Rate der adverse events nicht gesenkt werden konnte (Abdulwahid et al. 2016). Das Konzept der fachärztlichen Erstsichtung erscheint sowohl unter dem Aspekt des klinischen Risikomanagements, der Patientenzufriedenheit als auch betriebswirtschaftlichen Aspekten interessant.

Es setzt allerdings ein grundlegendes Umdenken in der Konzeption der Versorgungsprozesse voraus und ist daher potentiell widerstandsbehaftet. Auch ist die fachärztliche Erstsichtung ab einem gewissen Grad des crowdings und damit der Überlastung der Arbeitsprozesse kein probates Mittel mehr gegen die Leistungsverdichtung, kann jedoch durch effizientere Behandlungsabläufe den Grad des tolerierbaren Patientenzustroms und damit den Zeitpunkt der Dekompensation des Systems – ähnlich wie beim Ausfall kritischer Infrastruktur – hinauszögern.

Politische Entwicklungen, Ersteinschätzung und Patientensteuerung

Vom Gesetzgeber wird in zunehmenden Maß die Patientensteuerung mit einer Dringlichkeitseinschätzung in den Fokus genommen. Mit der Neuaufnahme des Absatzes 3b zum § 120 des SGB V durch das Gesetz zur Weiterentwicklung der Gesundheitsversorgung (Gesundheitsversorgungsweiterentwicklungsgesetz, GVWG), veröffentlicht im Bundesanzeiger am 19. Juli 2021 (Bundesgesetzblatt 2022) – erhielt der Gemeinsamen Bundesausschuss (G-BA) den Auftrag für »Vorgaben zur Durchführung einer qualifizierten und standardisierten Ersteinschätzung des medizinischen Versorgungsbedarfs von Hilfesuchenden, die sich zur Behandlung eines Notfalls nach […] an ein Krankenhaus wenden.« Zudem sind erstmals Vorgaben »zur Qualifikation des medizinischen Personals, das die Ersteinschätzung vornimmt, […] zur Einbeziehung ärztlichen Personals bei der Feststellung des Nichtvorliegens eines sofortigen Behandlungsbedarfs, […] zur Form und zum Inhalt des Nachweises der Durchführung der Ersteinschätzung, […] zum Nachweis gegenüber der Terminservicestelle und zur Weiterleitung an Notdienstpraxen […] oder an der vertragsärztlichen Versorgung teilnehmenden Ärzte und medizinischen Versorgungszentren« erteilt worden. Ein bundesweit einheitliches und standardisiertes Ersteinschätzungssystem ist für die ambulanten Leistungen in den Kliniken geplant. Die Fachgesellschaften DGINA (Deutsche Gesellschaft für Interdisziplinäre Notfallmedizin) und die DIVI (Deutsche Interdisziplinäre Vereinigung für Intensiv- und Notfallmedizin) wendeten sich mit offenen Briefen an das Bundesministerium für Gesundheit (DGINA 2023, DIVI 2023). Die Erstfassung der Ersteinschätzungs-Richtlinie (Beschlussdatum 06.07.2023) (G-BA 2023a) wurde vom Bundesministerium für Gesundheit (BMG) beanstandet [G-BA 2023b], der G-BA klagt gegen die Beanstandung der Aufsicht (G-BA 2023b, 2023c).

Die weitere Entwicklung, die sich daraus ergibt, ist die intersektorale Ersteinschätzung, die den Patienten zusätzlich in die Sektoren zuweisen soll.

Telefontriage Telefonische Ersteinschätzung, intersektorale Ersteinschätzung

Mit dem vom Innovationsfond geförderten DEMAND-Projekt (Förderkennzeichen 01VSF17019). kam ein softwarebasiertes Instrument (SmED) (von Stillfried 2019) zur Ersteinschätzung von Patienten mit einem akuten Beratungs- und Behandlungsbedürfnis in Erprobung. Dieses basiert auf einem in der Schweiz genutzten Verfahren, das vom aQua-Institut und dem Zentralinstitut für die kassenärztliche Versorgung in der Bundesrepublik Deutschland (Zi) unter der Bezeichnung SmED (Strukturierte medizinische Ersteinschätzung in Deutschland) für den Einsatz in Deutschland evaluiert und angepasst werden soll. Ab 2019 wurde das neue Ersteinschätzungsverfahren an 18 Standorten und 11 KV-Regionen in zehn Bundesländern evaluiert, und zwar an den Einsatzzentralen der Kassenärztlichen Vereinigungen 116117 und an der Schnittstelle »Gemeinsamer Tresen« zwischen Notdienstpraxen am Krankenhaus und Notaufnahmen (Zi 2018). Patienten, die unter der Telefonnummer »116 117« Hilfe suchen, werden softwareunterstützt befragt, um ihre Beschwerden einzuschätzen. Mithilfe der Software werden analytische Empfehlungen dazu gegeben, ob tatsächlich eine Notaufnahme aufgesucht werden muss oder eine andere Versorgung, beispielsweise durch einen Haus- oder Facharzt bzw. Selbsthilfe, anzuraten ist. Die webbasierte Software setzt sich aus einer Dringlichkeitseinstufung und Patientenzuweisung in die Sektoren zusammen und ist für den ambulanten Niedrigrisiko-Patienten konstruiert (aktuell gibt es drei verschiedene Versionen). Seit dem 01.01.2021 findet diese bundesweit vom Bereitschaftsdienst der KV Anwendung. Die zentralen Ergebnisse wurden am 28.04. 2022 im Abschlusssymposium vorgestellt, zum Zeitpunkt der Kapitelerstellung liegt der Abschlussbericht noch nicht vor (Zi o.J.). Der Fokus der Notaufnahmetriage liegt jedoch auf dem der Hochrisikopatienten. Inwieweit die Patientensteuerung mit SmED und den bereits etablierten innerklinischen Systemen harmoniert, wenn der Patient bereits in der Notaufnahme steht, wird aktuell durch eine Machbarkeitsstudie »DispoAkut« (DRKS00030293) getestet (G-BA o.J. a, DRKS 2023).

In Österreich startete am 07.04.2017 in den Bundesländern Wien, Niederösterreich und Vorarlberg das Pilotprojekt »Wenn's weh tut! 1450«. Im Jahr 2023 habenPatienten in allen neun Bundesländern Österreichs unter der Telefonnummer 1450 (ohne Vorwahl aus allen Netzen innerhalb Österreichs) eine rund um die Uhr verfügbare telefonische Gesundheitsberatung von diplomierten Gesundheits- und Krankenpflegeperson erhalten. Diese stellt »einen idealen Wegweiser durch das große Angebot an Gesundheitsdienstleistern« dars (BMASGK 2017).

Digitale Assistenzsysteme, elektronische Triagesysteme (ETS)

Die Digitalisierung erhält mit dem Krankenhauszukunftsgesetz (KHZG) vom 03.06.2020, Einzug in die Gesundheitsbranche (BMG, 2020). Mit einem zur Verfügung gestellten Fördervolumen von 4,3 Mrd. Euro für die Krankenhäuser, sind elf Fördertatbestände beschrieben, um eine »digitale Infrastruktur zur besseren internen und sektorenübergreifenden Versorgung« aufzubauen. Mit der Transformation von papierdokumentieren Behandlungsprozessen auf die elektronische Dokumentierung bzw. Entscheidungsfindungen in den unterschiedlichen KIS und NIS entsteht die Möglichkeit die Triage mittels KI bzw. Machine Learning (weiter) zu entwickeln und zu prüfen. Computergestützte klinische Entscheidungssysteme (CDSS) werden eingesetzt, um Kliniker in ihren komplexen Entscheidungsprozessen zu unterstützen sowie Über- und vor allem Untertriage zu minimieren (Raita et al. 2019). Sie beeinflussen die Triagegenauigkeit, verbessern das Screening auf

Mangelernährung, die Dokumentation (Thompson et al. 2023), die Schmerzbeurteilung (Bennett und Hardiker 2016) und geben eine Vorhersage über die mögliche Allokation und Ressourcennutzung (Dugas et al. 2016).

Das vom Innovationsausschuss geförderte Projekt OPTINOFA (Optimierung der Notfallversorgung durch strukturierte Ersteinschätzung mittels intelligenter Assistenzsysteme, FKZ 01NVF17035) verfolgt das Ziel, durch eine strukturierte Ersteinschätzung der Behandlungsdringlichkeit mittels intelligenter Assistenzdienste, eine bedarfsgerechte Steuerung von Notfallpatienten in der ambulanten und stationären Behandlung in der Notaufnahme einzuführen. Dieses ebenso fünfstufige Triageinstrument nimmt eine Ersteinschätzung und Patientensteuerung vor. Im Projekt wird überprüft, ob durch die neue Versorgungsform der Anteil der ambulanten Notfallbehandlungen reduziert werden kann. Darüber hinaus werden die mittleren Kosten aller Patienten mit Erstkontakt in der Notaufnahme und Prozess- und Qualitätsindikatoren der Notaufnahme wie beispielsweise Wartezeiten und Verweildauer in der Notaufnahme untersucht (G-BA o. J. b). Für die Ersteinschätzung und Versorgungsstufenzuweisung wurden auf Basis der MTS und ESI, aktuellen Leitlinien sowie einer systematischen Literaturrecherche neue Notfallalgorithmen entwickelt; diese werden webbasiert den Anwendern zur Verfügung gestellt (Nyoungui 2019). Zum Zeitpunkt der Erstellung des Buchkapitels wird gerade der Abschlussbericht der Forschungsgruppe (www.optinofa.de) erstellt.

Basierend auf den aktuellen Erkenntnissen und Erfahrungen zur Anwendung von Triagesystemen in Notfallaufnahmen, hat die DGINA 2018 ein Positionspapier mit den folgenden fünf Forderungen erarbeitet (Pin et al. 2018):

Positionspapier zur Ersteinschätzung in integrierten Notfallzentren:

1. Eine strukturierte, zuverlässig anwendbare und wissenschaftlich validierte Ersteinschätzung ist in Notaufnahmen/Notfallzentren unerlässlich für die Gewährleistung einer hohen Patientensicherheit.
2. Die Anforderungen an die Ersteinschätzung in Notfallkrankenhäusern mit KV-Notdienstpraxen bzw. integrierten Notfallzentren müssen den gleichen Grundsätzen wie an Notfallkrankenhäusern ohne Beteiligung niedergelassener Ärzte erfolgen.
3. Die strukturierte Ersteinschätzung muss sektorenunabhängig unmittelbar, spätestens aber zehn Minuten nach Eintreffen des Patienten in der Notaufnahme/im Notfallzentrum des Krankenhauses erfolgen. Die vorgegebenen Wartezeiten bis zum ersten Arztkontakt sind einzuhalten und zu dokumentieren. Hierzu ist eine ausreichende pflegerische und ärztliche Personalausstattung vorzuhalten.
4. Eine Ersteinschätzung ist nicht gleich Patientenzuweisung. Die Weiterleitung von Notfallpatienten in einen anderen Versorgungssektor außerhalb der Krankenhausstrukturen darf nicht alleinig auf Basis der Dringlichkeitseinstufung mittels eines Ersteinschätzungsinstrumentes geschehen.

5. Die Notfallversorgung im Krankenhaus muss unabhängig von den beteiligten Sektoren denselben Qualitätsanforderungen unterliegen, um eine qualitativ hochwertige Patientenversorgung zu gewährleisten.

Bei dem idealen Ablauf der Ersteinschätzung in integrierten Notfallzentren, wird bei allen Patienten die medizinische Dringlichkeit mit einem strukturierten und validierten Ersteinschätzungssystem ermittelt. Sofern bei Niedrigrisiko-Patienten keine klare Indikation zur stationären Aufnahme vorliegt und die strukturellen und fachlichen Ressourcen zu Diagnostik und Behandlung gegeben sind, können diese Patienten dann auch in einem Niedrig-Risikobereich z. B. durch einen Arzt der Kassenärztlichen Vereinigung behandelt werden, andernfalls ist eine primäre Versorgung durch eine Zentrale Notaufnahme indiziert.

Fazit

Der Zweck der Ersteinschätzung ist die Festlegung der Behandlungspriorität. Aus Sicht des Risikomanagements gilt es – insbesondere bei Overcrowding – die kritisch Erkrankten/Verletzten zügig und zielsicher zu identifizieren und den Ressourcen zu zuordnen. Hierzu ist ein Verfahren zu wählen, dass die oben genannten Qualitätskriterien, vor allem in Bezug auf Sicherheit durch Vermeidung von Untertriage, bestmöglich erfüllt und das maßgeschneidert in den Behandlungsablauf der Notaufnahme integriert wird. Dabei sind an alle Verfahren, unabhängig davon, wo diese durchgeführt werden oder über welche technischen Hilfsmittel eine Einschätzung ggf. auch aus der Ferne erfolgt, aus Sicht der Patientensicherheit die gleichen Qualitätsmaßstäbe anzulegen. Ob alle innovativen Konzepte diese Standards erfüllen können, sollte die entsprechende Begleitforschung aufzeigen.

Künstliche Intelligenz hat in unserem Alltag Einzug erhalten. Mit Vorfreude blicken wir darauf, wie uns zukünftig digitale Assistenzsysteme (Fernandes et al. 2020; Schacher et al. 2021) zur Risikoevaluierung und -minimierung bei der Ersteinschätzung und Patientensteuerung unterstützen werden.

Literatur zu Kap. 2.1.3

Abdulwahid, M.A., Booth, A., Kuczawski, M., Mason, S.M. (2016): The impact of senior doctor assessment at triage on emergency department performance measures: systematic review and meta-analysis of comparative studies. Emerg Med J. 33:504–13.

Australasian College for Emergency Medicine (ACEM) (2016): Guidelines on the implementation of the Australasian Triage Scale in Emergency Departments, V04. (https://acem. org.au/getmedia/51dc74f7-9ff0-42ce-872a-0437f3db640a/G24_04_Guidelines_on_Imple mentation_of_ATS_Jul-16.aspx, Zugriff 06.09.2018).

Bergs, J., Verelst, S., Gillet, J.B., Vandijck, D. (2014): Evaluating implementation of the emergency severity index in a Belgian hospital. J Emerg Nurs. ;40: 592–597.

Bennett, P., & Hardiker, N. (2016). A quantitative study investigating the effects of computerised clinical decision support in the Emergency Department. In *Nursing Informatics 2016 – eHealth for All: Every Level Collaboration – From Project to Realization* (pp. 53–57). (Studies in Health Technology and Informatics; Vol. 225). IOS Press. https://doi.org/1 0.3233/978-1-61499-658-3-53

Bernstein SL, Aronsky D, Duseja R, Epstein S, Handel D, Hwang U, u. a. The effect of emergency department crowding on clinically oriented outcomes. Acad Emerg Med. 2009;16(1): 1–10.

Bundesgesetzblatt BGBl (2022). Bundesanzeiger Verlag. 2022, Bundesanzeiger Verlag GmbH. (https://www.bgbl.de/xaver/bgbl/start.xav?startbk=Bundesanzeiger_BGBl&start=%2F%2F%2A%5B%40attr_id=%27bgbl121s2754.pdf%27%5D#__bgbl__%2F%2F*%5B%40attr_id%3D%27bgbl121s2754.pdf%27%5D__1699137402375, Zugriff: 08.11.2023).

Bundesministerium für Arbeit, Soziales, Gesundheit und Konsumentenschutz (BMASGK) (2017): Wenn's weh tut 1450. Die Nummer zu Ihrer telefonischen Gesundheitsberatung. (http://www.1450.at/1450-die-gesundheitsnummer/, Zugriff 07.09.2018).

Bundesministerium für Gesundheit (BMG) (2020). Gesetz für ein Zukunftsprogramm Krankenhäuser (Krankenhauszukunftsgesetz-KHZG). (https://www.bundesgesundheitsministerium.de/fileadmin/Dateien/3_Downloads/Gesetze_und_Verordnungen/GuV/K/bgbl1_S.2208_KHZG_28.10.20.pdf, Zugriff 08.11.2023).

Burström L, Engström ML, Castrén M, Wiklund T, Enlund M. (2015): Improved quality and efficiency after the introduction of physician-led team triage in an emergency department. Ups J Med Sci. 121: 38–44.

Burström, L., Nordberg, M., Ornung, G., Castrén, M., Wiklund, T., Engström, M.L., Enlund, M. (2012): Physician-led team triage based on lean principles may be superior for efficiency and quality? A comparison of three emergency departments with different triage models. Scand J Trauma Resusc Emerg Med. 20:57.

Buschhorn, H.M., Strout, T.D., Sholl, J.M., Baumann, M.R. (2013): Emergency medical services triage using the emergency severity index: is it reliable and valid? J Emerg Nurs. ;39: e55–63.

Carter, E.J., Pouch, S.M., Larson, E.L. (2014): The Relationship Between Emergency Department Crowding and Patient Outcomes: A Systematic Review. J Nurs Scholarsh. 46:106–115.

Choi, M., Kim, J., Choi, H., Lee, J., Shin, S., Kim, D., Ro, Y. (2009): Reliability of Emergency Severity Index Version 4. Ann Emerg Med; 54: S. 95–96.

Christ, M., Grossmann, F., Winter, D., Bingisser, R., Platz, E. (2010): Triage in der Notaufnahme Moderne, evidenzbasierte Ersteinschätzung der Behandlungsdringlichkeit. Dtsch Arztebl Int 107: 892–898.

Department of Health (2013): Emergency Triage Education Kit Workbook. (http://www.health.gov.au/internet/main/publishing.nsf/Content/387970CE723E2BD8CA257BF0001DC49F/$File/Triage%20Workbook.pdf, Zugriff 06.09.2018).

Deutsche Gesellschaft Interdisziplinäre Notfall- und Akutmedizin e.V. (DGINA) (2023): Stellungnahme der DGINA zur Richtlinie des Gemeinsamen Bundesausschusses zur Ersteinschätzung des Versorgungsbedarfs in der Notfallversorgung gemäß §120 Absatz 3b SGB V (https://www.dgina.de/images/sn_dgina_gba072023.pdf, Zugriff 08.11.2023).

Deutsche Interdisziplinäre Vereinigung für Intensiv- und Notfallmedizin (DIVI) (2023): Offener Brief der Deutschen Interdisziplinären Vereinigung für Intensivund Notfallmedizin (DIVI) als Reaktion auf den »G-BA-Beschluss über eine Erstfassung der Richtlinie zur Ersteinschätzung des Versorgungsbedarfs in der Notfallversorgung gemäß § 120 Absatz 3b SGB V (ErsteinschätzungsRichtlinie) vom 06.07.2023 (https://www.divi.de/joomlatools-files/docman-files/pressemeldungen-nach-themen/notfallversorgung-in-deutschland/23 0725_DIVI_offener-Brief_Ersteinscha%CC%88tzung%20Notaufnahmen.pdf, Zugriff 08.11.2023).

Deutsches Register Klinischer Studien (DRKS) (2023): Disposition von Akutpatient:innen in die ambulante Versorgung DRKS-ID: DRKS00030293 (https://drks.de/search/de/trial/DRKS00030293, Zugriff 08.11..2023).

Dodt, C., Somasundaram, R. (2011): Notaufnahmen: »Safety first« nur eine Worthülse? Notfall + Rettungsmedizin 14:349–350.

Estey, A., Ness, K., Saunders, L.D., Alibhai, A., Bear, R.A. (2003): Understanding the causes of overcrowding in emergency departments in the Capital Health Region in Alberta: a focus group study. CJEM 2003 5: 87–94.

Fernades, C.B., Tanabe, P., Gilboy, N., Johnson, L.A., McNair, R.S., Rosenau, A.M., Sawchuk, P., Thompson, D.A., Travers, D.A., Bonalumi, N., Suter, R.E. (2005): Five-level-triage: a report from the ACEP/ENA five-level triage task force. J Emerg Nurs 31: 39–50.

Gemeinsamer Bundesausschuss (G-BA) (2018): Beschluss des Gemeinsamen Bundesausschuss (G-BA): Regelungen zu einem gestuften System von Notfallstrukturen in Krankenhäusern gemäß § 136c Absatz 4 SGB V. (https://www.g-ba.de/informationen/beschluesse/3301/, Zugriff 01.09.2018).

Gemeinsamer Bundesausschuss (G-BA) (2023a): Ersteinschätzungs-Richtlinie (https://www.g-ba.de/beschluesse/6078/, Zugriff: 08.11.2023).

Gemeinsamer Bundesausschuss (G-BA) (2023b): Stellungnahme des G-BA zur Beanstandung eines Beschlusses vom 6. Juli 2023: Ersteinschätzungs-Richtlinie (https://www.g-ba.de/downloads/40-268-9822/2023-07-06_Ersteinschaetzungs-RL_Erstfassung_Stellungnahme.pdf, Zugriff am 08.11.2023).

Gemeinsamer Bundesausschuss (G-BA) (2023c): Pressemitteilung Ersteinschätzung in der Notfallversorgung: G-BA klagt gegen Beanstandung der Aufsicht (https://www.g-ba.de/presse/pressemitteilungen-meldungen/1136/, Zugriff am 08.11.2023).

Gemeinsamer Bundesauschuss (o.J. a): DEMAND – Implementierung einer standardisierten Ersteinschätzung als Basis eines Demand Managements in der ambulanten Notfallversorgung Projektbeschreibung (https://innovationsfonds.g-ba.de/projekte/versorgungsforschung/demand-implementierung-einer-standardisierten-ersteinschaetzung-als-basis-eines-demand-managements-in-der-ambulanten-notfallversorgung.136, Zugriff am 08.11.2023).

Gemeinsamer Bundesausschuss (o.J. b): OPTINOFA – Optimierung der Notfallversorgung durch strukturierte Ersteinschätzung mittels intelligenter Assistenzdienste Projektbeschreibung (https://innovationsfonds.g-ba.de/projekte/neue-versorgungsformen/optinofa-optimierung-der-notfallversorgung-durch-strukturierte-ersteinschaetzung-mittels-intelligenter-assistenzdienste.180, Zugriff am 08.11.2023)

Gräff, I., Goldschmidt, B., Glien, P., Bogdanow, M., Fimmers, R., Hoeft, A., Kim. S.C., Grigutsch, D. (2014): The German Version of the Manchester Triage System and its quality criteria–first assessment of validity and reliability. PLoS One. 9:e88995.

Grossmann, F.F., Delport, K., Keller, D.l. (2009): Emergency Severity Index. Deutsche Übersetzung eines validen Triageinstruments. Notfall + Rettungsmedizin 12: 290–292.

Grossmann, F.F., Nickel, C.H., Christ, M., Schneider, K., Spirig, R., Bingisser, R. (2011): Transporting clinical tools to new settings: cultural adaptation and validation of the Emergency Severity Index in German. Ann Emerg Med; 57:257–264.

Gujer, D.G. (2013): Klinische Alarmzeichen, Red Flags, für die notfallmässige Telefonkonsultation. Inaugural-Dissertation zur Erlangung der Doktorwürde der Humanmedizin der Medizinischen Fakultät der Universität Bern. (https://boris.unibe.ch/51753/1/Gujer_Red Flags_Dissertation2013.pdf, Zugriff 07.09.2018).

Haji Loueian, E., Lange, D.R., Borde, T., David, M., Babitsch, B. (2012): Werden klinische Notfallambulanzen angemessen genutzt? Ergebnisse einer kombinierten Patientenbefragung und Erste-Hilfe-Schein-Analyse in Berlin. Notfall + Rettungsmedizin 15:683–689.

Hilt, H. (2013): Triage in der Notaufnahme: Qual oder Qualität. Trauma und Berufskrankheit. 15:164–169.

Hogan, B., Rasche, C., von Reinersdorff, A.B. (2012): The First View Concept: introduction of industrial flow techniques into emergency medicine organization. Eur J Emerg Med. 19:136–9.

Hogan, B., Singh, M., Rasche, C. (2009): Höchstens 15 Minuten Wartezeit. Das »First-View-Konzept« als medizinisches Managementparadigma zur Prozessoptimierung. KU Gesundheitsmanagement. 10:42–46.

Jordi, K., Grossmann, F., Gaddis, G.M., Cignacco, E., Denhaerynck, K., Schwendimann, R., Nickel, C.H. (2015): Scandinavian Journal of Trauma, Resuscitation and Emergency Medicine 23:62.

Krey, J. (2015): Verbreitung des Manchester-Triage-Systems. Manchester Triage in Deutschland (https://www.ersteinschaetzung.de/content/verbreitung-des-manchester-triage-systems, Zugriff 06.09.2018).

Lackner, C.K., Burghofer, K. (2017): Zahlen, Daten, Fakten – Zentrale Notaufnahmen in Deutschland. In: Moecke, H., Lackner, C.K., Dormann, H., Gries A. (Hrsg.): Das ZNA-Buch, 2. Auflage, MWV: Berlin.

Lauks, J., Mramor, B., Baumgartl, K., Maier, H., Nickel, C.H., Bingisser, R. (2016): Medical Team Evaluation: Effect on Emergency Department Waiting Time and Length of Stay. PLoS ONE 11(4): e0154372.

Löber, N., Kranz, G., Berger, R., Gratopp, A., Jürgensen, J.S. (2018): Inanspruchnahme einer pädiatrischen Notaufnahme. Notfall + Rettungsmedizin 2018; https://doi.org/10.1007/s1 0049-018-0462-3.

Mackway-Jones, K.M., Mardsen, J., Windle, J. (2011): Ersteinschätzung in der Notaufnahme: Das Manchester-Triage-System, 3. Auflage, Hogrefe: Göttingen.

Meer, A., Simonin, C., Trapp, A., Niemann, S., Abel, T. (2003): Einfluss der medizinischen computerassistierten Telefontriage auf das Patientenverhalten: erste Erfahrungen in der Schweiz. Schweizerische Ärztezeitung 83:2160–2165.

Mirhaghi, A., Ebrahimi, M. (2017): The Australasian Triage Scale Level 5 Criteria May Need to Be Revised; a Commentary. Emergency. 5: e50.

Nyoungui E, Mercier L, Esslinger K et al. (2019) OPTINOFA – Entwicklung eines intelligenten Assistenzdienstes zur strukturierten Ersteinschätzung von Behandlungsdringlichkeit und Versorgungsstufe in der Notaufnahme. Notfall+ Rettungsmedizin;22 (Suppl. 1): S1–S17. doi:10.1007/s10049–019–00645-y.

Parenti, N., Reggiani, M.L., Iannone, P., Percudani, D., Dowding, D. (2014): A systematic review on the validity and reliability of an emergency department triage scale, the Manchester Triage System. International journal of nursing studies 51:1062–1069.

Pigorow, N. (1864): Grundzüge der allgemeinen Kriegschirurgie. Leipzig: Verlag von F.C.W. Vogel.

Pin, M., Dodt, C., Somasundaram, R., Gräff, I., Dormann, H., Dietz-Wittstock, M., Wrede, C.E, Deutsche Gesellschaft Interdisziplinäre Notfall- und Akutmedizin (DGINA) (2018): Positionspapier zur Ersteinschätzung in Integrierten Notfallzentren. Notfall + Rettungsmedizin. (https://doi.org/10.1007/s10049-018-0479-7, Zugriff 06.09.2018).

Pines, J.M., Hilton, J.A., Weber, E.J., Alkemade, A.J., Al Shabanah, H., Anderson, P.D., Bernhard, M., Bertini, A., Gries, A., Ferrandiz, S., Kumar, V.A., Harjola, V.P., Hogan, B., Madsen, B., Mason, S., Ohlén, G., Rainer, T., Rathlev, N., Revue, E., Richardson, D., Sattarian, M., Schull, M.J. (2011): International perspectives on emergency department crowding. Acad Emerg Med 18:1358–1370.

Raita, Y., Goto, T., Faridi, M.K. et al. (2019) Emergency department triage prediction of clinical outcomes using machine learning models. Crit Care 23, 64. https://doi.org/10.1186/s13054-019-2351-7.

Richardson, J.R., Braitberg, G., Yeoh, M.J. (2004): Multidisciplinary assessment at triage: a new way forward. Emerg Med Australas. 16:41–46.

Rotondo, M., Cribari, C., Smith, R. (2014): Resources for optimal care of the injured patient. American College of Surgeons Committee on Trauma, Chicago. (https://www.facs.org/~/media/files/quality%20programs/trauma/vrc%20resources/resources%20for%20optimal %20care.ashx, Zugriff 06.09.2018).

Sachverständigenrat zur Begutachtung der Entwicklung im Gesundheitswesen (SVR) (2018): Bedarfsgerechte Steuerung der Gesundheitsversorgung. Gutachten 2018. Kapitel 14: Sektorenübergreifende Ausgestaltung der Notfallversorgung. (https://www.svr-gesundheit.de/fileadmin/user_upload/Gutachten/2018/SVR-Gutachten_2018_WEBSEITE.pdf, Zugriff 07.09.2018).

Schacher, S., Kuehl, M. & Gräff, I. (2021). Some machine's doin' that for you* – elektronische Triagesysteme in der Notaufnahme. Notfall + Rettungsmedizin, 26(5), 331–338. https://doi.org/10.1007/s10049-021-00874-0.

Scherer, M., Lühmann, D., Kazek, A., Hansen, H., Schäfer, I. (2017): Patients attending emergency departments—a cross-sectional study of subjectively perceived treatment urgency and motivation for attending. Dtsch Arztebl Int 114: 645–652.

Searle, J., Muller, R., Slagman, A., Schäfer, C., Lindner, T., Somasundaram, R, Frei, U., Möckel, M. (2015): Überfüllung der Notaufnahmen: Gründe und populationsbezogene Einflussfaktoren. Notfall + Rettungsmedizin. 2015;18: 306–15.

Singer, A.J., Thode, H.C., Viccellio, P., Pines, J.M. (2011): The association between length of emergency department boarding and mortality. Acad Emerg Med. 18: 1324–1329.

Somasundaram, R., Geissler, A., Leidel, B.A., Wrede, C.E. (2018): Beweggründe für die Inanspruchnahme von Notaufnahmen – Ergebnisse einer Patientenbefragung. Gesundheitswesen; 80: 621–627.

Somasundaram, R., Ale Abaei, A., Koch, M. (2009): Triage in zentralen Notaufnahmen Mode oder Notwendigkeit? Notfall + Rettungsmedizin 12: 250–255.

Sprivulis P, Da Silva J, Jacobs I, Frazer A, Jelinek G (2006): The association between hospital overcrowding and mortality among patients admitted via Western Australian emergency departments. Med J Aust. 2006;184(5):208–12.

Stetler, C.B., Damschroder, L.J., Helfrich, C.D., Hagedorn, H.J. (2011): A Guide for applying a revised version of the PARIHS framework for implementation. Implementation Science;6:99.

Tanabe, P., Gimbel, R., Yarnold, P.R., Kyriacou, D.N., Adams, J.G. (2004): Reliability and validity of scores on The Emergency Severity Index version 3. Acad Emerg Med. 11:59–65.

Van den Heede, K., Van de Voorde, C. (2016): Interventions to reduce emergency department utilisation: A review of reviews. Health Policy. 120:1337–1349.

Waydhas, C. (2017): Grenzen und Herausforderungen der Triage in der Notfall- und Rettungsmedizin. Notfall + Rettungsmedizin. 20:574–578.

Zentralinstitut für die kassenärztliche Versorgung in der Bundesrepublik Deutschland (Zi) (2018): Implementierung einer standardisierten Ersteinschätzung als Basis eines Demand Managements in der ambulanten Notfallversorgung (DEMAND) (https://www.zi.de/filead min/images/content/Veranstaltungen/PK_2018-06-25/PK_SmED_2018-06-25_DEMAND_ Projektbeschreibung.pdf, Zugriff 06.09.2018).

Zentralinstitut für die kassenärztliche Versorgung in der Bundesrepublik Deutschland (Zi) (o.J.): DispoAkut – Echtzeitvermittlung von Akutpatient:innen (https://www.zi.de/the men/medizin/akut-und-notfallversorgung/dispoakut-disposition-von-akutpatientinnen, Zugriff am 08.11.2023).

2.1.4 Nichtverfügbarkeit von Informationen bei Aufnahme

Bernhard Flasch

Die Nichtverfügbarkeit medizinischer Behandlungsinformation bei der Behandlung eines Patienten stellt ein erhebliches Risiko dar, das in einer verzögerten oder falschen Diagnostik oder Therapie münden kann. Insbesondere in Notaufnahmen sind sowohl Auftretenshäufigkeit als auch Auswirkungen auf den Patienten aus verschiedenen Gründen gegenüber anderen Behandlungssettings erhöht. So können dem Patienten durch fehlende Weitergabe lebensbedrohlicher Allergien oder relevanter Nebendiagnosen unmittelbar schwere Gesundheitsschäden zugefügt werden, die bis hin zu vermeidbaren Todesfällen reichen.

Das medizinische Wissen eines Notfallmediziners muss über alle Fachbereiche reichen. Die Kenntnisse müssen innerhalb kürzester Zeit im Notfall angewendet werden. Somit sind die Humanfaktoren im Bereich der Notfallmedizin noch wichtiger als in anderen medizinischen Bereichen, da die Einsätze vorher weder geplant noch vorbereitet werden können (Koppenberg 2016). Eine Notaufnahme hat im Gegenzug zu anderen Stationen eines Krankenhauses mit atypischen Bedingungen umzugehen. So ist die Herausforderung einer Notaufnahme die Versorgung von nicht planbaren Notfällen, die zu jeder Tages- und Nachtzeit zu erfolgen hat, sowie bei jedem Wetter (Koppenberg 2016). Die Abläufe der Patientenbehandlung lassen sich meist nicht standardisiert wie aus dem Lehrbuch durchführen, zusätzlich sind sie auch nicht immer unter Kontrolle. Notfallteams müssen vielmehr kurzfristige und unvorhersehbare risikoreiche Situationen unter Zeitdruck bewältigen (Henninger 2016). Es müssen selten durchgeführte Therapieentscheidungen getroffen werden. Zusätzlich wird in immer neu zusammengewürfelten Teams gearbeitet, was nicht immer unbedingt einen Nachteil mit sich bringt. Denn eingespielte Teams können schnell in Routine verfallen (Koppenberg 2016). Die Notaufnahme gehört damit zu den komplexesten und anspruchsvollsten Handlungsfeldern in der medizinischen Versorgungskette. Hinsichtlich der in Kapitel 1.6.3 genannten Kriterien für risikobehaftete Prozesse erfüllt die notfallmäßige Aufnahme eines Patienten somit alle genannten Kriterien eines Hochrisikoprozesses.

Die Nichtverfügbarkeit notwendiger Informationen für eine sichere Patientenbehandlung stellt ein Querschnittsrisiko dar, das zu anderen in diesem Buch genannten Risiken eine enge Verbindung und wechselseitige Abhängigkeit aufweist. Im Folgenden sollen die wesentlichen fünf Konstellationen für die Nichtverfügbarkeit von Informationen bei Notaufnahme eines Patienten, deren Ursachen und mögliche Lösungsansätze diskutiert werden. Hierbei wird die Konstellation einer dem Patienten und allen Behandelnden bislang unbekannten Information (z.B. Erstmanifestation einer bislang unbekannten Allergie) aufgrund fehlender Einflussmöglichkeiten ausgeklammert.

Folgende Fallkonstellationen sollen dagegen diskutiert werden:

1. Die Information ist dem Patienten bekannt, die Informationsübertragung funktioniert jedoch nicht.
2. Die Information ist dem einweisenden Arzt bekannt, die (analoge oder digitale) Informationsübertragung funktioniert nicht nicht.
3. Die Information ist dem Rettungsdienst bekannt, die Informationsübertragung funktioniert jedoch nicht.
4. Die Information ist der behandelnden Einrichtung bekannt und verfügbar, jedoch wird sie nicht berücksichtigt.
5. Die Informationsübertragung ist der behandelnden Einrichtung bekannt, jedoch ist sie nicht abrufbar

Fallkonstellation 1:
Die Information ist dem Patienten bekannt, die Informationsübertragung funktioniert jedoch nicht.

Die Notaufnahme eines Patienten stellt für ihn und seine Angehörigen häufig eine psychische Ausnahmesituation dar. Aufgrund der Einweisung durch den Rettungsdienst, ggf. unter Nutzung von Sonderrechten, der ungewohnten Umgebung mit einer Fülle unbekannter optischer und akustischer Reize, den zeitkritischen Prozessen, die teilweise eine für den Patienten ungewohnte Interaktion mit medizinischem Personal verursachen, und der Ungewissheit und Sorge, ob der eigenen Gesundheit, sind die Wahrnehmung und die Gedächtnisleistung des Patienten verständlicherweise stark beeinträchtigt.

Durch den beim Patienten erhöhten Stresslevel steigt dessen Anfälligkeit für Fehler in Form von Unterlassen der Weitergabe von Informationen, Erinnerungslücken oder spontan fehlerhaften Antworten auf explizite Fragen (Stiell 2003). Dies entspricht der allgemein steigenden Fehlerrate unter zeitkritischen, stressbehafteten Situationen, wie sie aus der Fehlerforschung bekannt ist (Park 1997).

Trifft der bezüglich Fehlauskünften und Informationsverlusten anfällige Patient nun auf ein fehlerbegünstigendes Setting, beispielsweise in Form zusätzlicher vermeidbarer Stressoren wie unnötiger optischer oder akustischer Reize, einer Intensivierung des Zeitdrucks oder einer Vielzahl (ggf. medizinisch irrelevanter Fragen) vor der eigentlichen Anamnese, steigt mithin das Risiko eines Informationsverlustes in der Interaktion zwischen Patienten und Behandelnden. Ebenso können Situationen, die die Intimsphäre des Patienten verletzen (Anamnese auf dem Flur vor anderen Patienten oder in Gegenwart von Angehörigen) zum bewussten Verschweigen notwendiger Informationen führen. Sprach- und/oder Kulturbarrieren können diese Risiken noch zusätzlich steigern. Ebenso können überbordende Anamneseformulare, die alle Eventualitäten erfassen wollen, sowohl die Compliance der Behandelnden als auch die eingeschränkten kommunikativen Ressourcen des Patienten überfordern. Somit haben die Rahmenbedingungen der Anamneseerhebung beim kontaktfähigen, kooperativen Patienten einen entscheidenden Einfluss auf das Risiko der Nichtverfügbarkeit von Informationen. Hierbei sind sowohl die Anamneseerhebung in möglichst stressfreiem Umfeld als auch die Fokussierung auf primär medizinisch relevante Fragen anzustreben.

Neben der Eigenanamnese ist die Fremdanamnese in der Notaufnahme oft von entscheidender Bedeutung. Unkooperative, eingeschränkt bzw. nicht kontaktfähige Patienten stellen in der Notaufnahmesituation eine Herausforderung dar. Neben den weiter unten aufgeführten Fremdanamnesen durch medizinisch qualifizierte Akteure, kommt somit auch der Fremdanamnese durch Angehörige eine entscheidende Bedeutung zu. Auch für die Interaktion zwischen Angehörigen und Behandelnden gelten die oben genannte erhöhte Fehleranfälligkeit und die daher notwendigen Rahmenbedingungen. Hinzu kommt der eventuell vorhandene oder mutmaßliche Wunsch des Patienten, bestimmte oder alle Informationen zum Gesundheitszustand des Patienten vertraulich zu behandeln, was die Anamnese ebenfalls deutlich erschweren und zu Informationsverlust führen kann. Andererseits stellt die Möglichkeit der Verifizierung oder Ergänzung von Patientenaussagen eine wichtige Sicherheitsbarriere dar, die nach Möglichkeit auch genutzt werden sollte.

Zur Unterstützung der Anamnese kommen außerdem Hilfsmittel in Form von Allergie- oder Notfallausweisen in Betracht, die zusätzliche Hinweise auf individuell vorhandene, relevante Risiken des Patienten geben. Ob sich ein im anglo-amerikanischen Raum langsam etablierender Trend der Medical Alert Tattoos

(Kluger 2012) und die damit verbundenen Risiken (Glassy 2012) auch im deutschsprachigen Raum im Zuge der zu beobachtenden zunehmenden Popularität von Tattoos etablieren wird, bleibt jedoch abzuwarten. So gibt es zunehmend Berichte über Patienten, die bekannte Vorerkrankungen bzw. Risiken wie Typ 1 Diabetes oder Allergien an gut sichtbaren Stellen tätowieren lassen, um diese Information auch im Fall einer Bewusstlosigkeit übermitteln zu können.

Fallkonstellation 2:
Die Information ist dem einweisenden Arzt bekannt, die (analoge oder digitale) Informationsübertragung funktioniert nicht.

Ein gewisser Anteil der als Notfall im Krankenhaus aufgenommenen Patienten wird aus dem ambulanten Bereich von niedergelassenen Ärzten oder dem kassenärztlichen Bereitschaftsdienst in die Notaufnahme eines Krankenhauses überwiesen. Während die Krankengeschichte im Rahmen der ambulanten Betreuung oftmals gut bekannt ist, finden sich in den Notfallüberweisungen teilweise nur eine ICD-10 Diagnose oder ein Leitsymptom. Relevante Nebendiagnosen, Allergien oder Komplikationen im Rahmen der bisherigen Behandlung werden auf diese Weise nicht übertragen, Informationsverluste entstehen (Cook 2000, Stiell 2003). Da die Aufnahme häufig außerhalb der Sprechzeiten der ambulanten Behandler stattfindet, sind Rückfragen selbst bei Verdachtsfällen häufig nicht möglich. Ebenso ist die Inanspruchnahme der Notaufnahmen Behandlern im ambulanten Sektor in aller Regel nicht bekannt (Burnett 1996). Eine erneute Erhebung der Krankengeschichte mit dem oben beschriebenen Problem der mangelnden Fokussierung auf relevante Gesundheitsprobleme ist so systembedingt momentan zwangsläufig erforderlich. Sofern in einer Anamnese wichtige Fragen unterbleiben, könnte dies der Patient einerseits wie oben beschrieben übersehen, andererseits sich aber auch in falscher Sicherheit wiegen, in der Annahme, es hätte einen inhaltlichen, sektorenübergreifenden Austausch gegeben oder entsprechende Daten wären auf der Versichertenkarte bzw. in der elektronisches Patientenakte (ePA) hinterlegt.

Zahlreiche, insbesondere multimorbide oder langwierig erkrankte Patienten helfen sich mittlerweile mit selbst erstellten Übersichten ihrer Erkrankungen, Operationen oder Medikationsplänen aus. So riet das Aktionsbündnis Patientensicherheit beispielsweise in der Handlungsempfehlung »Sicher im Krankenhaus« zur Mitnahme einer Medikamentenliste ins Krankenhaus, um Informationsverluste, Versorgungsunterbrechungen oder Wechselwirkungen mit neu anzusetzenden Medikamenten zu vermeiden (APS 2013). Einen ersten systemischen Schritt auf dem Weg zur Reduktion des Risikos der Nichtverfügbarkeit relevanter Gesundheitsinformationen stellt der seit 1. Oktober 2016 nach § 31a SGB V verpflichtende Medikationsplan dar, der bei Verschreibung von mindestens drei Medikamenten zu Lasten der GKV durch einen an der vertragsärztlichen Versorgung teilnehmenden Arzt ausgestellt werden muss. Da zur Einführung des Medikationsplanes die Voraussetzungen der elektronischen Aktualisierung in Apotheken nicht gegeben war, wurde deren Verpflichtung zur Aktualisierung bis zum 31. 12. 2018 auch in manueller Form zugelassen (KBV 2016). Der aus Sicht der Verfügbarkeit von Patientendaten für Notfallversorgung technisch anzustrebenden Einführung einer elektronischen Gesundheitskarte (eGK), stehen massive Bedenken zahlreicher Akteure im Gesundheitswesen bezüglich datenschutzrechtlicher Probleme entgegen. So stößt eine zentrale Speicherung der Daten mit einer elektronischen Gesundheitskarte in der Ärzteschaft aufgrund befürchteten Missbrauchs der Daten auf massiven Widerstand (DÄT 2010), die Lösung eines USB-Sticks mit allen relevanten Daten zum Verbleib beim Patienten wurde basierend auf einem Gutachten des Fraunhofer-Institut für Offene Kommunikationssysteme (FOKUS) als unpraktikabel verworfen (Krüger-Brandt 2009).

Hinsichtlich der auf einer eGK zu speichernden Inhalte wurde in § 291a Abs. 3 SGB V die Unterstützung folgender aus Sicht der Notfallmedizin relevanter Anwendungen eingefordert:

1. medizinische Daten, soweit sie für die Notfallversorgung erforderlich sind,
2. Befunde, Diagnose, Therapieempfehlungen sowie Behandlungsberichten in elektronischer und maschinell verwertbarer Form für eine einrichtungsübergreifende, fallbezogene Kooperation (elektronischer Arztbrief),
3. Daten des Medikationsplans nach § 31a einschließlich Daten zur Prüfung der Arzneimitteltherapiesicherheit,
4. Daten über Befunde, Diagnosen, Therapiemaßnahmen, Behandlungsberichte sowie Impfungen für eine fall- und einrichtungsübergreifende Dokumentation über den Patienten (elektronische Patientenakte),

(...)

5. Erklärungen der Versicherten zur Organ- und Gewebespende,
6. Hinweise der Versicherten auf das Vorhandensein und den Aufbewahrungsort von Erklärungen zur Organ- und Gewebespende sowie
7. Hinweise der Versicherten auf das Vorhandensein und den Aufbewahrungsort von Vorsorgevollmachten oder Patientenverfügungen nach § 1901a des Bürgerlichen Gesetzbuchs.

Das Notfalldatenmanagement wurde im Rahmen des eHealth-Gesetzes als erste Anwendung auf der eGK vorgesehen (Schenkel 2015). Basierend auf des in Tabelle 2.9 dargestellten und durch die Bundesärztekammer erstellten Notfalldatensatzes, wurden in der NFDM-Sprint Studie zur Überprüfung der Gebrauchstauglichkeit nach Erstellung von Notfalldatensätzen im ambulanten und stationären Bereich sowohl die Validität der erstellten Daten als auch die Akzeptanz der beteiligten Akteure evaluiert. Diese bestätigte einerseits den erwarteten Nutzen der Notfalldaten in den evaluierten Versorgungsszenarien, zeigte aber auch den insbesondere im stationären Bereich als relevant bewerteten notwendigen Zusatzaufwand auf, der in der Ressourcenplanung einer Notaufnahme zum Auslesen der Notfalldaten, dem Übertrag in das Krankenhausinformationssystem und der Aktualisierung der Daten auf der eGK berücksichtigt werden muss (Gematik 2017).

Tab. 2.9: Kurzübersicht Datenmodell des Notfalldatensatzes (Schenkel 2015)

Diagnosen	Medikation	Allergien/ Unverträglichkeiten	Implantate	Besondere Hinweise	Zusatzinformationen
Freitext/ICD10 Diagnosesicherheit Seitenlokalisation Diagnosezeitpunkt Diagnoseherkunft	Arzneimittelname Wirkstoff Darreichungsform Stärke Dosierung Einnahmehinweis	Substanz Reaktion	Implantat Datum der Implantation Typenbezeichnung	Schwangerschaft Entbindungstermin Weglaufgefährdung Kommunikationsstörung sonstige Hinweise	Auf Wunsch des Patienten

Ebenso wurde im Rahmen der Erprobung und Evaluation eine Risikoanalyse zur Fachanwendung des Notfalldatenmanagements durchgeführt, die Nutzerwartungen und Risikoerwartungen eines Expertenpanels erhob (IZT 2017) und eine hohe Kongruenz zu den Ergebnissen der NFDM-Sprint-Studie aufweist. Auch wenn die bisherigen Evaluationsergebnisse durchaus vielversprechend sind, bleibt abzuwarten, wann und in welcher Ausprägung der flächendeckende Einsatz von eGKs das Risiko der Nichtverfügbarkeit relevanter medizinischer Informationen in der Notaufnahme minimieren wird.

Seit Herbst 2020 können Versicherte persönliche Gesundheitsdaten, wie beispielsweise Informationen zu Arzneimittelunverträglichkeiten, Allergien und chronischen Erkrankungen, deren Kenntnis bei einer Behandlung im Notfall wichtig sein können, als Notfalldaten digital auf ihrer eGK speichern lassen. Darüber hinaus können in den Notfalldaten auch weitere medizinische Hinweise hinterlegt werden, beispielsweise zu einer aktuellen Schwangerschaft oder zu Implantaten sowie Kontaktdaten zu behandelnden Ärzten sowie zu Personen, zum Beispiel Angehörigen, die im Notfall benachrichtigt werden sollen. Im medizinischen Ernstfall können diese Daten dann von Ärzten auf der eGK ausgelesen werden. Versicherte können diese Notfalldaten ihren behandelnden Ärzten auch im Rahmen der Regelversorgung, außerhalb der akuten Notfallversorgung, zur Verfügung stellen. Sie haben diesen gegenüber auch einen Anspruch auf Erstellung und Aktualisierung der elektronischen Notfalldaten.

Die Nutzung der Notfalldaten ist für die Versicherten freiwillig. Im Unterschied zu den anderen medizinischen Anwendungen der TI, wie beispielsweise der elektronische Medikationsplan (eMP) oder die elektronische Patientenakte (ePA), ist für den Zugriff auf die Notfalldaten keine Eingabe einer persönlichen Identifikationsnummer (PIN) der Versicherten erforderlich. So wird sichergestellt, dass Ärzte in medizinischen Akutfällen, in denen der Versicherte situationsbedingt nicht in der Lage ist, den Zugriff auf die Notfalldaten durch eine PIN-Eingabe freizugeben, dennoch auf die für diese Situation hinterlegten Notfalldaten zugreifen können. Ein Zugriff auf die Notfalldaten ist für Ärzte unter Einsatz ihres elektronischen Heilberufsausweises (eHBA) möglich.

> Für die Notaufnahme bedeutet dies, dass 24/7 ein Arzt einen elektronischen Heilberufeausweis (eHBA) mit sich führen muss, um auf die Daten zugreifen zu können!

Auf Wunsch des Versicherten können neben den Notfalldaten auch persönliche Hinweise auf das Vorliegen einer schriftlichen Erklärung zur Organ- und Gewebespende, einer Patientenverfügung oder auch einer Vorsorgevollmacht und deren Aufbewahrungsort (zum Beispiel »in der linken Schreibtischschublade«) auf der eGK hinterlegt werden. So können Versicherte sicherstellen, dass ihre entsprechenden Erklärungen, soweit erforderlich, besser auffindbar sind.

Im Gegensatz zur eGK in Deutschland, wird in Österreich mit der Einführung der Elektronischen Gesundheitsakte (ELGA) im Jahr 2014 verfolgt. Über das österreichische Gesundheitsportal haben alle Bürger des Landes nach Identifikation per Handysignatur oder Bürgerkarte (ein virtueller Ausweis für die rechtsgültige Unterschrift im Internet) die Möglichkeit, Einsicht in ihre Krankenakte zu nehmen, in der sich die Befunde ihrer Behandler ab dem Zeitpunkt der Teilnahme an ELGA befinden (ELGA GmbH 2018). Ferner befinden in dem Onlineportal verschriebene Arzneimittel, eine Auflistung der Zugangsberechtigen Ärzte und Apotheken, eine Liste der verordneten und in der Apotheke abgegebenen Medikamente sowie der Impfpass. Ein Export der Daten in cda, csv und pdf ist möglich. Zudem wird jeder Zugriff dokumentiert. Sofern die Patienten der Nutzung von ELGA nicht widersprochen oder einzelne Befunde zur Weitergabe gesperrt haben, dürfen gem. § 21 Abs. 2 ELGA-G Ärzte, Zahnärzte, Kranken- und Pflegeanstalten auf die ELGA-Gesundheitsdaten und Apotheken auf die ELGA-Medikationsdaten bei entsprechender Behandlung eines Patienten zugreifen.

Fallkonstellation 3:
Die Information ist dem Rettungsdienst bekannt, die Informationsübertragung funktioniert jedoch nicht.

Das Risiko eines Informationsverlustes wurde inkl. Beschreibung möglicher Präventionsmaßnahmen bereits ausführlich in Kapitel 2.1.2 beschrieben. Abweichend zur Dokumentation und Aktualisierung von Gesundheitsinformationen, die im Rahmen stationärer oder elektiver ambulanter Behandlung erfolgen kann, ist in der präklinischen Notfallversorgung zwar ein Auslesen der Notfalldaten der eGK durch den Notarzt oder nicht-ärztliches Rettungsdienstpersonal denkbar, eine Dokumentation im Sinne der Datenerfassung und Aktualisierung auf einer eGK in absehbarer Zeit, insbesondere aufgrund kurzer Transportwege in Ballungszentren, jedoch keine Option. Somit kommt der mündlichen Übergabe und der priorisierten Notfalldokumentation, wie in Kapitel 2.1.2 ausgeführt, eine erhöhte Bedeutung zu.

Fallkonstellation 4:
Die Information ist der behandelnden Einrichtung bekannt und verfügbar, jedoch wird sie nicht berücksichtigt.

Selbst bei vorliegenden Gesundheitsinformationen vergangener Aufenthalte in der akut behandelnden Einrichtung ist eine Berücksichtigung dieser Daten nicht automatisch garantiert. So kann durch Anlage eines neuen Falls im Krankenhausinformationssystem eine Verknüpfung mit vorherigen Aufenthalten systemisch nicht vorgesehen oder technisch erschwert sein bzw. schlicht vergessen werden. Dies führt dazu, dass Informationen, die der behandelnden Organisation nachweislich vorliegen, nicht berücksichtigt werden, was zu Fehldiagnosen (▶ Kap. 2.2.1) und/ oder Fehlbehandlung führen kann. Erschwert wird dies durch die begründete Annahme des Patienten, alle relevanten Informationen zur eigenen Krankheitsgeschichte lägen bereits vor, aus der heraus eine trügerische Sicherheit entsteht und ein aktiver Hinweis auf bestehende patientenspezifische Besonderheiten bzw. Risiken unterbleibt. Da die Nichtberücksichtigung vorhandener Daten aufgrund der

Dokumentations- und Archivierungspflichten des Krankenhauses einfach nachweisbar sind, ergeben sich hier neben der möglichen Patientenschädigung auch mit hoher Wahrscheinlichkeit aus medikolegaler Sicht negative Konsequenzen. Somit sollten bei Aufnahme eines Patienten aus administrativer Sicht stets eine Überprüfung bisheriger Aufenthalte und eine Verknüpfung mit zurückliegenden Behandlungen erfolgen. Hierbei sollten Einträge besonderer Relevanz (Cave-Einträge) bestenfalls durch automatisierte Abfrage einfach zu übernehmen sein, da bei einem leeren Cave-Feld im neuen Behandlungsfall bei verknüpfter Patientenakte und Cave-Eintrag im alten Behandlungsfall ebenfalls ein hohes Risiko des Informationsverlustes besteht. Eine grundsätzliche, unreflektierte Übernahme solcher Daten ist aus den in Kapitel 2.2.1 dargelegten Gründen abzulehnen, da sie die bewusste Wahrnehmung des Cave-Eintrags reduzieren und sich relevante Gesundheitszustände sowohl zum positiven als auch zum negativen entwickeln können und ggf. auch für den Patienten riskante Überdiagnostik bzw. Übertherapie bedeuten könnten.

Fallkonstellation 5: Die Informationsübertragung ist der behandelnden Einrichtung bekannt, jedoch ist sie ist nicht abrufbar

Ein Sonderfall, der in Fallkonstellation 4 beschriebenen Situation, ist das Szenario, in dem die Existenz von Vorbefunden innerhalb einer Organisation zwar bekannt ist, deren Verfügbarkeit aber aufgrund technischer Gegebenheiten (z.B. Papierakte in der außerhalb der Kernarbeitszeit unzugänglichen Fach-Ambulanz) oder organisatorisch-rechtlicher Vorgaben (z.B. Sperrung der ambulanten Fallakte im Krankenhausinformationssystem für fachfremde Abteilungen) nicht gegeben ist. Bezüglich technischer Gegebenheiten ist die Verfügbarkeit aller in der Organisation erhobenen Behandlungsdaten zur notfallmedizinischen Versorgung durch Umstellung auf IT-basierte Dokumentationssysteme kritisch zu prüfen und bei entsprechend notwendigen zeitlichen, personellen und finanziellen Ressourcen zumindest mittelfristig anzustreben. Hinsichtlich der rechtlichen Vorgaben ist unter Abwägung der Rechtsgüter der Vertraulichkeit von Patientendaten und der Sicherstellung der physischen Integrität des Patienten im medizinischen Notfall unter juristischer und datenschutzrechtlicher Begleitung eine Möglichkeit zu schaffen, in begründeten Fällen und unter strenger Indikationsstellung schnell und barrierefrei benötigte Informationen auch fachübergreifend einsehen zu können. Dies kommt einerseits der Behandlung in der Notaufnahme zu Gute, andererseits ist dies auch im Fall eines Reanimationsalarms in einer beliebigen Fachabteilung, insbesondere bei Umstellung auf papierlose Dokumentation, zur Sicherung der Behandlungskontinuität einzufordern.

Elektronische Patientenakte (ePA)

Mit der Einführung der elektronischen Patientenakte (ePA) wurde in Deutschland ein grundlegender Meilenstein in der Digitalisierung des Gesundheitswesens erreicht. Seit 29. April 2025 steht die ePA flächendeckend zur Verfügung, nachdem zuvor regionale Pilotprojekte – unter anderem in Hamburg, Franken und Teilen

Nordrhein-Westfalens – durchgeführt wurden. Die verpflichtende Nutzung durch Leistungserbringer im ambulanten und stationären Sektor ist für den 1. Oktober 2025 vorgesehen.

Die ePA ermöglicht die zentrale Ablage und strukturierte Dokumentation medizinischer Informationen, darunter etwa ärztliche Befunde, Entlassungsbriefe, Laborergebnisse und Medikationspläne. Der Zugriff auf die gespeicherten Daten erfolgt dabei unter Kontrolle der Patientinnen und Patienten, die über eine digitale Benutzeroberfläche (App) individuell festlegen können, welche Akteure im Gesundheitswesen auf welche Inhalte zugreifen dürfen. Damit wird ein paradigmatischer Wandel hin zu mehr Partizipation und informationeller Selbstbestimmung eingeleitet.

Gerade in zeitkritischen klinischen Situationen wie der Notaufnahme kann der unmittelbare Zugriff auf die ePA dazu beitragen, relevante medizinische Informationen schneller verfügbar zu machen und somit Entscheidungsprozesse zu beschleunigen sowie Risiken durch Informationsdefizite – etwa bei Allergien, Vorerkrankungen oder Medikationsfehlern – zu minimieren.

Die Einführung erfolgt über ein sogenanntes Opt-out-Verfahren: Gesetzlich Versicherte erhalten automatisch eine ePA, sofern sie dieser nicht aktiv widersprechen. Dieser flächendeckende Ansatz verfolgt das Ziel, eine hohe Durchdringung in der Versichertenpopulation zu erreichen und damit eine datengestützte, sektorübergreifende und qualitativ hochwertige Versorgung zu fördern.

Bundesministerium für Gesundheit. (2025). *Elektronische Patientenakte (ePA) für alle.* https://www.bundesgesundheitsministerium.de/themen/digitalisierung/elektronische-patientenakte/epa-fuer-alle.html

Kassenärztliche Bundesvereinigung. (2025). *Elektronische Patientenakte (ePA).* https://www.kbv.de/html/epa.php

Verbraucherzentrale Bundesverband. (2025). *Elektronische Patientenakte: Digitale Patientenakte für alle kommt.* https://www.verbraucherzentrale.de/wissen/gesundheit-pflege/krankenversicherung/elektronische-patientenakte-epa-digitale-patientenakte-fuer-alle-kommt-57223

Hinweis

Dieses Kapitel wurde in der 1. Auflage von Tina Kloss und Reinhard Strametz bearbeitet. Teile des ursprünglichen Textes wurden für diese Auflage übernommen.

Literatur zu Kap. 2.1.4

Aktionsbündnis Patientensicherheit e.V. (APS) (2013): Patienteninformation Sicher im Krankenhaus. (www.aps-ev.de/wp-content/uploads/2016/09/APS_SICHER_IM_KRANKENHAUS_2016.pdf, Zugriff am 21.03.2018).

Burnett, M.G., Grover. S.A. (1996): Use of the emergency department for nonurgent care during regular business hours. Canadian Medical Association Journal 154(9):1345–51.

Cook, R.I., Render, M., Woods, D.D. (2000): Gaps in the continuity of care and progress on patient safety. British Medical Journal. 320: 791–794.

Deutscher Ärztetag (DÄT) 2010: Beschlussprotokoll, TOP V Telematik/elektronische Gesundheitskarte (eGK), S. 73 (http://www.bundesaerztekammer.de/fileadmin/user_upload/downloads/113Beschlussprotokoll20100712a.pdf, Zugriff am 21.03.2018).

Glassy, C.M., Glassy, M.S., Aldasouqi, S. (2012): Tattooing: Medical uses and problems. Cleveland Clinic Journal of Medicine. 79; 761–770.

Elmer, A. (2016): Elektronische Gesundheitskarte und Telematikinfrastruktur – Plattform für ein sicher vernetztes Gesundheitswesen, in: Andelfinger und Hänisch (Hrsg.), eHealth – Wie Smartphones, Apps und Wearables die Gesundheitsversorgung verändern werden, Wiesbaden: Springer, S. 97–104.

Gesellschaft für Telematikanwendungen der Gesundheitskarte mbH (Gematik) (2017): Projekt NFDM-Sprint Abschlussbericht, Version 1.0.0 (https://nfdm.gematik.de/sites/nfdm_ge matik/content/e5/e545/e549/gemAB_NFDM-Sprint_Abschlussbericht_V1.0.0.pdf, Zugriff 23.01.2018).

Henninger, M., Sick, C. (2016): Kommunikation als Werkzeug zur Risikominimierung, in: Neumayr et al. (Hrsg.), Risikomanagement in der prähospitalen Notfallmedizin, Berlin Heidelberg: Springer, S. 49–56.

Institut für Zukunftsstudien und Technologiebewertung gemeinnützige GmbH (IZT) (2017): Fachanwendung Notfalldaten-Management (NFDM): Risikoanalyse Qualitative Risikoanalyse »NFD im Notfall von eGK anzeigen« für die Durchführung des Risikomonitorings im Rahmen der Evaluation der Erprobung der Fachanwendung NFDM der eGK (https://nfdm.gematik.de/sites/nfdm_gematik/content/e5/e557/e568/NFDM_Risikoanalyse_Fina les_Abschlussgutachten_IZT2017.pdf, Zugriff am 21.03.2018).

Kassenärztliche Bundesvereinigung (KBV) (2016): Vereinbarung gemäß § 31a Abs. 4 Satz 1 SGB V über Inhalt, Struktur und Vorgaben zur Erstellung und Aktualisierung eines Medikationsplans sowie über ein Verfahren zur Fortschreibung dieser Vereinbarung (http://www.kbv.de/media/sp/Medikationsplan.pdf, Zugriff am 21.03.2018).

Kluger, N., Aldasouqi, S. (2013): A new purpose for tattoos: Medical alert tattoos. La Presse Médicale. 42;134–137.

Koppenberg, J. (2016): Der Faktor Mensch – Human Factors, in: Neumayr et al. (Hrsg.), Risikomanagement in der prähospitalen Notfallmedizin, Berlin Heidelberg: Springer-Verlag, S. 15–20.

Krüger-Brand, H.E. (2009): Karte statt USB-Stick als Speichermedium, Deutsches Ärzteblatt, 106: A1471.

Park, K. (1997): Human error. in: Salvendy, G., (Hrsg.). Handbook of human factors and ergonomics. New York: Wiley; S. 150–173.

Stiell, A., Forster, A.J., Stiell, I.G., van Walraven, C. (2003): Prevalence of information gaps in the emergency department and the effect on patient outcomes. Canadian Medical Association Journal 169:1023–1028.

2.1.5 Risiken der Inanspruchnahme

Sarah Oslislo, Christian Wrede, Rajan Somasundaram, Hajo Schmidt-Traub, Dominik Graf von Stillfried und Kalina Witt

Hintergrund

Die Versorgung von akuten Beschwerden ist eine der wichtigsten Aufgaben des deutschen Gesundheitssystems. Grundsätzlich ist die Akutversorgung für die gesetzlich Versicherten durch ein System der Akut- und Notfallversorgung gewährleistet, in dem die Versorgungsbereiche Rettungsdienst, Krankenhaus und ambulante ärztliche Versorgung im Rahmen ihrer Zuständigkeiten zusammenwirken

(Sachverständigenrat Gesundheit & Pflege, 2018). Die genaue Anzahl der Akutfälle im deutschen Gesundheitswesen ist nicht bekannt. Die im Rahmen der vertragsärztlichen Regelversorgung anfallenden akuten Inanspruchnahmen werden nur in wenigen Ausnahmefällen erfasst. Diese Erfassung erfolgt derzeit nur nach einer Vermittlung durch die Terminservicestellen der Kassenärztlichen Vereinigungen (KV). Nach Schätzungen des Zentralinstitutes für die kassenärztliche Versorgung (Zi) könnte diese Fallzahl bei rund einem Drittel der vertragsärztlichen Abrechnungsrechnungsfälle und somit in der Größenordnung von rund 200 Millionen Fällen pro Jahr liegen (Stillfried & Mangiapane, 2023). 2021 wurden insgesamt 22,5 Millionen Fälle in der Notfallversorgung (ambulant und stationär) versorgt, rund 6 Millionen Fälle hiervon im ärztlichen Bereitschaftsdienst. Etwa 16,5 Millionen Fälle erfolgten in den Notaufnahmen der Krankenhäuser, rund 7,5 Millionen als ungeplante Aufnahmen. 9 Millionen Fälle wurden als ambulante Notfälle über die KVen abgerechnet (Zentralinstitut für die kassenärztliche Versorgung, 2023). Diese Fälle schließen die über den Rettungsdienst eingelieferten Fälle weitestgehend mit ein. Bundesweit ist hier gemäß Gesundheitsberichterstattung des Bundes von ca. 6 Mio. Rettungsdienst-Einsätzen auszugehen. Neben den Angaben zur gesetzlichen Krankenversicherung sind berufsgenossenschaftliche und privatversicherte Fälle zu berücksichtigen (Stillfried & Mangiapane, 2023). Angesichts der wahrgenommenen Belastung der Einrichtungen der Notfallversorgung, also der Rettungsdienste und der Notaufnahmen der Krankenhäuser, besteht die Herausforderung in der Identifikation von Hilfesuchenden mit gesundheitlichen Beschwerden, die keiner notfallmedizinischen Versorgung bedürfen, und deren Zuführung in die angemessene Versorgungsebene.

Ärztlicher Bereitschaftsdienst

Die akute Versorgung von Patienten mit geringeren Beschwerden liegt in der Zuständigkeit des vertragsärztlichen Bereichs und ist integraler Bestandteil der hausärztlichen Versorgung. Der Sicherstellungsauftrag der KVen nach § 75 Sozialgesetzbuch (SGB) V macht die ärztliche Versorgung 24/7 verfügbar und umfasst auch die Versorgung von gesetzlich Versicherten, die außerhalb der Praxisöffnungszeiten akute, aber nicht notfallmedizinische Hilfe benötigen. Im Rahmen des Ärztlichen Bereitschaftsdienstes (ÄBD) erhalten diese Patienten eine Erstversorgung, die den Zeitraum bis zur Behandlung in der Regelversorgung abdecken soll. Der ÄBD umfasst den fahrenden Dienst, der bei Bedarf Hausbesuche durchführt, eine telefonische ärztliche Beratung sowie die Besetzung von Notdienstpraxen zu Tagesrandzeiten, Wochenenden und Feiertagen. Zu den im Sicherstellungsauftrag verankerten Aufgaben gehört auch die telefonische und digitale Vermittlung von Versorgungsangeboten im Akutfall durch zentrale Terminservicestellen unter der Rufnummer des Patientenservice 116117 (Von Stillfried & Mangiapane, 2022). Die Rufnummer ist bundesweit einheitlich. Die Erreichbarkeit und Organisation werden von der im Bundesland zuständigen KV gewährleistet.

Zu Mai 2019 trat das Terminservice- und Versorgungsgesetz (TSVG) in Kraft. Das Gesetz wurde erlassen, um die Versorgung gesetzlich Versicherter zu verbessern, Patienten Termine zeitnah vermitteln und eine Anlaufstelle bei akuten medizinischen Beschwerden schaffen zu können (Bundesministerium für Gesundheit, 2019). Seit dem 1. Januar 2020 ist durch das TSVG der Einsatz eines standardisierten Ersteinschätzungsverfahrens verpflichtend, welches Hilfestellungen für die Steuerung der Patienten in die richtige Versorgungsstruktur geben soll. Die Steuerung kann in eine Praxis der vertragsärztlichen Versorgung, in den fahrenden ÄBD, in eine Notdienstpraxis oder auch in eine Notaufnahme erfolgen (Graf Von Stillfried et al., 2019). Zudem werden Akuttermine in Praxen finanziell gefördert, was die Versorgung von ungeplanten Akutpatienten für die niedergelassenen Ärzte lukrativer macht (Ärzteblatt, 2022b).

In § 75 Abs. 1b SGB V ist die Kooperation zwischen Krankenhaus bzw. Notaufnahme und KV geregelt. Diese Kooperation soll zu den sprechstundenfreien Zeiten die Sicherstellung der ambulanten Notfall-versorgung gewährleisten. Die KVen haben Notdienstpraxen in unmittelbarer Nähe von Krankenhäusern eingerichtet. Diese sollen einer Direktinanspruchnahme der Notaufnahme entgegenwirken und Patienten behandeln, die keinen umfassenden notfallmedizinischen Versorgungsbedarf haben. Im Jahr 2019 waren es deutschlandweit 620 Notdienstpraxen. Die apparative Ausstattung und die Qualifikation der ärztlichen Besetzung variieren zwischen den Bundesländern (Von Stillfried & Mangiapane, 2022). Das geplante Notfallgesetz sieht die Einrichtung von integrierten Notfallzentren, bestehend aus einem zentralen Tresen, einer Notdienstpraxis und der Notaufnahme des Krankenhauses, vor (Bundesministerium für Gesundheit, 2024).

Notaufnahmen

§ 76 Abs. 1 Satz 2 SGB V ermöglicht es gesetzlich Versicherten, im Notfall zu jeder Uhrzeit direkt die Notaufnahmen aufzusuchen. Nach Definition der Fachgesellschaft sind die Patienten ein Notfall, die eine unverzügliche Behandlung für notwendig halten (Behringer et al., 2013). Sollte eine ambulante Versorgung ausreichend sein, sollen nur zwingend erforderliche medizinische Leistungen vorgenommen werden. Bei Anmeldung in der Notaufnahme soll gemäß der Richtlinie des Gemeinsamen Bundesausschusses (G-BA) zur gestuften Notfallversorgung binnen zehn Minuten nach Eintreffen eine Einschätzung der Beschwerden durchgeführt werden, um eine Priorisierung der Behandlungsreihenfolge entsprechend der Dringlichkeit der Versorgung vornehmen zu können. Dies soll auf Basis eines fünfstufigen standardisierten Bewertungssystems erfolgen (Gemeinsamer Bundesausschuss, 2020). In Deutschland überwiegend eingesetzt werden das Manchester Triage System (MTS) zur Einschätzung der Behandlungsdringlichkeit und der Emergency Severity Index (ESI) zur Einschätzung der Behandlungspriorität und benötigten Ressourcen. Die strukturierte Ersteinschätzung ermöglicht es, die oftmals begrenzten Ressourcen der Notaufnahmen effizient zu nutzen und sicherzustellen, dass die am schwersten betroffenen Patienten zuerst behandelt werden (Gräff et al., 2018).

Ein hoher Anteil an Patienten sucht selbstständig die Notaufnahmen auf (Gries et al., 2022). Für viele dieser Patienten ist die Notaufnahme der erste Anlaufpunkt bei akuten medizinischen Beschwerden (Masso et al., 2007). Der Anstieg der direkten Inanspruchnahme durch Patienten, die retrospektiv als potenziell ambulant im vertragsärztlichen Sektor behandelbar eingeschätzt wurden, löste eine langjährige Debatte um eine bessere Finanzierung der Notaufnahmen und die Steuerung in geeignete Gesundheitseinrichtungen aus (Danner et al., 2024; Management Consult Kestermann GmbH (MCK) & Deutsche Gesellschaft interdisziplinäre Notfall- und Akutmedizin e. V., 2015; Sachverständigenrat Gesundheit & Pflege, 2018; Von Stillfried & Mangiapane, 2022).

Inanspruchnahme der Notfallversorgung

Die Inanspruchnahme der Notaufnahmen stellt bundesweit die Notfallversorgung vor Herausforderungen. Pandemiebedingt zeigte sich ab 2020 ein Rückgang der Behandlungsfälle, der bis Ende 2023 noch nicht aufgeholt wurde (Zentralinstitut für die kassenärztliche Versorgung, 2023).

Die Inanspruchnahme von Notaufnahmen entsteht aus einem komplexen Entscheidungsprozess, der verschiedene Faktoren umfasst, wie die permanente Verfügbarkeit, die erwartete Qualität mit der Möglichkeit, potenziell zeitkritische Erkrankungen unmittelbar zu bestätigen oder auszuschließen, das umfassende Angebot der bereitgestellten Leistungen und die Bekanntheit der vorhandenen ambulanten Versorgungsstrukturen. Die veränderte Inanspruchnahme trägt zu einer Überfüllung der Notaufnahmen mit sogenanntem Crowding bei. Dies kann zu nachteiligen Beeinträchtigungen von Versorgungsprozessen in Notaufnahmen führen, welche mit nachteiligen Auswirkungen auf klinische Endpunkte und die Patientensicherheit assoziiert werden (Ärzteblatt, 2022a). Längere Wartezeiten infolge eines erhöhten Patientenaufkommens gehen mit einem gesteigerten Risiko für Mortalität und stationäre Aufnahme einher (Guttmann et al., 2011; McCarthy, 2011). Ebenso können die Arbeitsbedingungen des medizinischen Personals darunter leiden (Ärzteblatt, 2022a).

Patientenseitige Beweggründe für Notaufnahmekonsultationen sind vielfältig und international bereits in zahlreichen Studien beforscht (Kraaijvanger, van Leeuwen, et al., 2016), jedoch lassen sich diese Ergebnisse aufgrund unterschiedlicher Strukturen der Gesundheitssysteme nicht 1:1 auf Deutschland übertragen (Morley et al., 2018; Pines et al., 2011). Um geeignete Strategien zum Risikomanagement überfüllter Notaufnahmen zu entwickeln, ist es essenziell, den gegenwärtigen Versorgungsbedarf der Patienten und deren Konsultationsmotive zu verstehen. Dies kann wesentlich dazu beitragen, Versorgungsstrukturen bedarfsorientiert und ressourcenschonend zu gestalten und dadurch Crowding zu verringern.

Nachfolgend sollen daher die Beweggründe zur Inanspruchnahme von Notaufnahmen aus Patientensicht am Beispiel einer Berliner Studie dargestellt werden und mögliche Maßnahmen zur Reduktion von Crowding, bedingt durch verstärktes Aufsuchen von Notaufnahmen, diskutiert werden.

Studie zur Inanspruchnahme von Berliner Notaufnahmen

Hintergrund zur Studie

Ziel der Untersuchung war die längsschnittliche Betrachtung von Gründen zur Inanspruchnahme Berliner Notaufnahmen (Somasundaram et al., 2018) sowie die Erhebung der patientenseitigen Bereitschaft zu einer digitalen Selbsteinschätzung und Akzeptanz eines Terminangebotes in der vertragsärztlichen Versorgung. Ergänzend wurden soziodemografische und medizinische Charakteristika, subjektives Beschwerde- und Dringlichkeitsempfinden, vorherige Kontaktaufnahme zum ambulanten Versorgungsbereich, Zugangswege zur Notaufnahme und die Bekanntheit des Patientenservice 116117 im Rahmen der Studie erfragt.

Durchführung der Studie

Die anonymisierte Fragebogenerhebung wurde als multizentrische Studie in fünf Berliner Notaufnahmen mit umfassender Notfallversorgung durchgeführt. Der deutschsprachige Fragebogen umfasste 19 Items, zzgl. 7 möglicher Sub-Items. Die tabletbasierte Befragung erfolgte durch geschulte Studienassistenzen in den Warte- und Behandlungsbereichen der Notaufnahmen. Eingeschlossen wurden Patienten nach Aufklärung und Einwilligung von Montag bis Sonntag zwischen 10.00 bzw. 11.00 Uhr und 20.00 bzw. 21.00 Uhr.

Ausschlusskriterien waren:

- Manchester-Triage-Kategorie rot (sofortige Behandlung)
- fehlende Einwilligungsfähigkeit
- keine ausreichenden Deutschkenntnisse

Zusammenfassung der Studienergebnisse

In einem Zeitraum von vier Wochen wurden etwa 2.500 Patienten in den beteiligten Notaufnahmen befragt.

Das Geschlechterverhältnis war nahezu ausgeglichen (M/W/D 50/49/>1 %). 8 % der Befragten waren minderjährig, 57 % der Teilnehmenden waren in der Altersgruppe zwischen 18 und 59 Jahren und 35 % älter als 60 Jahre. Die häufigsten Beschwerden waren Schmerzen (29 %), Verletzungen (20 %) und Herz-Kreislauf-/Atembeschwerden (16 %). 30 % der Teilnehmenden gaben einen Migrationshintergrund an. Fast die Hälfte der Befragten (46 %) wies einen hohen Bildungsstand auf (nach International Standard Classification of Education (Schroedter et al., 2006)).

71 % der Befragten schätzten ihre Beschwerden als dringlich bzw. sehr dringlich ein, 16 % sahen sich selbst als Notfall. Ältere Patienten berichteten signifikant häufiger eine höhere subjektive Dringlichkeit, Menschen mit Migrationshintergrund 1. Grades seltener. Insbesondere gynäkologische und dermatologische Be-

schwerden wurden häufiger als weniger dringlich eingeschätzt. Bei knapp der Hälfte der Befragten lagen die Beschwerden schon länger als zwei Tage vor (48%).

Im Hinblick auf die Konsultationsmotive zeigte sich, dass insbesondere die Stärke der Beschwerden (52%), subjektives Angstempfinden (24%) und die fehlende Erreichbarkeit von Haus- und Fachärzten für die Patienten entscheidend waren, eine Notaufnahme (22%) aufzusuchen. Die Verfügbarkeit von Facharztterminen (21%) oder zeitnaher Diagnostik (14%) im Krankenhaus wurde weniger häufig benannt. Einige Patienten wussten keine Alternative zur Notaufnahme (12%). Ältere Patienten berichteten signifikant häufiger, die Notaufnahme aufgrund von dort verfügbaren diagnostischen und fachärztlichen Möglichkeiten aufgesucht zu haben. Jüngere Patienten kannten oftmals keine Alternativen.

Fast drei Viertel der Befragten (73%) suchten fußläufig eine der beteiligten Notaufnahmen auf. Etwa die Hälfte der Teilnehmenden entschied sich selbst zum Notaufnahmebesuch (47%), 14% wurden von einer Leitstelle (116117/112) und 22% von einem Haus- oder Facharzt an die Notaufnahme verwiesen, 69% davon mit Ein- oder Überweisung. Für knapp ein Viertel der Befragten (24%) wären die Beschwerden nach eigener Einschätzung auch durch einen Haus- oder Facharzt zu behandeln gewesen.

Vor dem Notaufnahmebesuch nahm die Hälfte der Befragten Kontakt zum vertragsärztlichen Bereich auf. Davon entfielen knapp 80% auf eine Haus- oder Facharztpraxis. Weniger Patienten wendeten sich an den ÄBD (19%) oder eine Notdienstpraxis (3%). Ein Großteil der Befragten (72%) war erfolgreich, fast 90% wurden von ihrem Haus- oder Facharzt an die Notaufnahme verwiesen. Fehlgeschlagene Kontaktversuche begründeten die Patienten mit dem Mangel an zeitnahen Terminen (36%) oder der fehlenden Erreichbarkeit von Praxen (42%). Die Mehrheit der Patienten mit Kontakt zum ÄBD wurde an die Notaufnahme verwiesen (88%), andere waren mit dem alleinigen telefonischen Kontakt nicht zufrieden (5%) oder empfanden die Empfehlung der Leitstellenmitarbeitenden nicht passend (7%).

Die Bekanntheit des Patientenservice 116117 lag bei 69%. Ein Migrationshintergrund sowie niedriger Bildungsstand zeigten in unserer Befragung einen signifikant negativen Zusammenhang mit der Kenntnis der Rufnummer. Im Hinblick auf die Bereitschaft der Teilnehmenden zur digitalen Selbsteinschätzung von Beschwerden zeigten sich knapp ein Drittel der Befragten (37%) als grundsätzlich offen. Insbesondere jüngere und höher gebildete Patienten sowie jene mit einer subjektiv geringeren Dringlichkeit waren häufiger aufgeschlossener gegenüber dieser Möglichkeit. Drei Viertel dieser Befragten (74%) gaben darüber hinaus an, dass sie auch einem Terminangebot in der vertragsärztlichen Versorgung nachkommen würden.

Diskussion

Subjektive Dringlichkeit

Die subjektive Dringlichkeit der Patienten stellt einen wesentlichen Faktor für die Inanspruchnahme von Notaufnahmen dar (Somasundaram et al., 2018; Unwin et al., 2016). Ein Großteil der Befragten unserer Studie schätzte seine Beschwerden als dringlich bzw. sehr dringlich (71 %) ein und hätte aus persönlicher Sicht noch am selben Tag bzw. so schnell wie möglich von einem Arzt gesehen werden müssen. 15 % der Teilnehmenden empfanden als Notfall eine sofortige ärztliche Behandlung als entsprechend. Ältere Patienten berichteten signifikant häufiger von einer höheren subjektiven Dringlichkeit. Dieses Ergebnis steht im Einklang mit anderen Studien (Scherer et al., 2017; Sitter et al., 2024; Somasundaram et al., 2018). Ursächlich könnte der Wunsch nach zeitnaher Versorgung und schnellem Zugang zur fachärztlichen Versorgung im Krankenhaus sein, welcher ebenfalls in unserer Befragung als Konsultationsmotiv genannt wurde (Lowthian et al., 2013). Eine systematische Übersichtsarbeit weist zudem auf einen Zusammenhang zwischen jüngerem Alter und einer höheren Wahrscheinlichkeit der Inanspruchnahme von Notaufnahmen ohne dringlichen Anlass hin (Uscher-Pines et al., 2013). Neben dem Alter können auch das Geschlecht, der Bildungsgrad und die ethnische Herkunft bei der Einschätzung der Dringlichkeit eine entscheidende Rolle spielen (Haji Loueian, 2011). Menschen mit Migrationshintergrund gaben in unserer Befragung seltener eine hohe Behandlungsdringlichkeit an, während eine Untersuchung von Borde et al. (Borde et al., 2003) – insbesondere bei älteren Menschen mit Migrationshintergrund – auf ein hohes subjektives Dringlichkeitsempfinden hinweist. In der Literatur berichtete Diskrepanzen hinsichtlich der Dringlichkeitseinschätzung von Patienten und medizinischem Fachpersonal (Morgans & Burgess, 2011; Ruud et al., 2016) deuten auf die Relevanz von über die medizinische Dringlichkeit hinausgehenden Faktoren hin (Gill & Riley, 1996; Morgans & Burgess, 2011). Eine subjektiv niedrige Behandlungsdringlichkeit stand in unserer Studie im Zusammenhang mit gynäkologischen und dermatologischen Beschwerden. Letztere wurden auch in anderen Studien berichtet (Scherer et al., 2017).

Fehlende Alternativen zur Notaufnahme

Die mangelhafte Erreichbarkeit von Haus- oder Facharztpraxen als Grund für die Inanspruchnahme von Notaufnahmen wurde bereits vielfach in der Literatur thematisiert (Durand et al., 2012; Gill & Riley, 1996). In unserer Befragung kontaktierten 42 % der Teilnehmenden – vor Inanspruchnahme der Notaufnahme – die haus- oder fachärztliche Versorgung, eine leichte Zunahme gegenüber der initialen Studie von Somasundaram et al. (2018). In der aktuellen Befragung berichteten jedoch mehr Teilnehmende von fehlenden Terminen oder mangelhafter Zugänglichkeit von Praxen (14 % vs. 30 %). Für ein Fünftel (22 %) der Befragten war die fehlende Erreichbarkeit von Haus- und Fachärzten ausschlaggebend, eine Notaufnahme aufzusuchen. Ergebnisse wie diese unterstreichen die Bedeutung der subjektiv wahrgenommenen Zugänglichkeit ambulanter Versorgungseinrichtungen als Alternative zur Notfallversorgung im Krankenhaus. Frühere Untersuchungen zeigen jedoch heterogene Ergebnisse im Hinblick auf den verbesserten Zugang – wie verlängerte Öffnungszeiten – zur ambulanten Versorgung und die Inanspruchnahme von Notaufnahmen (Van den Heede & Van de Voorde, 2016).

Fast ein Fünftel der Befragten (19 %) mit vorherigem Kontakt zur ambulanten Versorgung setzte sich mit der 116117 in Verbindung und wurde mehrheitlich von dieser an die Notaufnahme verwiesen (88 %). In der Untersuchung von Somasundaram et al. (2018) berichteten 11 % der Teilnehmenden von einem Kontakt zum Patientenservice. Nur wenige Teilnehmende waren mit dem alleinigen telefonischen Kontakt (5 %) oder der Leitstellenempfehlung unzufrieden (7 %).

Bekanntheit der 116117

Die 116117 kann eine alternative Anlaufmöglichkeit zur Notaufnahmeversorgung darstellen. In der vorliegenden Studienpopulation kannten gut zwei Drittel (67 %) der Befragten die Rufnummer des Patientenservice, andere Studie (Scherer et al., 2017; Sitter et al., 2024) sowie die Untersuchung von Somasundaram et al. (2018) berichten von etwa 50 %. Ursächlich für die Differenz könnte neben unterschiedlichen Patientenkollektiven auch der zeitliche Verlauf sein. So startete im Jahr 2019 eine Informationskampagne zur 116117, welche einen positiven Einfluss auf die Bekanntheit der Rufnummer gehabt haben könnte.

Demgegenüber war der über die 116117 angebotene Patientenservice, z. B. ärztliche Telefonberatung oder Akut-Termin-Vermittlung, einem Drittel der Befragten (33 %) unbekannt. Unsere Ergebnisse weisen darauf hin, dass insbesondere Menschen im höheren Alter, mit einem Migrationshintergrund oder einem geringen Bildungsstand die Rufnummer weniger bekannt war. Als Begründung kann eine eingeschränkte Gesundheitskompetenz – also das Suchen, Lesen, Verstehen und Anwendung von gesundheitsbezogenen Informationen (Sørensen et al., 2012) – angeführt werden. Studien zeigen, dass neben Menschen im höheren Alter auch Menschen mit Migrationshintergrund oder mit niedrigem Bildungsniveau und sozioökonomischem Status zu den Bevölkerungsgruppen mit eingeschränkter Gesundheitskompetenz gehören (Kutner et al., 2006; Rudd, 2007; Sørensen et al., 2012). Defizite bezüglich der gesundheitlichen Kompetenz von Patienten werden als Beweggründe für Notaufnahmekonsultationen diskutiert (Wehler et al., 2022). Zukünftige Aufklärungskampagnen sollten sich an diesen bislang unzureichend informierten Personengruppen orientieren, um alternative Versorgungswege – wie die 116117 mit einer Vielzahl an vakanten Akutterminen – aufzeigen und zu einer Reduzierung der Notaufnahmenutzung beitragen zu können.

Subjektive Stärke der Beschwerden und gesundheitsbezogene Angst

Die subjektiv wahrgenommene Schwere einer Erkrankung werden als Motive für Inanspruchnahme von Notaufnahmen diskutiert (Kraaijvanger, Rijpsma, et al., 2016) und auch in unserer längsschnittlichen Betrachtung von der Mehrheit der

Patienten als Ursache für die Notaufnahmekonsultation genannt (vgl. Somasundaram et al., 2018). Das Empfinden der Beschwerdestärke hängt dabei mutmaßlich von der Selbsteinschätzung der erlebten Symptome ab (Rosendal et al., 2013). Neben Persönlichkeitsmerkmalen kann auch die Gesundheitskompetenz von Patienten die Interpretation des gesundheitlichen Zustandes beeinflussen. Defizite in diesem Bereich können eine Fehleinschätzung der Beschwerden und unnötige Notaufnahmebesuche bedingen (Ruud et al., 2016; Schumacher et al., 2013). In unserer Studie berichtete Ängste von Notaufnahmepatienten stehen mit der Unsicherheit vor gefährlichen Ursachen oder Verläufen des Gesundheitsproblems in Zusammenhang (Schmiedhofer et al., 2016). Einen interessanten Ansatz bieten digitale Instrumente zur Selbsteinschätzung von Beschwerden – erste Ergebnisse scheinen vielversprechend zu sein (Meer et al., 2024; Verzantvoort et al., 2018). Die Akzeptanz solcher Entscheidungshilfen ist auf Seiten der Patienten jedoch fraglich. Diese Studie hat allerdings nicht die medizinische Notwendigkeit der Vorstellung untersucht und viele sich selbst vorstellende Patienten suchen zu Recht die Notaufnahmen auf.

Bereitschaft zur digitalen Selbsteinschätzung und Weiterleitung

Die Bereitschaft zur Anwendung eines digitalen Selbsteinschätzungstools war bei knapp einem Drittel (36 %) grundsätzlich vorhanden. Besonders jüngere und höher gebildete Notaufnahmepatienten sowie jene mit einer subjektiv geringeren Dringlichkeit waren häufiger offen für dieses Angebot. Die Ergebnisse stehen im Einklang mit aktuellen Trends in der Digitalisierung des Gesundheitswesens, die von jüngeren und höher gebildeten Bevölkerungsgruppen besser angenommen werden (Schaeffer et al., 2021). Untersuchungen legen nahe, dass insbesondere Menschen im höheren Lebensalter digitale Informationsmöglichkeiten und Anwendungen wie beispielsweise Gesundheits-Apps seltener nutzen (Schaeffer et al., 2021).

Erste Studien zum Einsatz von Self-Check-Kiosken in Notaufnahmen weisen auf eine schnellere Identifikation von ambulanten Behandlungsfällen, die Verkürzung von Wartezeiten (Coyle et al., 2019; Mahmood et al., 2020) sowie einen sicheren Einsatz ohne unerwünschte Übertriagierung hin (Meer et al., 2024). Andere Untersuchungen deuten auf eine geringe Übereinstimmung von Symptom-Checkern mit etablierten Instrumenten wie dem MTS und eine Übertriagierung hin (Trivedi et al., 2024). Es sind weitere Studien notwendig, um den Einsatz von Symptom-Checkern in Notaufnahmen als potenzielles Instrument der Weiterleitung von Patienten zu anderen Leistungserbringen zu eruieren. Die Implementierung und Förderung solcher digitalen Lösungen könnte eine sinnvolle Ergänzung zur bestehenden Gesundheitsversorgung darstellen, um bereits im Vorfeld Notaufnahmen – vor allem auch unter dem Aspekt des Risikomanagements des Crowdings – zu entlasten und eine gezieltere Patientensteuerung zu ermöglichen. Hierbei ist jedoch eine benutzerfreundliche (Wang et al., 2024) und barrierefreie Gestaltung der entsprechenden Angebote zu berücksichtigen, um auch weniger technikaffine und bildungsferne Patientengruppen zu erreichen. Im Einklang mit unseren Ergebnissen deuten erste Studien auf eine hohe Bereitschaft von Notaufnahmepatienten zur Weiterleitung in die vertragsärztliche Versorgung hin (Oslislo et al., 2024).

Fazit

Die Befragung zur Inanspruchnahme zeigt, dass die meisten Patienten eine akute Abklärung ihrer Beschwerden für erforderlich halten. Viele Patienten gaben an, vor der Inanspruchnahme der Notaufnahme den vertragsärztlichen Sektor kontaktiert zu haben. Einige Kontaktversuche waren entweder erfolglos oder wurden an die Notaufnahmen verwiesen.

Der zuletzt geplante Entwurf zum Notfall-Gesetz geht mit einer verbindlichen Steuerung über die 116117 und die Einrichtung von INZ in die richtige Richtung. Allerdings ist die 116117 mit ihren verschiedenen Angeboten nach wie vor nicht ausreichend bekannt. Dies ist Voraussetzung für eine funktionierende Steuerung. Kampagnen hierzu sollten insbesondere auch speziell Gruppen mit niedrigerem Bildungsniveau und migrantischem Hintergrund adressieren. Fraglich ist auch, ob die Anreize im Notfall-Gesetz ausreichend sind, damit künftig routinemäßig vor dem Aufsuchen der Notaufnahme eine telefonische Ersteinschätzung eingeholt wird. Potenzielle Instrumente wie eine digitale Selbsteinschätzung für eine mögliche Weiterleitung von Patienten müssen in klinischen Studien zur Patientensicherheit validiert werden. Die Ergebnisse dieser Befragung zeigen exemplarisch, dass eine präklinische Steuerung von Patienten in einen geeigneten Versorgungsbereich, u.a. mit digitaler Unterstützung, als ein wesentlicher und effektiver Baustein im Risikomanagement von Crowding in der Notaufnahme angesehen werden kann und von einem Drittel der befragten Patienten auch akzeptiert werden würde.

Literatur zu Kap. 2.1.5

Ärzteblatt, D. Ä. G., Redaktion Deutsches. (2022a, August 22). Notfallkrankenhäuser: Massive Be-lastungssituationen. Deutsches Ärzteblatt. https://www.aerzteblatt.de/archiv/226439/Notfallkrankenhaeuser-Massive-Belastungssituationen

Ärzteblatt, D. Ä. G., Redaktion Deutsches. (2022b, Dezember 19). Terminvermittlung: Erweiterter Bewertungsausschuss beschließt Details. Deutsches Ärzteblatt. https://www.aerzteblatt.de/nachrichten/139744/Terminvermittlung-Erweiterter-Bewertungsausschuss-beschliesst-Details

Behringer, W., Buergi, U., Christ, M., Dodt, C., & Hogan, B. (2013). Fünf Thesen zur Weiterentwick-lung der Notfallmedizin in Deutschland, Österreich und der Schweiz. Notfall + Rettungsmedi-zin, 16(8), 625–626. https://doi.org/10.1007/s10049-013-1821-8

Borde, T., Braun, T., & David, M. (2003). Problembeschreibung, Ursachenanalyse, Lösungsansätze.

Bundesministerium für Gesundheit. (2019, Mai 10). Terminservice- und Versorgungsgesetz. https://www.bundesgesundheitsministerium.de/terminservice-und-versorgungsgesetz

Bundesministerium für Gesundheit. (2024). Referentenentwurf des Bundesministeriums für Ge-sundheit—Entwurf eines Gesetzes zur Reform der Notfallversorgung (NotfallGesetz – NotfallG).

Coyle, N., Kennedy, A., Schull, M. J., Kiss, A., Hefferon, D., Sinclair, P., & Alsharafi, Z. (2019). The use of a self-check-in kiosk for early patient identification and queuing in the emergency depart-ment. CJEM, 21(6), 789–792. https://doi.org/10.1017/cem.2019.349

Danner, D. M., Rummer, D. A., Danner, D. M., & GbR, A. R. (2024). Evidenzbericht Beziehung zwi-schen Notfall- und (primär-)ärztlicher Versorgung.

Durand, A.-C., Palazzolo, S., Tanti-Hardouin, N., Gerbeaux, P., Sambuc, R., & Gentile, S. (2012). Non-urgent patients in emergency departments: Rational or irresponsible consumers? Perceptions of professionals and patients. BMC Research Notes, 5, 525. https://doi.org/10.1186/1756-0500-5-525

Gemeinsamer Bundesausschuss. (2020, November). Gestuftes System von Notfallstrukturen in Krankenhäusern—Gemeinsamer Bundesausschuss. https://www.g-ba.de/themen/be darfsplanung/notfallstrukturen-krankenhaeuser/

Gill, J. M., & Riley, A. W. (1996). Nonurgent use of hospital emergency departments: Urgency from the patient's perspective. The Journal of Family Practice, 42(5), 491–496.

Graf Von Stillfried, D., Czihal, T., & Meer, A. (2019). Sachstandsbericht: Strukturierte medizinische Ersteinschätzung in Deutschland (SmED). Notfall + Rettungsmedizin, 22(7), 578–588. https://doi.org/10.1007/s10049-019-0627-8

Gräff, I., Glien, P., Contzen, B. von, & Bernhard, M. (2018). Ersteinschätzung in der Zentralen Notauf-nahme. Notfallmedizin up2date, 13(3), 271–289. https://doi.org/10.1055/s-0043-119448

Gries, A., Schrimpf, A. M., & von Dercks, N. (2022). Hospital emergency departments—Utilization and resource deployment in the hospital as a function of the type of referral-Hospital Emer-gency Departments. Deutsches Ärzteblatt. https://www.aerzteblatt.de/int/ar chive/article?id=226407

Guttmann, A., Schull, M. J., Vermeulen, M. J., & Stukel, T. A. (2011). Association between waiting times and short term mortality and hospital admission after departure from emergency de-partment: Population based cohort study from Ontario, Canada. BMJ (Clinical Research Ed.), 342, d2983. https://doi.org/10.1136/bmj.d2983

Haji Loueian, E. (2011). Inanspruchnahme von Notfallambulanzen in Berlin in den Jahren 2006/2007: Einfluss von Geschlecht, Alter, Bildungsgrad und ethnischer Herkunft. https://doi.org/10.17169/refubium-6431

Kraaijvanger, N., Rijpsma, D., van Leeuwen, H., van Dijk, N., & Edwards, M. (2016). Self-referrals in a Dutch Emergency Department: How appropriate are they? European Journal of Emergency Medicine: Official Journal of the European Society for Emergency Medicine, 23(3), 194–202. https://doi.org/10.1097/MEJ.0000000000000216

Kraaijvanger, N., van Leeuwen, H., Rijpsma, D., & Edwards, M. (2016). Motives for self-referral to the emergency department: A systematic review of the literature. BMC Health Services Research, 16(1), 685. https://doi.org/10.1186/s12913-016-1935-z

Krobisch, V., Deutschbein, J., Möckel, M., Schmiedhofer, M., Schneider, A., Inhoff, T., Keil, T., Heintze, C., Rose, M., Müller-Werdan, U., & Schenk, L. (2020). Empirische Versorgungsforschung in der Notfall- und Akutmedizin: Erste Ergebnisse eines begleitenden Monitorings zur Patienten-rekrutierung und Stichprobenqualität. Medizinische Klinik – Intensivmedizin und Notfallmedi-zin, 115(2), 125–133. https://doi.org/10.1007/s00063-018-0522-y

Kutner, M., Greenberg, E., Jin, Y., Paulsen, C., & White, S. (2006). The Health Literacy of America's Adults: Results From the 2003 National Assessment of Adult Literacy.

Lowthian, J. A., Smith, C., Stoelwinder, J. U., Smit, D. V., McNeil, J. J., & Cameron, P. A. (2013). Why older patients of lower clinical urgency choose to attend the emergency department. Internal Medicine Journal, 43(1), 59–65. https://doi.org/10.1111/j.1445-5994.2012.02842.x

Mahmood, A., Wyant, D. K., Kedia, S., Ahn, S., Powell, M. P., Jiang, Y., & Bhuyan, S. S. (2020). Self-Check-In Kiosks Utilization and Their Association With Wait Times in Emergency Departments in the United States. The Journal of Emergency Medicine, 58(5), 829–840. https://doi.org/10.1016/j.jemermed.2019.11.019

Management Consult Kestermann GmbH (MCK), & Deutsche Gesellschaft interdisziplinäre Notfall- und Akutmedizin e.V. (2015, Februar 17). Gutachten zur ambulanten Notfallversorgung im Krankenhaus—Fallkostenkalkulation und Strukturanalyse.

Masso, M., Bezzina, A. J., Siminski, P., Middleton, R., & Eagar, K. (2007). Why patients attend emer-gency departments for conditions potentially appropriate for primary care: Reasons given by patients and clinicians differ. Emergency Medicine Australasia: EMA, 19(4), 333–340. https://doi.org/10.1111/j.1742-6723.2007.00968.x

McCarthy, M. L. (2011). Overcrowding in emergency departments and adverse outcomes. BMJ (Cli-nical Research Ed.), 342, d2830. https://doi.org/10.1136/bmj.d2830

Meer, A., Rahm, P., Schwendinger, M., Vock, M., Grunder, B., Demurtas, J., & Rutishauser, J. (2024). A Symptom-Checker for Adult Patients Visiting an Interdisciplinary Emergency Care Center and the Safety of Patient Self-Triage: Real-Life Prospective Evaluation. Journal of Medical In-ternet Research, 26, e58157. https://doi.org/10.2196/58157

Morgans, A., & Burgess, S. J. (2011). What is a health emergency? The difference in definition and understanding between patients and health professionals. Australian Health Review: A Pub-lication of the Australian Hospital Association, 35(3), 284–289. https://doi.org/10.1071/AH10922

Morley, C., Unwin, M., Peterson, G. M., Stankovich, J., & Kinsman, L. (2018). Emergency department crowding: A systematic review of causes, consequences and solutions. PLoS ONE, 13(8), e0203316. https://doi.org/10.1371/journal.pone.0203316

Oslislo, S., Witt, K., Von Stillfried, D., Steiger, E., Thoß, R., Thoß, S., Carnarius, S., & Bayeff-Filloff, M. (2024). Zwischen Vision und Wirklichkeit: Untersuchung zur Machbarkeit der Weiterleitung von weniger dringlichen Hilfesuchenden in die ambulante Versorgung. Notfall + Rettungsme-dizin. https://doi.org/10.1007/s10049-024-01347-w

Pines, J. M., Hilton, J. A., Weber, E. J., Alkemade, A. J., Al Shabanah, H., Anderson, P. D., Bernhard, M., Bertini, A., Gries, A., Ferrandiz, S., Kumar, V. A., Harjola, V.-P., Hogan, B., Madsen, B., Ma-son, S., Öhlén, G., Rainer, T., Rathlev, N., Revue, E., … Schull, M. J. (2011). International Per-spectives on Emergency Department Crowding. Academic Emergency Medicine, 18(12), 1358–1370. https://doi.org/10.1111/j.1553-2712.2011.01235.x

Rosendal, M., Jarbøl, D. E., Pedersen, A. F., & Andersen, R. S. (2013). Multiple perspectives on symp-tom interpretation in primary care research. BMC Family Practice, 14(1), 167. https://doi.org/10.1186/1471-2296-14-167

Rudd, R. E. (2007). Health literacy skills of U.S. adults. American Journal of Health Behavior, 31 Suppl 1, S8–18. https://doi.org/10.5555/ajhb.2007.31.supp.S8

Ruud, S. E., Hjortdahl, P., & Natvig, B. (2016). Is it a matter of urgency? A survey of assessments by walk-in patients and doctors of the urgency level of their encounters at a general emergency outpatient clinic in Oslo, Norway. BMC Emergency Medicine, 16(1), Article 1. https://doi.org/10.1186/s12873-016-0086-1

Sachverständigenrat Gesundheit & Pflege. (2018). Bedarfsgerechte Steuerung der Gesund-heitsver-sorgung. https://www.svr-gesundheit.de/fileadmin/Gutachten/Gutachten_2018/Gutachten_2018.pdf

Schaeffer, D., Berens, E.-M., Gille, S., Griese, L., Klinger, J., de Sombre, S., Vogt, D., & Hurrelmann, K. (2021). Gesundheitskompetenz der Bevölkerung in Deutschland vor und während der Corona Pandemie: Ergebnisse des HLS-GER 2 (S. 5180909 bytes) [Applica-tion/pdf]. Universi-tät Bielefeld, Interdisziplinäres Zentrum für Gesundheitskompetenzforschung. https://doi.org/10.4119/UNIBI/2950305

Scherer, M., Lühmann, D., Kazek, A., Hansen, H., & Schäfer, I. (2017). Patients Attending Emergency Departments. Deutsches Ärzteblatt International, 114(39), 645–652. https://doi.org/10.3238/arztebl.2017.0645

Schmiedhofer, M., Möckel, M., Slagman, A., Frick, J., Ruhla, S., & Searle, J. (2016). Patient motives behind low-acuity visits to the emergency department in Germany: A qualitative study com-paring urban and rural sites. BMJ Open, 6(11), e013323. https://doi.org/10.1136/bmjopen-2016-013323

Schroedter, J. H., Lechert, Y., & Lüttinger, P. (2006). Die Umsetzung der Bildungsskala ISCED-1997 für die Volkszählung 1970, die Mikrozensus-Zusatzerhebung 1971 und die Mikrozensen 1976–2004.

Schumacher, J. R., Hall, A. G., Davis, T. C., Arnold, C. L., Bennett, R. D., Wolf, M. S., & Carden, D. L. (2013). Potentially Preventable Use of Emergency Services: The Role of Low Health literacy. Medical care, 51(8), 654–658. https://doi.org/10.1097/MLR.0b013e3182992 c5a

Sitter, K., Braunstein, M., & Wörnle, M. (2024). Beweggründe von Patienten, die sich selbständig in der Notaufnahme vorstellen – eine prospektive monozentrische Beobachtungsstudie. Medi-zinische Klinik – Intensivmedizin und Notfallmedizin. https://doi.org/1 0.1007/s00063-024-01106-2

Somasundaram, R., Geissler, A., Leidel, B. A., & Wrede, C. E. (2018). Beweggründe für die Inan-spruchnahme von Notaufnahmen – Ergebnisse einer Patientenbefragung. Das Gesundheits-wesen, 80(7), 621–627. https://doi.org/10.1055/s-0042-112459

Sørensen, K., Van den Broucke, S., Fullam, J., Doyle, G., Pelikan, J., Slonska, Z., Brand, H., & (HLS-EU) Consortium Health Literacy Project European. (2012). Health literacy and public health: A systematic review and integration of definitions and models. BMC Public Health, 12(1), 80. https://doi.org/10.1186/1471-2458-12-80

Stillfried, D. V., & Mangiapane, S. (2023). Wohin steuert die Reform der Nofallversorgung – oder: Was kann die Gesundheitspolitik von Verkehrsplanern lernen? https://www.zi.de/fi leadmin/Downloads/Service/Fachartikel/v._Stillfried__Mangiapane_-_Wohin_steuert_ die_Reform_der_Notfallversorgung_-_G_S__2023__77_3_.pdf

Trivedi, S. V., Batta, R., Henao-Romero, N., Mondal, P., Wilson, T., & Stempien, J. (2024). A compari-son of self-triage tools to nurse driven triage in the emergency department. PloS One, 19(8), e0297321. https://doi.org/10.1371/journal.pone.0297321

Unwin, M., Kinsman, L., & Rigby, S. (2016). Why are we waiting? Patients' perspectives for accessing emergency department services with non-urgent complaints. International Emergency Nurs-ing, 29, 3–8. https://doi.org/10.1016/j.ienj.2016.09.003

Uscher-Pines, L., Pines, J., Kellermann, A., Gillen, E., & Mehrotra, A. (2013). Deciding to Visit the Emergency Department for Non-Urgent Conditions: A Systematic Review of the Literature. The American journal of managed care, 19(1), 47–59.

Van den Heede, K., & Van de Voorde, C. (2016). Interventions to reduce emergency department utili-sation: A review of reviews. Health Policy, 120(12), 1337–1349. https://doi.org/1 0.1016/j.healthpol.2016.10.002

Verzantvoort, N. C. M., Teunis, T., Verheij, T. J. M., & van der Velden, A. W. (2018). Self-triage for acute primary care via a smartphone application: Practical, safe and efficient? PloS One, 13(6), e0199284. https://doi.org/10.1371/journal.pone.0199284

Von Stillfried, D., & Mangiapane, S. (2022). Notfallversorgung – Reformbedarf aus ambulanter Sicht. Die Innere Medizin, 63(9), 905–913. https://doi.org/10.1007/s00108-022-01382-0

Wang, P., Yu, L., Li, T., Zhou, L., & Ma, X. (2024). Use of Mobile Technologies to Streamline Pretriage Patient Flow in the Emergency Department: Observational Usability Study. JMIR mHealth and uHealth, 12, e54642. https://doi.org/10.2196/54642

Wehler, M., Kalch, A., Bilandzic, H., & Händl, T. (2022). Gesundheitskompetenz und Notfallverhalten. Notfall + Rettungsmedizin, 25(6), 427–433. https://doi.org/10.1007/s10049-021-00859-z

Zentralinstitut für die kassenärztliche Versorgung. (2023, Februar 17). Entwicklung der ambulanten Notfälle im ärztlichen Bereitschaftsdienst und in den Notaufnahmen der Krankenhäuser (1. Quartal 2021 bis 4. Quartal 2022). https://www.zi.de/das-zi/medien/grafik-des-monats/detailansicht/august-2023

2.1.6 Selbsteinweiser im falschen Leistungssektor

Dominik Graf von Stillfried

Das Problem

Die Ressourcen der Notaufnahmen dienen vorrangig der Diagnostik und Erstbehandlung von Notfällen. Allerdings entwickelt sich das Aufgabenspektrum der Notaufnahmen im Kontext der Krankenhausorganisation auch als Anlaufstelle für Patienten aller Art laufend weiter (Morganti et al 2013). International auffällig ist eine mit der Verfügbarkeit der Notaufnahmen wachsende Inanspruchnahme auch durch Patienten mit weniger dringlichen Behandlungsanliegen (Van den Heede und Van de Voorde 2016). Dabei besteht ein Substitutionspotenzial zwischen Notaufnahmen und Strukturen der Primärversorgung (Danner und Rummer 2024). Werden die Ressourcen überbeansprucht, droht das sogenannte Crowding mit den dokumentierten Risiken eingeschränkter Versorgungsqualität (Hsuan et al 2023; Pearce et al 2023; Jones et al 2021). Wenn es richtig ist, dass Crowding das Risiko unerwünschter Versorgungsergebnisse systematisch erhöht, muss die gezielte Vermeidung von Crowding ein wesentliches Ziel des Risikomanagements in der Notaufnahme sein.

Die gezielte Vermeidung von Crowding umfasst ein breites Maßnahmenbündel, welches bei der Zugangssteuerung beginnt, sämtliche Prozessschritte bzw. die Organisation von Diagnostik und Erstbehandlung umfasst und beim Entlassmanagement endet (Morley et al 2018).

Fokus Zugangssteuerung

Dieser Beitrag fokussiert sich auf den Aspekt der Zugangssteuerung. Dazu sind zwei Fragen zu beantworten:

(1) Welche Hilfesuchenden müssen zwingend in der Notaufnahme behandelt werden?

(2) Welche Hilfesuchenden können andernorts, insbesondere im Rahmen der vertragsärztlichen Versorgung, behandelt werden?

Im Vordergrund richten sich diese Fragen auf die selbstvorstellenden Hilfesuchenden. Zum einen hat deren Zahl, verborgen in den ambulant behandelten Notfällen, in Deutschland vor allem in den Jahren 2013 bis 2016 stark zugenommen (Mangiapane et al 2022). Diese Entwicklung kann somit als Auslöser der Reformdiskussion im Jahr 2015 angesehen werden (Haas et al 2015). Hinzu tritt eine zunehmende Beanspruchung der Rettungsdienste durch Hilfeersuchen bei nicht lebensbedrohlichen Inanspruchnahmeanlässen, die mangels geeigneter Alternativen ebenfalls größtenteils per RTW und teils sogar mit Notarzt in die Notaufnahmen eingeliefert werden (Gries et al 2022). Zunehmend finden sich auch Hinweise, dass Hilfesuchende mangels verfügbarer fachärztlicher Terminkapazitäten auch aus Praxen an Notaufnahmen verwiesen werden (Gries et al 2022; Scherer et al 2017). Die Belastung der Notaufnahme durch weniger dringliche Fälle geht mit einer hohen und steigenden Anzahl ambulanter Behandlungen in den Notaufnahmen einher, deren Inanspruchnahmeanlässe sich vielfach der hausärztlichen Versorgung zuordnen lassen (Schleef T et al 2021) und wird in der internationalen Literatur daher auch als Fehlinanspruchnahme (inappropriate use) diskutiert (Chaiyachati K et al 2019, Naouri D et al 2019). Durch das AKTIN-Register wird bestätigt, dass die Summe der ambulanten Behandlungen bislang in etwa der Anzahl der Selbsteinweiser entspricht, auch wenn keine Personenidentität zwischen Aggregaten unterstellt werden darf (Otto 2022). Bundesweit wäre demnach ausgehend vom Jahr 2019 mit rund 9 bis 10 Millionen Selbsteinweisern zu rechnen (Mangiapane et al 2022).

Aus Sicht der Notaufnahmen ist es zum anderen wichtig zu wissen, dass auch diese für die Krankenhäuser insgesamt recht hohe Anzahl von Selbsteinweisern nur einen Bruchteil der potenziell infrage kommenden Inanspruchnahme darstellt. Schätzungen des Zentralinstituts für die kassenärztliche Versorgung (Zi) zufolge fällt rund ein Drittel der jährlich rund 600 Millionen in Praxen behandelten Fälle in die Kategorie der Akutinanspruchnahme (von Stillfried und Mangiapane 2023). Demnach stünden den rund 4,4 Millionen Selbsteinweisungen in den Notaufnahmen während der Praxisöffnungszeiten pro Jahr rund 200 Millionen akute Abrechnungsfälle in den Praxen gegenüber. Der größte Teil davon dürften Fälle von Arbeitsunfähigkeit sowie akute Beschwerden sein, die einer fachärztlichen Mitbehandlung bedürfen sowie Arzneiverordnungsbedarf. Die konkrete Gesamtzahl ist aus Routinedaten schwer zu ermitteln, da für akute Inanspruchnahmen bis auf die durch die Terminservicestellen der KVen vermittelten Fälle kein einheitliches Abrechnungsmerkmal existiert. Für die Notaufnahmen ist es relevant, die Größenordnung des Potenzials Hilfesuchender zu kennen, denn hieraus können z.B. während der Urlaubszeiten der Praxen oder anderer Engpasssituationen beim Zugang zur Regelversorgung Inanspruchnahmespitzen in Notaufnahmen entstehen. Zudem kann sich aus diesem Patientenpotenzial ein Sogeffekt an Notaufnahmen ergeben (von Stillfried und Mangiapane 2023). Wertet man die internationale Literatur zu den Faktoren aus, welche die Inanspruchnahme der Notaufnahmen bestimmen, zeigt sich, dass insbesondere die Erreichbarkeit der hausärztlichen Regelversorgung verringert wirkt. Zugangserleichterungen bei den Notaufnahmen hingegen wirken sich stark steigernd aus (Danner und Rummer 2024).

Kommt es zu einem entsprechenden Sogeffekt, müssen sich logischerweise die Risikostruktur und die Vortestwahrscheinlichkeiten verändern. Die Notaufnahme, die dann von unveränderten Vortestwahrscheinlichkeiten ausgeht, arbeitet gemessen an der faktischen Risikostruktur ineffizienter, hat einen höheren Personalbedarf bzw. längere Wartezeiten als notwendig.

Vor dem Hintergrund der gestiegenen (ambulanten) Notfallbehandlungen sowie eines steigenden Anteils von Kurzliegern nach ungeplanter stationärer Aufnahme hat sich in verschiedenen Reformkonzepten zunächst des Sachverständigenrats Gesundheit (2018) über einen Referentenentwurf (2020) bis hin zur vierten Stellungnahme der Regierungskommission für eine moderne und bedarfsgerechte Krankenhausversorgung (Februar 2023) konsequent das Verständnis durchgesetzt, dass Hilfesuchende zwar subjektiv den Anlass und die Dringlichkeit ihres Hilfeersuchens bestimmen, das professionelle Versorgungssystem darauf aber die richtige Antwort definieren und durch diese Antwort auch die Notfallversorgung von weniger dringlichen Fällen entlasten muss (Regierungskommission 2023). Damit ist die Aufgabe der Zugangssteuerung definiert.

Internationale Erfahrungen

Die Entwicklung der Inanspruchnahme der Notfallversorgung in Deutschland mag zum Teil auf systemimmanente Faktoren zurückzuführen sein, wie etwa auf die Abschaffung der Praxisgebühr zum Jahresende 2012. Zugleich dürften gesellschaftliche Faktoren wirken, die sich in allen industrialisierten Gesellschaften ähnlich entfalten, wie etwa der steigende Anteil Alleinlebender und Pflegebedürftiger, die Inanspruchnahme des professionellen Systems anstelle familiärer Selbsthilfe. Das Phänomen einer steigenden Inanspruchnahme der Notfallversorgung beschäftigt insofern die internationale Literatur nahezu unabhängig von der Ausgestaltung der jeweiligen Gesundheitssysteme. Ein Teilaspekt davon betrifft die Frage, wie eine Fehlinanspruchnahme der Notaufnahmen durch Hilfesuchende vermieden werden kann. Ein Vorbild dafür könnte insbesondere das dänische Modell sein, in dem eine Selbstvorstellung in der Notaufnahme schlicht nicht vorgesehen ist. Vielmehr können Patienten in Dänemark die Notaufnahme nur über eine Einweisung des Hausarztes, die Einlieferung des Rettungsdienstes oder durch Vermittlung einer präklinischen Beratungsinstanz erreichen, die nach telefonischer Ersteinschätzung eine Voranmeldung in einer Notaufnahme oder einer dort angesiedelten hausärztlichen Bereitschaftspraxis vornehmen kann.

Mit dieser organisatorischen Stringenz bleibt Dänemark zwar eine Ausnahme, die Kombination von Telefontriage und -beratungsangeboten und Bereitschaftspraxen (out-of-hour services) oder Anlaufpraxen (walk-in clinics) an Krankenhäusern gilt aber vielfach als erfolgreich (van den Heede und van Voorde 2016). Zwar ist die Weiterleitung (redirection) von selbstvorstellenden Patienten aus der Notaufnahme in ambulante Versorgungsangebote außerhalb des Krankenhauses unter Notfallmedizinern umstritten (Rowe et al 2020, Berthelot et al 2020). Ob und in welchem Umfang eine solche Weiterleitung möglich ist, wird aber zunehmend in Studien untersucht (Gilbert et al 2022) und ist in Ländern wie Schweden gängige Praxis. Dort erfolgt die Steuerung durch Pflegekräfte unter Nutzung strukturierter Ersteinschätzungssysteme. Der schwedische Ansatz ist dadurch charakterisiert, dass durch die Nutzung eines strukturierten Systems zwar eine weitgehende Vereinheitlichung der Ersteinschätzung herbeigeführt wird, die Beurteilung der Maßnahmen bei gegebener Risikoeinschätzung aber dem jeweiligen Krankenhaus obliegen (Widgren 2022).

Für die deutsche Perspektive Integrierter Notfallzentren interessant sind die Erfahrungen mit der räumlichen Lokalisierung an bzw. der Einbettung von Allgemeinmedizinern (GPs) in englischen Notaufnahmen. Die Einbeziehung von GPs erfolgte in großer Heterogenität, wodurch die Evaluation erschwert wird (Cooper et al 2019a). Allerdings meinen die Autoren von Evaluationsstudien entsprechender Versorgungsangebote in England, einen Sogeffekt dieser entsprechenden Angebote von Patienten mit akuten Anliegen an die Standorte der Notfallversorgung zu erkennen (Cooper et al 2019b; Davies et al 2024).

Daneben finden sich in der internationalen Literatur immer wieder zuversichtliche Berichte, dass Notaufnahmen durch konsequente Triagierung und Weiterleitung von Fällen mit niedrigem Dringlichkeitsgrad entlastet werden können (van der Straaten et al 2012; Ellbrant et al 2015; Bentley et al 2017; Feral-Pierssens et al 2022).

Neben der Ausgestaltung des Zugangs zu Notaufnahmen und Bereitschaftspraxen dürfte daher die Weiterleitung von Patienten zurück in ambulante Versorgungsangebote maßgeblich sein, um mögliche Sogeffekte an Standorte der Akut- und Notfallversorgung zu vermeiden.

Entwicklung des Rechtsrahmens für die Steuerung Hilfesuchender am Tresen der Notaufnahme

Die im Koalitionsvertrag 2021–2025 vorgesehene Reform der Notfallversorgung zielt vor allem auf die Einführung sogenannter Integrierter Leitstellen (ILS), d. h. einer organisatorischen und digitalen Vernetzung der Servicestellen der Kassenärztlichen Vereinigungen (KVen) unter der Rufnummer 116117 und Rettungsleitstellen unter der Rufnummer 112. Kern dieser Vernetzung ist die Nutzung strukturierter Ersteinschätzungsverfahren, die eine zwischen beiden Einrichtungen abgestimmte Disposition der Hilfsangebote ermöglicht. Gleiches gilt für die geplante Einrichtung von sogenannten Integrierten Notfallzentren (INZ). Diese sollen aus einer erweiterten KV-Notdienstpraxis in unmittelbarer räumlicher Nähe zur Notaufnahme sowie einer gemeinsamen Anlaufstelle (sogenannter gemeinsamer Tresen) bestehen, an dem Hilfesuchende auf Basis einer strukturierten Ersteinschätzung in das jeweils angemessene Versorgungsangebot gesteuert werden.

Damit wird ein wesentlicher Gedanke des vom Sachverständigenrat Gesundheit 2018 vorgelegten Reformkonzepts aufgegriffen, nämlich die systematische Unterscheidung von Akut- und Notfällen anhand strukturierter Ersteinschätzungsverfahren, auf die eine nach einheitlichen Kriterien vorgehende Steuerung Hilfesuchender mit dem Ziel der Entlastung der Notfallversorgung erfolgt.

Diesem Gedanken folgend wurden mit dem TSVG (2019) die KVen verpflichtet, als Teil ihres Sicherstellungsauftrages (§ 75 Abs 1a SGB V) 24/7 telefonisch unter der Rufnummer 116117 sowie ggf. digital für alle Hilfeersuchen der gesetzlich Versicherten erreichbar zu sein und entsprechende Hilfeersuchen auf Grundlage eines bundesweit einheitlichen strukturierten und standardisierten medizinischen Ersteinschätzungsverfahren ein angemessenes Versorgungsangebot zu vermitteln.

Bereits in früheren Gesetzen wurden Grundlagen für die geplanten INZ ergriffen. Dazu zählt

- die mit dem KHSG (2016) eingeführte Verpflichtung der KVen, als Teil ihres Sicherstellungsauftrages Notdienstpraxen an Krankenhäusern einzurichten und mit Krankenhäusern im Rahmen des Bereitschaftsdienstes zu kooperieren (§ 75 Abs 1b SGB V).

- die mit dem GVWG eingeführte Verpflichtung der Krankenhäuser als Voraussetzung für die Abrechnung ambulanter Notfälle (§ 120 Abs 3b SGB V) für alle Selbstvorstellenden eine strukturierte medizinische Ersteinschätzung nach Maßgabe einer entsprechenden Richtlinie des G-BA durchzuführen und, soweit durch die Richtlinie vorgegeben, geeignete Hilfeersuchen in die vertragsärztliche Versorgung weiterzuleiten. Der Geltungsbereich der Richtlinie wurde 2023 mit dem PUEG eingeschränkt, so dass sich dieser nach Änderung im Wesentlichen auf eine Weiterleitung in eine KV-Bereitschaftspraxis am jeweiligen Standort bezog. Die Umsetzung dieses gesetzlichen Auftrags wurde bis zur Vorlage eines Gesetzentwurfs zur Notfallversorgung im Jahr 2024 nicht abgeschlossen. Nach kontroverser Beratung hat der G-BA am 06.07.2023 eine Richtlinie Ersteinschätzung beschlossen, die vor deren Inkrafttreten durch das Bundesministerium für Gesundheit (BMG) umfassend beanstandet worden ist (G-BA 2023).

Nach wie vor bleibt jedoch das Problem bestehen, dass gesetzlich Versicherten zwar die freie Arztwahl zugestanden wird, die Inanspruchnahme eines Krankenhauses gemäß § 76 Absatz 1 Satz 2 SGBV aber auf das Vorliegen eines Notfalls beschränkt ist. Die Richtlinie Ersteinschätzung des GBA sollte regeln, wie Krankenhäuser vorgehen, um festzustellen, ob ein für die ambulante Notfallbehandlung im Krankenhaus gemäß § 76 Absatz 1 Satz 2 SGB V erforderlicher sofortiger Behandlungsbedarf vorliegt (Waltermann 2023).

Der zur Jahresmitte 2024 vorgelegte Gesetzentwurf für ein Notfallgesetz (NotfallG) sieht vor, die Anforderung des § 120 Abs. 3b SGB V zu streichen und formuliert den Auftrag des G-BA um. Explizit soll nunmehr die Einrichtung von INZ geregelt werden. Demnach haben KVen und Krankenhäuser Kooperationsverträge zur Einrichtung von INZ zu schließen, die das Zusammenspiel folgender drei Bestandteile regeln: der zentralen Ersteinschätzungsstelle, der vertragsärztlichen Notdienstpraxis und der Notaufnahme. Das Gesetz soll regeln, nach welchen Kriterien INZ einzurichten sind (ausweislich der Gesetzesbegründung bundesweit rund 700) und wie die Öffnungszeiten der Notdienstpraxis zu gestalten sind. Die Notdienstpraxen sollen demnach zu den allgemeinen Praxisöffnungszeiten geschlossen bleiben. Der G-BA erhält den Auftrag, Vorgaben zum Ersteinschätzungsverfahren und zur Mindestausstattung der Notdienstpraxen zu beschließen. Zudem sieht der Gesetzentwurf vor, dass ein INZ zu den Praxisöffnungszeiten geeignete Patienten in ausgewählte Kooperationspraxen weiterleiten kann und hierfür auf Basis der Vorgaben des G-BA zum Ersteinschätzungsverfahren keine zusätzliche ärztliche Prüfung notwendig ist. Damit greift der Gesetzentwurf die ersten Erfahrungen zur Weiterleitung von Patienten mit weniger dringlichen Behandlungsanlässen in geeignete Kooperationspraxen aus den vielerorts begonnen Modellvorhaben auf.

Wird der Gesetzentwurf so umgesetzt, wird der Einsatz von Ersteinschätzungsverfahren zum entscheidenden Instrument des Gesetzgebers für eine bessere Steuerung Hilfesuchender beim Zugang zu medizinischer Versorgung:

1. Primär, soweit nicht eindeutige Lebensgefahr besteht (Rufnummer 112), sollen sich Hilfesuchende mit akuten gesundheitlichen Beschwerden telefonisch

(Rufnummer 116117) oder digital an eine Akutleitstelle der KVen wenden. Die KVen betreiben diese als Teil ihres Sicherstellungsauftrags nach § 75 SGB V. Zum Einsatz kommt ein bundesweit einheitliches standardisiertes Ersteinschätzungsverfahren. Der Gesetzgeber will die telefonische Erreichbarkeit der 116117 verbessern und setzt auf ein stärker digitalisiertes Management von Akutterminen. Ergänzend ist zu berücksichtigen, dass die KVen gemäß § 370a SGB V in der Fassung des Digitalgesetzes bereits ab 2025 auch anderen Terminvermittlern Zugang zu verfügbaren Arztterminen geben sollen. Dies wirft die Frage nach einer vereinheitlichten Terminpriorisierung beim Zugang zu medizinischer Versorgung auf.

2. Im Rahmen sogenannter Gesundheitsleitsysteme (§ 133a SGB V in der Fassung des Gesetzentwurfs) sollen Entscheidungsprozesse zur Steuerung von Hilfesuchenden vereinheitlicht werden, indem die KVen auf Antrag einer Rettungsleitstelle zur Kooperation verpflichtet werden. Sie sollen im Rahmen dieser Kooperationen mit Rettungsleitstellen auf eine Vereinheitlichung der strukturierten Notrufabfrage hinwirken, damit möglichst widerspruchsfreie Abfrageroutinen und Dispositionsentscheidungen entstehen.

3. An allen INZ-Standorten (§ 123 SGB V in der Fassung des Gesetzentwurfs) erfolgt die Ersteinschätzung nicht nur nach der zeitlichen Priorisierung der Behandlung der Hilfesuchenden, sondern auch zu deren Steuerung in die richtige Versorgungsebene. Grundlage sind die einheitlichen Anforderungen des G-BA an das Ersteinschätzungsverfahren und die Ausstattung der aufnehmenden ambulanten Versorgungseinrichtung aus dem Kooperationsvertrag zwischen KV und Krankenhaus auf Basis der einschlägigen G-BA-Richtlinien.

Somit sollten Notaufnahmen tendenziell sowohl von selbstvorstellenden Hilfesuchenden als auch von rettungsdienstlich eingelieferten Patienten entlastet werden, die einer Behandlung in der Notaufnahme nicht zwingend bedürfen. Mit Sanktionen haben Versicherte, die sich mit ihrem Hilfegesuch nicht vorab an die 116117 wenden, aber nicht zu rechnen. Insgesamt bleibt unklar, wie weit die Steuerungsanreize aus dem Entwurf des NotfallG in der Praxis reichen. Offen bleibt im bisherigen Gesetzentwurf insbesondere, wie die Steuerung von Hilfesuchenden verbessert wird, die sich weder an die telefonischen oder digitalen Angebote noch an ein INZ wenden, sondern in einer der übrigen Notaufnahmen selbst vorstellig werden. Der Gesetzentwurf sieht für diese Standorte bisher keine Zugangsbeschränkungen oder gegenüber dem Status quo ergänzende Anforderungen an die Ersteinschätzung vor.

Ebenso könnten auch auf Basis der genannten Regelwerke weiterhin sehr unterschiedliche Erstschätzungsverfahren zur Steuerung Hilfesuchender bzw. als Grundlage von Dispositionsentscheidungen zum Einsatz kommen. Es ist beim Beratungsstand des Gesetzentwurfs zum Zeitpunkt der Veröffentlichung dieses Beitrags noch nicht erkennbar, ob eine widerspruchsfreie Steuerung und die notwendige Kooperation zwischen den an der Akut- und Notfallversorgung beteiligten Einrichtungen auf dieser Basis gewährleistet werden können.

Sollte das geplante NotfallG so beschlossen werden, ist im Lichte der dann resultierenden Erfahrungen sicherlich mit weiteren Anpassungen der Rechtsgrundlage zu rechnen.

Verfügbare Ersteinschätzungsinstrumente

Zum Zeitpunkt der Drucklegung dieses Beitrags ist offen, welche Softwareprodukte (Ersteinschätzungsinstrumente) die Anforderungen der künftigen G-BA-Richtlinie erfüllen werden.

Da sich die Beanstandung der Ersteinschätzungs-Richtlinie durch das BMG unter anderem gegen die nicht nachgewiesene wissenschaftliche Validierung der erforderlichen Ersteinschätzungsinstrumente richtete, sind entsprechende Studienergebnisse von großer Bedeutung. Für deren Gestaltung bleiben die im Rahmen des ersten G-BA-Auftrags zur Erstellung einer Ersteinschätzungsrichtlinie diskutierten Themen weiterhin relevant. Dazu gehören unter anderem die folgenden Fragestellungen.

Behandlungspriorisierung und Steuerung

Zu klären ist die Synchronisierung zwischen den gemäß G-BA-Vorgaben zur gestuften Notfallversorgung notwendigen fünfstufigen Priorisierungsinstrumenten zur Entscheidung über die Behandlungsreihenfolge in der Notaufnahme und dem Ersteinschätzungsverfahren zur Entscheidung über die Eignung des Patienten für eine Weiterleitung in eine Arztpraxis.

Gemäß § 12 der Richtlinie des G-BA zur gestuften Notfallversorgung sind alle an der gestuften Notfallversorgung teilnehmenden Notaufnahmen verpflichtet, für jeden Notfallpatienten bei der Erstaufnahme spätestens zehn Minuten nach dessen Eintreffen in der Notaufnahme eine Einschätzung der Behandlungspriorität vorzunehmen und dafür ein in der Regel fünfstufiges strukturiertes und validiertes System zur Behandlungspriorisierung einzusetzen (G-BA 2020).

Diese Verfahren, zu denen z. B. auch das Machester-Triage-System (MTS) zählt, sind jedoch nicht dafür entwickelt worden, zugleich eine Empfehlung für den Behandlungsort abzugeben (Slagman et al 2018). Die beanstandete Ersteinschätzungsrichtlinie des G-BA sah deshalb ein zweistufiges Verfahren vor, in dem ein fünfstufiges Priorisierungsverfahren mit einem weiteren Instrument kombiniert wird (G-BA 2023).

Ein solches Vorgehen wurde z. B. für die Kombination aus den Instrumenten MTS und der Software Strukturierte Ersteinschätzung in Deutschland (SmED) beschrieben (Koech et al 2024; Oslislo et al 2024). In der Anwendungspraxis würde dies bedeuten, dass selbstvorstellende Hilfesuchende am Tresen der Notaufnahme zunächst nach MTS eingeschätzt werden. Soweit kein unmittelbarer Behandlungsbedarf (Sichtungskategorien Rot, Orange sowie ggf. Gelb) festgestellt wird, kommt eine zweite Einschätzung mittels SmED infrage. Diese dient primär dazu festzustellen, ob eine Behandlung außerhalb der Notaufnahme, also je nach Tageszeit und Wochentag sowie aktuellen Öffnungszeiten in einer geeigneten Vertragsarztpraxis, einem Medizinischen Versorgungszentrum oder in der Bereitschaftspraxis empfohlen werden kann oder, ob eine Vorstellung in der Notaufnahme erfolgen solle. Je nach Organisation der Notaufnahme wäre aber auch denkbar die Reihenfolge umzudrehen und am Eingang des Krankenhauses zunächst diejenigen Hilfesuchenden zu identifizieren, die einer Behandlung durch die Notaufnahme bedürfen, um die fünfstufige Priorisierung dann beim Zugang zur Notaufnahme vorzunehmen, während die übrigen Hilfesuchenden gleich in eine alternative ambulante Versorgung geleitet werden (https://www.marienkran kenhaus.org/kliniken-pflege/kompetenz-zentren/integriertes-notfallzentrum/).

Ein zweistufiges Verfahren scheint insbesondere dann gerechtfertigt, wenn aufgrund der Ersteinschätzung eine Erstbehandlung nicht in der Notaufnahme, sondern in einer anderen ambulanten Versorgungseinrichtung erfolgen soll, die sich nicht in unmittelbarer räumlicher Nachbarschaft der Notaufnahme befindet und sich somit der direkten Kontrolle durch das Personal der Notaufnahme oder der Zuständigkeit des Krankenhauses insgesamt entzieht. Hierbei muss das Krankenhaus zur Minimierung von Haftungsrisiken darlegen können, dass im Zuge der Ersteinschätzung besondere Sorgfalt zur Anwendung gekommen ist, ohne dass bereits mit einer ärztlichen Diagnostik und Erstbehandlung begonnen wurde (Waltermann 2023). Insofern würde sich vor einer Weiterleitung eine ergänzende Beurteilung auf Basis eines Ersteinschätzungsverfahrens anbieten, welches neben der Beurteilung der Dringlichkeit auch zur Beurteilung der geeigneten Art der Versorgungseinrichtung entwickelt worden ist.

Softwareinstrumente

Perspektivisch geht der G-BA davon aus, dass Fachkräfte bei der Ersteinschätzung Softwareprodukte nutzen werden, die strukturierte Abfragen unterstützen, aus deren Abarbeitung zugleich eine Dokumentation sowie eine Empfehlung abgeleitet werden kann.

International experimentieren zahlreiche Notaufnahmen mit dem Einsatz digitaler Kioske und sogenannter Symptom-Checker zur Selbsteinschätzung für Selbsteinweiser als Unterstützung bzw. Entlastung des Aufnahmetresens (Joseph et al 2023; Fraser et al 2022; Fraser et al 2023; Määttä et al 2023). Telefontriagesysteme sind originär dafür entwickelt worden, Patienten entsprechend der Dringlichkeit ihres Behandlungsbedarfs in ein angemessenes Versorgungsangebot zu lenken (Marsden et al 2016; Brasseur et al 2019; Montandon et al 2019). Sie gelten seit längerem als überwiegend sicher, die Bewertung ihrer Effekte sowie der Sicherheit fällt aber aufgrund der Heterogenität der Anwendungen insgesamt uneindeutig aus (Bunn et al 2004; Huibers et al 2012; Boggan et al 2020) und bedürfen laufender Evaluation im Hinblick auf Qualität (Derkx 2010) und Steuerungsfähigkeit (Boggan et al 2020). Verschiedentlich werden Instrumente zur Behandlungspriorisierung weiterentwickelt (Wireklint et al 2022; Nyoungui et al 2024) oder mit Telefontriagesystemen kombiniert (Gilbert et al 2022).

Aus Sicht des Krankenhauses ist zu bedenken, dass immer dann, wenn zur Patientensteuerung ein solches Ersteinschätzungsverfahren als *Softwareprodukt* genutzt wird, zusätzlich medizinprodukterechtliche Anforderungen greifen. Nach den geltenden Medical Device Regulations (MDR) fallen Softwareprodukte, die dazu bestimmt sind Informationen für Entscheidungen im Bereich diagnostischer oder therapeutischer Zwecke zu liefern, und die Möglichkeit einer schwerwiegenden Verschlechterung des Gesundheitszustands einer Person beinhalten, unter die zweithöchste Risikoklasse IIb (Medical Device Coordination Group 2021). Dies stellt hohe Anforderungen an die Inverkehrbringung der Software. Steht allerdings ein entsprechendes, regelkonform in Verkehr gebrachtes Softwareprodukt zur Verfügung, mindert die damit einhergehende Produkthaftung bei korrekter Anwendung der Software die Haftungsrisiken des Krankenhauses (Waltermann 2023).

Die von den KVen bundesweit in den Terminservicestellen zur Steuerung der Hilfesuchenden mit akuten Beschwerden eingesetzte Software SmED ist dafür entwickelt worden, Empfehlungen zur Dringlichkeit *und* zur angemessenen Versorgungsebene (Art der Versorgungseinrichtung) abzugeben. Sie kann zudem bestimmungsgemäß im Rettungsdienst oder durch Fachpersonal am Aufnahmetresen einer Notaufnahme eingesetzt werden und steht in modifizierter Form zur digitalen Selbsteinschätzung von Hilfesuchenden zur Verfügung. Sie wurde regelkonform als Medizinprodukt in Verkehr gebracht und steht somit als Referenzsystem für die Steuerung Hilfesuchender in Deutschland in allen genannten Anwendungskontexten zur Verfügung. Begleitet wird die Anwendung durch Studien zur Eignung und Sicherheit der damit generierten Empfehlungen in unterschiedlichen Anwendungskontexten (siehe unten).

Aus diesem Grund soll im Folgenden dieses Kapitels der Einsatz von SmED zum Lenken von Patienten insbesondere am Tresen der Notaufnahme dargestellt werden.

Strukturierte medizinische Ersteinschätzung in Deutschland (SmED)

Zielsetzung

Die Software wurde ursprünglich unter dem Namen Swiss Medical Assessment System (SMASS) zur Entscheidungsunterstützung von Fachkräften in der Telefontriage bzw. von telemedizinischen Beratungs- und Versorgungsangeboten in der Schweiz konzipiert (von Stillfried et al 2019), um Hilfesuchende ressourcenschonend innerhalb angemessener Zeit in eine angemessene Versorgung vermitteln zu können. Besondere Gefährdungslagen sollen schnell und sensitiv, Fälle mit geringerer Dringlichkeit spezifisch erkannt werden. In der Schweiz kann die Beratung auch dahin gehen, dass eine Inanspruchnahme des Gesundheitssystems nicht erforderlich ist und ausschließlich Ratschläge zur Selbsthilfe erteilt werden. In der deutschen Version ist bislang in allen Endpunkten ein Kontakt mit dem Gesundheitswesen vorgesehen. ▶ Abb. 2.6 fasst die Anwendung im Hinblick auf In- und Output zusammen.

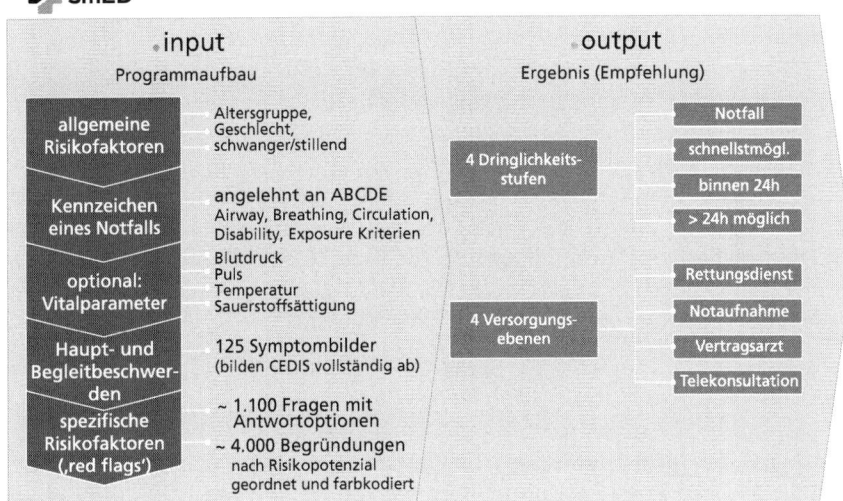

Abb. 2.6: Strukturierte medizinische Ersteinschätzung in Deutschland (SmED): Programmstruktur.

SmED-Anwendungsbereiche

Telefonische Ersteinschätzung

Die Software unterstützt Fachkräfte bei der strukturierten Abfrage und liefert Empfehlungen zur Dringlichkeit und zur angemessenen Art der Versorgungseinrichtung. Sie wird seit 2020 von den Kassenärztlichen Vereinigungen für die Einschätzung von akutmedizinischem Hilfeersuchen unter der Rufnummer 116117 eingesetzt. Bis zum 30.06.2024 wurden mehr als 7,4 Millionen Assessments verzeichnet. Im Jahr 2024 liegt die Zahl der Assessments pro Monat über 220.000 mit langfristig steigender Tendenz. Aggregierte Kennzahlen zum Einsatz von SmED können laufend aktualisiert unter https://smed.ziapp.de/ abgerufen werden. Die Software wurde seit Einführung ständig weiterentwickelt, dabei wurden trotz der großen Zahl der Assessments seit 2020 nur zwei Vorkommnisse einer durch die Software bedingten Patientengefährdung verzeichnet, die gemäß MDR eine unmittelbare Anpassung in der Gestaltung der Frage-Antwortoptionen zur Folge hatten. Eine Begleitforschung fand im Rahmen des durch den Innovationsfonds geförderten DEMAND-Projekts statt. Ausweislich des Ergebnisberichts konnten auf ökologischer Ebene Hinweise auf eine verbesserte Steuerung, jedoch keine Hinweise auf eine systematische Patientengefährdung durch die Einführung der strukturierten Ersteinschätzung gefunden werden (Herrmann et al 2022).

Anwesende Patienten im Rettungsdienst und in der Notaufnahme

Zur Einschätzung physisch anwesender Patienten, z. B. zur Unterstützung der Ersteinschätzung durch Rettungskräfte, um am Einsatzort zu bewerten, ob ein Transport in eine Notaufnahme zwingend erforderlich ist, oder zur Anwendung am Aufnahmetresen einer Notaufnahme wurde SmED erweitert. Optional können vor Einstieg in die symptombezogene Befragung Vitalparameter aufgenommen werden. Die für den Aufnahmetresen der Notaufnahme gedachte Softwareversion (SmED Kontakt+) unterscheidet sich durch die Integration einer sog. Notfallindikationsliste. Diese soll helfen Patienten, die nach den MTS-Kriterien in die Kategorien Rot, Orange oder Gelb (bis zur Risikogrenze) fallen, mit einem Klick als Fälle für die sofortige Behandlung durch die Notaufnahme zu dokumentieren.

Digitale Selbsteinschätzung durch Patienten

Die digitale Selbsteinschätzung per Chatbot nutzt den gleichen Assessmentaufbau und die gleichen Frage-Antwortoptionen wie die Telefonversion. Allerdings können die Assessments nicht vor einer Bearbeitung aller voreingestellten Abfragen abgeschlossen werden. SmED Patient ist seit Dezember 2022 eingebunden in das Patienten-Navi online auf der Website 116117 der Kassenärztlichen Bundesvereinigung (https://www.116117.de/de/index.php). Seit Mai 2023 können auf Grundlage abgeschlossener Assessments, die eine vertragsärztliche Behandlung empfehlen, auch in mindestens 8 KVen online Termine in der geeigneten Dringlichkeit in Praxen der relevanten Fachrichtung gebucht werden, sofern entsprechende Termine im eTerminservice in der Region verfügbar sind. Soweit als Ergebnis des Assessments die Vorstellung in einer Notaufnahme empfohlen wird, erhalten die Nutzer den Hinweis, sich auf Grundlage dieser Empfehlung durch die 116117 telefonisch beraten zu lassen, da eine digitale Voranmeldung in einer Notaufnahme bisher nicht möglich ist und noch Erfahrungen mit der Qualität der Selbsteinschätzung gesammelt werden sollen. Die Nutzungszahlen für SmED Patient liegen im Jahr 2024 bei rund 40.000 monatlich mit stark steigender Tendenz. Nutzer haben die Möglichkeit, Feedback zu geben. Eine systematische Zusammenführung der Angaben zu Selbsteinschätzung und der nachfolgenden Behandlung ist bislang nicht möglich.

Zunehmend wird auch in Deutschland die Nutzung digitaler Selbsteinschätzungsinstrumente in der Notaufnahme als mögliche Hilfestellung einer Steuerung diskutiert (Cotte F et al 2022; siehe auch den Beitrag von Witt et al in diesem Buch). Für die in der Schweiz eingesetzte Software SMASS, die die gleichen Leitsymptome und Frage-Antwort-Optionen wie SmED nutzt, wurde am Kantonspital Baden eine klinische Studie zur Patientensicherheit durchgeführt, die zu dem Schluss kommt, dass die digitale Selbsteinschätzung in punkto Patientensicherheit einer Ersteinschätzung durch Fachpersonen in nichts nachsteht (Meer et al 2024).

Notfallindikationsliste

Die Notfallindikationsliste ersetzt in der Version SmED Kontakt+ die sonst üblichen Fragen der Vortriage zur Identifikation bzw. Dokumentation eines Notfalls. Es ist das Modul, das spezifisch für die Anwendung am Aufnahme- bzw. Sichtungstresen einer Notaufnahme, einer Bereitschaftspraxis oder eines INZ konzipiert wurde. Die Notfallindikationsliste soll eine schnelle »Rechts-Links-Entscheidung« speziell für selbsteinweisende Hilfesuchende ermöglichen.

Ausgehend von der Annahme, dass das am Tresen beschäftigte Sichtungspersonal über ausreichend klinische Erfahrung verfügt, um eine überschaubare Anzahl offensichtlicher Notfälle zu erkennen, dient die Notfallindikationsliste weniger der methodischen Unterstützung als der schnellen Klassifikation und Dokumentation dieser Notfälle. Die aufgelisteten Notfallindikationen sind nach den sechs Kategorien Atmung, Herz/Kreislauf, Neuro/Psyche, Bauch, Trauma und Sonstiges gegliedert. Relevant sind akute Beschwerden, die neu aufgetreten und/oder rasch zunehmend sind.

Wird eine der aufgelisteten Notfallindikationen von der Sichtungskraft erkannt, sind die Patienten zur direkten Versorgung in die Notaufnahme weiterzuleiten, das Assessment kann mit einem Haken abgeschlossen werden. Einige wenige Notfallindikationen sind nur für bestimmte Altersgruppen relevant und werden in SmED Kontakt+ nur zur Auswahl angezeigt, wenn das passende Alter vorliegt.

Je nach Organisation des Sichtungstresens können zur Klassifikation eines Notfalls etwa bei unklarem Allgemeinbefinden in einem zweiten optionalen Schritt Vitalparameter erhoben werden (Temperatur, Puls, Blutdruck, Sauerstoffsättigung). Wird dabei kein kritischer Wertebereich angesprochen, werden die Patienten mit Hilfe der differenzierteren symptombezogenen Befragung weiter ersteingeschätzt, bei der sich – hier allerdings durch spezifische Frage-Antwortoptionen unterstützt – noch Hinweise auf mögliche Notfälle bzw. einen dringlichen Behandlungsbedarf in der Notaufnahme ergeben können.

Erstellt wurden die Notfallindikatoren in einer Arbeitsgruppe aus Experten verschiedener Facharztgruppen, niedergelassenen Ärzten inkl. Pädiatern, Notfallmedizinern sowie geübten SmED-Anwendern, in Testläufen u.a. an der Charité Berlin erprobt und im Lichte erster Erfahrungen weiterentwickelt. Bei der Erarbeitung wurden Notfallindikatoren mehrerer etablierter Notfallabfragesysteme zusammengetragen. Insbesondere wurde darauf Wert gelegt, dass die in MTS bis zur Risikogrenze einschlägigen Zustände abgebildet sind, die in der Notfallindikationsliste jedoch bewusst nicht hierarchisiert, sondern je Kategorie nur in einer Ebene abgebildet sind.

Die Notfallindikationsliste ist nur relevant, wenn SmED als primäres Sichtungsinstrument eingesetzt wird. Wird SmED, wie in der GBA-Richtlinie Ersteinschätzung gedacht, in Kombination mit einem fünfstufigen Priorisierungssystem eingesetzt, wird vorausgesetzt werden, dass eine Sichtung der offensichtlichen Notfälle bereits erfolgt ist. In diesem Fall kann in SmED unmittelbar mit der symptombezogenen Abfrage spezifischer Risikomerkmale begonnen werden.

Endpunkte

Derzeit enthalten die Empfehlungen der SmED-Versionen zur Unterstützung von Fachkräften am Telefon, im Rettungsdienst oder am Sichtungstresen bis zu acht Endpunkte (von Stillfried et al 2019) als Kombination der in ▶ Abb. 2.7 dargestellten vier Dringlichkeitsstufen und vier Versorgungsebenen (z. B. schnellstmögliche ärztliche Versorgung/Vertragsarzt). Aktuell wird daran gearbeitet, auch besondere Merkmale des Versorgungsbedarfs auszuweisen. Wird etwa zur Diagnostik oder Behandlung eine Sonografie oder eine Wundversorgung erforderlich, kann dieses Merkmal genutzt werden, um die zum *aktuellen* Zeitpunkt verfügbare *geeignete* Versorgungseinrichtung zu identifizieren. Somit kann vermieden werden, dass Hilfesuchende in die prinzipiell richtige Versorgungsebene gesteuert werden, wenn dort zum aktuellen Zeitpunkt keine für den konkreten Bedarf geeignete Einrichtung verfügbar ist.

Digitale Integration

SmED wird aufgrund der hohen Komplexität der von über 50 Millionen Kombinationsmöglichkeiten der Pfade durch Frage-Antwort-Kombinationen als cloudbasierte Software as a Service (SaaS) bereitgestellt. Aufgrund dieser Eigenschaft enthält SmED keine Patientenstammdaten. Die Anwendung muss daher immer in ein patientenführendes Basissystem (KIS, AIS, Leitstellensoftware) eingebunden werden. Für eine Anwendung am Tresen der Notaufnahme sollte SmED idealiter in die etablierte Notaufnahmesoftware integriert sein, in der regelhaft bereits MTS oder ESI abgebildet sind. Über eine HL7-FHIR-Schnittstelle kann SmED prinzipiell mit jedem patientenführenden Softwaresystem verbunden werden, an das die Ergebnisse jedes einzelnen Assessments eindeutig zum jeweiligen Patienten übergeben werden. Dies kann in Form der eineindeutigen Assessment-ID oder als Export einzelner bzw. sämtlicher Datenfelder des Assessments erfolgen. Zudem können bei einer erfolgten Softwareintegration bereits vorliegende Informationen zur Charakterisierung des Patienten, wie z. B. Alter, Geschlecht, aber auch ob bereits eine Abfrage von Notfallkennzeichen durch MTS, ESI o. ä. erfolgte und welches Leitsymptom vorliegt, weitergegeben werden. Somit könnte SmED etwa nach einer erfolgten Einschätzung mittels MTS direkt in die Abfrage spezifischer Risikomerkmale gehen, die in den meisten Fällen mit wenigen Fragen abgeschlossen sein dürfte, wenn es etwa primär darum geht, festzustellen, ob der Hilfesuchende in die Notaufnahme oder die angeschlossene Bereitschaftspraxis geleitet werden soll.

Sofern dies für eine Weitergabe von SmED-Assessments gewünscht ist, besteht zudem die Möglichkeit, automatisch je Assessment eine PIN zu generieren. Wird diese durch den Nutzer (z. B. den Disponenten einer KV-Servicestelle) einem berechtigten Dritten (z. B. der Sichtungskraft einer Notaufnahme) zur Verfügung gestellt, kann dieser Ergebnis und Verlauf des Assessments vom SmED-Server abrufen.

Anwendungsdauer

Wird SmED von Fachkräften zur Ersteinschätzung genutzt, sind die Fragen im Hinblick auf möglicherweise resultierende Dringlichkeitsstufen farbkodiert und hierarchisch nach Priorität angeordnet. Wird ein bestimmter Empfehlungsgrad erreicht und kann dieser durch verbleibende Fragen entsprechend dieser Kennzeichnung nicht mehr überschritten werden, kann die Befragung abgebrochen werden. Nach den Erfahrungen des SmED-Einsatzes zur Sichtung von selbstvorstellenden Hilfesuchenden mittels des SmED-Moduls »SmED Kontakt« am Tresen der Bereitschaftspraxis der KV Bremen, welcher der Notaufnahme des Krankenhauses St-Joseph-Stift vorgeschaltet ist, resultiert dort eine mittlere Gesamtdauer für die Ersteinschätzung von knapp unter 100 Sekunden. Dies schließt derzeit noch Doppeleingaben mangels ausreichender IT-Integration ein. Gleichwohl liegt die Anwendung am Tresen damit deutlich unter der in der telefonischen Ersteinschätzung üblichen Dauer von rd. 150 Sekunden pro Assessment.

Grundsätzlich hängt die Dauer der Abfrage typischerweise ab vom Anlass des Hilfeersuchens, Merkmalen der Anrufer (wie z. B. Alter, Sprachfähigkeit) und der Anzahl und Art der benannten Symptome. Je dringlicher der Behandlungsanlass, desto kürzer die Anzahl relevanter Fragen. Hinzu kommen standortspezifische Faktoren wie etwa Training, SOPs und die Art der digitalen Integration.

Medizinprodukt

SmED ist ein Medizinprodukt der Klasse IIb gemäß der Europäischen Medizinprodukte Verordnung MDR. Aufgrund des Zeitbedarfs für die Zertifizierung sind darauf aufbauende Teile der aktuell genutzten Anwendung noch als Medizinprodukt der Klasse I nach der Europäischen Medizinprodukte-Richtlinie (Medical Device Directive, MDD) in Verkehr gebracht. Der Gültigkeitszeitraum hierfür endet mit der gesetzlichen Übergangsfrist im Jahr 2028. Aufgrund des bestehenden Zertifikats ist davon auszugehen, dass bis dahin auch ein laufendes Rezertifizierungsverfahren gemäß Klasse IIb für alle Neuerungen an der Software existiert.

Studienlage zum Kontext der GBA-Richtlinie

Patientensicherheit des Instruments

Da insbesondere eine solche Weiterleitung in der internationalen Diskussion noch kontrovers diskutiert wird, sehen die Anforderungen der G-BA Richtlinie Ersteinschätzung auch vor, dass durch geeignete Studien nachgewiesen wird, dass steuernde Ersteinschätzungsinstrumente die Patientensicherheit nicht gefährden. Dem liegt die Befürchtung zugrunde, dass eine solche Weiterleitung zu einer Verzögerung oder zum Verzicht notwendiger diagnostischer Maßnahmen und daraus abgeleiteter therapeutischer Interventionen führen könnte.

Vor diesem Hintergrund wurde SmED Kontakt+ in einer multizentrischen Studie der Charité und des Uniklinikums Leipzig unter besonderer Berücksichtigung einer potenziellen Gefährdung der Patientensicherheit evaluiert. Die Studie ist im Deutschen Register für Klinische Studien (DRKS) unter der Nummer DRKS00026988 registriert. Im Rahmen der Studie wird die Kohärenz zwischen der Ersteinschätzung nach MTS, SmED und der prädiagnostischen ärztlichen Beurteilung überprüft und die SmED-Empfehlung im Lichte der tatsächlichen Diagnostik und Versorgung der jeweiligen Patienten in der Notaufnahme durch ein Expertengremium aus im Krankenhaus und in Praxen tätigen Ärzten im Hinblick auf eine *potenzielle* Gefährdung der Patienten im Falle einer Weiterleitung beurteilt. Die Veröffentlichung der Ergebnisse steht zur Veröffentlichung im Deutschen Ärzteblatt an.

Nach den vorab bekannt gewordenen Ergebnissen (Slagman 2024) wäre bis zur Vorlage weiterer Studienergebnisse zunächst davon auszugehen, dass Weiterleitungen unter dem Aspekt einer maximalen Reduktion von Sicherheitsrisiken immer (1) möglichst umgehend (2) mit verbindlicher Anmeldung (2) in fachlich geeignete Kooperationspraxen (3) geleitet werden sollten.

Funktionsfähigkeit und Sicherheit der Weiterleitung

Neben der Beurteilung der Triagefunktion einzelner Ersteinschätzungsinstrumente wie SmED ist aber auch zu prüfen, ob sich das Konzept einer zweistufigen Ersteinschätzung mit Weiterleitung von Akutpatienten in andere ambulante Einrichtungen unter Alltagsbedingungen mit vertretbarem Aufwand sicher und erfolgreich umsetzen lässt. Hierzu liegen zwei Studien vor, die am Klinikum Rosenheim und in Kooperation mit der Kassenärztlichen Vereinigung Bayerns (KVB) durchgeführt wurden.

Zunächst wurden alle Hilfesuchenden, die sich im Juli 2021 zwischen 8:00 Uhr und 20:00 Uhr ohne ärztliche Einweisung selbst vorstellten, mit Ausnahme gynäkologischer und berufsgenossenschaftlicher Fälle an einem gemeinsamen Tresen eingeschätzt. Sichtungsfachkräfte des Klinikums priorisierten zuerst nach MTS. Alle Hilfesuchenden der Kategorien Grün und Blau, die nach Einschätzung durch die Sichtungskräfte des Klinikums nicht eine kurzfristig nur in der Notaufnahme verfügbare Ressource benötigten, wurden im Weiteren durch eine Fachkraft der KVB nach SmED eingeschätzt. Soweit eine Empfehlung zur vertragsärztlichen Behandlung resultierte, wurde den Hilfesuchenden je nach Uhrzeit entweder eine Behandlung in der Bereitschaftspraxis angeboten oder – während der allgemeinen Praxisöffnungszeiten – die Möglichkeit einer direkten Terminvereinbarung durch die Fachkraft der KVB in einer nahegelegenen Arztpraxis. Willigten die Hilfesuchenden in eine solche Terminvereinbarung ein, wurde vor Verlassen des Krankenhauscampus eine vertragsärztliche Videokonsultation durchgeführt, um dem Krankenhaus die haftungsrechtlich rechtssichere Weiterleitung in eine Praxis zu ermöglichen. Obwohl dieser Videokonsultation zunächst keine Versorgungsaufgabe zugedacht war, sondern nur der rechtlichen Absicherung unter Studienbedingungen dienen sollte, stellte sich als Zufallsbefund heraus, dass rund ein Drittel der im Prozess der Weiterleitung befindlichen Hilfesuchenden sich durch diese

Videokonsultation ausreichend beraten fühlte und damit fallabschließend behandelt war (Koech et al 2023).

Im Beobachtungszeitraum waren fast zwei Drittel aller Patienten am Standort Selbsteinweisende. Insgesamt konnten von 1.091 selbsteinweisenden Hilfesuchenden 538 (49 %) in die vertragsärztliche Versorgung weitergeleitet werden. Von diesen wiederum wurden 96 % in die Bereitschaftspraxis gesteuert. 24 (2,2 %) erreichten die Videokonsultation, wovon 4 eingewiesen und 10 in eine Arztpraxis weitergeleitet wurden. Diese vergleichsweise kleine Zahl resultiert zum einen daraus, dass die Zahl infrage kommender Selbsteinweiser zu den allgemeinen Praxisöffnungszeiten während der Studienphase insgesamt eher gering war. Die Mehrheit der Selbsteinweisenden traf zu den Öffnungszeiten der Bereitschaftspraxis oder kurz davor ein. Eine von Wissenschaftlern der Universität Bayreuth durchgeführte qualitative Befragung der Hilfesuchenden und Prozessbeteiligten im Klinikum und auf Seiten der KVB deutet auf eine hohe Akzeptanz des Steuerungsangebots hin. Nur wenige Hilfesuchende (24) lehnten das Angebot einer vertragsärztlichen Behandlung in der Bereitschafts- oder Arztpraxis ab (Koech et al 2023).

Aufgrund der Ergebnisse wurde im Zeitraum April bis Juli 2023 eine vertiefende Studie angeschlossen, die die Möglichkeiten der differenzierten Ersteinschätzung und Steuerung unter Routinebedingungen, die digitale Anmeldung der Hilfesuchenden in den Praxen und die Eignung der Weiterleitung aus Sicht der niedergelassenen Ärzt:innen genauer untersucht. Zu allgemeinen Praxisöffnungszeiten erhielten Hilfesuchende, die durch die Sichtungskräfte des Klinikums auf Basis von MTS als weniger dringlich eingeschätzt wurden (Kategorien Grün, Blau), eine erweiterte Einschätzung durch eine Fachkraft der KVB auf Basis von SmED. Patienten mit einer Empfehlung für die vertragsärztliche Versorgung wurden mit der Software IVENA eHealth in einer von acht Kooperationspraxen ohne konkreten Termin angemeldet und unmittelbar dorthin weitergeleitet. Anwender in Klinik und Praxen wurden per Fragebogen zur Machbarkeit und Akzeptanz befragt (Oslislo et al 2024).

Insgesamt erhielten im Studienzeitraum 193 Patienten eine erweiterte Einschätzung. Rund 89 % der Hilfesuchenden erhielten eine Empfehlung zur vertragsärztlichen Behandlung und das Angebot zur Weiterleitung. Davon wollten rund 15 % in der ZNA verbleiben. Für 17 % war keine Praxis zum geeigneten Zeitpunkt verfügbar. Insgesamt wurden rund 60 % der Studienteilnehmer in eine Kooperationspraxis weitergeleitet und 56 % aller 193 Studienteilnehmer bzw. 93 % aller 117 weitergeleiteten Patienten abschließend dort versorgt. Knapp 7 % der weitergeleiteten Patienten stellten sich erneut in der ZNA vor. Eine medizinische Gefährdung lag nicht vor. Die Anwender waren mit dem Einsatz der Software IVENA eHealth zufrieden und berichteten von einer hohen Akzeptanz der Patienten. Vom Eintrag im Krankenhausinformationssystem bis zur Ankunft der Patienten in einer KP dauerte es im Durchschnitt 1 Stunde 17 Minuten, im Median waren es 46 Minuten (Oslislo et al 2024).

2 Bedeutende klinische Risiken in der Notaufnahme

Weitere Beobachtungstudien

An zahlreichen Standorten finden derzeit Beobachtungsstudien statt, um das Zusammenspiel steuernder Ersteinschätzung mittels SmED und der Priorisierung in der Notaufnahme sowie die praktischen Gestaltungsmöglichkeiten einer Weiterleitung in Kooperationspraxen genauer zu untersuchen. Von diesen können hier nicht alle vorgestellt werden, zumal Veröffentlichungen noch nicht vorliegen.

Hierzu gehören zum Beispiel die Begleitevaluationen der Bereitschaftspraxis der KV Bremen am St. Joseph Stift, der Kooperation zwischen der KV Hessen und dem Klinikum Frankfurt Höchst sowie der KV Hamburg und dem Marienkrankenhaus. Am Klinikum Frankfurt Höchst wird die Ersteinschätzung zur Steuerung zwischen Bereitschaftspraxis und Notaufnahme mittels SmED durch Fachkräfte des Klinikums durchgeführt. In Bremen und Hamburg obliegt die Ersteinschätzung zunächst den Fachkräften der KV und wird mittels SmED Kontakt+ durchgeführt. Hierbei kommt auch die Notfallindikationsliste für die Fälle zum Tragen, die unmittelbar in die Notaufnahme geleitet werden. Sämtliche in die Notaufnahme geleiteten Patienten werden dort im Nachgang priorisiert. An beiden Standorten werden vertragsärztlich behandelbare Hilfesuchende auch während der Praxisöffnungszeiten in geeignete Praxen geleitet.

In der der Allgemeinmedizinischen Praxis am Campus der Universitätsmedizin Mainz (APC) erfolgte ebenfalls eine primäre Ersteinschätzung mit SmED und in der Folge eine Behandlung in der APC oder der Notaufnahme. Vorteil für die Begleitevaluation ist dort, dass Ersteinschätzungsergebnisse unmittelbar mit den Behandlungsdaten in beiden Einrichtungen verglichen werden können.

In Berlin haben sich die Kassenärztliche Vereinigung mit dem Vivantes Klinikum im Friedrichshain und den DRK Kliniken Berlin Köpenick auf Kooperationen zur Weiterleitung geeigneter Patienten in Kooperationspraxen verständigt. Die Erfahrungen sprechen bislang dafür, den Prozess der Ersteinschätzung am Anmeldungs- bzw. Sichtungstresen der Klinik so kompakt wie möglich und Patienten sofort ein konkretes Angebot zu einem alternativen Versorgungsort zu machen. Dies bedeutet, dass dem Sichtungstresen und ggf. auch dem Patienten das aktuell in den Kooperationspraxen verfügbare Terminangebot in Echtzeit sichtbar vorliegen muss. An einer entsprechenden Softwareunterstützung arbeiten die kv.digital GmbH, Berlin, und das Zi gemeinsam. Zudem zeigt sich, dass mit zunehmender Terminknappheit in der vertragsärztlichen Versorgung auch die Hürden steigen, motivierte Kooperationspraxen gewinnen zu können. Zur Minimierung des Verwaltungsaufwands in den Praxen ist eine digitale Anmeldung der Patienten mit Übergabe des Ersteinschätzungsergebnisses und der Angaben zur Person unerlässlich.

Nicht direkt im Kontext der Notaufnahme, aber nicht unwesentlich, sind Modelle, die einen Einsatz von SmED zur Entscheidungsunterstützung im Rettungsdienst beinhalten. Dabei ist das Ziel, vermeidbare Einlieferungen in die Notaufnahme zu reduzieren, wenn Patienten in alternative ambulante Einrichtung gesteuert oder vor Ort versorgt werden können (Starke und von Stillfried; Krautz et al 2024; Witt et al 2024).

Fazit für die Praxis

- Crowding zu vermeiden ist ein wichtiges Anliegen des Risikomanagements in der Notaufnahme. Können personelle Ressourcen nicht gesteigert werden und liegen ggf. andere Störfaktoren (z. B. Exit Block) vor, nimmt die Bedeutung der Zugangssteuerung zu.
- Die Zahlen zur Inanspruchnahme der Notaufnahmen zeigen, dass im Bereich der selbsteinweisenden Patienten ein erhebliches Steuerungspotenzial steckt.
- Internationale Erfahrungen und erste deutsche Projekte zeigen, dass Notaufnahmen entlastet werden können, indem selbsteinweisende Patienten mit subjektiv akuten, aber nach medizinischen Kriterien weniger dringlichen Behandlungsanliegen durch geeignete Triageverfahren identifiziert und an geeignete ambulante Versorgungseinrichtungen an der Klinik oder in räumlicher Nähe zur Klinik weitergeleitet werden.
- In Deutschland werden im Rahmen der Notfallreform hierfür zunehmend präzisere Rechtsgrundlagen und Vorgaben geschaffen. Zentrales Element hierfür sind verlässliche Ersteinschätzungsinstrumente, die eine Durchführung der Ersteinschätzung durch Fachkräfte ermöglichen.
- Das Konzept der Entlastung durch eine schnelle und zielsichere Ersteinschätzung mit Weiterleitung an ein geeignetes alternatives ambulantes Versorgungsangebot muss durch Studien zur Qualität der Ersteinschätzung und zum Prozess der Weiterleitung unterstützt werden. Dies schließt z. B. die Eignung der aufnehmenden Einrichtungen für eine im ambulanten Bereich verbleibende Behandlung mit ein.

Literatur zu Kap. 2.1.6

Bentley JA, Thakore S, Morrison W, Wang W (2017) Emergency Department redirection to primary care: a prospective evaluation of practice. Scott Med J. 62(1):2–10. doi: 10.1177/0036933017691675

Berthelot S, Lang ES, Messier A (2020) CJEM Debate Series: #EDRedirection – Sending low-acuity patients away from the emergency department – An imperative for appropriateness and integration. CJEM 2020; 22(5):638–640

Boggan JC, Shoup JP, Whited JD, Van Voorhees E, Gordon AM, Rushton S, Lewinski AA, Tabriz AA, Adam S, Fulton J, Kosinski AS, Van Noord MG, Williams JW Jr, Goldstein KM, Gierisch JM (2022) Effectiveness of Acute Care Remote Triage Systems: a Systematic Review. J Gen Intern Med. 2020 Jul;35(7):2136–2145. doi: 10.1007/s11606-019-05585-4

Brasseur E, Servotte JC, Donneau AF, Stipulante S, d'Orio V, Ghuysen A (2019) Triage for out-of-hours primary care calls: a reliability study of a new French-language algorithm, the SALOMON rule. Scand J Prim Health Care. 2019 Jun;37(2):227–232. doi: 10.1080/02813432.2019.1608057

Bunn F, Byrne G, Kendall S (2004) Telephone consultation and triage: effects on health care use and patient satisfaction. Cochrane Database Syst Rev. 2004 Oct 18;(4):CD004180. doi: 10.1002/14651858.CD004180.pub2.

Chaiyachati K, Kangovi S (2019) Inappropriate ED-visits: patient responsibility or an attribution bias? BMJ Qual Saf (29) 6. doi.org/10.1136/bmjqs-2019-009729

Cooper A, Edwards M, Brandling J, Carson-Stevens A, Cooke M, Davies F, Hughes T, Morton K, Siriwardena A, Voss S, Benger J, Edwards A (2019a) Taxonomy of the form and function of primary care services in or alongside emergency departments: concepts paper. Emerg Med J. 36(10):625–630. doi: 10.1136/emermed-2018–208305

Cooper A, Davies F, Edwards M, Anderson P, Carson-Stevens A, Cooke MW, Donaldson L, Dale J, Evans BA, Hibbert PD, Hughes TC, Porter A, Rainer T, Siriwardena A, Snooks H, Edwards A (2019b). The impact of general practitioners working in or alongside emergency departments: a rapid realist review. BMJ Open. 9(4):e024501. doi: 10.1136/bmjopen-2018–024501

Cotte F, Mueller T, Gilbert S, Blümke B, Multmeier J, Hirsch MC, Wicks P, Wolanski J, Tutschow D, Schade Brittinger C, Timmermann L, Jerrentrup A (2022) Safety of Triage Self-assessment Using a Symptom Assessment App for Walk-in Patients in the Emergency Care Setting: Observational Prospective Cross-sectional Study. JMIR 2022; 10(3)e:32340; doi: 10.2196/32340

Danner M, Rummer A (2024) Evidenzbericht Notfall- oder (primär)ärztliche Versorgung: In welche Richtung wirken bestimmende Faktoren? Eine systematische Übersicht. https://www.zi.de/fileadmin/Downloads/Service/Gutachten/2024-05-31_Notfall-_und_primaer-medizinische_Versorgung_Evidenzbericht_final.pdf Abruf am 20.08.2024

Davies F, Edwards M, Price D, Anderson P, Carson-Stevens A, Choudhry M, Cooke M, Dale J, Donaldson L, Evans BA, Harrington B, Harris S, Hepburn J, Hibbert P, Hughes T, Hussain F, Islam S, Pockett R, Porter A, Siriwardena AN, Snooks H, Watkins A, Edwards A, Cooper A (2024) Evaluation of different models of general practitioners working in or alongside emergency departments: a mixed-methods realist evaluation. Health Soc Care Deliv Res. 12(10):1–152. doi: 10.3310/JWQZ5348. PMID: 38687611.

Derxx H (2010) For Your Ears Only – Quality of Telephone Triage at Out of-Hours Centres in the Netherlands. Saarbrücken: Lambert Academic Publishing

Ellbrant J, Åkeson J, Åkeson PK (2015) Pediatric emergency department management benefits from appropriate early redirection of nonurgent visits. Pediatr Emerg Care 31(2):95–100. doi: 10.1097/PEC.0000000000000348

Feral-Pierssens AL, Morris J, Marquis M, Daoust R, Cournoyer A, Lessard J, Berthelot S, Messier A (2022) Safety assessment of a redirection program using an electronic application for low-acuity patients visiting an emergency department. BMC Emerg Med. 22(1):71. doi: 10.1186/s12873-022-00626-4

Fraser HSF, Cohan G, Koehler C, Anderson J, Lawrence A, Patena J, Bacher I, Ranney ML (2022) Evaluation of Diagnostic and Triage Accuracy and Usability of a Symptom Checker in an Emergency Department: Observational Study. JMIR 2022 10(9)e: 38364. doi: 10.2196/38364.

Fraser HSF, Crossland D, Bacher I, Ranney M, Madsen T, Hilliard R (2023) Comparison of Diagnostic and Triage Accuracy of Ada Health an WebMD Symptom Checkers, ChatGPT, and Physicians for Patients in an Emergency Department: Clinical Data Analysis Study. JMIR 2023 11:e49995. doi: 10.2196/49995

Gemeinsamer Bundesausschuss G-BA (2020) Regelungen des Gemeinsamen Bundesausschusses zu einem gestuften System von Notfallstrukturen in Krankenhäusern gemäß § 136c Absatz 4 des Fünften Buches Sozialgesetzbuch (SGB V). https://www.g-ba.de/downloads/62-492-2340/Not-Kra-R_2020-11-20_iK-2020-11-01.pdf Zugriff: 22.08.2024

Gemeinsamer Bundesausschuss G-BA (2023) Ersteinschätzungs-Richtlinie: Erstfassung. https://www.g-ba.de/beschluesse/6078/ Zugriff: 22.08.2024

Gilbert A, Brasseur E, Petit M, Donneau AF, D'Orio V, Ghuysen A (2022) Advanced triage to redirect non-urgent Emergency Department visits to alternative care centers: the PERSEE algorithm. Acta Clin Belg. 2022 Jun;77(3):571–578. doi: 10.1080/17843286.2021.1914948

Gries A, Schrimpf A M, von Dercks N (2022) Zentrale Notaufnahme – Inanspruchnahme und Ressourceneinsatz im Krankenhaus in Abhängigkeit von der Art der Zuweisung. Dtsch Ärztebl Int 2022; 119: 640–6. doi: 10.3238/arztebl.m2022.0276

Haas C, Larbig M, Schöpke T, Lübke-Naberhaus KD, Schmidt C, Brachmann M, Dodt C (2015) Gutachten zur ambulanten Notfallversorgung im Krankenhaus – Fallkostenkalkulation und Strukturanalyse der Management Consult Kestermann GmbH (MCK) erstellt in Kooperation mit der Deutsche Gesellschaft interdisziplinäre Notfall- und Akutmedizin e. V. (DGINA) https://www.dkgev.de/fileadmin/default/Mediapool/2_Themen/2.2_Finan

zierung_und_Leistungskataloge/2.2.3._Ambulante_Verguetung/2.2.3.4._Ambulante_Not
fallvehandlung_durch_Krankenhaeuser/2015-02-17_Gutachten_zur_ambulanten_Notfall
versorgung_im_Krankenhaus_2015.pdf Abruf am 20.08.2024

Herrmann T, Petri AL, Pollmann T, Willms G, Zoch-Lesniak B, Schäfer I, Löffert S, Breckner A (2022) Implementierung einer standardisierten Ersteinschätzung als Basis eines Demand Managements in der ambulanten Notfallversorgung. Ergebnisbericht (DEMAND-Projekt) https://innovationsfonds.g-ba.de/projekte/versorgungsforschung/demand-implementie rung-einer-standardisierten-ersteinschaetzung-als-basis-eines-demand-managements-in-der-ambulanten-notfallversorgung.136 Zugriff am 20.08.2024

Hsuan C, Segel JE, Hsia RY, Wang Y, Rogowski J (2023) Association of emergency department crowding with inpatient outcomes. Health Serv Res. 58(4):828–843. doi: 10.1111/1475-6773.14076

Huibers L, Smits M, Renaud V, Giesen P, Wensing M 2011) Safety of telephone triage in out-of-hours care: a systematic review. Scand J Prim Health Care. 2011 Dec;29(4):198–209. doi: 10.3109/02813432.2011.629150

Jones PG, Mountain D, Forero R. Review article: Emergency department crowding measures associations with quality of care: A systematic review (2021) Emerg Med Australas. 33(4):592–600. doi: 10.1111/1742-6723.13743

Joseph MJ, Summerscales M, Yogesan S, Bell A, Genevieve M, Kanagasingam Y (2023) The use of kiosks to improve triage efficiency in the emergency department. NPJ Digit Med. 6(1):19. doi: 10.1038/s41746-023-00758-2

Koech L, Ströhl S, Lauerer M, Oslislo S, Bayeff-Filloff M, Thoß R, Nagel E, Carnarius S, von Stillfried D (2024) Steuerung von Patient*innen aus Notaufnahmen in die vertragsärztliche Versorgung: Eine Machbarkeitsstudie. Gesundheitswesen 2024; 86: 339–345

Krautz T, Cordsen O, Gnirke A, Halbeck K, Paquet A, Schieß S, Carnarius S, Gnirke A (2024) »SAve Projekt: sektorenübergreifende Akutversorgung in Schleswig-Holstein« Einsatz von SmED (Strukturierte medizinische Ersteinschätzung in Deutschland) im Rettungsdienst zur sektorenübergreifenden Vermittlung niedrigschwelliger Hilfeersuchen. Notfall Rettungsmed 12 April 2024 doi.org/10.1007/s10049-024-01348-9

Määttä J, Lindell R, Hayward N, Martikainen S, Honkanen K, Inkala M, Hirvonen P, Martikainen TJ (2023) Diagnostic Performance, Triage Safety, and Usability of a Clinical Decision Support System Within a University Hospital Emergency Department: Algorithm Performance and Usability Study. JMIR Med Inform 2023; 11:e46760; doi: 10.2196/46760

Mangiapane S, Czihal T, von Stillfried D (2022) The utilization of ambulatory emergency care and unplanned hospitalizations in Germany, 2010–2019. Dtsch Arztebl Int 119: 425–6. DOI: 10.3238/arztebl.m2022.0160

Marsden J, Newton M, Windle J, Mackway-Jones K (2016) Emergency Triage – Telephone Triage and Advice. Manchester Triage Group. Oxford: Wiley. First Edition

Medical Device Coordination Group (2021) MDCG 2021–24 Guidance on classification of medical devices. https://health.ec.europa.eu/system/files/2021-10/mdcg_2021-24_en_0.pdf Abruf am 20.08.2024

Meer A, Rahm P, Schwendinger M, Vock M, Grunder B, Demurtas J, Rutishauser J (2024) A Symptom-Checker for Adult Patients Visiting an Interdisciplinary Emergency Care Center and the Safety of Patient Self-Triage: Real-Life Prospective Evaluation. J Med Internet Res 2024; 26:e58157; doi: 10.2196/58157

Montadon DS, de Souza-Junior VD, Dos Santos Almeida RG, Marchi-Alves LM, Costa Mendes IA, de Godoy S (2019) How to Perform Prehospital Emergency Telephone Triage: A Systematic Review. J Trauma Nurs. 2019 Mar/Apr;26(2):104–110. doi: 10.1097/JTN.0000000000000380

Morganti KG, Bauhoff S, Blanchard JC, Abir M, Smith A, Vesely J, Okeke EN, Kellermann AL, Iyer N (2013) The Evolving Roles of Emergency Departments. RAND Research Briefs. https://www.rand.org/pubs/research_briefs/RB9715.html Abruf am 20.08.2024

Morley C, Unwin M, Peterson GM, Stankovich J, Kinsman L (2018) Emergency department crowding: A systematic review of causes, consequences and solutions. PLoS One 13(8): e0203316. doi: 10.1371/journal.pone.0203316

Naouri D, Ranchon G, Vuagnat A, Schmidt J, El Khoury C, Yordanov Y (2019) Factors associated with inappropriate use of emergency departments: findings from a cross-sectional national study in France. BMJ Qual Saf 2020 Jun; 29 (6): 449–464. doi: 10.1136/bmjqs-2019-009396

Nyoungui E, Karg MV, Wieckenberg M, Esslinger K, Schmucker M, Reiswich A, Antweiler KL, Friede T, Haag M, Dormann H, Blaschke S. (2024) OPTINOFA – Intelligenter Assistenzdienst zur strukturierten Ersteinschätzung in der Notaufnahme. Med Klin Intensivmed Notfmed. 2024 Mar 27. German. doi: 10.1007/s00063-024-01126-y.

Oslislo S, Witt K, von Stillfried D, Steiger E, Thoß R, Thoß S, Carnarius S, Bayeff-Filloff M (2024) Zwischen Vision und Wirklichkeit: Untersuchung zur Machbarkeit der Weiterleitung von weniger dringlichen Hilfesuchenden in die ambulante Versorgung. Notfall Rettungsmed 2024. doi.org/10.1007/s10049-024-01347-w

Otto R, Blaschke S, Schirmeister W, Drynda S, Walcher F, Greiner F (2022) Length of stay as quality indicator in emergency departments: analysis of determinants in the German Emergency Department Data Registry (ATKIN registry). Intern Emerg Med. 17(4): 1199–1201. doi: 10.1007/s11739-021-02919-1

Pearce S, Marchand T, Shannon T, Ganshorn H, Lang E (2023) Emergency department crowding: an overview of reviews describing measures causes, and harms. Intern Emerg Med. 18(4):1137–1158. doi: 10.1007/s11739-023-03239-2

Regierungskommission für eine moderne und bedarfsgerechte Krankenhausversorgung (2023) Vierte Stellungnahme und Empfehlung der Regierungskommission für eine moderne und bedarfsgerechte Krankenhausversorgung Reform der Notfall- und Akutversorgung in Deutschland: Integrierte Notfallzentren und Integrierte Leitstellen. https://www.bundesgesundheitsministerium.de/fileadmin/Dateien/3_Downloads/K/Krankenhausreform/Vierte_Stellungnahme_Regierungskommission_Notfall_ILS_und_INZ.pdf Abruf am 20.08.2024

Rowe BH, Ovens H, Schull MJ (2020) CJEM Debate Series: #EDRedirection – Efforts to divert patients from the emergency department – Stop blaming the patients! An argument against redirection. CJEM 2020; 22(5):641–643

Scherer M, Lühmann D, Kazek A, Hansen H, Schäfer I (2017) Patienten in Notfallambulanzen – Querschnittstudie zur subjektiv empfundenen Behandlungsdringlichkeit und zu den Motiven, die Notfallambulanzen von Krankenhäusern aufzusuchen. Dtsch Ärztebl Int 2017; 114: 645–52. doi: 10.3238/arztebl.2017.0645

Schleef T, Schneider N, Krause O (2021) Allgemeinmedizin in der Notaufnahme – Welche Patienten? Welche Beschwerden? Notfall Rettungsmed 2021 doi: 10.1007/s10049-021-00923-8

Slagman A, Greiner F, Searle J, Harriss L, Thompson F, Frick J, Bolanaki M, Lindner T, Möckel M (2018) Suitability of the German version of the Manchester Triage System to redirect emergency department patients to general practitioner care: a prospective cohort study. BMJ open 2018; 9(5) doi.org/10.1136/bmjopen-2018-024896

Slagman A (2024) Steuerung von fußläufigen Patient*innen mittels SmED-Kontakt+ in der Notaufnahme. Vortrag bei der 2. SmED-User-Conference Berlin am 15.05.2024 https://smed.zi.de/wp-content/uploads/2024/05/Slagman_Moeckel_2024_UCON_Patientensicherheit.pdf Zugriff am 24.08.2024

Starke E, von Stillfried D (2023) Akut- und Notfallversorgung – Quo vadis? Eine neue Reformroute muss die Rahmenbedingungen dauerhaft knapper Personalressourcen berücksichtigen. In: Repschläger U, Schulte C, Osterkamp N (eds) BARMER Gesundheitswesen aktuell S. 82–99. DOI: 10.30433/GWA2023-82

Van den Heede K, Van de Voorde C (2016) Interventions to reduce emergency department utilisation: A review of reviews. Health Policy 120(12):1337–1349. doi: 10.1016/j.healthpol.2016.10.002

van der Straten LM, van Stel HF, Spee FJ, Vreeburg ME, Schrijvers AJ, Sturms LM (2012) Safety and efficiency of triaging low urgent self-referred patients to a general practitioner at an acute care post: an observational study. Emerg Med J. 29(11):877–81. doi: 10.1136/emermed-2011-200539

Von Stillfried D, Czihal T, Meer A (2019) Sachstandsbericht: Strukturierte medizinische Ersteinschätzung in Deutschland (SmED). Notfall Rettungsmed 22, 578–588, https://doi.org/10.1007/s10049-019-0627-8

Von Stillfried D, Mangiapane S (2023) Wohin steuert die Reform der Notfallversorgung? – oder: Was kann die Gesundheitspolitik von Verkehrsplanern lernen? Gesundheits- und Sozialpolitik 77(3): 32–39.

Waltermann, Prof. Dr. jur. Raimund (2023) Haftungsrechtlicher Rahmen des Einsatzes von Ersteinschätzungsverfahren im Krankenhaus vor dem Hintergrund von § 120 Absatz 3b SGB V – Rechtsgutachten erstattet für das Zentralinstitut für die kassenärztliche Versorgung. Dezember 2023, Institut für Arbeitsrecht und Recht der Sozialen Sicherheit der Rheinischen Friedrich-Wilhelms-Universität Bonn

Widgren B (2022) RETTS save lives Decision support system for emergency care. Vortrag beim Zi-Forum Akutfälle in der Notfallversorgung – in die richtige Versorgungsebene steuern am 06. April 2022 https://www.zi.de/fileadmin/Downloads/Service/Veranstaltungen/Zi-Forum/Zi-Forum_Notfallversorgung_2022-04-06_Franlund.pdf sowie Diskussionsbeiträge hierzu im weiteren Verlauf der Veranstaltung https://www.zi.de/service/veranstaltungen/detailansicht/zi-forum-notfallversorgung-2022 Abruf am 20.08.2024

Wireklint SC, Elmqvist C, Fridlund B, Göransson KE (2022) A longitudinal, retrospective registry-based validation study of RETTS©, the Swedish adult ED context version. Scand J Trauma Resusc Emerg Med. 2022 Apr 15;30(1):27. doi: 10.1186/s13049-022-01014-4

Witt K, Pommerenke C, Alix N, Werkmann M, Weitzer D, Städtler M, Pemmerl J, Lange S, Katipoglu G, Prückner S, Carnarius S, Gruber J, von Stillfried D, Bayeff-Filloff M (2024) Strukturierte medizinische Ersteinschätzung in Deutschland (SmED) im bayerischen Rettungsdienst: aktuelle Erkenntnisse aus dem Projekt Rettungseinsatzfahrzeug (REF) Notfall Rettungsmed 19 Juli 2024 doi:10.1007/s10049-024-01348-9

2.2 Risiken der Patientenbehandlung

2.2.1 Fehldiagnosen

Gian-Andrea Cajöri und Michael Christ

»Once we realize that imperfect understanding is the human condition, there is no shame in being wrong, only in failing to correct our mistakes.« George Soros (*12.3.1930; in Ungarn geborener US-amerikanischer Geschäftsmann, Philanthrop und Demokrat)

Hintergrund

Seit 1999 in den USA das Buch »To err is human« erschienen ist, beschäftigt sich eine breite Öffentlichkeit mit dem Thema »Medizinischer Fehler«. Ausgehend von Daten aus dem Jahr 1997 wird in dieser international vielbeachteten Publikation des »Institute of Medicine« hochgerechnet, dass in den USA jährlich zwischen 44.000 und 98.000 Menschen aufgrund medizinischer Fehler in Krankenhäusern sterben. Damit liegt der Tod durch »medizinische Fehler« in den USA auf Rang 8 der Todesursachen (Kohn 1999). In Deutschland liegen keine vergleichbaren Daten vor. Bei 17 Mio. stationären Behandlungen ist mit etwa 170.000 Behandlungsfehlern in Deutschland zu rechnen. Wie häufig unerwünschte Ereignisse oder Tod in der medizinischen Erstversorgung sind, ist in allen deutschsprachigen Ländern unbekannt. Aktuelle Daten lassen, wie in Kapitel 1.1 bereits dargelegt, vermuten, dass »unerwünschte Ereignisse« häufig nicht erfasst werden und die Häufigkeit »medizinischer Fehler« erheblich ist (Deutscher Bundestag 2014).

Diagnostische Fehler stellen neben Medikations- und Behandlungsfehler den wichtigsten Teil von »medizinischen Fehlern« dar. In den USA sind diagnostische Fehler inzwischen der häufigste Grund für Schadensersatzklagen (Saber Tehrani 2013, Gupta 2018). Hinsichtlich der unzureichenden Datenbasis aus deutschsprachigen Ländern erscheint es legitim, das Thema »diagnostischer Fehler« am Beispiel von internationalen Publikationen zu beleuchten. Hieraus sollen mögliche Lösungsvorschläge abgeleitet werden.

Die »Agency for Healthcare Research and Quality (USA)« hat den Begriff des medizinischen Fehlers prägnant wie folgt definiert: »Medical errors happen when something that was planned as a part of medical care doesn't work out, or when the wrong plan was used in the first place« (AHRQ 2002). Ein medizinischer Fehler ist somit als ein Ereignis definiert, das aus falscher Durchführung eines richtigen Planes oder der Durchführung eines falschen Plans resultiert. Dieser Begriff muss von unerwünschten Ereignissen im medizinischen Sinne getrennt werden, bei denen immer ein Schaden am Patienten impliziert ist und die z. B. im Rahmen einer Behandlung (medikamentös, interventionell, operativ) auftreten können. Fehler können zwar einen Schaden verursachen, sie können aber ebenso gut folgenlos für den Patienten bleiben.

Während die oben beschriebenen Darstellungen sehr abstrakt wirken, werden Sie selbst vielleicht schon von Situationen gehört haben, in denen diagnostisch etwas »schief« gelaufen ist. Denken Sie an den Patienten mit Oberbauchschmerzen, bei welchem man eine Refluxösophagitis diagnostiziert hatte, obwohl letztendlich ein Myokardinfarkt Ursache der Beschwerden war. Vielleicht ist Ihnen bereits selbst ein »diagnostischer Fehler« unterlaufen. Diese individuellen Erlebnisse wirken in uns nachhaltig und begleiten das eigene ärztliche Handeln über viele Jahre. Führen Sie sich doch ein derartiges Erlebnis vor Augen und versuchen Sie dieses Einzelerleben mit nachfolgendem Text in Beziehung zu setzen. Die weltweite Bedeutung von »diagnostischen Fehlern« wird durch eine aktuelle Initiative der Weltgesundheitsorganisation (WHO) zur Erhöhung der Patientensicherheit unterstrichen. Ziel der WHO ist es unter anderem, die diagnostischen Fehler in der Primärversorgung zu reduzieren.

Diagnostische Fehler in der Notfallmedizin

Unter medizinischer Diagnose versteht man den kognitiven Prozess des Arztes, die zugrundeliegende Ursache/Erkrankung zu benennen, die die Symptome bzw. klinischen Zeichen eines Patienten erklären. Die für die Diagnose notwendigen Informationen erhält der Arzt in der Regel aus der Krankengeschichte und der körperlichen Untersuchung des Patienten. Zur Diagnosesicherung werden häufig verschiedene diagnostische Tests durchgeführt, damit die »Arbeitsdiagnose« bestätigt oder ausgeschlossen werden kann. Auch die posthum durchgeführte Obduktion ist ein Verfahren, um eine Diagnose zu sichern und dient rückblickend als Feedback und somit Qualitätskontrolle für das Behandlungsteam.

Die korrekte Festlegung einer Diagnose ist eine der wichtigsten Aufgaben eines Notfallmediziners sowie aller in der Primärversorgung tätigen Ärzte. Unter einem diagnostischen Fehler versteht man

1. eine »nicht gestellte« Diagnose
2. eine »unangemessen verzögerte« Diagnose
3. eine »falsche« Diagnose.

Diagnosen werden nicht zu einem definierten Zeitpunkt, sondern über einen zeitlichen Verlauf gestellt, der in der Notfallmedizin meist nur kurz ist: Dieser umfasst das initiale Assessment mit Erheben der Krankengeschichte und körperlicher Untersuchung, die Durchführung und Interpretation diagnostischer Tests sowie gegebenenfalls Verlaufsuntersuchungen. Gleichzeitig findet eine umfangreiche Kommunikation und Koordination im Behandlungsteam statt. Auch patientenbezogene Faktoren wie persönliches Verhalten, kognitive und sprachliche Fähigkeiten, psychische und ggf. weitere Komorbiditäten, die Adhärenz zu medizinischen Empfehlungen und Eigenengagement haben Einfluss auf die Diagnosefindung. An verschiedenen Schritten der Diagnosestellung können diagnostische Fehler auftreten. Diese können zu erheblichen Schäden im Rahmen eines fehlenden oder falschen Behandlungsplans oder durch die Behandlungsverzögerung bei Erkrankungen mit zeitkritischem Handlungsbedarf (z. B. Schock oder Schlaganfall) führen. Gleichzeitig ist ein defensives diagnostisches Vorgehen mit Überdiagnostik ebenfalls mit unerwünschten Ereignissen assoziiert.

Die korrekte Diagnosefindung ist oft schwierig, da viele Anzeichen und Symptome der sich vorstellenden Patienten unspezifisch sein können: Zum Beispiel kann die Rötung der Haut (Erythem) Ausdruck einer Störung der Haut selbst oder sekundär bedingt durch verschiedenste Erkrankungen sein. In der Erarbeitung der Differentialdiagnose werden viele mögliche Erklärungen verglichen und gegenseitig abgewogen. Dies beinhaltet die Korrelation verschiedener Informationen sowie die Erkennung von bekannten Mustern, der sogenannten »Pattern recognition«. Gelegentlich ist der diagnostische Prozess auch einfach, wenn ein Zeichen oder Symptom (oder eine Gruppe von mehreren) sehr typisch für eine bestimmte Erkrankung (= pathognomonisch) ist.

Diagnostische Fehler werden als »verpasste Gelegenheiten« (»missed opportunities«) im Rahmen der Patientenbehandlung gesehen (WHO 2016). Diese können schuldlos, durch individuelle kognitive Faktoren, durch systemische Faktoren oder alle drei Faktoren bedingt sein. Bei »schuldlosen Fehlern« wird eine Erkrankung durch eine fehlende klinische Präsentation oder atypische Konstellation maskiert. Bei »Systemfehlern« handelt es sich um inkorrekte Ergebnisse diagnostischer Tests, unzureichende oder fehlerhafte Dokumentation oder Fehler in der Kommunikation. Bei »kognitiven Fehlern« werden die vorhandenen Informationen über das

Beschwerdebild des Patienten in der kognitiven Verarbeitung des Arztes falsch oder unzureichend verarbeitet (Graber 2005). In einer systematischen Aufarbeitung von Berner und Graber (2008) wird berichtet, dass diagnostische Fehler bei »technischen Disziplinen« (z. B. EKG-Interpretation, konventionelle Radiologie, Pathologie etc.) in unter 5 % der Fälle passieren, während in der Notfallmedizin Fehlerraten von 10–15 % auftreten.

Das Tätigkeitsfeld Notfallmedizin stellt den verantwortlichen Arzt vor besondere Herausforderungen: Patienten stellen sich mit Krankheitsbildern sehr unterschiedlichen Schweregrades vor. Meist handelt es sich um den ersten Kontakt des Arztes mit den betroffenen Patienten, und aus nur wenig Vorinformation müssen die richtigen Handlungsschritte abgeleitet werden. Triage, die erste Kontaktaufnahme mit dem Patienten, das Erstellen einer Arbeitshypothese und die nachfolgende Erstbehandlung sowie wichtige weitere Entscheidungsschritte wie die Frage der stationären Aufnahme bzw. der ambulanten Weiterversorgung zeigen auf, welche komplexen Fragestellungen in der Notfallbehandlung beantwortet werden müssen. Gleichzeitig müssen die dazu notwendigen Entscheidungen meist unter Zeitdruck und anderen intrinsischen Stressoren wie Überlastsituationen (»Crowding«) oder »unangenehmen Patienten« getroffen werden. Die Rahmenbedingungen unter denen diagnostische Entscheidungen getroffen werden sind in Abbildung 2.8 zusammengestellt.

Zu der Frage, ob ein »junger Arzt« mit einer vermeintlich niedrigeren Fachkompetenz eine höhere Fehleranfälligkeit aufweist wie ein »erfahrener Notfallmediziner«, fehlen verlässliche Daten. Sicherlich benötigt der junge Arzt wegen noch fehlender praktischer Erfahrung und daraus resultierender unzureichender Handlungskompetenz länger, um zu einer diagnostischen Entscheidung zu kommen. Gleichzeitig ist das diagnostische Entscheiden »erfahrener Ärzte« aus anderen Gründen sehr fehleranfällig (siehe unten). Das Fehlen einer theoretischen und/oder handlungsbezogenen Kompetenz ist deshalb nur einer von vielen Faktoren, der zu einem diagnostischen Fehler führen kann. Unabhängig von den Berufsjahren als Arzt möchten wir uns intensiv mit der Frage beschäftigen, welche wichtigen Ursachen zu diagnostischen Fehlern in der Notfallmedizin bzw. Primärversorgung darstellen und welche Wege es gibt, diese zu reduzieren.

Kognitive Prozesse bei der Diagnosestellung

Seit mehreren Jahrzehnten beschäftigt sich die kognitive Psychologie mit dem Thema wie Entscheidungen getroffen werden und wie es auch zu Fehlentscheidungen kommen kann. Dieses Wissensfeld ist nicht nur für die Medizin, sondern auch in der Wirtschaft, in Organisationen oder Betrieben von großer Bedeutung. Bestätigt ist dies durch die Verleihung des Wirtschaftsnobelpreises 2002 an den weltbekannten Psychologen Daniel Kahnemann (Autor des Bestsellers: »Thinking, Fast and Slow«). Denn in den genannten Feldern müssen ständig Entscheidungen getroffen werden, die diagnostische Entscheidung ist deshalb nur als ein Teilgebiet zu sehen.

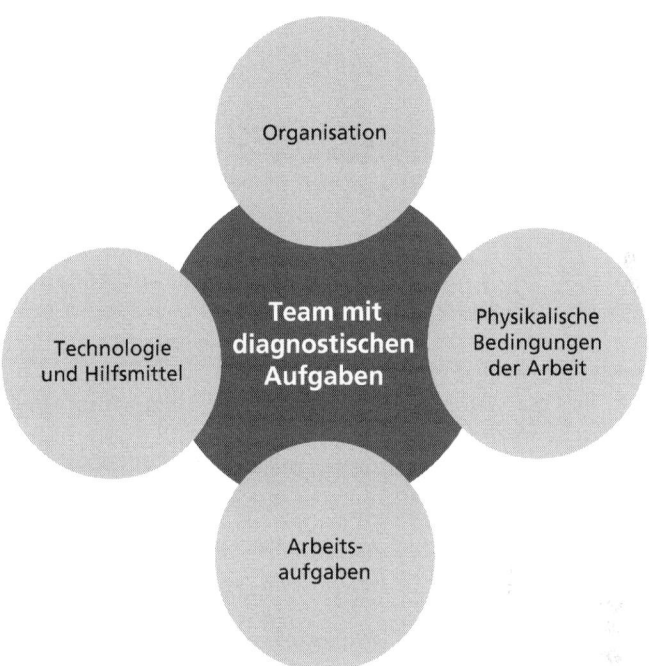

Abb. 2.7: Arbeitsumgebung, in der diagnostische Entscheidungen getroffen werden.

Bei der Diagnosestellung durch den Arzt wird – ähnlich wie in anderen Situationen – zwischen System-1- und System-2-Entscheidungen unterschieden. Unser intuitives Denken (System-1-Denken) wird durch Einwirkungen, Assoziationen, Gefühle, Absichten und Vorbereitung auf Aktionen beeinflusst. Es gibt eine konstante Antwort auf Fragen der Umwelt: Es ermöglicht uns z. B. zu Joggen, mit einem Ohr Musik zu hören, sich mit seinem Sportskollegen zu unterhalten und gleichzeitig Hindernissen ausweichen zu können. Wir müssen uns nicht ständig auf diese Tätigkeiten konzentrieren, sondern wir tun sie einfach: Im Rahmen der diagnostischen Mustererkennung entscheiden wir, dass die Ursache der akuten Atemnot eines Patienten eine Herzinsuffizienz ist. Diese diagnostischen Entscheidungen fallen blitzschnell und ohne, dass wir hierfür immer bewusste Denkarbeit leisten müssen. Einem jüngeren ärztlichen Kollegen mit noch geringerer Erfahrung wird dies noch schwerfallen, er benötigt länger, um zu dieser Entscheidung zu kommen.

Demgegenüber ist das reflektive, analytische Denken (System-2-Denken) langsam, anstrengend und »bewusst«. Dieses Denken wird aktiviert, wenn wir z. B. eine Steuererklärung erstellen oder das Autofahren erlernen. Beide Systeme sind immer gleichzeitig aktiv, wobei meist das System-1-Denken bei einer Diagnosestellung aktiv ist. Das System-2-Denken monitorisiert Entscheidungen, aber die Barriere, um Fehldiagnosen zu erkennen, ist relativ hoch. Außerdem ist System-2-Denken zeitaufwändig. Ein unerfahrener Kollege verlässt sich bei der Diagnosestellung vor allem auf das System-2-Denken in seiner Entscheidungsfindung und benötigt deshalb viele diagnostische Ressourcen und viel Zeit. Die Herausforderung der

System-1-Entscheidungen ist, dass unser visuelles und assoziatives Gedächtnis meist nur eine in sich kohärente Interpretation bevorzugt. Dies macht prinzipiell Sinn, kann aber in komplexen Situationen dazu führen, dass wichtige alternative Diagnosen unberücksichtigt bleiben. Diese Fehleranfälligkeit kann auch bei einem über viele Jahre erfahrenen Kollegen auftreten. Croskerry hat diese zwei Systeme des Denkens an die medizinische Diagnosefindung adaptiert. So können die bei der Patientenvorstellung präsentierten Informationsmuster erkannt werden und eine System-1-Entscheidung triggern oder nicht erkannt werden und das System-2-Denken aktivieren. Dies kann ggf. auch gleichzeitig geschehen und sowohl eine System-1-Entscheidung rational abändern als auch eine System-2-Entscheidung durch irrationale Komponenten (Intuition) beeinflussen.

Eine System-1-Antwort kann einerseits direkt zu einer Diagnose führen. Alternativ können die Ergebnisse beider Systeme in einen Kalibrator geleitet werden. Dort findet eine Interaktion statt, um die endgültige Diagnose zu erhalten. Eine kognitive »Geizhals-Funktion« herrscht vor, wenn möglichst wenig kognitive Ressourcen eingesetzt werden sollen (Crosskerry 2009a).

Ursachen diagnostischer Fehler

Alle Aspekte des diagnostischen Entscheidungsprozesses sind fehleranfällig. Verschiedene Studien haben gezeigt, dass meist mehrere diagnostische Fehler gleichzeitig bei einem einzelnen Fall auftreten. Die Gründe für diagnostische Fehler beinhalten kognitive Fehler, wie zum Beispiel unzureichende Synthese von eigentlich verfügbaren Informationen, oder die fehlerhafte Interpretation von körperlicher Untersuchung oder einem diagnostischen Test. In über der Hälfte der diagnostischen Fehlleistungen ist ein kognitiver Fehler Ursache. Außerdem können Einflussfaktoren wie störende oder unzureichend ausgestattete Arbeitsumgebung, Missverständnisse in der Kommunikation oder Fehler in der Behandlungskoordination Ursache diagnostischer Fehler sein. Auch die fehlende oder nur schwer zugängliche Verfügbarkeit zu Informationen über die Patienten oder die mangelhafte Verfügbarkeit eines Fachspezialisten können zu Fehlinterpretationen führen (▶ Tab. 2.10, ▶ Abb. 2.8). In einer systematischen Übersichtsarbeit wurden vor allem viele diagnostische Fehler in den Bereichen der Onkologie, der kardiovaskulären Medizin, der Infektiologie, der Neurologie, bei erworbenen Immunerkrankungen und bei älteren Patienten identifiziert.

Tab. 2.10: Auswahl von Faktoren, die zu diagnostischen Fehlern führen können (übersetzt aus WHO 2016).

Faktoren	Mögliche Szenarien
Zugang zu qualitativ hochwertiger Primärversorgung	Eingeschränkter Zugang wegen fehlender Versicherung, Entfernung, fehlender Informiertheit, unzureichender Zahl möglicher Behandlungsoptionen in einer Region
Mangel qualifizierter Notfallmediziner	Unzureichende Zahl ausgebildeter Ärzte/Pflegender, Migrationshintergrund der Ärzte, schlechte Arbeitssituation, unzureichende Gehälter etc.
Teamarbeit	Unzureichende Teamkohärenz, fehlende Qualifikation/Lernumgebung, fehlende Feedback-Kultur
Verfügbarkeit diagnostischer Tests	Notwendige Untersuchungsoptionen stehen nicht zur Verfügung, Qualität unzureichend
Kommunikation	Medizinische Information steht nur unzureichend zur Verfügung, kein Austausch
Koordination	Konsultationen sind verspätet, Testergebnisse kommen spät oder sind nicht verfügbar
Follow-Up	Limitierte Verfügbarkeit von notwendiger Nachverfolgung/Weiterbetreuung
Finanzierbarkeit	Medizinische Versorgung ist zu teuer, Finanzierbarkeit anderer Grundbedürfnisse (Essen, Unterkunft) stehen im Vordergrund
Ausbildung der Primärversorger	Unzureichendes Training, fehlende Ausbildung in »clinical reasoning«, Zertifizierung, etc.
Verfügbarkeit von Informationen/ Informationstechnologie	Fehlender Internetzugang, IT-Infrastruktur etc.
Arbeitskultur	Fehlende Unterstützung im Informationsaustausch und lebenslangem Lernen, arztzentrierte Systeme, Patienten fühlen sich als passive Teilnehmer in der medizinischen Versorgung
Menschliche Faktoren und kognitive Fehler	Fehleranfällige Arbeitsumgebung: Ablenkung, Arbeitsunterbrechung/-fragmentierung, fehlende Organisation von Informationszugang

Menschliche Faktoren

Die Diagnosestellung erfordert die analytische Zusammenfassung und Wertung verschiedener Eindrücke vom Patienten (klinische Zeichen und Symptome) und der vorhandenen Testergebnisse. Diagnostische Fehler entstehen dabei als Folge einer unzureichenden oder fehlerhaften kognitiven Verarbeitung. Diese Verarbeitung läuft meist unbewusst und automatisiert ab. Hierbei bedient sich das Gehirn sogenannter »Heuristiken«. Unter Heuristik versteht man ein »automatisiertes

Denken« (System-1-Denken), das trotz vorhandener Informationslücken mit hoher Wahrscheinlichkeit eine »richtige« oder wahrscheinlich richtige Entscheidung zulässt. Diese Urteilsheuristiken, die auch im diagnostischen Findungsprozess stattfinden, sind ungemein fehleranfällig und unsicher (Crosskerry 2009b). Einige wichtige Faktoren, die diese Heuristiken/kognitiven Abläufe (kognitive Abkürzungen) wesentlich beeinflussen können, sind in Tabelle 2.11 zusammengefasst und bei Weitem nicht vollständig.

Somit handelt es sich bei diagnostischen Fehlern meist nicht um das Fehlen von inhaltlichem Wissen durch den Arzt, sondern um fehlerhafte Abläufe der für die Diagnosestellung notwendigen Denkprozesse. Seltene Diagnosen werden zwar gelegentlich verpasst, viel häufiger sind jedoch Fehlinterpretationen (= Fehldiagnosen) von häufigen Erkrankungen. Beispielhaft kennt zwar jeder Arzt die Pathophysiologie der Lungenembolie im Detail, durch stark variierende Kliniken der Lungenembolie werden jedoch mehr als 50% der Fälle verpasst, wie in retrospektiven Untersuchungen von Verstorbenen gezeigt werden konnte. In den letzten 40 Jahren konnte die kognitive Psychologie verschiedene Ursachen für die Anfälligkeit der klinischen Entscheidungsfindung aufzeigen. Es handelt sich hierbei um ganz alltägliche »Fehler« des menschlichen Denkens und verschont hierbei auch nicht das ärztliche Denken bei der Diagnosestellung. Mehr als 100 verschiedene Einflussfaktoren wurden identifiziert, die eine klinische Entscheidungsfindung und Diagnosestellung beeinflussen (Crosskerry 2013b). Diagnostische Fehler können somit nicht nur auf eine fehlende inhaltliche Kompetenz, sondern auf bekannte »Fehlleistungen« des menschlichen Gehirns zurückgeführt werden.

Tab. 2.11: Auswahl an Urteilsheuristiken (basierend auf Crosskerry 2009b)

Heuristiken/Biases	Bedeutung	Mögliche Szenarien
Verfügbarkeitsheuristik *Availability heuristic*	Die Diagnose wird von den im Gedächtnis verfügbaren und ähnlichen Fällen beeinflusst.	Lendenwirbelsäule-Schmerzen wurden vom Orthopäden als muskuloskelettal interpretiert, allerdings war die Ursache eine Aortenaneurysma-Dissektion
Ankerheuristik *Anchoring effect*	Fehlende Fähigkeit, eine initiale Diagnose zu revidieren, trotz neuen Informationen, die eine andere Diagnose vermuten lassen.	Lendenwirbelsäule-Schmerzen wurden auf eine Kompressionsfraktur zurückgeführt; Fieber und Agitation als Folge der Morphintherapie; dabei wurde die Osteomyelitis verpasst.
Repräsentativitätsheuristik *Attribution bias/stereotyping*	Die Diagnose basiert auf Ähnlichkeitsprinzipien und Vernachlässigung von Basisinformationen. Bei einem bestimmten Patiententyp wird eine bestimmte Diagnose bevorzugt.	Bei einer jungen nervösen Frau mit Gewichtsverlust wurde die Diagnose Anorexia nervosa gestellt; die richtige Diagnose war hingegen Zöliakie.

Tab. 2.11: Auswahl an Urteilsheuristiken (basierend auf Croskerry 2009b) – Fortsetzung

Heuristiken/Biases	Bedeutung	Mögliche Szenarien
Einrahmungseffekt *Framing effect*	Die Diagnose wird durch das ärztliche Verhalten und die klinische Präsentation bei gleichem Symptom unterschiedlich beeinflusst.	Patient mit Thoraxschmerzen wurde von der Pflegefachfrau der Chest-Pain-Unit als Herzinfarktpatient eingeordnet, sodass der zuständige Arzt auf eine kardiale Diagnose kanalisiert wird.
Bestätigungsfehler *Confirmation bias*	Die Diagnose entsteht durch zu starke Gewichtung einer Evidenz, die unsere Diagnose favorisiert, und ignoriert die Informationen, die das Gegenteil beweisen.	Bei einem Diabetiker wurde bei rezidivierendem Erbrechen und bei hohem HbA1c die Diagnose einer diabetischen Gastroparese gestellt; eine Fundoskopie zum Ausschluss eines erhöhten Hirndrucks wurde nicht durchgeführt.
Selbstüberschätzung *Overconfidence*	Tendenz zur Überschätzung des eigenen Wissens und Handelns.	Bei einem Patienten mit unklarem abdominalem Infektfokus wurde bei Progredienz in Sepsis die antiinfektive Therapie unverändert fortgeführt und auf weitere Diagnostik verzichtet. Im Verlauf war eine notfallmäßige Operation bei perforierter Cholezystitis notwendig.
Diagnosis momentum	Wenn eine Diagnose gestellt ist, endet auch das Denken.	Bei einem Patienten wird eine Persönlichkeitsstörung festgestellt. Die Klärung einer somatischen Ursache erfolgte erst verspätet: Es wurde ein Tumor des Frontallappens diagnostiziert.
Vorzeitige Schlussfolgerung *Premature closure*	Tendenz, vorzeitige Schlussfolgerungen zu ziehen, indem plausible, aber nicht verifizierte Diagnosen akzeptiert und andere, wichtigere Diagnosen nicht gesucht werden.	Bei einer Patientin mit Hinweisen auf ein alveoläres Hämorrhagie-Syndrom bei klinischem Leitsymptom Hämoptoe wird auf eine Thromboseprophylaxe verzichtet. Die alveoläre Blutung war Folge einer Lungenembolie.

Verbesserung der Diagnosestellung in der Notfallmedizin

Zahlreiche psychologische Faktoren beeinflussen die kognitive Leistung des Arztes und damit die Güte der Diagnosestellung. Diagnostische Fehlleistungen werden meist nicht auf einzelne, sondern auf mehrere, gleichzeitig auftretende Faktoren zurückgeführt. Ein wichtiges Ziel für eine qualitativ hochwertige Diagnosestellung in der Notfallmedizin ist es, die Voraussetzungen zu verbessern, um diagnostische Fehlleistungen weitestgehend zu vermeiden. Die im Weiteren aufgeführten Vorschläge mögen beim ersten Durchlesen abstrakt und theoretisch wirken, und durch die finanziellen Restriktionen unseres Arbeitsumfeldes nicht realisierbar scheinen. Aktuell werden in den Vergütungssystemen überwiegend manuell interventionelle Leistungen berücksichtigt, während die ärztliche Kernkompetenz, die Diagnosestellung, in den Vergütungssystemen unzureichend hinterlegt ist. Dies mag u. a. an der unzureichenden »Messbarkeit« einer exzellenten diagnostischen Fähigkeit liegen. Eine weitere Barriere für die Einführung von Strategien, um kognitive Leistungen bei der Diagnosestellung zu verbessern, ist das Fehlen von belastbaren Studienergebnissen zu dieser Thematik. Meist werden erfolgversprechende Strategien aus anderen Gebieten der kognitiven Psychologie im Analogieschluss auf den medizinischen Bereich übertragen. Kognitive Strategien zur Reduzierung von Bias und zur Verbesserung der Diagnosestellung sind selten »Big Bullets«, sondern erfordern eine Verbesserung in vielen kleinen Schritten mit Durchhaltevermögen.

Zahlreiche Strategien wurden entwickelt, um den Limitationen und Fehlleistungen unserer Entscheidungsfindung entgegenzuwirken. Bereits 1772 hat Benjamin Franklin in seiner »Moral Algebra« an John Priestley wesentliche Schritte zusammengestellt, wie Entscheidungen klug getroffen werden können (Franklin 1772). Im Kontext der Notfallmedizin müssen diagnostische Entscheidungen zeitnah getroffen werden. Hierzu ist es notwendig, sich den Möglichkeiten von Bias auf die eigenen diagnostischen Entscheidungen bewusst zu werden, eine Änderung im eigenen System als mögliche Strategie zu erwägen und dann letztendlich anhaltende Veränderung zu realisieren. In Tabelle 2.12 sind verschiedene Ideen zusammengestellt, welche Rahmenstrategien hilfreich sind, klüger diagnostische Entscheidungen treffen zu können. Begleitet werden sollten diese Bemühungen durch das Fördern »kritischen Denkens«, das idealerweise bereits im studentischen Curriculum beginnen sollte. Dies umfasst das Wissen und das Verstehen von diagnostischen Entscheidungsprozessen sowie das Akzeptieren von kognitiven und emotionalen Einflussfaktoren. Auch das Akzeptieren von anderen Hilfsmitteln, wie die Verwendung von klinischen Entscheidungsinstrumenten (z. B. Ottawa Knie Regel etc.) oder Checklisten wird beitragen, unsere diagnostischen Fehlleistungen zu minimieren. Ergänzend hierzu schlagen Singh et al. (2017) unter anderem die in Tabelle 2.13 aufgeführten Interventionen vor.

Tab. 2.12: Unterstützende Strategien für eine qualitativ hochwertige Entscheidungsfindung durch z.B. Vermeidung und Reduzierung von Bias (übersetzt aus Croskerry 2013a, basierend auf Graber 2012).

Strategie	Kommentar	Beispiele aus der medizinischen Literatur
Ausbildung		
Wissen über die Theorie der medizinischen Entscheidungsfindung	Um diagnostische Entscheidungen zu verbessern, muss das Wissen über die kognitiven Theorien von Entscheidungsfindung und der Einfluss von kognitivem Bias vorhanden sein	Ausbildungs-Curricula über die Theorien der Entscheidungsfindung, Wissen über kognitive und emotionale Einflussfaktoren und ihre Anwendung zur diagnostischen Entscheidungsfindung
Spezifische Interventionen in der Ausbildung	Die Übermittlung spezifischer Techniken mag bestimmte Einflussfaktoren (Bias) mildern, da spezifisches Grundwissen zu besserer Einsicht in die Entscheidungslogik führt	Personen, die inferentielle Trainings erhalten haben, begehen weniger Basisfehler Kombination von nicht-analytischen und analytischen Herangehenweisen an die EKG-Interpretation verbessert die diagnostische Genauigkeit
PC-unterstützte Systeme zur Kognition	Computer-basierte Systeme können Profile über die Entscheidungsprozesse von Anwendern erstellen und Feedback zu spezifischen Einflussfaktoren und Strategien zur Vermeidung geben.	Monitorisierung von Entscheidungen aufgrund einer Fallpräsentation erkennt kognitive Einflussfaktoren anhand bestimmter Kriterien
Simulationstraining	Simulationstraining als Lernumgebung, um kognitive Fehler zu erkennen und sie zu korrigieren	Lernende erfahren im Rahmen einer Simulation einer schwierigen Diagnose mit einer eingebauten Falle mögliche Strategien zur Vermeidung
Arbeitsplatz		
Eruieren von mehr Information	Heuristiken und Einflussfaktoren entstehen häufig im Kontext unzureichender Information. Die diagnostische Genauigkeit korreliert mit der Gründlichkeit der Informationsakquise	Je umfangreicher die Eigenschaften eines Problems identifiziert werden, umso wahrscheinlicher ist die Wahl der besten Antwort
Strukturierte Datenakquise	Die explizite Erhebung aller Daten unterstützt, »Spot-Diagnosen« zu vermeiden	Historisch wurde die Datenakquise mit der Erstellung einer Liste möglicher Differentialdiagnosen kombiniert; zwischenzeitlich werden auch Checklisten für mögliche Differentialdiagnosen elektronisch angeboten

Tab. 2.12: Unterstützende Strategien für eine qualitativ hochwertige Entscheidungsfindung durch z. B. Vermeidung und Reduzierung von Bias (übersetzt aus Croskerry 2013a, basierend auf Graber 2012). – Fortsetzung

Strategie	Kommentar	Beispiele aus der medizinischen Literatur
Emotionale Vorurteile	Nahezu jede Entscheidung beinhaltet irgendeinen Grad einer emotionalen Beeinflussung. Viele dieser Vorurteile sind im Gehirn »fest verdrahtet«. Entscheider sind sich häufig dieser kognitiven Anfälligkeit nicht bewusst.	Überblick über affektive Vorurteile und auch Strategien, um diese zu vermeiden, sind verfügbar.
Metakognition, Entkopplung, Reflexion, Mindfulness	Bewusste Entkopplung von intuitiver Eingebung und Engagement bei analytischen Prozessen, um initiale Eindrücke zu reevaluieren	Bewusste Reflexion der initialen Diagnosefindung führt zu besseren Diagnosen bei schwierigen Fällen und wirkt Verfügbarkeits-Bias entgegen
Verzögerungsstrategien	Die diagnostische Genauigkeit leidet, wenn Diagnosen zu früh gemacht werden	Geplante Unterbrechungen (»Time Outs«) verbessern die diagnostische Genauigkeit
Skeptisch bleiben	Eine Tendenz des menschlichen Denkens ist eher etwas anzunehmen, als es abzulehnen. System-1-Denken lässt Situationen einleuchtend und genau erscheinen, obwohl es in der Realität anders ist.	keine publizierten Ergebnisse
Rekalibrieren	Wenn Entscheider mögliche Risiken für eine falsche Entscheidung antizipieren, unterstützt ein Rekalibrieren die Reduzierung von diagnostischen Fehlern	Sich bewusst machen, dass Komorbiditäten Auslöser von psychiatrischen Symptomen sein können
Entscheidungsstrategien in der Gruppe	Die Meinung von anderen einholen, wenn die Situation komplex ist. »Schwarmintelligenz« ist in bestimmten Situationen erfolgreicher als ein einzelner Entscheider	Das rationale Handeln von Gruppen übersteigt das individuelle rationale Handeln (nachgewiesen in Experimenten ausserhalb der Medizin)
Persönliche Rechenschaft	Wenn Personen wissen, dass sie für ihre Entscheidung verantwortlich sind und ggf. Rechenschaft abgeben müssen, erhöhte sich ihre Leistungsfähigkeit	Teilnehmer an einem Experiment waren leistungsfähiger, wenn sie sich persönlich für ihre Entscheidungen rechtfertigen mussten als Teilnehmer, deren Entscheidungen anonym behandelt wurden.

Tab. 2.12: Unterstützende Strategien für eine qualitativ hochwertige Entscheidungsfindung durch z. B. Vermeidung und Reduzierung von Bias (übersetzt aus Croskerry 2013a, basierend auf Graber 2012). – Fortsetzung

Strategie	Kommentar	Beispiele aus der medizinischen Literatur
Freundliche und supportive Arbeitsatmosphäre	Freundlich und unterstützende Arbeitsumgebung verbessert die Qualität der Entscheidungsprozesse	Vermeidung einer kognitiven Überlastung, Müdigkeit und Schlafentzug. Verfügbarkeit von Protokollen, klinischen Leitlinien und Managementpfaden reduziert die Varianz von Entscheidungen
Limitierung von externen Einschätzungen	Limitierung von Informationen, die die Beurteilung beeinflussen kann, bevor ein eigener Eindruck gewonnen werden konnte.	Obwohl keine Daten zu dieser Frage publiziert sind, vermeiden Notfallmediziner häufig die Notizen von Notfallpflegenden, bevor sie sich selbst einen Eindruck gemacht haben. Kliniker können auch die Patienten bitten, die vom Vorbehandler gestellte Diagnose erst nach dem ersten eigenen Eindruck mitzuteilen
Verwendung von »Sparklines« (Wortgrafiken)	Informierende Miniaturgrafiken können im Kontext der klinischen Daten implementiert werden. Durch diese Grafiken können spezifische Vorurteile reduziert werden	Eine Grafik, die die Prävalenz einer »respiratory syncytial virus« Infektion darstellen, ermöglicht eine rasche und genaue Abschätzung der diesbezüglichen Häufigkeit der Erkrankung im eigenen Kontext
Decision Support Systeme	Verschiedene Unterstützungssysteme für die Diagnostik in Notfallzentrum stehen zur Verfügung	Ein Erinnerungssystem reduziert diagnostische Fehler aufgrund von »Vergessen« und verbessert den Score der diagnostischen Qualität

Tab. 2.13: Mögliche Interventionen zu Verringerung diagnostischer Fehler (übersetzt nach Singh et al. 2017)

Intervention	Umsetzung durch
Verbesserte Diagnoseführung	• Förderung des Wissenserwerbs und der Reflexion über diagnostische Fehler • Entwicklung und Implementierung von Tools zur Erstellung von Differentialdiagnosen
Feedback-Systeme	• Entwicklung besserer Feedback-Systeme • Implementierung dieser Systeme, um das Lernen aus Diagnosefehlern zu fördern

Tab. 2.13: Mögliche Interventionen zu Verringerung diagnostischer Fehler (übersetzt nach Singh et al. 2017) – Fortsetzung

Intervention	Umsetzung durch
	• Schuldfreie und verbesserungsorientierte Systeme mit Fokus auf Feedback und Fehleranalyse
Patienteneinbeziehung	• Patienten ermutigen als Partner in einem Sicherheitsnetz zu handeln • Missverständnisse wie »keine Nachrichten sind gute Nachrichten« beseitigen • Förderung eines Zugangs für Patienten, ihre diagnostischen Bedenken/Ängste zu formulieren
Verbesserte Informationstechnologie	• Ausbau telemedizinischer Unterstützung und Fernberatung • IT-Unterstützung diagnostischer Prozesse (z.B. Datenerhebung zur Diagnose und Patientenüberwachung und -verfolgung) • Systeme zur Fehlererkennung (z.B. Auslöser)

Zusammenfassung und Schlussfolgerung

Diagnostische Fehler treten relativ häufig (in ca. 10–15% der Fälle) in der notfallmedizinischen Primärversorgung auf. Sie sind häufige Ursache von »medizinischen Fehlern« und deshalb zumindest in den USA Hauptgrund für Schadensersatzklagen. Diagnostische Fehler sind meist Folge verschiedenster »Fehlleistungen«, die im individuellen Fall gleichzeitig auftreten, und nicht alleinige Folge von »fachlicher Inkompetenz«. Um diagnostische Fehler zu reduzieren oder sie sogar zu vermeiden, müssen verschiedenste Aspekte der Arbeitsorganisation, des Wissenserwerbs aber auch der individuellen kognitiven Abläufe berücksichtigt werden.

Literatur zu Kap. 2.2.1

Agency for Healthcare Research and Quality (AHRQ) (2002): Patient Fact Sheet: 20 Tips to Help Prevent Medical Errors in Children. Pub. No. 02-P034, (https://archive.ahrq.gov/con sumer/20tipkid.pdf, Zugriff am 20.03.2018)

Berner, E.S., Graber, M.L. (2008): Overconfidence as a cause of diagnostic error in medicine. American Journal of Medicine. 121(5 Suppl): S. 2–23.

Croskerry, P.A. (2009a): Universal Model of Diagnostic Reasoning. Academic Medicine. 84; 1022–1028.

Croskerry P.A. (2009b): Cognitive and affective dispositions to respond. In: Croskerry, P., Cosby, K., Schenkel, S., Wears, R., (Hrsg.). Patient Safety in Emergency Medicine. Philadelphia, Pa: Lippincott Williams & Wilkins; 219–227.

Croskerry P.A. et al. (2013a): Cognitive debiasing 2: Impediments to and strategies for change. BMJ Quality & Safety 22: ii65–ii72.

Croskerry P.A. (2013b): From mindless to mindful practice – cognitive bias and clinical decision making. New England Journal of Medicine 368: 2445–8.

Deutscher Bundestag (2014): Gefährdung der Patientensicherheit und tödliche Behandlungsfehler im Krankenhaus, Drucksache 18/1765 (https://www.bundesanzeiger-verlag.de/

fileadmin/Betrifft-Recht/Dokumente/edrucksachen/pdf/1801765.pdf, Zugriff am 11.11. 2017)

Franklin, B. (1772): Moral or prudential algebra. Letter to Joseph Priestly, London, 19. September 1772. Nachdruck im Internet unter: https://fenix.tecnico.ulisboa.pt/downloadFi le/3779578779142/Moral%20or%20Prudential%20Algebra%20by%20Benjamin%20Frank lin.pdf, Zugriff am 20.03.2018

Graber, M.L., Franklin, N., Gordon, R. (2005): Diagnostic error in internal medicine. Archives of Internal Medicine 165: 1493–9, 2005.

Graber, M.L. et al. (2012): Cognitive interventions to reduce diagnostic error: a narrative review. BMJ Quality & Safety 21: 535–57.

Gupta, A., Snyder, A., Kachalia, A., et al. (2018): Malpractice claims related to diagnostic errors in the hospital. BMJ Quality & Safety; 27: 53–60.

Kohn, L.T., Corrigan, J.M., Donaldson, M.S. (1999): To err is human: building a safer health system. Washington (DC): National Academies Press.

Saber Tehrani, A.S., Lee, H., Mathews, S.C., et al. (2013): 25-Year summary of US malpractice claims for diagnostic errors 1986–2010: an analysis from the National Practitioner Data Bank. BMJ Quality & Safety; 22:672–680.

Singh et al. (2017): The global burden of diagnostic errors in primary care. In: BMJ Qual Saf 2017;26: S. 484–494.

World Health Organization (WHO) (2016): Diagnostic Errors: Technical Series on Safer Primary Care. Geneva: (http://apps.who.int/iris/bitstream/10665/252410/1/9789241511636-eng.pdf; Zugriff am 15.9.2017).

Weitere Literaturempfehlungen

Cosby, K.S. (2003): A framework for classifying factors that contribute to error in the emergency department. Annals of Emergency Medicine 42:815–23

Kahnemann, D., Lovallo, D., Sibony, O. (2011): Before you make that big decision. Harvard Business Review. 89: 50–60.

Lovallo, D., Sibony, O. (2010): The case for behavioural strategy. McKinsey Quarterly. (https://www.mckinsey.com/business-functions/strategy-and-corporate-finance/our-insights/the-ca se-for-behavioral-strategy, Zugriff am 20.03.2018).

2.2.2 Risiken bei der Behandlung von Migranten: Sprach-, Kulturbarrieren und Infektionserkrankungen

Markus Wehler

Nach den Daten des Statistischen Bundesamts hatten im Jahr 2024 rund 21,2 Millionen Menschen (25,6 % der Bevölkerung) in Deutschland einen Migrationshintergrund (Statistisches Bundesamt 2024). Somit hat jede vierte Person in Deutschland eine Einwanderungsgeschichte.

Die Migranten gibt es nicht

Menschen mit Migrationshintergrund sind eine Bevölkerungsgruppe, die sich durch eine besonders große genetische, biografische, soziale, ökonomische und kulturelle Heterogenität auszeichnet. Knapp die Hälfte der Bevölkerung mit Migrationshintergrund sind Ausländer, die andere Hälfte sind Deutsche. Die überwiegende Mehrheit (85 %) der ausländischen Bevölkerung ist zugewandert, bei den Deutschen mit Migrationshintergrund ist es etwas mehr als die Hälfte (53 %). Deutsche haben einen Migrationshintergrund, weil mindestens ein Elternteil ausländisch, eingebürgert oder (Spät-)Aussiedler ist, 42 % von ihnen besitzen die deutsche Staatsangehörigkeit seit ihrer Geburt. Europa ist unverändert die wichtigste Herkunftsregion der Bevölkerung mit Migrationshintergrund, aber seit Jahren gewinnen andere Erdteile erheblich an Bedeutung. Seit 2011 sind insbesondere die Zuwanderer aus dem Nahen und Mittleren Osten sowie aus Afrika um ca. 50 % angestiegen.

»Türken haben Kultur, Deutsche eine Psyche« lautete die Überschrift über einen der ersten Beiträge zum Thema Migrationsmedizin im Deutschen Ärzteblatt (Rieser 2000). Nicht nur in der Gesellschaft, auch in der Medizin gehören pauschale Aussagen über Migranten zum Alltag. Oft werden Migranten nach ihren Herkunftsländern eingeteilt (»Aussiedler«, »Türken«, »Syrer«). Studien über Migranten in Deutschland zeigen, dass deren sozioökonomische Lage, Identität und Werteorientierung nicht nur sehr heterogen, sondern vor allem weitgehend unabhängig von der Herkunft sind (Sinus-Institut 2012, Wippermann 2009).

Im medizinischen Kontext kann die Kategorie Migration überall dort sinnvoll verwendet werden, wo ein Zusammenhang zwischen besonderen Krankheitsrisiken, Versorgungsproblemen und/oder konkreten Aspekten des Migrationshintergrundes plausibel erscheint. Ethnische Kategorien und Migrationsstatus können dabei nicht mehr sein, als der Startpunkt einer genaueren Prüfung. Patienten mit Migrationshintergrund in ihrer persönlichen Biografie stellen insofern also keine grundsätzlich anderen Anforderungen an die Medizin und klinisches Handeln als andere. Zumal Sprach- und Kommunikationsprobleme sowie unterschiedliche Sichtweisen, Krankheitsvorstellungen und Handlungsprioritäten bei medizinischem Personal und Patienten ebenfalls ganz allgemeiner Natur sind. Sie fallen im Alltag bei Nichtemigranten nur weniger auf oder werden in anderen Zusammenhängen thematisiert, etwa im Hinblick auf die Nutzung von Alternativ- oder Komplementärmedizin. Die durch das Thema Migration geförderte Aufmerksamkeit für soziokulturelle Aspekte von Krankheit könnte daher auch zu einer differenzierteren Sicht auf den persönlichen Hintergrund aller Patienten anregen, unabhängig von Ethnizität und Herkunft.

Kommunikationsbarrieren: Verständigungs- und Verständnisprobleme

Zu den Kommunikationsbarrieren, die bei der Versorgung von Patienten mit Migrationshintergrund und Asylsuchenden auftreten können, zählen Sprachbarrieren und inhaltliche Verständnisprobleme. Bei den bereits seit Jahren in Deutschland lebenden Migranten wird der Übersetzer für den Arztbesuch oft im Vorfeld organisiert. Bei einer Befragung von ärztlichem Personal an drei großen Berliner Kliniknotaufnahmen klagten die behandelnden Ärzte lediglich in 21 % der Fälle über Sprach- und Verständigungsprobleme bei der Versorgung von Migranten (Borde 2003). In 70 % der Fälle bewerteten die Notaufnahmeärzte die Verständigung mit den Migranten sogar als gut. Je älter die Migranten waren, desto häufiger war eine Übersetzung notwendig, in 95 % war der Übersetzer eine Begleitperson. Allerdings sind die Übersetzer in der Familie meist die im Berufsleben stehenden Lebenspartner oder Kinder, deren Begleitung erst nach der Arbeitszeit möglich ist. Dies ist einer der Gründe, warum Migranten überdurchschnittlich häufig Notaufnahmen abends und am Wochenende aufsuchen (Borde 2003).

Anders sieht es bei den Asylsuchenden aus, die vermehrt seit 2015 nach Deutschland kommen. Menschen aus den Herkunftsländern Syrien (24 %), Irak (10 %), Afghanistan (9 %) und Eritrea (6 %) stellen die Hälfte aller Asylerstanträge (BAMF 2017). Typischerweise werden die Asylsuchenden aus den Erstaufnahmeeinrichtungen oder Asylantenwohnheimen ohne begleitenden Übersetzer in die Kliniknotaufnahmen geschickt. Auf den klinikinternen Dolmetscherlisten finden sich nur selten Mitarbeiter, die Syrisch, Arabisch, Dari oder eines der Idiome aus Eritrea sprechen und auch externe Dolmetscher aus dem Herkunftsland des Patienten scheitern häufig an den Unterschieden der jeweiligen Stammessprachen. Im meist lebhaften Arbeitsalltag einer Notaufnahme stört zunächst die zeitliche Verzögerung, die eine Sprachbarriere mit sich bringt: Eine kompetente Ersteinschätzung der Behandlungsdringlichkeit und die Zuordnung zur passenden Fachrichtung ist bei nicht-traumatisch Erkrankten erschwert und verzögert. Wenn der Patient bewusstseinsklar erscheint, sind Verständigungshilfen anhand von Bildern (z. B. tip doc Emergency) sehr hilfreich für Anamnese und zur Erläuterung anstehender Prozeduren (Heiligensetzer 2014). Zur wirksamen Aufklärung einer Intervention sind diese Kommunikationshilfen allerdings nicht ausreichend.

In einem Grundsatzurteil hat das OLG Köln (Urteil vom 9. 12. 2015, Az. 5 U 184/14) festgelegt, dass auch fremdsprachige Patienten das Recht auf eine ordnungsgemäße Aufklärung haben. Insbesondere kann sich ein Arzt nicht darauf verlassen, dass ein Angehöriger oder eine Begleitperson das Aufklärungsgespräch korrekt vollständig übersetzt. Der Arzt muss sich von der Fähigkeit des Dolmetschers und der dem Patienten vermittelten Inhalte des Aufklärungsgesprächs überzeugen. Tut er dies nicht, geht dies zu seinen Lasten und kann (wie im beklagten Fall) Haftungsansprüche nach sich ziehen. Das OLG Köln macht in der Begründung des viel diskutierten Urteils konkrete Vorgaben wie der Arzt die sprachliche Kompetenz des Dolmetschers prüfen soll, die allerdings im Alltag nicht einfach umzusetzen sind. Eine Dokumentation des Arztgespräches mit dem Dolmetscher über seine Sprachkompetenz ist zusätzlich zum Patientenaufklärungsgespräch ratsam.

Komplexer als Sprachbarrieren sind Verständnisprobleme, die auf kulturellen, religiösen und sozialen Gegebenheiten beruhen. Das Erleben und der Umgang mit einer Erkrankung sind geschlechts- und kulturabhängig. In den westlichen Industrieländern wird Krankheit als (vorübergehende) Schwächung des Körpers meist ohne Verschulden des Betroffenen angesehen. Schmerzhafte Körperregionen können beschrieben und gezeigt werden, oft werden vom Patienten körperliche Funktionseinheiten wie Muskeln oder Organe als Auslöser von Erkrankungen, Symptomen oder Schmerzen vermutet.

Bei Migranten aus islamischen Ländern oder Afrika ist Krankheit kein organzentriertes Problem, sondern ein ganzheitlicher Zustand. Diese Auffassung von Krankheit spiegelt sich auch in den anamnestischen Angaben der Patienten wider:

»Ich alles krank«, »Schmerz ganze Körper«. Muslimische Patienten beschreiben ihre Beschwerden oft in sogenannten Organchiffren, die in der westlichen Welt unbekannt sind. Organe wie Leber und Lunge haben symbolische Bedeutung und stehen für Krankheit und Trauer. Anamnestische Angaben wie »Meine Leber ist verrutscht« oder »Mein Nabel sitzt nicht mehr richtig« sind auch in sprachlicher Übersetzung für Pflegepersonen und Ärzte ohne interkulturelles Wissen unverständlich. Hinter diesen Aussagen steht die Vorstellung, dass die Beschwerden des Betroffenen durch Funktionsstörungen im Organ und durch die nicht mehr vorhandene Balance im Körper ausgelöst sind (Peters 2015). Diese unterschiedliche Beschreibung von Beschwerden führt dazu, dass in einer Umfrage 61 % der türkischen Patienten den Schweregrad ihrer Beschwerden anders einschätzten als ihr behandelnder Arzt (Yildirim-Fahlbusch 2003).

Unabhängig von einem kulturbedingt anderen Krankheitsverständnis gibt es auch Krankheitsbilder, die ausschließlich in bestimmten Kulturkreisen auftreten, sogenannte kulturgebundene Syndrome. Unter kulturgebundenen Syndromen versteht man psychische oder somatische Symptome, die auf eine bestimmte kulturelle Region oder Gemeinschaft beschränkt sind und bei denen biochemische Ursachen oder Organveränderungen nicht nachweisbar sind. Innerhalb der Kultur gelten diese Syndrome als meist gut bekannte Erkrankung, in anderen Kulturen ist das Krankheitsbild völlig unbekannt. Beispielsweise existiert in Südostasien das Koro-Syndrom: Die intensive Furcht, dass der Penis oder Vulva und Mamillen in den Körper hineingezogen werden und dieses zum Tod führen kann. Koro tritt auch als Epidemie, ähnlich einer Massenhysterie auf. Eine weitere kulturspezifische Störung ist die Frigophobie, eine übertriebene, irrationale Furcht vor Kälte. In der westlichen Welt zählen Anorexia nervosa und Bulimie zu den kulturgebundenen Syndromen. Obwohl kulturgebundene Syndrome im Diagnostic and Statistical Manual of Mental Disorders IV aufgenommen sind, gelten sie in der evidenzbasierten Medizin als umstritten (Simons 2001).

Das Symptom Schmerz bei Migranten

Schmerzen sind bei Migranten häufiger der Grund für eine Vorstellung beim Arzt als bei der einheimischen Bevölkerung. Eine Untersuchung im ambulanten Bereich ergab, dass bei Patienten mit Migrationshintergrund Schmerzzustände doppelt so häufig Hauptanlass für den Arztbesuch waren (33 % vs. 16 %) (Schach 1989). Eine Befragung in Berliner Notfallambulanzen ergab, dass Frauen türkischer Herkunft öfter an Kopf- und Gliederschmerzen litten und eine größere Schmerzausbreitung und -stärke angaben als deutsche Patientinnen (Borde 2003). Untersuchungen aus Skandinavien kamen zu dem Ergebnis, dass bei Migranten multilokuläre Schmerzen 2–8-fach so häufig waren wie in der einheimischen Bevölkerung (Bergman 2001, Kumar 2008).

Bei Migranten, die über Schmerzen klagen, sind Sprachschwierigkeiten oft nur der vordergründige Teil des Problems. Migranten aus dem Mittelmeerraum und dem Nahen Osten nehmen Schmerz als ganzheitliche Empfindung wahr. Seelischer Schmerz wird auch leiblich erlebt. Bei einem soziokulturell-ganzheitlichen

Krankheitsgefühl fällt es schwer, klar abgrenzbare Symptome anzugeben bzw. den Schmerz zu lokalisieren. Schmerz ist vorwiegend ein emotionales Phänomen, kein diskriminativ-lokalisierbares, daher wird Schmerz wesentlich emotionaler angegeben und auch diffus auf Organbereiche oder den gesamten Körper bezogen. Die körperlich-seelische Unbehaglichkeit äußert sich in einer ganzheitlichen Befindlichkeitsstörung (Söllner 2012). Diese Patienten sind deshalb nicht wehleidiger oder morbider, aber ihre Schmerzempfindung und -äußerung ist kulturbedingt anders.

Der Kontakt mit schmerzgeplagten Migranten wird im hektischen Alltag einer Notaufnahme von Pflegekräften und Ärzten ohne interkulturelle Expertise oft als anstrengend und schwierig erlebt. Bereits bei der Ersteinschätzung der Behandlungsdringlichkeit besteht das Problem die Schmerzstärke des Patienten adäquat einzuschätzen. Die üblichen numerischen oder visuellen Ratingskalen zur subjektiven Einschätzung der Schmerzstärke führen meist zu Maximalwerten – die Patienten werden als jammernd und fordernd erlebt. Ein stark schmerzbetonter dramatischer Ausdruck wird oft als Übertreibung oder sogar Simulieren missverstanden und löst eine Abwehrreaktion aus. Migranten erhalten stigmatisierende Pseudodiagnosen wie »Balkan-Syndrom« oder »Morbus Bosporus«, was nicht nur eine Pathologisierung der Herkunftskultur zur Folge hat, sondern auch zur Fehleinschätzung eines akuten Krankheitsbildes führen kann.

Wenn Schmerzen bei psychiatrischen Erkrankungen auftreten wie es bei Depressionen, einer posttraumatischen Belastungsstörung oder somatoformen Schmerzstörungen der Fall sein kann, wird die Behandlung eines Migranten zu einer erheblichen Herausforderung.

Psychiatrische Erkrankungen

Mit der zunehmenden Zahl von Asylbewerbern aus Kriegsgebieten (z. B. Syrien, Libyen, Ägypten, Irak, Afghanistan) kommen auch Opfer von Gewalt und Folter nach Deutschland. Untersuchungen aus der Schweiz zeigen, dass psychiatrische Erkrankungen (14,2 %) nach Trauma (17,2 %) und Infektionen (16,8 %) bei Asylbewerbern der dritthäufigste Grund für eine Akutbehandlung in der Notaufnahme sind (Müller 2016, Pfortmueller 2016). Die häufigsten psychiatrischen Diagnosen sind schwere Depressionen und posttraumatische Belastungsstörungen insbesondere bei jüngeren Asylbewerbern (Altersgruppe 30–35 Jahre), die meist für Jahre nach der Auswanderung bestehen bleiben (Pfortmueller 2016, Heeren 2012). In Notaufnahmen werden diese Patienten durch Rettungsdienste und/oder Polizei mit Suizidversuchen, Intoxikationen und psychogenen Ausnahmezuständen wie Aggressionsattacken und Stupor eingewiesen. Nach Bewältigung der Akutsituation ist aber oft die Überleitung in eine dringend nötige psychiatrische und psychotherapeutische Weiterbehandlung nicht nur aufgrund der Sprachbarriere und der Limitierungen durch das Asylbewerberleistungsgesetz schwierig (Bühring 2015, Turrini 2017).

Infektionserkrankungen bei Asylsuchenden

Daten des Robert-Koch-Instituts (RKI) zum Infektionsgeschehen bei Flüchtlingen zeigen, dass die meisten erkrankten Flüchtlinge sich in Deutschland angesteckt haben. Asylsuchende sind anfälliger für Krankheiten, weil sie anstrengende Fluchtwege hinter sich haben, nicht ausreichend geimpft sind und Kontaktinfektionen in den beengten Aufnahmeeinrichtungen schwer zu verhindern sind. So wurde 2022 in Deutschland eine Häufung von Hautdiphtheriefällen bei Flüchtlingen aus Afghanistan oder Syrien beobachtet. Die betroffenen Migranten hatten das toxigene Corynebacterium diphtheriae weder in ihrem Heimatland noch in Deutschland erworben, sondern während ihrer Migration entlang der Balkanroute (Badenschier 2022).

Hauptsächlich leiden Flüchtlinge aber unter den gleichen Infektionskrankheiten wie die einheimische Bevölkerung. Meistens handelt es sich um Erkältungskrankheiten und Magen-Darm-Infekte. Asylsuchende sind daher eher selbst gefährdet, als dass von ihnen eine Gefahr für andere ausgeht (Stich 2023). Eine bundesweite Übersichtsstatistik des RKI über alle meldepflichtigen Infektionskrankheiten in den ersten 35 Wochen 2017 zeigt, dass knapp 0,8 % aller meldepflichtigen Infektionen in Deutschland bei Asylsuchenden aufgetreten waren (RKI 2017). Erwartungsgemäß werden vor allem aufgrund entsprechender Screening-Programme bei Asylsuchenden vermehrt Tuberkulose- und Hepatitis-B- und -C-Fälle gefunden.

Da Asylsuchende oft aus Ländern mit hoher Prävalenz für multiresistente Erreger (MRE) und eingeschränkter medizinischer und hygienischer Versorgung stammen, empfiehlt das RKI ein Screening auf MRSA bei Aufnahme im Krankenhaus bei Asylsuchenden in den ersten zwölf Monaten nach Ankunft in Deutschland. Ein Screening auf mehrfach resistente gramnegative Bakterien (3/4-MRGN) wird bei Asylsuchenden empfohlen, die Kontakt zum Gesundheitssystem in ihrem Heimatland oder im Verlauf ihrer Flucht hatten oder wenn die Anamnese diesbezüglich unklar ist (RKI 2016). Diese Empfehlungen werden untermauert durch Studien an Asylbewerbern aus Holland und Deutschland, die in Notaufnahmen mikrobiologisch untersucht wurden. Die Abstrichergebnisse zeigten, dass die Asylbewerber in 31 % bzw. 51 % Träger multiresistenter Erreger waren (Ravensbergen 2016, Reinheimer 2017). Aus krankenhaushygienischen Gründen ist es daher sinnvoll, Asylbewerber aus Ost-, Südost-, Süd-Europa, Nahem Osten, Asien und Südamerika nicht nur auf MRE abzustreichen, sondern in der Behandlungskabine der Notaufnahme zu isolieren. In diesem Zusammenhang sei erwähnt, dass vergleichbar hohe MRE-Nachweisraten bei Patienten mit und ohne Migrationshintergrund gefunden werden, die als Touristen Kontakt zu Krankenhäusern in Ländern mit hoher MRE-Prävalenz hatten, als auch bei rückkehrenden Touristen aus Asien, Afrika oder Südamerika ohne Kontakt zu dortigen Gesundheitseinrichtungen (Reinheimer 2017, Lübbert 2015).

Für Ärzte in Notaufnahmen, die Asylsuchende direkt nach der Einreise in Deutschland oder aus Gemeinschaftsunterkünften zugewiesen bekommen, müssen zwei Gruppen von Infektionserkrankungen bei Asylsuchenden unterschieden werden. Zum einem sind hier die häufigen Infektionserkrankungen zu nennen, die aufgrund ihres Übertragungsweges, ihrer Prävalenz in den Herkunftsländern, ihres gehäuften Vorkommens in Sammelunterkünften oder ihres Ausbruchspotentials relevant sind, zum anderen sind dies die wesentlich selteneren, für Deutschland ungewöhnlichen Infektionserkrankungen, die Asylsuchende bereits in ihrer Heimat oder auf der Fluchtroute erworben haben, die rascher infektiologischer Diagnostik und sachkundiger Therapie bedürfen. Da Asylsuchende häufig aus Ländern mit eingeschränktem Zugang zu Impfungen stammen, besteht für sie eine höhere Wahrscheinlichkeit, an impfpräventablen Erregern zu erkranken. Hier muss insbesondere an epidemiologisch relevante Infektionen durch Masern, Windpocken, Mumps, Keuchhusten, Influenza und Hepatitis A gedacht werden (▶ Tab. 2.15).

Das RKI hat 2024 die Impfempfehlungen für Geflüchtete aktualisiert, hier finden sich auch die Impfempfehlungen für Mitarbeitende in Erstaufnahme- und Gemeinschaftsunterkünften (RKI 2015a).

Zu den häufigen Infektionskrankheiten bei Asylsuchenden, die aufgrund ihres Ausbruchspotenzials auch krankenhaushygienisch relevant sind, zählen Norovirus-Infektionen, Skabies und Tuberkulose (▶ Tab. 2.14) (RKI 2015b).

Tab. 2.14: Epidemiologisch relevante Infektionskrankheiten bei Asylsuchenden (RKI 2015b)

	Gastrointestinale Erkrankung	**Parasitäre Erkrankung**	**Respiratorische Erkrankung**
	Norovirus	**Skabies (Krätze)**	**Tuberkulose**
Übertragung	*Fäkal-oraler* Kontakt, *orale Aufnahme* infektiöser Tröpfchen, die beim Erbrechen entstehen	Direkter Körperkontakt mit Krätzmilben	*Einatmen* infektiöser Tröpfchenkerne (Aerosol)
Inkubationszeit	10–50 Stunden	Erstinfestation: 4–5 Wochen, Reinfestation: 1–2 Tage	Latenzzeit bis zur Erkrankung: Monate bis mehrere Jahre
Häufigste Symptome	Ausgeprägtes Krankheitsgefühl mit abdominalen Schmerzen, Übelkeit, Kopfschmerzen, Myalgien, Mattigkeit, schwallartiges heftiges Erbrechen und starke Durchfälle	Leichtes Brennen der Haut, Juckreiz, stecknadelgroße Vesikel, erythematöse Papeln und Pusteln	Husten mit oder ohne Auswurf, Einschränkungen des Allgemeinbefindens, Appetitmangel, Gewichtsabnahme, leichtes Fieber, vermehrtes Schwitzen (besonders nachts), Müdigkeit, allgemeine Schwäche oder grippeähnliche Symptome, unspezifische Symptome, auch asymptomische Erkrankungen
Potenzial für Ausbrüche	Hoch	Mittel	Mittel

Tab. 2.15: Epidemiologisch relevante, impfpräventable Infektionserkrankungen bei Asylsuchenden (RKI 2015b)

	Hepatitis A	Influenza	Keuchhusten	Masern	Mumps	Windpocken
Übertragung	Fäkal-orale Kontakt-Infektion sowie durch kontaminierte Nahrungsmittel oder Trinkwasser	Einatmen infektiöser Tröpfchen	Einatmen infektiöser Tröpfchen	Einatmen infektiöser Tröpfchen sowie durch Kontakt mit infektiösen Nasen- und Rachensekreten	Einatmen infektiöser Tröpfchen sowie durch direkten Speichelkontakt	Einatmen infektiöser Tröpfchen sowie durch Kontakt mit virushaltigen Bläscheninhalt
Inkubationszeit	15–50 Tage (in der Regel 25–30 Tage)	1–8 Tage	9–10 Tage (6–20 Tage sind möglich)	8–10 Tage bis zum Beginn des katarrhalischen Stadiums, 14 Tage bis zum Ausbruch des Exanthems	16–18 Tage (12–25 Tage sind möglich)	8–28 Tage (in der Regel 14–16 Tage)
Häufigste Symptome	Meist ohne Symptome, vor allem bei Kindern. *Unspezifische Symptome:* leichter Temperaturanstieg, Appetitverlust, Übelkeit, Erbrechen, Leistungsknick und Druckschmerzen im rechten Oberbauch; *In der späteren Krankheitsphase:* Ikterus	*Plötzlicher Krankheitsbeginn* mit ausgeprägtem Krankheitsgefühl im ganzen Körper, hohem Fieber, Schüttelfrost, Kopfschmerzen und Müdigkeit, Gliederschmerzen, *Vollbild* kommt nur bei einem Teil der Fälle je nach Alter des Patienten und Virussubtyp vor.	Grippeähnliche Symptome wie Schnupfen, leichter Husten, anfallsweise auftretenden Hustenstößen (Stakkatohusten), gefolgt von inspiratorischem Ziehen, kein oder nur mäßiges Fieber	Fieber, Bindehautentzündung, Schnupfen, Husten, Koplik-Flecken, makulopapulöses Masernexanthem	Schmerzhafte bzw. doppelseitige entzündliche Schwellung der Parotis mit eventueller Beteiligung der submandibulären bzw. der sublingualen Speicheldrüsen, Auftreten respiratorischer Symptome möglich	Juckendes Exanthem, Fieber, Hautläsionen aus Papeln, Bläschen und Schorf in verschiedenen Entwicklungsstadien (»Sternenhimmel«)
Potenzial für Ausbrüche	Mittel	Hoch	Hoch	Hoch	Mittel	Hoch

Bei den für Deutschland ungewöhnlichen, nicht endemischen Infektionskrankheiten bei Asylsuchenden besteht die Schwierigkeit erstens darin, dass man »dran denken« muss und zweitens, dass die meisten dieser seltenen Erkrankungen mit unspezifischen grippeähnlichen Symptomen wie Fieber, allgemeinem Krankheitsgefühl, Muskel- und Gelenkschmerzen beginnen (▶ Tab. 2.16) (RKI 2015c). Daher sind sie, insbesondere in frühen Krankheitsstadien, durch ihre klinischen Symptome nicht von anderen, banaleren Erkrankungen, zu unterscheiden. In Betracht zu ziehen sind die Inkubationszeiten relativ zum Zeitpunkt des Verlassens des Herkunftslandes und des Transits durch andere Endemiegebiete (beispielsweise bei Malaria) vor der Einreise nach Deutschland. Obwohl Mensch-zu-Mensch-Übertragungen bei engem Kontakt z. T. möglich sind, ist bei den in der Tabelle 2.16 aufgezählten Erkrankungen eine Ausbreitung in die Allgemeinbevölkerung sehr unwahrscheinlich.

Literatur zu Kap. 2.2.2

Badenschier, F., Berger, A., Dangel, A., Sprenger, A. , Hobmaier, B., Sievers, C., Prins, H., Dörre, A., Wagner-Wiening, C., Külper-Schiek, W., Wichmann, O., Sing, A. (2022) Outbreak of imported diphtheria with Corynebacterium diphtheriae among migrants arriving in Germany, 2022. Euro Surveill. 27(46): 2200849.

Bergman, S., Herrström, P., Högström, K., Petersson, I.F., Svensson, B., Jacobsson, L.T. (2001): Chronic musculoskeletal pain, prevalence rates, and sociodemographic associations in a Swedish population study. The Journal of Rheumatology, 28: 1369–77.

Borde, T., Braun, T., David, M. (2003): Unterschiede in der Inanspruchnahme klinischer Notfallambulanzen durch deutsche Patienten/innen und Migranten/innen. Schlussbericht zum Forschungsprojekt (BMBF/Spitzenverbände der Krankenkassen, Förderkennzeichen 01 GL 0009) (https://www.ash-berlin.eu/fileadmin/Daten/_userHome/41_bordet/Schluss bericht_Notfallambulanzen_Sept._2003.PDF, Zugriff am 21.03.2018).

Bühring, P. (2015): Traumatisierte Flüchtlinge und Asylbewerber – Hilfe für Opfer von Kriegsgewalt. Deutsches Ärzteblatt 112(14): A620.

Bundesamt für Migration und Flüchtlinge (BAMF) (2017): Aktuelle Zahlen zu Asyl. (http://www.bamf.de/SharedDocs/Anlagen/DE/Downloads/Infothek/Statistik/Asyl/aktuelle-zah len-zu-asyl-august-2017.html?nn=1694460, Zugriff 02.10.2017).

Heeren, M., Mueller, J., Ehlert, U., Schnyder, U., Copiery, N., Maier, T. (2012): Mental health of asylum seekers: a cross-sectional study of psychiatric disorders. BMC Psychiatry 12: 114.

Heiligensetzer, C. (2014): tip doc Emergency. 3. Auflage, Setzer Verlag: Stuttgart.

Kumar, B.N. (2008): The Oslo Immigrant Health Profile, The Norwegian Institute of Public Health Report (https://www.fhi.no/globalassets/dokumenterfiler/rapporter/rapport-20087. the-oslo-immigrant-health-profile-pdf.pdf, Zugriff am 21.03.2018).

Lübbert, C., Straube, L., Stein, C., Makarewicz, O., Schubert, S., Mössner, J., Pletz, M.W., Rodloff, A.C. (2015): Colonization with extended-spectrum beta-lactamase-producing and carbapenemase-producing Enterobacteriaceae in international travelers returning to Germany. Int J Med Microbiol. 305(1):148–56.

Müller, M., Klingberg, K., Srivastava, D., Exadaktylos, A.K. (2016): Consultations by Asylum Seekers: Recent Trends in the Emergency Department of a Swiss University Hospital. PLoS One 11(5): e0155423.

Peters, M., Hermanns, P., Klapp, C. (2015): Individuelle Medizin, Medical text Dr. Hermanns: München (http://www.medical-text.de/eBooks/individuelle-medizin.pdf, Zugriff am 21.03.2018).

Pfortmueller, C.A., Schwetlick, M., Mueller, T., Lehmann, B., Exadaktylos, A.K. (2016): Adult Asylum Seekers from the Middle East Including Syria in Central Europe: What Are Their Health Care Problems? PLoS One 11(2): e0148196.

Tab. 2.16: Akut behandlungsbedürftige, für Deutschland ungewöhnliche Infektionskrankheiten bei Asylsuchenden (RKI 2015c)

Erkrankung (Pathogen)	Inkubationszeit	Fieber, allg. Krankheitsgefühl	Hautmanifestationen	Sonstige Hinweise und Symptome	Mensch-zu-Mensch-Übertragung	Ausbreitungsrisiko in deutschen Gemeinschaftseinrichtungen?
Malaria (u. a. Plasmodium falciparum)	7–50 und mehr Tage, je nach Erreger	Ja; Fieber in Schüben	Nein	Oft auch gastrointestinale Symptome	Nein	Nein
Läuserückfallfieber (Borrelia recurrentis)	5–15 Tage	Ja; Fieber in Schüben	Kratzspuren; Petechien möglich	Ggf. akuter Kleiderlausbefall; häufig neurologische Symptome, Ikterus	Nein	Gering (via Kleiderlaus)
Fleckfieber/Flecktyphus (Rickettsia prowazekii)	1–2 Wochen	Ja; Fieber in Schüben	Kratzspuren, makulöses Exanthem, teilw. konfluierend (bevorzugt am Rumpf)	Ggf. akuter Kleiderlausbefall	Nein	Gering (via Kleiderlaus)
Typhus (Salmonelle typhi)	3–60 Tage, meist 8–14 Tage	Ja; kontinuierliches Fieber	Selten Roseolen (meist am Bauch)	Geblähtes Abdomen, Obstipation, Seomnolenz, oft relative Bradykardie	Über fäkal kontaminierte Lebensmittel	Über fäkal kontaminierte Lebensmittel
Amöbenleberabszess (Entamoeba histolytica)	Tage bis Monate	Ja	Nein	Schmerzen in Lebergegend	Über fäkal kontaminierte Lebensmittel	Über fäkal kontaminierte Lebensmittel
Viszerale Leishmaniose (Leishmania-Protozoen)	2–6 Monate oder länger	Ja	Nein	Verlauf akut o. subakut; Hepatosplenomegalie, Panzytopenie	Nein	Nein

Tab. 2.16: Akut behandlungsbedürftige, für Deutschland ungewöhnliche Infektionskrankheiten bei Asylsuchenden (RKI 2015c) – Fortsetzung

Erkrankung (Pathogen)	Inkubationszeit	Fieber, allg. Krankheitsgefühl	Hautmanifestationen	Sonstige Hinweise und Symptome	Mensch-zu-Mensch-Übertragung	Ausbreitungsrisiko in deutschen Gemeinschaftseinrichtungen?
Lassafieber (Lassavirus)	6–21 Tage	Ja	Eher nein	Hämorrhagien möglich	Ja, inkl. nosokomial	Möglich (vor allem im pflegerischen Kontext)
Krim-Kongo-Fieber (CCHF-Virus)	1–12 Tage	Ja; meist kontinuierlich hohes Fieber	Petechien häufig	Relative Bradykardie, Durchfall möglich	Ja, inkl. nosokomial	Möglich (vor allem im pflegerischen Kontext)
Meningitis (Neisseria meningitidis)	1–12 Tage	Ja	Häufig Petechien, Ecchymosen	Nackensteifigkeit, Somnolenz	Ja	Ja
Leptospirose (Leptospira interrogans)	Meist 5–14 Tage	Ja	Selten	Ikterus mit konjunktivalen Injektionen, Meningitiszeichen, Bluthusten	Nein	Nein
Tetanus (Clostridium tetani	Meist 3–14 Tage	Selten Fieber	Nein	Schmerzhafte Spasmen, Risus sardonicus, Trismus, Dysphagie	Nein	Nein
Tuberkulöse Meningitis (Mycobacterium tuberculosis	Wochen bis Monate	Ja	Nein	Somnolenz, Kopfschmerz, Bewusstseinsstörungen, tw. Nackensteifigkeit	Ja (Kleinkinder, i.d.R. nicht infektiös)	Ja (Kleinkinder i.d.R. nicht infektiös
Andere bakterielle Meningitiden (z. B. durch Ha-	Wenige Tage	Ja	Nein	Nackensteifigkeit, Somnolenz	Unter ungeimpften Kindern	Unter ungeimpften Kindern

Tab. 2.16: Akut behandlungsbedürftige, für Deutschland ungewöhnliche Infektionskrankheiten bei Asylsuchenden (RKI 2015c) – Fortsetzung

Erkrankung (Pathogen)	Inkubationszeit	Fieber, allg. Krankheitsgefühl	Hautmani-festationen	Sonstige Hinweise und Symptome	Mensch-zu-Mensch-Übertragung	Ausbreitungsrisiko in deutschen Gemeinschaftseinrichtungen?
emophilus influenzae)						

Ravensbergen, S.J., Lokate, M., Cornish, D., Kloeze, E., Ott, A., Friedrich, A.W., van Hest, R., Akkerman, O.W., de Lange, W.C., van der Werf, T.S., Bathoorn, E., Stienstra, Y. (2016): High Prevalence of Infectious Diseases and Drug-Resistant Microorganisms in Asylum Seekers Admitted to Hospital; No Carbapenemase Producing Enterobacteriaceae until September 2015. PLoS One. 11(5): e0154791.

Reinheimer, C., Kempf, V.A., Jozsa, K., Wichelhaus, T.A., Hogardt, M., O'Rourke, F., Brandt C. (2017): Prevalence of multidrug-resistant organisms in refugee patients, medical tourists and domestic patients admitted to a German university hospital. BMC Infectious Diseases.17(1):17

Rieser, S. (2000): Migranten im Gesundheitswesen – »Türken haben Kultur, Deutsche eine Psyche«. Deutsches Ärzteblatt; 97: A 430–431.

Robert-Koch-Institut (RKI) (2015a): https://www.rki.de/DE/Themen/Infektionskrankheiten/Impfen/Impfthemen-A-Z/F/Flucht_empfohlene_Impfungen.pdf?__blob=publicationFile&v=3, Zugriff 13.03.2025).

Robert-Koch-Institut (RKI) (2015b): Überblick über epidemiologisch relevante Infektionskrankheiten. Deutsches Ärzteblatt 112: A1717-A1720.

Robert-Koch-Institut (RKI) (2015c): Akut behandlungsbedürftige, ungewöhnliche Infektionskrankheiten, die bei Asylsuchenden auftreten können. Epidemiologisches Bulletin Nr. 38, 413–415 (https://www.rki.de/DE/Content/Infekt/EpidBull/Archiv/2015/Ausgaben/38_15.pdf?__blob=publicationFile, Zugriff 21.03.2018).

Robert-Koch-Institut (RKI) (2016): Stellungnahme des Robert Koch-Instituts zur Frage des Screenings von Asylsuchenden auf Multiresistente Erreger vom 21.09.2016, (https://www.rki.de/DE/Content/Gesundheitsmonitoring/Gesundheitsberichterstattung/GesundAZ/Content/A/Asylsuchende/Inhalt/MREScreening_Asylsuchende.pdf?__blob=publicationFile, Zugriff am 02.10.2017).

Robert-Koch-Institut (RKI) (2017): Dem Robert Koch-Institut übermittelte meldepflichtige Infektionskrankheiten bei Asylsuchenden in Deutschland, Sept 2017. (https://www.rki.de/DE/Content/Gesundheitsmonitoring/Gesundheitsberichterstattung/GesundAZ/Content/A/Asylsuchende/Inhalt/meldepflichtige_Infektionskrankheiten_bei_Asylsuchenden.pdf?__blob=publicationFile, Zugriff 02.10.2017).

Schach, E., Schwartz, F.W., Kerek-Bodden, H.E. (1989): Die EVaS-Studie – Eine Erhebung über die ambulante medizinische Versorgung in der Bundesrepublik Deutschland. Köln: Deutscher Ärzte-Verlag, Band 39.1.

Simons, R.C. (2001): Introduction to Culture-bound Syndromes. In: Psychiatric Times. UBM Medica, 01.11.2001 (http://www.psychiatrictimes.com/cultural-psychiatry/introduction-culture-bound-syndromes-0, Zugriff am 02.10.17).

Sinus-Institut (2012): Die Sinus-Migranten-Milieus (https://www.sinus-institut.de/veroeffentlichungen/downloads/ Zugriff am 26.09.2017).

Söllner, W., Venkat, S. (2012): Patienten mit Migrationshintergrund – Starke Schmerzen in der Fremde. MMW Fortschritte der Medizin. 18: 76–78.

Statistisches Bundesamt (2022): Bevölkerung in Privathaushalten nach Migrationshintergrund (im Internet: https://www.destatis.de/DE/Themen/Gesellschaft-Umwelt/Bevoelkerung/Migration-Integration/Tabellen/migrationshintergrund-geschlecht-insgesamt.html Zugriff 06.06.2023).

Stich, A. Infektionskrankheiten bei Migranten. (2023): Inn Med (Heidelb) 64(5): 415–425.

Turrini, G., Purgato, M., Ballette, F., Nosè, M., Ostuzzi, G., Barbui, C. (2017): Common mental disorders in asylum seekers and refugees: umbrella review of prevalence and intervention studies. International Journal of Mental Health Systems 11: 51.

Wippermann, C., Flaig, B. B. (2009): Lebenswelten von Migrantinnen und Migranten. In: Aus Politik und Zeitgeschichte (APuZ) 5/2009.

Yildirim-Fahlbusch, Y. (2003): Türkische Migranten: Kulturelle Missverständnisse. Deutsches Ärzteblatt 100: A1179-A1181.

2.2.3 Verzögerte Behandlung durch Informationsverlust innerhalb der Organisation

Michael Beier

Behandlungsverzögerung durch Informationsdefizit – was ist relevant?

Eine moderne, an den Bedürfnissen des Patienten orientierte Medizin bedingt eine Vielzahl von Schnittstellen. Ein ungehinderter und professioneller Informationsaustausch aller an der Behandlung Beteiligter ist eine wesentliche Voraussetzung für die Patientensicherheit. Ein Teilaspekt ist dabei der Informationsverlust, bei dem Informationen, die schon vorhanden waren oder an anderer Stelle vorhanden sind, im entscheidenden Moment nicht zur Verfügung stehen.

Der vorliegende Beitrag beleuchtet die Behandlungsverzögerung als Folge von Informationsverlusten. Dabei muss die Betrachtung früher beginnen: Vor der Behandlung steht die Indikationsstellung.

Die Betrachtung des Diagnostik- und Behandlungsablaufs unter prozessualen Gesichtspunkten erfolgt in zweierlei Hinsicht: Zunächst unter Fokussierung auf die einzelnen Prozessschritte und ihre Eigenarten, im Weiteren auch auf den gesamten Prozessablauf, konkret auf die Frage, wie ein Notaufnahmeprozess strukturiert werden kann, damit Schnittstellen- und Kommunikationsprobleme auf ein Mindestmaß reduziert werden. Ein sehr wesentlicher Aspekt zur Risikominimierung besteht in der Pflege einer Kommunikationskultur zur Vermeidung von Informationsverlusten.

Überblick über den prozessualen Ablauf

Die rechtzeitige Behandlung folgt auf die Indikationsstellung; die gestellte Indikation muss kommuniziert werden, was impliziert, dass alle Partner im Behandlungsteam die für sie notwendigen Informationen erhalten. Nach erfolgter und wirksamer Indikationsstellung beginnt der Behandlungsprozess. Dies setzt voraus, dass dem Behandler Patient, Behandlungsindikation sowie die Zeitschiene bekannt sind – gleich ob es sich um eine Behandlungsprozedur oder die stationäre Weiterbehandlung handelt. Der Weg der Informationsübermittlung ist zweitrangig, entscheidend ist die strukturierte und vollständige Übermittlung der erheblichen Information.

Die Behandlung an sich muss möglich sein, und zwar sowohl grundsätzlich, d. h. in der Einrichtung angeboten werden, als auch im konkreten Fall (Verfügbarkeit von Ressourcen) möglich sein. Nach erfolgter Prozedur muss die Möglichkeit der Nachbehandlung bestehen, idealerweise am Standort selbst oder in der Organisation, ggf. – falls dies absehbar nicht möglich ist – nach Verlegung in eine geeignete Einheit.

Nach beendeter Behandlung in der Notaufnahme kommt es nicht selten während der Wartezeit auf den Transport zu einem Verantwortungsvakuum, wenn der Patient nicht mehr aktiv mitbetreut wird.

Verzögerung von Indikationsstellung und Behandlungsplanung

Der (noch) unbekannte Patient

In vielen Klinik-Informations-Systemen ist eine Patientendokumentation an eine standardisierte administrative Aufnahme gebunden, die »Schnellaufnahme« mit Name, Vorname und Geburtstag nicht möglich – auf diese Weise entsteht ein Vakuum zwischen tatsächlicher Patientenpräsenz, Versorgungsbeginn und wirksamer IT-Unterstützung; je nach Umfang und Örtlichkeit der Aufnahme kann dies leicht 10 Minuten betragen. In dieser Zeit ist die Dokumentation erschwert, gesammelte Informationen werden im Verlauf möglicherweise nur unvollständig dokumentiert oder eventuell falsch zugeordnet.

Topografische ZNA-Übersicht

Eine permanent aktualisierte Übersicht über anwesende Patienten und deren Aufenthaltsort wird von den gängigen IT-Lösungen für die ZNA ermöglicht – ihre Wirksamkeit erfordert eine konsequente Pflege. Die Darstellung von Dringlichkeit, relevanten Parametern und dem aktuellen Aufenthaltsort erleichtert die zeitnahe und korrekte Zuordnung von Informationen und Patienten für alle Beteiligten am ZNA-Prozess.

Übergabekultur

Zwischen den Schnittstellen und innerhalb des Notaufnahmeteams bedarf es einer intensiven Übergabekultur, um in angemessener Zeit alle relevanten Informationen zu jedem Patienten parat zu haben. Dies beginnt mit der Aufnahme (Schnittstelle Rettungsdienst-Krankenhaus) wie in Kapitel 2.1.2 dargelegt und endet bei der Verlegung auf Station oder Entlassung nach Hause (Information an den Weiterbehandelnden oder betreuende Angehörige). Ein erprobtes Vorgehen zur strukturierten Übergabe und Patientenvorstellung ist das SBAR-Schema, alternativ kann auch die Kombination aus SAMPLE und ABCDE zur Situationsbeschreibung verwendet werden. Entscheidend ist die Etablierung einer »gemeinsamen Sprache« zur strukturierten Kommunikation.

Arbeitsbedingungen und Auslastungssituation

Die Arbeitssituation sollte insgesamt so gestaltet sein, dass dem Mitarbeiter die gedankliche Präsenz der Patienten möglich ist. Das bedeutet in erster Linie ein angemessenes Patienten/Mitarbeiter-Verhältnis (Patientenflow-adaptierte Dienstplangestaltung) sowie eine angemessene fachliche Qualifikation (Facharztstandard im ärztlichen Bereich, adäquater Qualifikationsmix der Pflegekräfte). Eine prozessuale und kommunikative Optimierung der ZNA wird ohne eine ausreichende Zahl erfahrener und fortgebildeter Mitarbeiter nicht hinreichend erfolgreich sein, wenn es darum geht, sicherzustellen, dass wesentliche Informationen erhoben und richtig bewertet werden. Notaufnahmen verschiedener Krankenhäuser unterscheiden sich hinsichtlich ihrer Aufgabenstellung (abgeleitet aus dem Versorgungsauftrag), der sie frequentierenden Patientenklientel und ihrer örtlichen Rahmenbedingungen. Hilfreich können individuelle Auslastungsberechnungen anhand etablierter Scoringsysteme sein (z. B. CEDOCS).

Technische Hilfsmittel (IT) sollten in geeigneter Weise Aufmerksamkeit und Gedächtnis der Mitarbeiter unterstützen; dabei soll die EDV intuitiv bedienbar, präzise und einfach sein. Bei der Auswahl einer EDV-Lösung sollte deshalb neben Fragen der Integration der Notaufnahmesoftware in das KIS auch die Workflowoptimierung durch die Software am Einsatzort einbezogen werden. Hierzu gehören beispielsweise wenig erforderliche Klicks pro Auftrag, eine intuitive Oberfläche und die zeitgerechte Darstellung relevanter Informationen z. B. fertiggestellte Troponinwert-Bestimmung.

Sicherstellung der zeitnahen Untersuchung

Zunächst ist sicherzustellen, dass erforderliche Untersuchungen zeitnah stattfinden; hierzu sollte ein frühestmöglicher Arztkontakt erfolgen, um erste Erkenntnisse durch die körperliche Untersuchung zu gewinnen und im Rahmen eines ärztlichen Behandlungsplans etwaig notwendige Untersuchungen früh zu definieren, anzumelden, vorzubereiten oder ggf. selbst durchzuführen. Der frühestmögliche Arztkontakt nützt hierbei nicht nur einer raschen Versorgung des individuellen Patienten, sondern wirkt sich durch die verringerte Prozesszeit auch positiv auf die Auslastung der Notaufnahme insgesamt aus. Eine entsprechende Darstellung des Konzepts der Teamtriage findet sich in Kapitel 2.1.3.

Verfügbarkeit des Untersuchungsbefundes

Nach erfolgter Untersuchung ist das Ergebnis dem Behandlungsteam unverzüglich zur Verfügung zu stellen; das ist nicht immer einfach: im Bereich der radiologischen Großgerätleistung erfolgt die technische Durchführung der Untersuchung wesentlich schneller als die ärztliche Befundung, mithin entsteht alleine dadurch ein »Befundungsstau«. Aufgrund des geltenden Facharztstandards müssen Untersuchungen von Assistenzärzten u. U. vor Erstellung des endgültigen Befundes supervidiert werden – hier ist für einen angemessenen Workflow zu sorgen; die o. g. Schnittstellenprobleme existieren hier »gedoppelt« (Notwendigkeit der Supervision bekannt, zeitliche Dringlichkeit und Untersuchungsrelevante Informationen/ Fragestellungen bekannt?). Sofern der valide, endgültige Befund wesentlich später eintrifft ist zudem sicherzustellen, dass er sowohl dem aktuellen Behandlungsteam als auch den nachfolgenden Behandlern (z. B. Hausärzten) bekannt gemacht wird.

Dies ist vor allem bei zum vorläufigen Befund abweichenden Inhalten bedeutsam. So kann es durchaus vorkommen, dass sich die Befunde mehrfach widersprechen – vom ersten mündlichen Befund über den vorläufigen schriftlichen bis zum mündlichen Demobefund und dem ordnungsgemäß vidierten endgültigen Untersuchungsbefund. Die Kenntnisnahme der Korrektur beim Behandlungsteam ist dabei in jedem Falle sicherzustellen. Damit ein entsprechender Prozess wirkungsvoll ist, muss dem nachfolgenden Befundenden mindestens die jeweils vorangegangene Befundaussage bewusst sein.

Kenntnisnahme und Interpretation des Befundes

Die ordnungsgemäße Kenntnisnahme des Befundes setzt zunächst die eindeutige Identifikation des Patienten und des korrekten Untersuchungszeitpunkts voraus; bei mündlich übermitteltem Befund ist das korrekte inhaltliche Verständnis sicherzustellen. Hierfür bietet sich die Wiederholung und Bestätigung wesentlicher Befundinhalte an (sogenannte Readback). Ist sichergestellt, dass Befund und Patient zusammengehören, ist die korrekte Interpretation des Befundes entscheidend; dabei kann sich der Empfänger nicht alleine auf den positiven Inhalt des Befundes beziehen – zur korrekten Einordnung sind auch die Limitationen der Methode einzubeziehen und ggf. rasch ergänzende Untersuchungen zu veranlassen. Wird die Untersuchung selbst durchgeführt, muss sie beherrscht werden – mindestens insoweit als es die akute Fragestellung erfordert. Bei der Erstellung einer Untersuchungsdokumentation muss in Fällen eingeschränkter Methodenkompetenz der zuverlässige Umfang der Untersuchung erkennbar sein und die Suggestion eines falschen Untersuchungsumfangs vermieden werden.

Probleme der Indikationsstellung

Sobald ein Befund vorliegt und interpretiert ist, folgt die Therapieplanung; im Bereich der Notaufnahme kann dies von der Entlassung nach Hause bis hin zur Verlegung auf Normal- oder Intensivstation (oder zur Intervention) bzw. Weiterverlegung in ein anderes Krankenhaus – jeweils mit oder ohne zu ergreifende Maßnahmen reichen. Ist die Befundlage zur korrekten Zuordnung des Behandlungspfads nicht ausreichend, sind weitere Befunde anzufordern oder die vorhandenen zu konkretisieren – hierin kann eine weitere relevante Zeitverzögerung liegen.

Objektiv vorliegende Befunde müssen durch fachlich hierfür qualifiziertes und adäquat fortgebildetes Personal in die notwendigen Maßnahmen umgesetzt werden; hierbei spielt neben der Indikation für eine spezielle Maßnahme auch der zeitliche Kontext eine Rolle. Ist eine spätere Maßnahmendurchführung ausreichend, ist dies Weiterbehandelnden in verständlicher Form mitzuteilen.

Für die ZNA im Allgemeinen ist nunmehr durch den G-BA in seinem Beschluss zum Stufenkonzept der Notfallversorgung in § 12 Absatz 3 eine aussagekräftige, an Minimalstandards orientierte Dokumentation bei Abschluss der Versorgung gefordert (G-BA 2018). Sinnvoll ist es, über die IT eine Anordnungs- und Bestätigungslösung aller Maßnahmen mit unmittelbarer Integration in die ZNA-Dokumentation zu etablieren, um einfach und nachvollziehbar die ZNA-Therapie darzustellen.

Aspekte der Behandlungsdurchführung

Kenntnis der Behandlungsnotwendigkeit

Dem Behandelnden müssen Patient und Behandlungsnotwendigkeit bekannt sein; hierbei ist sicherzustellen, dass alle relevanten Voraussetzungen für die Durchführung und keine Informationsdefizite hinsichtlich Kontraindikationen oder Behandlungserschwernissen (z. B. Kontrastmittelallergie, schlechte Blutgerinnung, vitale Bedrohung) bestehen. Hilfreich können Checklisten zur Behandlungsvorbereitung sein. Der Behandlungszeitpunkt ist in diesem Rahmen zu klären – mit allen Beteiligten, d. h. die mit dem Patienten derzeit befassten Mitarbeiter, dem Behandler (und oft auch für die Indikation Verantwortlichen) und seinem Behandlungsteam sowie erforderlichenfalls den nachfolgend in die Behandlung involvierten Stellen (z. B. Intensivstation).

Möglichkeit der Behandlung

Die indizierte Behandlung muss möglich sein – sowohl im Allgemeinen als auch in der konkreten Situation. Mitarbeiter an den Schnittstellen zu Ein- und Zuweisern sowie Rettungsdiensten benötigen eine genaue Kenntnis über das Therapiespektrum der Einrichtung; insbesondere bei zeitkritischen Erkrankungen muss eine Fehlzuweisung durch geeignete Prozesse im Vorfeld vermieden werden (z. B. Antransport eines Schlaganfalls im Lysefenster in eine Klinik ohne Stroke-unit trotz sinnvoller Alternativziele). Dies gilt selbstverständlich auch für die passagere Unmöglichkeit eine (potentiell) notwendige Leistung zu erbringen, z. B. weil das benötigte Team bereits ausgelastet ist, technische Ressourcen nicht zur Verfügung stehen oder die Weiterbehandlung (z. B. auf Intensivstation) nicht möglich und aufgrund der Komplexität auch nicht auf andere Kliniken delegierbar ist. Die Einrichtung sollte sich im Vorfeld klar werden, welche Personen und Bereiche über den Ausfall oder die passagere Nichtverfügbarkeit einzelner Leistungen informiert werden müssen und die entsprechenden Kommunikationskanäle definieren. Es lohnt sich regelmäßig zu hinterfragen, ob alle denkbaren Ressourcenmängel im erforderlichen Umfang überwacht werden; zu nennen wäre die Sicherstellung der Einsatzbereitschaft und Verfügbarkeit selten genutzter Geräte oder Implantate oder der Leistungsumfang von Ersatzmaterial oder Räumen (z. B. eingeschränkte Funktionalität des OP-Tischs im Ausweich-OP). Bedeutsam wird in diesem Bereich auch die Verfügbarkeit der unterstützenden Abteilungen wie z. B. des Hygieneservice für die Wiederaufbereitung eines Zimmers nach Beherbergung eines Infektionspatienten. Ein übermäßiger Patientenanfall zu den jeweiligen Epidemiezeiten oder eine höhere Krankheitsrate im Hygieneservice können ganz erhebliche Auswirkungen auf die Behandlungsbereitschaft einer Abteilung haben. Auch hier muss deshalb frühzeitig auf Kapazitätsengpässe hingewiesen werden. Der Verlust kritischer Infrastruktur greift diesen Aspekt in Kapitel 2.3.2 nochmals detailliert auf.

Ähnliches gilt für die personellen Ressourcen im Bereich der direkten medizinischen Versorgung; es sollte durch Einarbeitung und Dienstplangestaltung sichergestellt sein, dass zu jeder Zeit geeignetes Personal für alle im Rahmen des Behandlungsauftrags denkbaren Situationen zur Verfügung steht. Allfällige Abweichungen sollten im Vorfeld durch geeignetes Monitoring erkannt und antizipiert werden.

An der Schnittstelle zum Rettungsdienst stehen mit Softwarelösungen zu Anmeldung und/oder Behandlungskapazitätennachweis bereits übersichtliche Kommunikationsmittel bereit die auch innerhalb der Kliniken für die notwendige Übersicht (Abmeldung einzelner Funktionsbereiche oder Abteilungen) sorgen können.

Um Patienten mit im (aktuellen oder generellen) Behandlungsspektrum nicht enthaltenen Verletzungen oder Erkrankungen möglichst ohne Zeitverzug der Behandlung zuführen zu können, müssen die jeweiligen Versorgungsoptionen der Nachbarkliniken bekannt und mit den entsprechenden überprüften und aktualisierten Kontaktdaten (direkte Durchwahlen) in allen Bereichen verfügbar sein. Benötigen diese zur Durchführung der erforderlichen Therapie bzw. Indikationsstellung die erhobenen Befunde müssen die Kommunikationswege geklärt (Taxi, Teleradiologie) und die Mitarbeiter mit der Vorgehensweise vertraut sein. Hierzu gehören die Verfügbarkeit von Telefonnummern verlässlicher Vertragsunternehmen und eine Übersicht über genaue Adressen für die Abgabe der Unterlagen/Befunde bzw. Kenntnis der Bedienung der Serverinfrastruktur bei IT-basierter Befundübermittlung. Bei intendierter Verlegung zur Weiterbehandlung außerhalb des eigenen Hauses ist die Kommunikation mit dem Rettungsdienst/Intensivtransport für den Erfolg mitentscheidend; für das beim planbaren Sekundärtransport obligate Arzt-Arzt-Gespräch müssen alle wesentlichen Informationen vorliegen und weitergegeben werden. So können relevante Abweichungen der Körpermaße (z. B. Adipositas oder Fixateur-externe) unter Umständen einen angedachten Lufttransport verhindern und zu einer deutlichen Behandlungsverzögerung führen.

Grundsätzliche prozessuale Erwägungen zur Behandlungsverzögerung

Informationsverlust und Exitblock

Für die Auslastung einer Notaufnahme ist der reduzierte Patientenabstrom (»Exitblock«) problematischer als der vermehrte Patientenzustrom; zur Vermeidung einer Behandlungsverzögerung in der Notfallversorgung ist der Abfluss unbedingt zu gewährleisten. Dies erfordert eine strukturierte und über die einzelne Situation hinausgehende Planung der Belegung des Krankenhaues mit einer intensiven Kommunikation und verbindlichen Regelungen zwischen den an der Belegung beteiligten Instanzen (Notaufnahme, elektive Aufnahme, Intensivstation für hausinterne Verlegungen) aber auch dem Krankentransport bezüglich der Abholung liegender entlassfähiger Patienten aus der ZNA oder den anderen Abteilungen der Klinik. Sind diese Kommunikationswege nicht definiert und keine verbindlichen Regeln etabliert, werden die notwendigen Informationen zur Gewährleistung einer adäquaten Aufnahme der Notfallpatienten fehlen und der Behandlungsprozess für die verbleibenden Patienten der ZNA wesentlich verlängert.

Reduktion der Schnittstellen

Mittlerweile gibt es vielversprechende Ansätze, die klinische Notfallmedizin neu zu organisieren. Ein interessantes und wirkungsvolles Beispiel auch unter dem Gesichtspunkt des Risikomanagements und der Fragestellung dieses Beitrags ist das »Notfall-Flusskonzept«. Im Prinzip geht es darum die Zahl der derzeit meist fragmentierten Einzelaufgaben in wirkungsvolle Aufgabenblöcke zusammenzufassen und so die Zahl der Schnittstellen zu reduzieren. Der Effekt auf die Behandlungszeit aufgrund der prozessualen Verbesserungen ist erstaunlich; die verminderte Zahl der Schnittstellen hilft dabei den Informationsverlust bei Übergaben zu minimieren und trägt auf diese Weise zur Verhinderung der Behandlungsverzögerung bei (Walker et al. 2013).

Kommunikationskultur als Faktor zur Vermeidung von Informationsverlust

Informationsverlust ist nicht immer nur die Folge schlechter Prozesse oder technisch falsch gestalteter Schnittstellen – insbesondere die Kommunikationskultur trägt entscheidend zur vollständigen und zeitnahen Übermittlung von Informationen bei. Wurde vorher auf Techniken wie SBAR oder SAMPLE als hilfreiche, strukturierende Elemente der Kommunikation verwiesen, soll es hier um die »Soft Skills« gehen. Persönliche Vorlieben und Abneigungen den Kollegen betreffend dürfen keine Auswirkung auf Art und Umfang der übermittelten Information haben. Klarheit und Vollständigkeit in der Kommunikation sind als Bestandteil einer professionellen Zusammenarbeit selbstverständlich. Im Bereich des »CRM« (Crew Resource Management), das sich mit der Zusammenarbeit in Teams beschäftigt, gibt es Regeln die (auch) hier helfen (Rall et al. 2013):

»Übernimm die Führungsrolle oder sei ein gutes Teammitglied mit Beharrlichkeit« – fokussiert auf das Ziel der medizinischen Tätigkeit spielt in der Kommunikation nur die aktuelle Funktion eine Rolle; die konstruktive, sachorientierte Kommunikation bei klarer Benennung von erheblichen Zweifeln (»Beharrlichkeit«) dient neben der Gewährleistung einer ruhigen Arbeitsatmosphäre der Gewährleistung eines ungestörten Informationsaustauschs. Hierzu passend wird die Aufforderung »Speak up!« gelehrt – wesentliche Zweifel oder dem Einzelnen auffallende Schwierigkeiten werden über Hierarchien hinweg verbalisiert. Im Idealfall werden so alle relevanten Aspekte gewürdigt.

In die gleiche Richtung geht die Regel »Kommuniziere sicher und effektiv – sag was Dich bewegt«. Sichere und effektive Kommunikation fordert eine klare, deutliche und inhaltlich verständliche Sprache ohne Nutzung wenig bekannter Fachworte oder Abkürzungen. Dabei sollte eine in sich geschlossene Kommunikation mit Wiederholung der wesentlichen Fakten zur Kontrolle auf Richtigkeit (sogenannte Readback-Verfahren«) die Regel sein.

»Beachte und verwende alle verfügbaren Informationen« – die bewusste Fokussierung auf die Gesamtheit der erhobenen Informationen hilft nichts zu übersehen und zeitnah die richtige Entscheidung zu treffen. Passend hierzu lautet eine weitere Regel »Verwende Merkhilfen und schlage nach«. Die Arbeit mit Checklisten, Flussdiagrammen, SOPs und Leitlinien setzt sich in der Medizin zunehmend durch. Unter den Arbeitsbedingungen der Akutmedizin kann auch ein erfahrener Mitarbeiter im »Augenblicksversagen« einfache aber wichtige Dinge vergessen oder übersehen. Werden relevante Informationen in einem solchen Rahmen nicht erhoben oder dokumentiert, kann dies erhebliche Auswirkungen auf den Behandlungsverlauf haben.

»Habe Zweifel und überprüfe (»double check« – nie etwas annehmen)«. Die Annahme von Befundergebnissen oder einer passenden Anamnese ohne Fokussierung auf die Fakten kann schnell dazu führen, dass wesentliche Informationen (dass etwas eben nicht so oder ganz anders war) verloren gehen. In dieser Richtung wirkt auch die Regel »Verhindere und erkenne Fixierungsfehler«. Bei Fixierungsfehlern handelt es sich um Fehler die dadurch entstehen, dass eine falsche Einschätzung oder Hypothese stringent verfolgt wird und dabei sämtliche Signale die den Irrtum anzeigen könnten außer Acht gelassen werden – auch bei diesem Phänomen entsteht Informationsverlust. (Rall et al. 2013)

Zusammenfassung und Ausblick

Dieser Beitrag illustriert die Bedeutung prozessualer wie kommunikativer Elemente zur Sicherstellung eines präzisen Kommunikationsflusses in der Patientenversorgung. Störungen der Kommunikation bedingen eine verzögerte Behandlung. Die dargestellten Einzelelemente sind nachfolgend kurz und prägnant als Ideensammlung in Form einer »Checkliste« zusammengefasst. Im Grunde geht es darum, sich in der Planung und Alltag stets bewusst zu sein, wer wann welche Information braucht und wie der Informationsfluss sichergestellt wird.

Ideensammlung

Personelle Ressourcen und fachliche Themen

- Facharztstandard bzw. Empfehlungen aus der Literatur umgesetzt, sinnvoller Qualifikationsmix der Pflege;
- Personalsteuerung an Patientenflow angepasst?

- Limitationen der Untersuchungsmethoden in Bezug auf die gängigen ZNA-Fragestellungen bekannt? Maßnahmen zum Schließen dieser diagnostischen Lücke bekannt und verfügbar?
- Fähigkeit des Untersuchers die Untersuchung im notwendigen Umfang selbst durchzuführen? Darstellung der limitierten Befundqualität bei eingeschränkter Methodenkompetenz?

Technische Ressourcen

- Ermöglichung einer Schnellaufnahme im KIS unmittelbar bei Patientenankunft
- Möglichkeit der Darstellung des Patientenaufenthalts nebst Triageliste und wichtiger Informationen sowie Sicherstellung der stringenten Pflege
- Dokumentation von Anordnung und Durchführungsbestätigung in der ZNA-Software mit automatischer Übernahme in die Dokumentation
- Geeignete IT-Unterstützung (z. B. wenig Klicks, intuitive Oberfläche, zeitgerechte Darstellung relevanter Informationen z. B. fertiggestellte Troponinwert-Bestimmung, Datenverfügbarkeit im KIS zur weiteren Einsicht und Bearbeitung)

Notaufnahmeprozess

- Minimierung der Schnittstellen um Informationsverlust zu vermindern?

Prozessschritte detailliert

- Monitoring der Auslastung mittels Scoring (z. B. CEDOCS)
- Sicherstellung eines zeitnahen Erstkontakts mit körperlicher Erstuntersuchung und Bahnung des Weiteren (diagnostischen) Prozederes
- Sicherstellung einer effizienten Befundung von Leistungen die nicht durch den Behandler selbst erfolgen inklusive einer Klärung der Übermittlungswege von Befund und Befundänderung auf Sender- und Empfängerseite
- Sicherstellung der zeitnahen Mitteilung von Befundänderungen nach Supervision
- Etablierung von Leitlinienbasierten SOPs für Diagnostik und Therapie?
- Behandlungsvoraussetzungen in Checklisten niedergelegt und gelebt?
- Prozess mit Alarmierungswegen für Behandler, Behandlungsteam und nachgeordnete Abteilungen hinterlegt?
- Umfassende Überwachung einer möglichen Einschränkung des Behandlungsspektrums durch Mangel an Ausstattung oder fehlender Einsatzbereitschaft/Eignung des Ersatzmaterials?
- Umfassende Überwachung der personellen Ressourcen im Kontext zu allen möglichen Aufgabenstellungen aus dem Versorgungsauftrag und Antizipation von möglichen Mangelsituationen?

- Umfassende Monitoring der relevanten Unterstützungsprozesse mit unmittelbarer Auswirkung auf die Leistungsfähigkeit der Organisation
- Kommunikationsstrukturen und Regelungen zur Belegungsteuerung etabliert um »Exit-block« zu vermeiden?
- Standardisierte aussagekräftige ZNA-Dokumentation etabliert und zum Ende der Versorgung erstellt?
- Vermeidung von (kritischen) Fehlzuweisungen durch geeignete Prozesse?
- Prozess und Checklisten hinterlegt für die Kommunikation eingeschränkter Kapazitäten der Behandlungseinheiten nach innen und außen, ggf. unter Einbezug kommerzieller Systeme?
- Übersicht über das Behandlungsspektrum und die jeweiligen geprüften Kontaktdaten der Nachbarkliniken/Behandlungspartner, möglichst detailliert (Durchwahl zum Fachkollegen) etabliert? Festlegung, Dokumentation und Schulung der Wege zur Befundübermittlung an weiterbehandelnde Einrichtungen inklusive Klärung der Vertragspartner, Abgabeadressen bzw. Kenntnis der Vorgehensweise bei IT-basierter Übermittlung?

Kulturfaktoren

- Etablierung einer strukturierten Übergabekultur an Schnittstellen SBAR, ABCDE, SAMPLE, Kombination)
- Kultur der adäquaten Befundzuordnung insbesondere hinsichtlich der Identifikation von Patientennamen und Untersuchungszeitpunkt gelebt?
- Etablierung von Kommunikationsregeln aus dem CRM, besser: Etablierung von CRM?

Literatur zu Kap. 2.2.3

Gemeinsamer Bundesausschuss (G-BA) (2018): Beschluss des Gemeinsamen Bundesausschuss (G-BA): Regelungen zu einem gestuften System von Notfallstrukturen in Krankenhäusern gemäß § 136c Absatz 4 SGB V. (https://www.g-ba.de/informationen/beschluesse/3301/, Zugriff 01.09.2018).

Rall, M., Koppenberg, J., Hellmann, L., Henninger, M. (2013): Crew Ressource Management (CRM) und Human Factors, in: Mocke H., Marung H., Oppermann, S (Hrsg.): Praxishandbuch Qualitäts- und Risikomanagement im Rettungsdienst. MWV: Berlin.

Walker, D., Betz, P. (2013): Jetzt kommt der Patient, Das Notfall-Flusskonzept. CreateSpace Independent Publishing Platform.

2.2.4 Unzureichend eingeübtes Notfallmanagement

Bert Urban und Stephan Prückner

Einleitung

Eine Patientin stellt sich mit Brustschmerz in der Notaufnahme vor. Es wird eine Laborabnahme veranlasst, bei unauffälligem EKG wird die Patientin auf Normalstation verlegt. Im Verlauf werden die Werte telefonisch vom Labor an eine Pflegekraft der Notaufnahme übermittelt, diese vergisst jedoch den behandelnden Arzt zu informieren. Dieser verlässt vier Stunden nach Aufnahme der Patientin die Notaufnahme, ein Kollege übernimmt. Die vermeintlich noch ausstehenden bzw. noch nicht kontrollierten Labortwerte der Patientin werden dabei nicht thematisiert. Nochmals ca. vier Stunden später fällt dem Stationsarzt, zu dem die Patientin verlegt wurde, der erhöhte Troponinwert auf. Er veranlasst sofort die Verlegung der Patientin zum Herzkatheter. Zwischenzeitlich wird die Patientin jedoch reanimationspflichtig.
(Fallschilderung adaptiert aus www.cirsmedical.de, Fallnummer 6277)

Nach Lesen dieses Falls dürfte bei den meisten von uns die erste Reaktion sein: dieser Vorfall hätte eigentlich nicht passieren dürfen, das wäre absolut vermeidbar gewesen. Es ist aber leider passiert. Was tun, um dies zukünftig zu verhindern? Als Reaktion darauf versucht man in der Regel, den oder die Schuldigen zu identifizieren, auf das Versagen klar hinzuweisen sowie zu betonen, dass das zukünftig auf gar keinen Fall mehr passieren darf und ggf. wird man Sanktionsmaßnahmen ergreifen. (Ganz abgesehen von der juristischen Aufarbeitung des Ereignisses, die wir hier außen vorlassen). Aber wer genau ist denn schuld? Ist es eine oder mehrere Personen, wer konkret hat was falsch gemacht – »versagt«?

Und was hat das alles mit »unzureichend eingeübtem Notfallmanagement« zu tun? Gibt es überhaupt »unzureichend eingeübtes Notfallmanagement«?

Fragen, die wir im Verlauf dieses Kapitels wieder aufgreifen und näher beleuchten werden. Zudem kann sich natürlich jeder die Frage stellen, ob dies einem selbst niemals passieren würde.

Notfallmanagement und Notaufnahmen

»Notaufnahmen sind fehleranfällig«, »Notaufnahmen sind ein wesentlicher Ort vermeidbarer Fehler und Zwischenfälle«, »In Notaufnahmen gibt es die höchste Rate vermeidbarer unerwünschter Ereignisse« oder gar »Notaufnahmen sind ein natürlicher Versuchsraum für das Studium von Fehlern«. So oder ähnlich lautet es in vielen Publikationen, die sich mit Fehlern/Patientensicherheit in der Notaufnahme befassen.

Dies ist nicht verwunderlich, wenn man die Arbeitsbedingungen in Notaufnahmen und die große Komplexität der Situation in der Notfallmedizin betrachtet. Charakteristisch hierfür sind insbesondere:

- limitierte Informationen über den Patienten und das aktuelle Ereignis
- hoher Zeit- und Entscheidungsdruck
- verschiedenartigste Krankheits- und Verletzungsbilder
- unterschiedliche Behandlungsdringlichkeit
- Entscheidungs- und Prozessabläufe mit einer dynamischen (Patienten-)Situation
- hohe Arbeitsverdichtung, wiederholte Unterbrechungen
- Schichtdienst, unregelmäßige Pausenzeiten, Stress
- nicht selten gravierende Folgen bei Fehlentscheidungen und Fehlern

Erschwerend kommt zu den genannten Faktoren hinzu, dass das an der Notfallversorgung beteiligte Personal bei der Patientenversorgung bzw. einem Einsatz oft in variierenden Teamkonstellationen zusammenarbeiten muss und sich aus unterschiedlichen Fachgebieten und Berufsgruppen zusammensetzt (sogenannte »Ad hoc-Teams« oder »Action-Teams«). Hieraus können sich Probleme beispielsweise hinsichtlich Kommunikation, Entscheidungsfindung und Teamarbeit/-führung ergeben, Hierarchien und Entscheidungskompetenzen sind nicht immer klar abgegrenzt. Ein weiterer kritischer Punkt bei der Versorgung eines Notfallpatienten sind die Schnittstellen zwischen den einzelnen Versorgungsabschnitten mit Übergabe eines kritisch kranken oder verletzten Patienten. Hier werden nicht nur Verantwortlichkeiten, sondern auch für die Weiterbehandlung essentielle Informationen übergeben und ggf. medizinische Gerätschaften gewechselt. Dies beginnt bereits mit der Ankunft des Rettungsdienstes (▶ Kap. 2.1.1–2.1.4) und setzt sich fort bis zur innerklinischen Übergabe des Patienten zur Weiterbehandlung (z. B. Intensivstation, OP, IMC-Station).

Die Problematik einer Notfallsituation lässt sich zusammenfassend so beschreiben: Routineabläufe werden unterbrochen von plötzlich einsetzender Dynamik, Zeitdruck, Komplexität und Entscheidungsdruck bei geringer Fehlertoleranz.

Unter diesen Bedingungen müssen nun die Mitarbeiter in der Notaufnahme die Patientenversorgung durchführen. Neben der hierfür erforderlichen medizinisch-fachlichen Qualifikation spielen jedoch noch weitere Faktoren eine wesentliche Rolle für eine sichere Patientenversorgung.

So führen die Mitarbeiter von Notaufnahmen in einer Umfrage unter anderem folgende Aspekte als (sehr) wichtig auf (Hicks 2008):

- Effektive Kommunikation
- Führung (»Leadership«)
- Adäquate Ressourcennutzung
- Problemlösung/Entscheidungsfindung
- Situationsbewusstsein (»Situational awareness«)

Im Gegenzug werden als (sehr) wichtige beitragende Faktoren zu einem unerwünschten Ereignis z. B. genannt:

- Stress
- Probleme bei der Teamkoordination

- Schlechte Kommunikation
- (Steile) Hierarchien
- Keine klare Zielvorgabe und Prioritätensetzung
- Fehlendes Wissen und Training
  (»unzureichend eingeübtes Notfallmanagement«?)

Und wesentliche Hindernisse für eine effektive Teamleistung stellen für die Mitarbeiter dar:

- Zahlreiche Patienten
- Häufige Unterbrechungen
- Erfordernis Arbeitstempo und Effizienz aufrecht zu erhalten
- Kommunikation mit einer bzw. zwischen den einzelnen Disziplinen
- Unzureichende Ressourcen
- Keine Teilnahme an Teamtrainings

Mit den genannten Punkten beschreiben diese Mitarbeiter genau die sogenannten social and cognitive skills (früher als non-technical skills bezeichnet) und Inhalte von CRM-Trainings – womit sich der Kreis zum »unzureichend eingeübten Notfallmanagement« schließt.

Entstehung von Fehlern

Ein Fehler ist eine Handlung oder Unterlassung, die dazu führt, dass das gewünschte Ziel nicht erreicht wird. Ob daraus ein (Patienten-)Schaden entsteht oder nicht, ist für die Definition irrelevant.

Betrachten wir unseren CIRS-Fall (bei dem uns nicht alle relevanten Rahmenbedingungen bekannt sind): Als Fehler wurde vom Melder angegeben, dass vom Pflegepersonal der vorhandene Laborwert nicht an den Dienstarzt weitergegeben wurde und dass der initial zuständige Arzt dem ablösenden Kollegen nicht zum ausstehenden Laborwert informiert hatte, so dass dieser hätte nachfragen können (was er aber vielleicht auch wieder vergessen hätte?).

Allein schon an diesem kleinen Beispiel wird deutlich, dass nicht ein Fehler eines Beteiligten zu einem Zwischenfall führt, sondern es sich in den meisten Fällen um ein multikausales Geschehen handelt. Daher ist es im Umgang mit Fehlern auch nicht zielführend, den (vermeintlich) Schuldigen herauszufinden und zu bestrafen. Dies auch als »personal approach« bezeichnete Vorgehen wird kaum eine konstruktive, lösungsorientierte Aufarbeitung des Ereignisses und zukünftige Fehlervermeidung ermöglichen. Im Gegensatz hierzu steht der »system approach«, der die Frage nach der Kausalität in den Vordergrund stellt (welche Faktoren führten dazu, dass Fehler gemacht wurden, wie hätten sie vermieden werden können?).

Generell sind menschliche Fehlhandlungen unvermeidlich; auch den erfahrensten und besten Mitarbeitern passieren Fehler. Daher ist es wichtig, Systeme so zu planen, dass sie die Wahrscheinlichkeit des Auftretens von Fehlern weitestmöglich reduzieren und bei Auftreten von Fehlern diese rechtzeitig entdeckt werden bzw. deren Folgen abgemildert werden können.

Ein auch in der Medizin sehr verbreitetes Klassifikationsmodell der Fehlerentstehung stammt von James Reason, bekannt auch als sogenanntes »Schweizer-Käse-Modell« (Reason 1990). Darin werden unterschiedliche Ebenen (Barrieren) beschrieben, auf denen ein Fehler verhindert werden kann: Die unterste Ebene ist die aktive Handlungsebene, auf der aktive Fehler oder unsichere Handlungen von Individuen im System begangen werden und die letztendlich zum Zwischenfall führen. Die übergeordneten Ebenen betreffen eher Organisation und Management, zum Teil weit weg von der eigentlichen Handlung, bezeichnet auch als latente Vorbedingungen oder Fehler (▶ Abb. 2.8).

Darunter versteht man Fehlerquellen und Schwachstellen im System, also z.B. ungünstige bauliche Gegebenheiten, nicht ausreichende (personelle) Ressourcen, fehlende Sicherheitskultur, schlechte Dienstplangestaltung, aber auch Faktoren wie Stress und psychische/physische Limitationen. Diese verursachen in aller Regel per se keinen Zwischenfall, auch weil sie von den aktiv Handelnden immer wieder kompensiert werden, sondern erst in Kombination mit auslösenden Faktoren und weiteren Fehlern. Verallgemeinert kann festgehalten werden, dass zumeist die Kombination von aktiven Fehlern, latenten Fehlern und der Zusammenbruch von Sicherheitsbarrieren zu einem Zwischenfall führen.

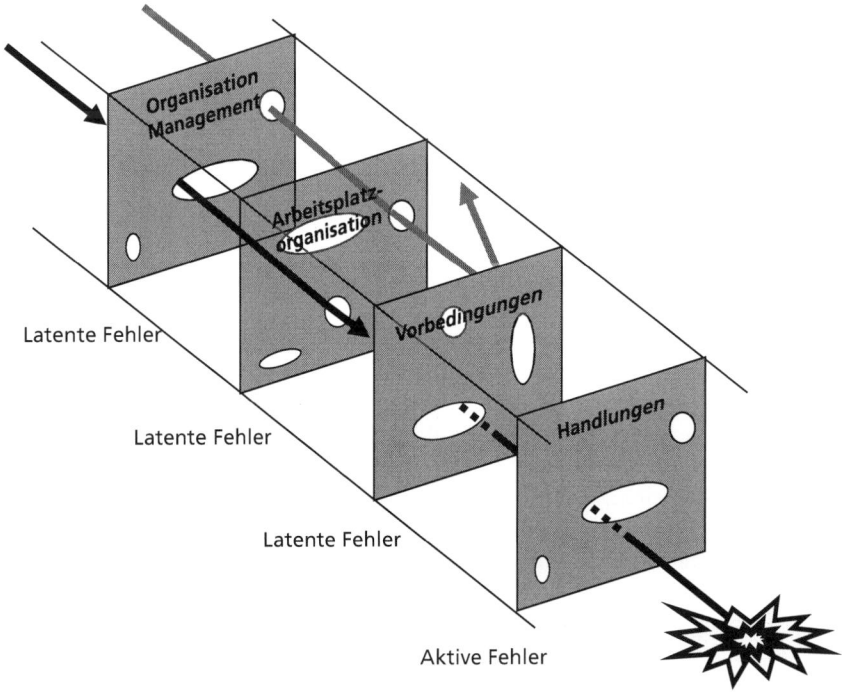

Abb. 2.8: Fehlerkette (modifiziert nach Reason 1990)

217

Auch in der Notaufnahme können und sollen bestimmte Sicherheitsbarrieren und Schutzmechanismen verhindern, dass aus einer Fehlermöglichkeit tatsächlich ein Fehler entsteht. Alle diese Barrieren weisen aber mehr oder weniger große Schwachstellen auf. So kann sich bei einer ungünstigen Konstellation eine Situation entwickeln, in der aus der potentiellen Fehlerquelle ein Fehler entsteht, der alle Barrieren überwindet – also durch alle Lücken »schlüpft« und nicht rechtzeitig bemerkt wird oder kompensiert werden kann – und schließlich zu einem Zwischenfall führt.

Bezogen auf unseren CIRS-Fall könnte folgendes Szenario konstruiert werden: bei krankheitsbedingt reduzierter personeller Besetzung der Notaufnahme waren deutlich mehr Patienten als an anderen Tagen zu versorgen. Um zumindest eine gewisse Personalstärke aufrechterhalten zu können, wurden weniger erfahrene Mitarbeiter in die Notaufnahme geschickt. Wegen der hohen Arbeitsbelastung und Anspannung waren die Mitarbeiter sehr gestresst, und um mit der Patientenversorgung durchzukommen, wurde die Übergabecheckliste bei stabilen Patienten nicht vollständig angewendet. All diese Vorbedingungen und latenten Fehler führten schließlich zum aktiven Fehler, nämlich dass die Weitergabe des Laborwerts bzw. die Information über den ausstehenden Laborwert unterblieben.

Insofern geht auch der Begriff menschliches Versagen in die falsche Richtung, nämlich hin zum »personal approach«, der im Nachhinein im Wissen um das richtige Vorgehen (ver)urteilt. Zielführender ist es dagegen zu eruieren, was den oder die Handelnden in dieser Situation dazu bewogen hat, genauso vorzugehen. Denn generell erscheint dem Handelnden seine Handlung in der aktuellen Situation vollkommen richtig und sinnvoll, auch wenn es ein fehlerhaftes Vorgehen war. Dieser Ansatz eröffnet die Möglichkeit, zukünftig Fehler in ähnlichen Situationen zu vermeiden.

Social and cognitive skills

Wie kann nun das im geschilderten Fall nicht optimale Notfallmanagement verbessert werden?

Bedingt wird ein Fehler in den wenigsten Fällen durch mangelndes fachliches Wissen und Können. Vielmehr spielen als »social and cognitive skills« bezeichnete Faktoren wie Kooperation, Kommunikation, Entscheidungsfindung, Situationsbewusstsein eine wesentliche Rolle (▶ Tab. 2.17). Zudem geht es darum, das Wissen auch im Team und unter den schwierigen Bedingungen eines medizinischen Notfalls in erfolgreiche Maßnahmen umzusetzen.

Auch wenn in diesem Kapitel auf die non-technical skills und damit auf die Handelnden und die Interaktionen im Team fokussiert wird, greift die alleinige Lösung des Problems mittels (Team-)Trainings und Schulungen, die zu einer Bewusstseinsschaffung bezüglich non-technical skills und zu einer Verhaltensänderung des Einzelnen führen sollen, zu kurz. Daher muss betont werden, dass Schulungs- und Trainingsmaßnahmen für die in der Notaufnahme Tätigen eine Komponente zur Optimierung der Patientenversorgung darstellen. Daneben muss auch das gesamte System selbst (wie Arbeitsplatz, Organisation und Technik) sicherer gestaltet werden.

Welche non-technical skills (NTS) spielen für die Notaufnahme und das Notfallmanagement eine wichtige Rolle bzw. was bedeutet überhaupt »nicht-technische bzw. nicht-medizinische Fertigkeiten«?

Allgemein gibt es nicht *die* Definition von NTS. Eine gängige Formulierung beschreibt NTS als kognitive, soziale und individuelle Fähigkeiten und Fertigkeiten, die die technischen (= medizinischen) Fähigkeiten vervollständigen und zu einer sicheren und effizienten Aufgabenerfüllung beitragen.

NTS beinhalten demnach folgende Kernelemente mit sowohl individuellen als auch interpersonellen (Team-) Komponenten (▶ Tab. 2.17).

Tab. 2.17: Individuelle und interpersonelle (Team-)Komponenten (adaptiert nach Kodate 2012)

Non-technical skills	Komponenten der jeweiligen NTS
Situation Awareness (Situationsbewusstsein)	• Sammeln von Informationen • Erkennen und Verstehen • Antizipation des weiteren Ereignisverlaufs
Entscheidungsfindung	• Definition des Problems • Identifizierung von Optionen/Alternativen • Abwägung der Risiken und Auswahl der (geeigneten) Optionen/Alternativen • Neubewertung/Überprüfung der Ergebnisse
Kommunikation	• Klare und prägnante Informationsweitergabe • Miteinbeziehen von Zusammenhängen und Intention • Aufnahme von Informationen • Identifizieren und Beheben von Kommunikationsbarrieren
Teamarbeit	• Unterstützung anderer • Konfliktlösung • Informationsaustausch • Koordination von Aktivitäten
Führung	• Autorität und Durchsetzungsvermögen • Einhaltung von Standards • Planung und Priorisierung • Adäquate Arbeits- und Ressourcenverteilung
Stressbewältigung	• Aufdecken von Stresssymptomen • Erkennen der Auswirkungen von Stress • Implementierung von Bewältigungsstrategien
Umgang mit Erschöpfung (bzw. Ermüdung)	• Identifizierung von Erschöpfungssymptomen • Erkennen der Auswirkungen von Erschöpfung • Implementierung von Bewältigungsstrategien

Als speziell für die Notaufnahme relevante NTS wurden identifiziert (Flowerdrew 2012):

- Kommunikation
- Verteilung der Arbeitsbelastung
- Vorausplanen, Antizipieren
- Situationsbewusstsein
- Supervision und Feedback
- Führung (Leadership)
- Einhalten von Standards
- Beharrlichkeit (»assertiveness«, im Sinne selbstbewusste, aber konstruktive Konfliktlösung)
- Entscheidungsfindung

CRM

Nach wie vor werden diese NTS in der medizinischen Ausbildung und Studium zumeist nicht oder nur sehr marginal thematisiert. Wie aufgezeigt, bedarf es aber Strategien zum Umgang mit Fehlern und Zwischenfällen, in die die NTS eingebunden sind.

In der Medizin hat man sich diesbezüglich an die Luftfahrt angelehnt und CRM-Trainings übernommen. CRM bedeutet in der Luftfahrt Crew Resource Management, in der Medizin hat sich hierfür Crisis Resource Management (oder auch TRM –Team Resource Management) durchgesetzt.

CRM zielt darauf ab, alle verfügbaren Ressourcen – Personal sowie Material und Equipment – zu koordinieren, zu nutzen und einzusetzen, um die Patientensicherheit und letztlich auch das Outcome zu optimieren. Der Begriff »Crisis« bedeutet nicht, dass dieses Tool erst beim Auftreten eines Zwischenfalls zur Anwendung kommt. Vielmehr liegt der Fokus auf der Vermeidung von Fehlern und Zwischenfällen; aber natürlich sollen mittels CRM auch eingetretene Fehler möglichst rasch erkannt und negative Folgen minimiert werden.

Von Rall und Gaba wurden 15 eingängige »CRM key points« (oder Leitsätze) formuliert, die wesentlichen Aspekte des CRM treffend zusammenfassen (s. nachfolgender Kasten) (Rall 2009).

Betrachten wir unseren CIRS-Fall auf Grundlage der CRM key points, lassen sich hierfür durchaus einige Punkte anführen, die nicht optimal abgelaufen sind (ohne Anspruch auf Vollständigkeit und wie gesagt im Bewusstsein, dass uns nicht alle Informationen zum Ablauf vorliegen). Bevor weiter unten exemplarisch einige Punkte aufgeführt werden, können Sie sich schon einmal überlegen, welche CRM key points Sie hier benennen würden.

Ergänzend hierzu sei als weiterer Aspekt das sogenannte »speaking up« angeführt, das zunehmend als hochrelevant für die Fehlervermeidung angesehen wird. Die Umsetzung von »speaking up« ermöglicht, dass *jeder* der Beteiligten völlig unabhängig von der beruflichen Expertise und der hierarchischen Stellung zu jeder Zeit für ihn sicherheitsrelevante Bedenken äußern kann, also relevante Beobachtungen kommuniziert, bei Unklarheiten nachfragt oder eine Entscheidung bzw. die Durchführung einer Prozedur hinterfragt.

CRM Key Points nach Rall und Gaba (Rall 2009)

1. Kenne Deine Arbeitsumgebung
2. Antizipiere und plane voraus
3. Fordere Hilfe an — lieber früh als spät
4. Übernimm die Führungsrolle oder sei ein gutes Teammitglied mit Beharrlichkeit
5. Verteile die Arbeitsbelastung
6. Mobilisiere alle verfügbaren Ressourcen (Personen und Technik)
7. Kommuniziere sicher und effektiv – sag was Dich bewegt
8. Beachte und verwende alle vorhandenen Informationen
9. Verhindere und erkenne Fixierungsfehler
10. Habe Zweifel und überprüfe genau (Double check, nie etwas annehmen)
11. Verwende Merkhilfen und schlage nach
12. Re-evaluiere die Situation immer wieder
13. Achte auf gute Teamarbeit – andere unterstützen und sich koordinieren
14. Lenke deine Aufmerksamkeit bewusst
15. Setze Prioritäten dynamisch

Ein weiteres sehr prägnantes CRM-Prinzip ist »10 für 10« – »10 Sekunden für 10 Minuten« (▶ Abb. 2.9). Nicht selten empfinden die Handelnden einen hohen Zeitdruck, der jedoch oft nur subjektiv gegeben ist. Man meint, sofort handeln zu müssen, weil sonst der Patient stirbt; es werden Entscheidungen übereilt getroffen ohne z. B. alle verfügbaren Informationen unter Einbeziehung der Teammitglieder einzuholen und ohne Abwägung potentieller Alternativen. In aller Regel hat man aber selbst bei akuten Notfällen einen gewissen Zeitraum für eine Art »time-out« (»10 Sekunden«). So kann man z. B. bei auftretenden Problemen, unklaren Situationen, Erfolglosigkeit der Therapie/Zustandsverschlechterung des Patienten (fast) alle aktuellen Tätigkeiten am Patienten kurz unterbrechen, um im Team Informationen, Bedenken und Vorschläge zum weiteren Vorgehen einzuholen. Dann werden die nächsten Schritte besprochen und Aufgaben im Team verteilt. Dies ermöglicht ein koordinierteres Vorgehen (für die nächsten »10 Minuten«).

Es stellt sich jedoch die Frage: »kann« man Notfallmanagement – CRM und NTS – wenn man diese key points, eine CRM-Publikation oder ein CRM-Lehrbuch gelesen hat?

Auch wenn diese Leitsätze sehr anschaulich formuliert sind und auf Anhieb einleuchten, ist deren Anwendung im Berufsalltag und noch vielmehr in Notfallsituationen nicht trivial. Zudem können die key points natürlich nicht vollumfänglich alle CRM-Aspekte abbilden.

Ein in der Medizin gängiges Konzept für die Vermittlung von CRM und NTS sind Team-Trainings, bei denen alle Mitglieder des medizinischen Behandlungsteams die Grundlagen der Fehlerentstehung und der NTS sowie die Anwendung

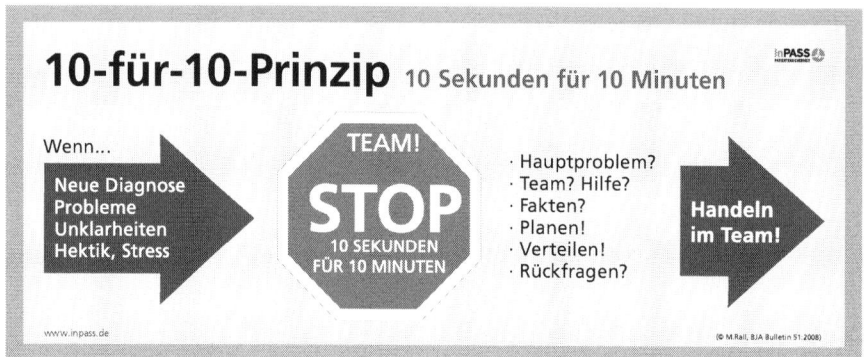

Abb. 2.9: »10 Sekunden für 10 Minuten«-Prinzip (mit freundlicher Genehmigung von M. Rall, InPASS – Institut für Patientensicherheit und Teamtraining GmbH)

der CRM-Leitsätze gemeinsam erlernen. Dies kann auf verschiedene Arten erfolgen. Am bekanntesten und weitesten verbreitet sind Trainings am Patientensimulator, daneben gibt es auch die auf einer höheren Abstraktionsebene angesiedelten reinen CRM-Kurse.

Bereits im Jahr 1999 formulierte das Institute of Medicine die Empfehlung, interdisziplinäre Teamtrainings, z. B. Simulations-Teamtrainings, zu etablieren (Kohn 1999). Im Team trainiert werden sollten idealerweise jene, die auch in der Realität im Team zusammen agieren.

Essentieller Bestandteil von Simulationstrainings ist die Nachbesprechung, das Debriefing, in der der Ablauf in den Simulationsszenarien eingehend diskutiert wird. Ein Simulationstraining soll allerdings keinesfalls eine Art Prüfungssituation für die Teilnehmer darstellen. Ebenso wenig sollen die Instruktoren das »richtige« Vorgehen und Verhalten dozieren. Vielmehr sollen sie die Teilnehmer dazu animieren, das Team und sich selbst zu reflektieren und sich somit der eigenen Stärken und Schwächen bzw. denen des Teams bewusst zu werden. Um dies zu erreichen, ist es erforderlich, Simulationstrainings und deren Nachbesprechungen offen in einer vertraulichen Atmosphäre durchzuführen. Ebenso wichtig ist die Qualifikation der Instruktoren, die neben der medizinisch-fachlichen Kompetenz auch hinsichtlich CRM und der Durchführung von Debriefings geschult sein sollen.

Simulationstrainings können in einem Simulationszentrum oder direkt in einer Klinik/Notaufnahme durchgeführt werden. Beide Varianten haben bestimmte Vor- und Nachteile, es gibt hier kein eindeutig besser oder sinnvoller. In die Entscheidung über die Örtlichkeit sollten auch Aspekte wie Zielsetzung des Trainings (Inhalte und Ablauf), Rahmenbedingungen (z. B. Dauer und Anzahl der Teilnehmer), tatsächliche Verfügbarkeit der eigenen Klinikräumlichkeiten für ein Training und benötigte technische Ausstattung einfließen.

Prinzipiell besteht auch für das Simulationstraining von Mitarbeitern der Notaufnahme die Möglichkeit, das Training »in situ«, also vor Ort in der eigenen alltäglichen Arbeitsumgebung der Teilnehmer durchzuführen – dort, wo normalerweise Patienten behandelt werden. Dabei wird mit der eigenen Ausrüstung, eigenen Ressourcen und dem dort arbeitenden Personal trainiert, sodass in der jeweiligen Einrichtung vorliegende Aspekte identifiziert werden können, die potenziell die Patienten- und auch Mitarbeitersicherheit gefährden (z. B. zu kurzer Verbindungsschlauch zum Sauerstoffanschluss, nicht bekannter Aufbewahrungsort des Defibrillators, »freischwebende« Kabel als Stolperfallen etc.).

Außerdem kann mit einem Simulationstraining auch ein »Systemcheck« durchgeführt werden, z. B. vor Inbetriebnahme einer neuen oder umgebauten Notaufnahme oder Intensivstation (Keil 2015). Hierdurch können potenzielle Fehlerquellen nicht nur erkannt, sondern auch behoben werden, noch bevor es zu Zwischenfällen in der realen Patientenversorgung kommt. Im Rahmen eines simulationsbasierten Systemchecks können z. B. bestimmte (standardisierte) Vorgehensweisen eingeübt, inadäquate logistische Abläufe und Mängel bei der vorgehaltenen Ausrüstung aufgedeckt sowie der erforderliche Platzbedarf angepasst werden. Insgesamt können mittels Systemcheck die Orientierung in neuen Räumlichkeiten erleichtert und wichtige Systemabläufe beeinflusst werden, um die Räumlichkeiten für die Versorgung von Notfallpatienten zu optimieren und das Personal damit vertraut zu machen – im Sinne eines »präventiv eingeübten Notfallmanagements«.

Letztendlich stellt sich immer die Frage nach dem Nutzen dieser Trainings, zumal diese mit nicht unerheblichen Kosten einhergehen können. Generell konnten zahlreiche Publikationen nachweisen, dass sich durch (interdisziplinäre) Simulationstrainings non-technical skills wie Teamwork und -führung, Kommunikation und Entscheidungsfindung verbesserten. Auch konnte die Übertragbarkeit der Ergebnisse auf die reale Patientenversorgung und die Verbesserung des Outcomes für die Patienten gezeigt werden. Allerdings gibt es auch Studien, die keine wesentlichen Effekte von Simulationstrainings finden konnten. Zudem kann derzeit noch keine einfache und eindeutige Antwort auf die Frage gegeben werden, wer zu welchem Zeitpunkt mit welcher Regelmäßigkeit in welchem Format trainiert werden sollte.

Immerhin gibt es erste Hinweise, dass die Durchführung von CRM-Trainings kein reines »Draufzahlgeschäft« sein muss. Wird der finanzielle Aufwand durch die Trainings verglichen mit dem möglichen finanziellen Benefit durch Vermeidung von Zwischenfällen und Patientenschäden, können sich als »return on invest« hochrelevante Kosteneinsparungen in Millionenhöhe ergeben (Moffatt-Bruce 2015).

Lassen wir zum Schluss nochmals Mitarbeiter der Notaufnahme zu Wort kommen hinsichtlich Nutzen von CRM-Trainings:

»EM residents find simulation-based CRM instruction to be useful, effective, and highly relevant to their practice.« (Hicks 2012)

Zur »Auflösung« der CRM key points des CIRS-Falles – welche Punkte hätten Sie angeführt?

- Kommuniziere sicher und effektiv
- Beachte und verwende alle vorhandenen Informationen
- Reevaluiere die Situation immer wieder
- Achte auf gute Teamarbeit
- …

Ausblick

Bisher lag der Fokus vor allem darauf, dass so wenig wie möglich Fehler passieren; man untersucht, was fehlerhaft lief und leitet davon entsprechende Maßnahmen ab, um zukünftig Fehler zu verhindern. Diese Herangehensweise wird als »Safety I« bezeichnet.

Ein neuer Ansatz legt den Schwerpunkt auf die Frage, warum meistens nichts passiert, auch um zu verstehen, warum gelegentlich etwas falsch läuft. Das Ziel dieses »Safety II«-Konzepts ist sicherzustellen, dass so viel wie möglich gut läuft. Damit vollzieht sich der Übergang von einem primär reaktiven zu einem proaktiven System mit Antizipation von Entwicklungen und Ereignissen (Hollnagel 2013).

Jedoch wird Safety I nicht komplett von Safety II abgelöst oder schließen sich beide Konzepte gegenseitig aus. Vielmehr dürfte deren sinnvolle Kombination die Sicherheitskultur erfolgreich weiterentwickeln.

Literatur zu Kap. 2.2.4

Dieckmann, P., Bruun, B., Mundt, S. et al. (2024). Social and Cognitive Skills (SCOPE)—a generic model for multi-professional work and education in healthcare. Adv Simul 9, 28.

Flowerdew, L., Brown, R., Vincent, C., Woloshynowych, M. (2012): Identifying Nontechnical Skills Associated With Safety in the Emergency Department: A Scoping Review of the Literature. Annals of Emergency Medicine 59:386–94.

Hicks, C.M., Bandiera, G.W., Denny, C.J. (2008): Building a Simulation-based Crisis Resource Management Course for Emergency Medicine, Phase 1: Results from an Interdisciplinary Needs Assessment Survey. Academic Emergency Medicine 15:1136–43.

Hicks, C.M., Kiss, A., Bandiera, G.W., Denny, C.J. (2012): Crisis Resources for Emergency Workers (CREW II): results of a pilot study and simulation-based crisis resource management course for emergency medicine residents. Canadian Journal of Emergency Medicine 14:354–62.

Hollnagel, E., Leonhardt, J., Licu, T., Shorrock, S. (2013): From Safety-I to Safety-II: a white paper. Brussels: European Organisation for the Safety of Air Navigation (EUROCONTROL). (https://www.skybrary.aero/bookshelf/books/2437.pdf, Zugriff 21.03.2018).

Keil, J., Sandmeyer, B., Urban, B., Kerth, J., Nicolai, T. et al. (2015): Testlauf nach Umbau der Kinderintensivstation: Systemcheck durch Simulationstraining. Monatsschrift Kinderheilkunde. 163:575–582.

Kodate, N., Ross, A., Anderson, J., Flin, R. (2012): Non-Technical Skills (NTS) for Enhancing Patient Safety. Japanese Journal of Quality and Safety in Healthcare. 7:360–370.

Kohn, L.T., Corrigan, J.M., Donaldson, M.S. (1999): To err is human: building a safer health system. Washington (DC): National Academies Press.

Moffatt-Bruce, S.D., Hefner, J.L., Mekhjian, H., McAlearney, J.S., Latimer, T. et al. (2015): What Is the Return on Investment for Implementation of a Crew Resource Management Program at an Academic Medical Center? American Journal of Medical Quality. 32:5–11.

Rall, M., Gaba, D. (2009): Human Performance and Patient Safety. In Miller's Anesthesia. 7. Auflage, Elsevier, Churchill Livingstone: Philadelphia.

Reason, J. (1990): Human Error. Cambridge University Press: New York.

2.2.5 Risiken durch Delegation ärztlicher Tätigkeiten

Michael Beier

Der Alltag in einer Notaufnahme ist durch eine sehr enge Zusammenarbeit zwischen ärztlichem Dienst und Pflege gekennzeichnet. Permanent und in rascher Folge müssen sich die an der klinischen Notfallversorgung Beteiligten mit neuen Patienten befassen, oft unter zeitkritischen Bedingungen und mit knappen personellen und materiellen Ressourcen. Aus diesem Grunde kommt der Delegation sogenannter »ärztlicher«, korrekterweise »heilkundlicher«, Maßnahmen an nichtärztliche Mitarbeiter in der Notaufnahme eine erhebliche Bedeutung zu. Zu diesen Mitarbeitern zählen im Bereich der Notaufnahmen neben den klassischen Gesundheits- und Krankenpflegekräften mit dreijähriger Ausbildung zunehmend auch medizinische Fachangestellte (MFA), Rettungsassistenten und Notfallsanitäter (RettAss/NFS), vereinzelt Physician Assistants (PA) und – formal deutlich geringer qualifizierte – Hilfskräfte (Krankenpflegehelfer, studentische Hilfskräfte) sowie Auszubildende der genannten Berufsgruppen.

Die Betrachtung unter dem Aspekt des Risikomanagements führt zwangsläufig zur Beschäftigung mit den juristischen Grundlagen; auch die gesetzlichen Grundlagen und die praktische Rechtsfortbildung haben ja letztlich zum Ziel, die medizinische Versorgung sicher(er) zu machen. So stellen sich im Alltag neben der im Vordergrund stehenden Frage der Patientensicherheit und der Vermeidung von Gesundheitsschäden – nicht zuletzt auch im Interesse der beteiligten Mitarbeiter – regelmäßig versicherungsrechtliche Fragen, die mit dem eigenen Haftpflichtversicherer zu klären oder bei Gesundheitseinrichtungen, die auf eine Versicherung verzichten, mit dem Träger zu besprechen und schriftlich zu fixieren sind. Nach der folgenden Darstellung relevanter rechtlicher Grundlagen und deren Konsequenzen für das Risikomanagement folgt am Ende eine tabellarische Übersicht über erforderliche und sinnvolle Maßnahmen zur Risikoreduktion im Rahmen der Delegation.

Rechtliche Grundlagen der Delegation heilkundlicher Maßnahmen

Unter Delegation versteht man ganz allgemein die Übertragung einer Befugnis auf eine andere Person, die ohne Delegation formal nicht befugt wäre, die Maßnahme eigenständig zu indizieren, auszuführen und zu verantworten. Eine solche Delegation an qualifiziertes nichtärztliches Personal wurde vom Bundesgerichtshof (AZ: VI ZR 72/74) schon 1975 unter gewissen Voraussetzungen für zulässig angesehen (Krull 2015). Bei der Betrachtung möglicher Risiken müssen zwei Handlungsbereiche auseinandergehalten werden, nämlich die Delegation einer Maßnahme an sich sowie die Durchführung der delegierten Maßnahme. Für beide Teilaspekte gibt es klar definierte Verantwortungsbereiche; man unterscheidet die Anordnungs- von der Durchführungsverantwortung.

Die Anordnungsverantwortung liegt beim zur Ausübung der Maßnahme Befugten und umfasst die Aspekte

- Delegierbarkeit der Maßnahme an sich
- Indikationsstellung für die Maßnahme
- Auswahl, Anleitung und Kontrolle des Durchführenden.

Der durch die Delegation zur Durchführung der Maßnahme im konkreten Fall Ermächtigte trägt die Durchführungsverantwortung; diese umfasst die kunstgerechte Durchführung der Maßnahme sowie die ggf. notwendige (An-)Behandlung von akut auftretenden typischen Komplikationen.

Eine Generaldelegation d. h. die pauschale Delegation an einen größeren oder gar unbestimmten Personenkreis ohne Berücksichtigung der individuellen Qualifikation, Kenntnisse, Erfahrungen und Fertigkeiten ist nicht statthaft.

Die delegierbare Maßnahme

Eine Maßnahme ist delegierbar, wenn die unmittelbare Ausführung durch den berechtigten Arzt für den Erfolg nicht hinreichend erforderlich oder vorgeschrieben ist. Ein solcher Vorbehalt kann sich aus medizinrechtlichen Vorgaben, aus tatsächlichen medizinischen Erfordernissen, aus versicherungsrechtlichen Vorgaben sowie aus abrechnungsrechtlichen Aspekten ergeben. Nicht delegierbar sind regelmäßig Tätigkeiten aus dem Kernbereich ärztlichen Handelns. Dazu zählen gemäß der gemeinsamen Stellungnahme von Bundesärztekammer und Kassenärztlicher Bundesvereinigung insbesondere »die Anamnese, Indikationsstellung, Untersuchung des Patienten einschließlich invasiver diagnostischer Leistungen, Diagnosestellung, Aufklärung- und Beratung des Patienten, Entscheidungen über die Therapie und Durchführung invasiver Therapien einschließlich der Kernleistungen operativer Eingriffe« (BÄK/KBV 2008). Von diesen Grundsätzen kam es insbesondere durch die Schaffung der Ausbildung zum Physician Assistant zu vereinzelten Abweichungen, so führen entsprechend ausgebildete Arztassistenten mittlerweile z.B. Echo- und Sonografien durch. Weitere Ausschlüsse von Maßnahmen aus der Möglichkeit zur Delegation bestehen z.B. im Bereich der Transfusionsmedizin (keine nichtärztliche Transfusion) und der Radiologie (Stellung der rechtfertigenden Indikation nur durch Ärzte) Kraft Gesetz (BÄK/KBV 2008). Im Bereich der Ermächtigung zur Vornahme kassenärztlicher Leistungen gibt es eine Pflicht zur persönlichen Leistungserbringung die eine Delegation der Maßnahme an einen anderen Arzt oder gar nichtärztliches Personal verunmöglicht (Krull 2015). Letztlich kann – außerhalb des Bereichs der krankenversicherungsrechtlichen Streitfragen – als Maß zur Abschätzung der Zulässigkeit einer Delegation die Überlegung gelten, inwieweit die Durchführung der Maßnahme für den Patienten mit Risiken verbunden ist. Dabei gilt: Je geringer die Komplikationsdichte und das Gefährdungspotential ist, umso wahrscheinlicher ist eine Delegation zulässig. Da der Erfahrungsschatz an rechtskräftigen Urteilen glücklicherweise begrenzt ist und auch die Literatur nur einen unvollständigen Überblick bietet, empfiehlt es sich, zur Risikominimierung einen Delegationskatalog zu erarbeiten und diesen mit dem Haftpflichtversicherer abzustimmen.

Aspekte der Indikationsstellung

Unstrittig ist, dass die Delegation der Indikationsstellung außerhalb standardisierter Behandlungsprotokolle oder »Standard Operation Procedures« (SOPs) mit unmissverständlichem »Wenn-dann«-Charakter nicht zulässig ist; bestehende und geplante SOPs müssen auf diesen Aspekt hin kritisch geprüft werden. Prinzipiell denkbar sind beispielsweise SOPs zur Schmerztherapie, bei denen individuell ausgewählten Mitarbeitern die Verabreichung einer vordefinierten Schmerzmedikation anhand der Hauptsymptome und möglicher Ausschlussfaktoren (z.B. Schwangerschaft, Allergien) detailliert vorgegeben wird.

Fachliche Weisungsbefugnis als Delegationsvoraussetzung

Die Zulässigkeit der Delegation erfordert zumindest die fachliche Weisungsbefugnis gegenüber denjenigen Mitarbeitern, denen delegiert werden soll; für diese Weisungsbefugnis wird die Schriftform gefordert und die Aufnahme der inhaltlichen Ausgestaltung und des betreffenden Personenkreises im Arbeitsvertrag dringend empfohlen (Krull 2015).

Auswahl des Durchführenden und Unterschiede zwischen beteiligten Berufsgruppen

Die Delegation ist immer eine individuelle Handlung, d.h. der Delegierende beauftragt eine konkrete Person. Die generelle Delegation an Mitarbeiter eines Bereichs ohne individuelle Prüfung der Fertigkeiten und Kenntnisse ist nicht statthaft (BÄK/KBV 2008). Dies bedeutet einen hohen Aufwand bei Erst- und Folgeschulungen (sowie den zugehörigen Überprüfungen), ist aber zur Gewährleistung eines gleichbleibenden Handlungserfolgs erforderlich. Dies gilt auch für die Etablierung geeigneter Kontrollmechanismen – der Delegierende muss sich auch im Alltag in angemessener Weise davon überzeugen, dass die Maßnahmen korrekt durchgeführt bzw. die zugrundeliegenden SOPs eingehalten werden. Hierfür sollte eine geeignete Dokumentationsstruktur geschaffen werden (Krull 2015), beispielsweise im Rahmen einer Qualifikations- bzw. Schulungsdatenbank.

Die Betrachtung, welcher Mitarbeiter für welche prinzipiell delegationsfähige Aufgabe in Betracht kommt, ist deutlich diffiziler. Letztlich ist stets auf die individuellen Fähigkeiten der Delegationsempfänger abzustellen, gleichwohl kann die durchlaufene Ausbildung ein Indiz für die prinzipielle Erfahrung in und Eignung bei der Durchführung der jeweiligen Aufgabe sein. Aufgrund der Ausbildungsinhalte sind Pflegekräfte besonders für Aufgaben geeignet, bei denen die Krankenbeobachtung von Bedeutung ist, Rettungsdienstpersonal hat vor allem Stärken in der strukturierten Notfallassistenz, der Einschätzung von Notfallpatienten sowie der (präklinisch in Notstandssituationen oder teils nach SOP häufig praktizierten) eigenverantwortlichen Medikamentengabe inklusive der Anlage venöser oder gar intraossärer Zugänge, während der Ausbildungsschwerpunkt der medizinischen Fachangestellten regelmäßig im Bereich der Arztassistenz und administrativer Tätigkeit liegt und während der Lehrzeit nur ein überschaubarer medizinisch-fachlicher Anteil vermittelt wird. Abhängig vom primären Einsatzort der MFA während der Ausbildung und der nachfolgenden Berufstätigkeit (z. B. in einer großen chirurgischen Praxis oder schwerpunktmäßig in einer Notaufnahme) kann das Fähigkeitsprofil erheblich variieren. Auf der Basis dieser Überlegungen und in Kenntnis des individuellen Kompetenzprofils des Mitarbeiters und der zu delegierenden Aufgabe kann der erforderliche Schulungsbedarf ermittelt werden. Dieser sollte dokumentiert werden. Letztlich empfiehlt sich aus Gründen der Praktikabilität die Mitarbeiter auf der Basis des größten gemeinsamen Nenners zusammen umfassend zu schulen und lediglich in Ausnahmefällen persönlich nachzuschulen. Sofern augenfällig wird, dass ein Mitarbeiter hinsichtlich des definierten Ziels nicht (oder nicht mit vertretbarem Aufwand) schulbar ist, kann eine Delegation nicht erfolgen.

Zusammenfassend müssen Befähigung und Qualifikation der ausführenden Person die sichere Durchführung der Maßnahme ermöglichen; dabei versteht man unter Qualifikation das Wissen und die Erfahrung, unter Befähigung die notwendigen Kenntnisse und Fertigkeiten, die im Sinne eines Befähigungsausweises testiert werden sollten.

Neben diesen materiell-fachlichen Anforderungen spielt auch die Persönlichkeit des Delegationsempfängers eine bedeutende Rolle; der betreffende Mitarbeiter muss charakterlich geeignet sein, die mit der Delegation verbundene Verantwortung tragen zu können, um nicht sich selbst zu überschätzen oder bewusst gegen bestehende Regeln zu verstoßen, andernfalls würde es an der Eignung fehlen, Maßnahmen in Delegation durchzuführen.

Der Delegierende im konkreten Fall, aber auch ein medizinischer Vertreter des Betreibers, müssen sich in nachvollziehbarer Weise über die Einhaltung der dargelegten Regeln informieren und zwar bezüglich der Organisationseinheit an sich als auch bezüglich des Individuums; auftretende Fehler müssen aufgearbeitet werden und dazu führen, die Frage der Eignung der entsprechenden Maßnahme für die Delegation an sich, aber auch die Eignung des Durchführenden kritisch zu beantworten. Es empfiehlt sich die Kenntnisse aus einem CIRS sowie aus der Analyse von Schadenfällen oder Risikoaudits in die Bewertung einzubeziehen.

Im Rahmen der zu etablierenden Kontrollen festgestellte Fehlerquellen sind zu analysieren und abzustellen; dabei sollte das Hauptaugenmerk auf den strukturellen, prozessualen und organisationsbezogenen Faktoren liegen, Individualversagen muss jedoch selbstverständlich ebenfalls analysiert und aufgearbeitet werden. Der Unterscheidung zwischen Fehlern (»Error«) und Pflichtverstößen (»Violation«), wie in Kapitel 1.7 ausführlich dargestellt, hat hierbei erhebliche Bedeutung (Euteneier 2014). Während bei der Aufarbeitung von Fehlern die Nachschulung der betreffenden Defizite oder die Verbesserung der äußeren Bedingungen eine ausreichende Risikominimierung meist ermöglicht, kann sich aus Pflichtverstößen auch die mangelnde Eignung des Betreffenden als Durchführender einer delegierten Maßnahme ergeben.

Die Pflichten des Delegationsempfängers

Den Empfänger der Delegation trifft die sogenannte Durchführungsverantwortung. Die von ihm durchgeführte Maßnahme muss von ihm beherrscht werden; ist dies nicht der Fall, sei es generell oder in der konkreten Situation (z. B. aufgrund von krankheits- oder müdigkeitsbedingt eingeschränkter Leistungsbreite), muss die Übernahme der Maßnahme abgelehnt werden. Wird eine Maßnahme trotz Unvermögens dennoch durchgeführt, setzt sich der Durchführende straf- und zivilrechtlichen (und möglicherweise konsekutiv berufsrechtlichen) Haftungsrisiken unter dem Gesichtspunkt des Übernahmeverschuldens aus. Dieser Aspekt ist nicht trivial, insbesondere angesichts der häufig zu beobachtenden Diskrepanz zwischen täglicher Praxis medizinischer Maßnahmen und der zugehörigen prozeduralen Anweisungen. Die Überprüfung der Indikation wird vom Durchführenden indessen nicht regelhaft verlangt, er ist aber verpflichtet, allfällige Zweifel mit dem Delegierenden auszuräumen bevor die Maßnahme umgesetzt wird. Typische Komplikationen und Erstmaßnahmen müssen bekannt sein, im Falle ihres Eintretens sind die entsprechenden Maßnahmen einzuleiten und Hilfe im erforderlichen Umfang anzufordern. Im Bestreben, die delegationsbezogenen Risiken zu minimieren, sollte ein Katalog der möglichen Maßnahmen erstellt werden und mit den notwendigen Informationen (Indikation, Kontraindikation, praktische Durchführung, Komplikationen und Maßnahmen, Anforderung an den Durchführenden inklusive erforderlicher Nachweise und Kontrollen) allen Betroffenen zugänglich gemacht werden. Zudem muss der individuelle Schulungsbedarf ermittelt, erfüllt und ebenfalls dokumentiert werden.

Praktische Aspekte zur Risikominderung im Rahmen der Delegation

Kommunikation/Crew-Ressource-Management

Für eine erfolgreiche Umsetzung der delegierten Maßnahmen ist eine suffiziente Kommunikation unabdingbar. Die Beachtung einiger Grundsätze aus dem »Crew-Ressource-Management« wie in Kapitel 2.2.4 ausführlich dargestellt, leistet hier gute Dienste. Zunächst müssen der Adressat der Delegation klar angesprochen und Patient sowie die indizierte Maßnahme unverwechselbar und eindeutig bezeichnet werden um Verwechslungen zu vermeiden. Unter hier einzufordernden »closed-loop-Kommunikation« versteht man, dass die verstandene Anordnung kurz und prägnant wiederholt wird um Missverständnisse aufzudecken und Korrekturen zu ermöglichen. Alle Beteiligten sind ausdrücklich aufgefordert, ihre hinreichenden Zweifel an der Korrektheit der Anordnung auszusprechen (»Speak up«).

Konzeptionelle Arbeit und Schulung

Die Reduktion von Risiken in Verbindung mit der Delegation von Maßnahmen erfordert konzeptionelle Arbeit im Sinne der Definition von Maßnahmen, die delegierbar sind/sein sollen (Delegationskatalog), abgestimmt mit der Rechtsabteilung und dem Haftpflichtversicherer sowie Erstellung und Durchführung von geeigneten Schulungsmaßnahmen auf Unternehmens- wie auf Abteilungsebene. Eine ausreichende Durchdringung der Inhalte in der Belegschaft muss sichergestellt werden. Die notwendigen Fähig- und Fertigkeiten müssen ebenfalls geschult, Ihre Beherrschung testiert und die korrekte Durchführung kontrolliert werden.

Ein Delegationskatalog umfasst eine Positivliste von delegierbaren Medikamenten und durchführbaren Maßnahmen. Dabei sind Sondersituationen zu berücksichtigen, z. B. wie mit erstmaligen Medikamentengaben umgegangen werden soll. Sinnvoll ist die Definition unterschiedlicher Personengruppen; so macht eine weitergehende Berechtigung der ZNA-Mitarbeiter gegenüber Pflegekräften auf Station bei in notfallmäßig relevanten Maßnahmen Sinn, immer vorausgesetzt die Anforderungen an Kenntnis, Erfahrung und Fertigkeit sowie persönlicher Zuverlässigkeit sind erfüllt.

Abgrenzung(en)

Vor allem in Notaufnahmen kleiner Kliniken oder unter dem Eindruck eines Großschadensereignisses sind Situationen denkbar, in denen Pflegekräfte auf lebensbedrohlich erkrankte Patienten treffen und ggf. kein Arzt rechtzeitig anwesend ist, um einen lebensrettenden Eingriff selbst vorzunehmen; Maßnahmen, die in diesem Rahmen durch das nichtärztliche ZNA-Personal vorgenommen werden, fallen regelmäßig nicht unter die Delegation, sondern sind unter dem Aspekt von Notstandshandlungen und den dafür geltenden straf- und zivilrechtlichen Grundsätzen zu betrachten. Unter dem Gesichtspunkt des Risikomanagements muss aber beachtet werden, dass solche Situationen nicht herausgefordert oder billigend in Kauf genommen werden dürfen. Personelle und materielle Ressourcen müssen in einem reellen Kontext zum durchschnittlichen Patientenaufkommen stehen, Puffer für Spitzenzeiten erkennen lassen und durch geeignete Konzepte im Falle eines »Overcrowdings« abgesichert sein.

Die Tabelle 2.18 soll alle Aspekte zur Risikominimierung der Delegation in der Notaufnahme anschaulich einordnen:

Tab. 2.18: Aspekte der Risikominimierung durch ärztliche Delegation in der Notaufnahme

	Organisation	Delegierender	Durchführender
Plan	☐ Positivliste Medikamente ☐ Positivliste Maßnahmen ☐ Schulungskonzept ☐ Regelungen im Arbeitsvertrag ☐ Klärung mit Haftpflichtversicherung ☐ Überprüfung bestehender SOPs ☐ keine Provokation von Notstandssituationen	☐ Auswahl geeigneten Personals (fachlich, persönlich) ☐ Individuelle Schulung ☐ Auswahl der Maßnahme ☐ Klärung, ob persönliche Ausführung geschuldet	☐ Gedankliche Befassung mit dem Themenkomplex »Delegation« hinsichtlich normativer Voraussetzungen ☐ Erwerb der notwendigen Kenntnisse, Erfahrungen und Fertigkeiten in Bezug auf mögliche delegationsfähige Maßnahmen
Do	☐ Schulung der Belegschaft ☐ Dokumentation der Schulung	☐ Indikationsstellung, idealerweise im Rahmen eines vorgegebenen Katalogs ☐ Klare Kommunikation von Delegationsempfänger, Patient, Maßnahme, Briefing von potentiellen Komplikationen und Erstmaßnahmen	☐ Besitzt Erfahrung, Kenntnisse, Fähigkeiten und Fertigkeiten ☐ Unter aktuellen Bedingungen zur Maßnahme in der Lage ☐ Klare Kommunikation: »Close-the-loop«
Check	☐ Schulungen ausreichend besucht ☐ Positivlisten auf aktuellem Stand ☐ Schulungskonzept aktuell ☐ Haftpflichtversicherung bei Aktualisierungen involviert ☐ Betrachtung von Problemen und Komplikationen aus Schadenfällen und CIRS einbezogen	☐ Generelle Eignung des Delegationsempfängers (Wissen, Können, Erfahrung) vorhanden ☐ Persönliche Eignung/Reife ☐ Beobachtung im Alltag	☐ Plausibilitätsprüfung der Maßnahme (Richtiger Patient, richtige Maßnahme) soweit durch Durchführenden zu überblicken ☐ Persönliche Fähigkeiten ausreichend
Action	☐ Anpassung von Delegationsinhalten, Schulungskonzept	☐ Festlegung von Personenausnahmen ☐ Individuelle Nachschulung	☐ Äußern von relevanten Zweifeln oder Beobachtungen »Speak up« ☐ Kommunikation von Schulungsbedarf ☐ Ablehnung der Maßnahme bei unzureichenden Kenntnissen und Fähigkeiten

Literatur zu Kap. 2.2.5

Bundesärztekammer (BÄK) und kassenärztliche Bundesvereinigung (KBV) (2008): Bekanntmachung: Persönliche Leistungserbringung Möglichkeiten und Grenzen der Delegation ärztlicher Leistungen, Deutsches Ärzteblatt. 105: A2173–A2177.
Euteneier, A. (2014): Umgang mit Regelverstößen. Deutsches Ärzteblatt. 111: A1504–A1506.
Krull, B. (2015): Delegation ärztlicher Leistungen an nichtärztliches Personal: Möglichkeiten und Grenzen. Deutsches Ärzteblatt; 112:2–4.

2.3 Risiken in Zusammenhang mit Logistik und Rahmenbedingungen

2.3.1 Umgang mit Zwangsbelegung

Karl-Georg Kanz

Der Begriff Zwangsbelegung wurde ursprünglich im Zusammenhang mit der sogenannten »Bettenmeldung« an die Rettungsleitstellen gebraucht. Die Krankenhäuser teilten hierbei mit, wie viele »Betten« durch den Rettungsdienst belegt werden konnten. Hierbei wurde in der Regel zwischen chirurgischen, internistischen und Intensivbetten unterschieden, für die Versorgung von Schwerverbrannten wurden »Brandbetten« gemeldet. Für die Zuweisung von Schwerstverletzten war ein freies chirurgisches Intensivbett erforderlich, für die Aufnahme von Herzinfarktpatienten ein internistisches Intensivbett. Wenn bei fehlenden Kapazitäten ein »Bett« durch den Notarzt oder die Rettungsleitstelle belegt wurde, wurde hierfür der Begriff Zwangsbelegung gebraucht. Mit der zunehmenden Spezialisierung von medizinischen Fachgebieten und Fachbereichen und der Implementierung von speziellen Versorgungseinheiten wie Schockräumen und auch Zentralen Notaufnahmen änderte sich die Sichtweise von der Belegbarkeit eines physikalischen »Bettes« hin zu der Verfügbarkeit einer entsprechenden Versorgungsmöglichkeit. In diesem Kontext wird zunehmend auch der Begriff Akutzuweisung bzw. Notzuweisung statt Zwangsbelegung gebraucht. Zum Schutz der Patienten, der Mitpatienten und des Personals bietet es sich an die Maßnahmen einer Zwangsbelegung vorab zwischen den Ärztlichen Leitern Rettungsdienst, den Leitstellen und den Krankenhäusern abzustimmen.

Als Krankenhaus wird entsprechend § 107 SGB V eine Einrichtung definiert, die der Krankenbehandlung oder Geburtshilfe dient, fachlich-medizinisch unter ständiger ärztlicher Leitung steht und jederzeit verfügbares ärztliches, Pflege-, Funktions- und medizinisch-technisches Personal vorhält. In den Krankenhausbedarfsplänen der Länder wird die Geeignetheit der Krankenhäuser im Hinblick auf die vorgehaltenen Fachabteilungen und die Möglichkeit der Notfallversorgung auch in Bezug auf vorgehaltene diagnostische und therapeutische Versorgungs-möglichkeiten wie z. B. Stroke Units weiter spezifiziert.

In den Krankenhausgesetzen der Länder wird teilweise die Pflicht zur Notfallversorgung auch bei nicht ausreichenden Versorgungskapazitäten adressiert. So wird beispielsweise im Landeskrankenhausgesetz Berlin in § 27 ausgeführt: »Krankenhäuser, die nach dem Krankenhausplan an der Notfallversorgung teilnehmen, müssen die im Krankenhausplan festgelegten Voraussetzungen erfüllen. Sie sind insbesondere verpflichtet, jederzeit die für die Notfallversorgung erforderlichen Kapazitäten in allen für das Krankenhaus im Krankenhausplan ausgewiesenen Fachdisziplinen vorzuhalten« und »bei Notfallpatientinnen und -patienten eine Ersteinschätzung und -versorgung durchzuführen und diese bei Bedarf im Rahmen der vorhandenen Kapazitäten aufzunehmen«. Im Landeskrankenhausgesetz Baden-Württemberg findet sich unter § 28: »das Krankenhaus ist im Rahmen seiner Aufgabenstellung und Leistungsfähigkeit zur Aufnahme und Versorgung verpflichtet, ist das Krankenhaus belegt, so hat es einen Patienten, dessen sofortige Aufnahme und Versorgung notwendig und durch ein anderes geeignetes Krankenhaus nicht gesichert ist, einstweilen aufzunehmen. Es sorgt nötigenfalls für eine Verlegung des Patienten.«

Für Krankenhäuser besteht somit eine Aufnahmepflicht und für das ärztliche Krankenhauspersonal eine entsprechende Behandlungspflicht. Die Verweigerung der Behandlung eines Notfallpatienten kann somit neben dem Verstoß gegen die Berufspflicht für Ärzte den Tatbestand der unterlassenen Hilfeleistung gemäß § 323c StGB erfüllen. Der Notarzt hat im Übrigen kein Zwangszuweisungsrecht gegenüber dem ärztlichen Krankenhauspersonal, die Durchsetzung der Aufnahmepflicht ist Aufgabe der Polizei. Allerdings besteht keine Aufnahmepflicht, wenn das Krankenhaus nicht geeignet ist, die erforderliche Leistung subjektiv oder sachlich nicht erbracht werden kann, ein anderes Krankenhaus mit Versorgungmöglichkeit vorhanden ist und insbesondere der Patient nicht unverzüglich behandelt werden muss.

Entsprechend den Rettungsdienstgesetzen der Länder sollen Notfallpatienten in die nächste für die weitere Versorgung geeignete Behandlungseinrichtung transportiert werden. Die Auswahl des Krankenhauses obliegt bei einem Notarzteinsatz dem behandelnden Notarzt, der für die erforderliche Behandlung das am besten geeignete und schnell erreichbare Krankenhaus auswählt. Die Rettungsleitstelle stellt hierfür die notwendigen Informationen zu den freien Versorgungskapazitäten der in Betracht kommenden Krankenhäuser zur Verfügung. Die verbindliche Entscheidung in Bezug auf die Wahl des Zielkrankenhauses erfolgt durch den Notarzt, der die medizinische Verantwortung für den Patienten trägt, er handelt hierbei im Übrigen weisungsfrei. Bei einem Rettungsdiensteinsatz ohne Beteiligung eines Notarztes erfolgt die Auswahl der Zielklinik durch die Rettungsleitstelle.

Bei der Betrachtung von Zwangsbelegungen muss zunächst unterschieden werden, ob es sich um eine dringlich erforderliche zeitkritische Notfallversorgung im Schockraum, auf der Intensivstation oder in der Notaufnahme handelt oder um eine Aufnahme zur weiteren stationären Behandlung. Des Weiteren muss differenziert werden, ob eine medizinische Zwangsbelegung durch den Notarzt vorliegt oder eine einsatztaktische Zwangsbelegung durch die Rettungsleitstelle.

Eine medizinische Zwangsbelegung erfolgt in der Regel durch den Notarzt und findet dann statt, wenn das ausgewählte Krankenhaus die zur Patientenversorgung notwendigen personellen und technischen Ressourcen nicht zur Verfügung stellen kann und der Notarzt in Kenntnis und Beurteilung dieser Einschränkungen trotzdem eine weitere Fahrstrecke im Sinne negativer Folgen für den Patienten nicht verantworten kann. In jedem Fall sollte bei einer Zwangsbelegung über die Rettungsleitstelle ein Abgleich zwischen der Klinik und dem Notarzt erfolgen.

Eine einsatztaktische Zwangsbelegung erfolgt durch die Rettungsleitstelle, wenn ein zeitkritischer medizinischer Zustand des Patienten vorliegt, der eine vitale Bedrohung wie z. B. bei schweren Verletzungen oder die Gefahr bleibender Schäden wie z. B. bei Schlaganfällen begründet und das Eintreffen eines Notarztes und damit dessen Entscheidung nicht abgewartet werden kann.

Eine einsatztaktische Zwangsbelegung kann durch die Rettungsleitstelle allerdings auch dann erfolgen, wenn z. B. bei einer Grippewelle keine stationären Behandlungskapazitäten mehr vorhanden sind und durch zu lange Transportwege in entfernt gelegene Krankenhäuser nicht mehr genügend Rettungsmittel für die Versorgung von Notfällen zur Verfügung stehen.

Maßgeblich für eine medizinische Zwangsbelegung sind der Zustand des Patienten und seine Verletzung bzw. Erkrankung. Die Wahl des Zielkrankenhauses sollte auf Grundlage der entsprechenden Versorgungsmöglichkeiten sowie der Entfernung zu alternativen Krankenhäusern mit freien Versorgungskapazitäten unter Berücksichtigung der jeweiligen Witterungs- und Verkehrsverhältnisse erfolgen.

In dem aktuellen Beschluss des Gemeinsamen Bundesausschusses (G-BA) zur Regelung eines gestuften Systems der Notfallversorgung werden für die Teilnahme von Krankenhäusern an der Notfallversorgung unter anderem die folgenden Mindestvoraussetzungen gefordert:

- Fachabteilungen Chirurgie oder Unfallchirurgie und Innere Medizin, Verfügbarkeit der Anästhesie innerhalb von 30 Minuten
- Intensivstation mit mindestens sechs Betten, von denen mindestens drei zur Versorgung beatmeter Patienten zur Verfügung stehen müssen
- Schockraum mit 24-stündig verfügbarer computertomografischer Bildgebung sowie
- Möglichkeit der Weiterverlegung eines Notfallpatienten, auch auf dem Luftweg

Krankenhäuser, die diese Mindestvoraussetzungen erfüllen, sind generell für medizinische Zwangsbelegungen im Rahmen der Notfallversorgung von Patienten mit vitaler Bedrohung oder der Gefahr bleibender Schäden geeignet. In Abhängigkeit von der Diagnose bzw. dem Zustand des Patienten sollte die Wahl des Zielkrankenhauses zusätzlich an Hand der spezifischen Versorgungskapazitäten erfolgen (▶ Tab. 2.19).

Tab. 2.19: Mindestvoraussetzungen für Zielkrankenhäuser für medizinische Zwangsbelegungen nach Diagnose/Zustand

Diagnose/Zustand des Patienten	Mindestvoraussetzung Zielkrankenhaus
Reanimation (kein Trauma)	Basisnotfallversorgung gemäß G-BA + Chest Pain Unit
Schlaganfall	Stroke Unit
ST-Hebungsinfarkt	Chest Pain Unit
Schädelhirntrauma (GCS<9)	Regionales Traumazentrum
Polytrauma mit SHT (A)	Regionales Traumazentrum
Polytrauma A	Regionales Traumazentrum
Polytrauma B (Unfallmechanismus etc.)	Lokales Traumazentrum
Sepsis	Basisnotfallversorgung gemäß G-BA
Kritischer Zustand, intensivpflichtig	Basisnotfallversorgung gemäß G-BA

Zwangsbelegungen sollten immer in enger Absprache zwischen Notarzt, Rettungsleitstelle und Krankenhaus erfolgen. Wenn im Krankenhaus bei vitaler Bedrohung nicht ausreichend personelle Ressourcen vorhanden sind, sollten der Notarzt und das Rettungsdienstpersonal die klinische Erstversorgung nach Möglichkeit unterstützen. In größeren Kliniken kann für die Erstversorgung von kritischen Patienten das diensthabende Personal des Herzalarms hinzugezogen werden.

Bei endemischen Ereignissen wie z.B. Grippewellen ist damit zu rechnen, dass zusätzlich zu dem vermehrten Patientenaufkommen das Krankenhauspersonal wegen Krankheit ausfällt. Wenn sich ein Mangel an stationären Behandlungskapazitäten abzeichnet, sollte die Rettungsleitstelle die Krankenhäuser frühzeitig über die Möglichkeit von einsatztaktischen Zwangsbelegungen in Kenntnis setzten. Von Seiten der Krankenhäuser können dann entsprechende Vorbereitungen ggf. nach Alarm- und Einsatzplan getroffen werden. Wesentlich ist hierbei auch vorab eine entsprechende Absprache zwischen den Krankenhäusern. Da hiervon zunehmend die stationären Behandlungskapazitäten der Inneren Medizin in den Monaten Dezember bis März betroffen sind, können die Krankenhausverwaltungen erwägen, in diesem Zeitraum Betten von elektiv-operativen Abteilungen der Inneren Medizin zuzuordnen.

Analog zu den Vorkehrungen für einen Katastrophenfall sollten Krankenhäuser für die »kleine Katastrophe« Zwangsbelegung entsprechende Pläne bzw. Handlungsanweisungen (SOP) für die Notaufnahmen als erstaufnehmende Abteilungen erstellen. Diese sollten die verschiedenen Konstellationen der medizinischen Zwangsbelegung in Abhängigkeit von der Diagnose bzw. dem Zustand des Patienten und die einsatztaktischen Zwangsbelegungen bei einem Mangel an stationären Behandlungskapazitäten berücksichtigen. Insbesondere im Hinblick auf die

Schnittstellenproblematik ist die frühzeitige Einbindung des Ärztlichen Leiters Rettungsdienst und der Rettungsleitstellen angezeigt.

Zwangsbelegungen können wegen des Spannungsfeldes zwischen der Sorge um die Gesundheit des Patienten und dem Gefühl der Hilflosigkeit durch die limitierten Ressourcen zu emotionalen Belastungen führen. Professionalität, Kollegialität, Teamgeist und die Besinnung auf das gemeinsame Ziel, das Wohl des uns anvertrauten Patienten, ermöglichen es, diese Konfliktsituationen zu bewältigen.

2.3.2 Verlust kritischer Infrastruktur – BCM für die Notaufnahme

Thomas Stockhausen und Reinhard Strametz

Zusammenfassung

Der Verlust kritischer Infrastruktur für die Aufrechterhaltung der Grundversorgung im Gesundheitssystem und insbesondere in den Notaufnahmezentralen stellt ein erhebliches Problem dar. Durch zeitnahes Aufbrauchen der Ressourcen ist eine suffiziente Versorgung der Bevölkerung nicht gegeben. In diesem Beitrag ist das Szenario eines langandauernden Stromausfalles exemplarisch dargestellt. Eine Business Impact Analyse (BIA) im Rahmen eines strukturierten Business Continuity Managements (BCM) kann durch Vorbereitung unter Nutzung des Wissens erfahrener Mitarbeiter und der Aktivierung lokaler Ressourcen vorübergehende Störungen besser ausgleichen und bei anhaltendem Verlust kritischer Infrastruktur den Zeitpunkt des Versagens der Einrichtung zumindest hinauszögern. In dieser Situation ist jedoch von einer erhöhten Morbidität und Mortalität auszugehen.

In Situationen aktueller Not und persönlicher Unwissenheit um den Schweregrad einer akuten Erkrankung oder Verletzung stellt die Zentrale Notaufnahme die entscheidende Anlaufstation dar. Die Erfahrung von Not und Leid stellt eine individuelle aber auch eine gesellschaftliche Herausforderung dar.

Aufgaben einer Zentralen Notaufnahme sind die Untersuchung und Behandlung von Patienten in akuten Notfallsituationen bzw. in Situationen, die als akuter Notfall empfunden werden. Durch gezielte Diagnostik und Therapie ist das Erkrankungsrisiko zu stratifizieren und die weitere Versorgung zu disponieren (Fleischmann 2016). Die initialen Behandlungsmaßnahmen sind umfassend und reichen von einer Beratung, bis hin zur intensivmedizinischen Betreuung der Patienten, einschließlich erforderlicher Reanimationsmaßnahmen bzw. Einleitung einer unmittelbar durchzuführenden lebenserhaltenden operativen Maßnahme noch im Schockraum.

In etwa der Hälfte der Fälle genügt die ambulante Behandlung, ein Viertel der Patienten bedürfen der stationären Behandlung, etwa jeder 10. Patient benötigt die weitere Behandlung auf einer Überwachungs- bzw. Intensiv-Station (Greiner 2017).

Der Notfallambulanz kommt hierbei eine entscheidende Schnittstellenfunktion zu (Fleischmann 2016). Die Dringlichkeit der unmittelbar-sofortigen Arzt-Patienten-Kontaktaufnahme ist bei jedem fünften Patienten gegeben (Greiner 2017). Eine andere Studie der Universitätsklinik Leipzig weist eine Aufnahmerate zur stationären Behandlung von 37,4 % auf. Die Notwendigkeit einer stationären Aufnahme hängt vom Zuweiser und vom Leitsymptom bei Aufnahme in der Notaufnahme ab. 30,4 % der aufgenommenen Patientinnen und Patienten bedurften einer intensivmedizinischen Behandlung. Bemerkenswert ist, dass nur 5 % der Patientinnen und Patienten nach Trauma bei Selbsteinweisung einer stationären Behandlung bedurften (Gries 2022).

Die Effizienz einer Notaufnahme setzt somit eine ausreichende räumliche, strukturelle und logistische Ausstattung voraus, um die Prozessabläufe zügig und mit der erforderlichen diagnostischen und therapeutischen Sicherheit umzusetzen. Die Zahl der Schnittstellen ist groß und umfasst medizinische und nicht medizinische Bereiche innerhalb und auch außerhalb der Klinik (Fleischmann 2016). Die Notfallaufnahme stellt somit eine zentrale, multidisziplinäre und hochqualifizierte Einheit des Versorgungssystems Krankenhaus dar und ist zugleich eingebunden in ein dezentrales Versorgungsmanagement der Gesundheitsversorgung des Landes.

Kritische Infrastrukturen (KRITIS) sind Organisationen oder Einrichtungen mit wichtiger Bedeutung für das staatliche Gemeinwesen, bei deren Ausfall oder Beeinträchtigung nachhaltig wirkende Versorgungsengpässe, erhebliche Störungen der öffentlichen Sicherheit oder andere dramatische Folgen eintreten würden (Birkmann 2010, BMI 2009). Notaufnahmeeinheiten stellen hierbei eine besondere Struktur dar, da sie lokal zentrale Einheiten der Erstversorgung von Patienten in einem sonst dezentralen Gesundheitssystem sind.

Tab. 2.20: Sektoren- und Brancheneinteilung Kritischer Infrastrukturen (BSI-KritisV)

Sektoren Kritischer Infrastrukturen	
Energie	Transport und Verkehr
Informationstechnik und Telekommunikation	Finanz- und Versicherungswesen
Gesundheit	Staat und Verwaltung
Wasser	Medien und Kultur
Ernährung	Siedlungsabfallentsorgung

Verlust kritischer Infrastruktur kann einerseits in der zentralen Einheit selbst entstehen (z. B. Brand, Überflutung, Explosion, Stromausfall u. a. m.), andererseits aber durch externe Katastrophen verursacht werden (Überschwemmung, Stromausfall, Pandemie, nuklearer Unfall u. a. m.).

Die dazugehörige Infrastruktur kann hierbei – in Anlehnung an der Begriffsdefinition nach Jochimsen aus der Wirtschaftstheorie – verstanden werden als die Gesamtheit aller materiellen, institutionellen und personalen Anlagen, Einrichtungen und Gegebenheiten, die der Gesellschaft im Rahmen einer arbeitsteiligen

Maßnahme zur Verfügung steht (Jochimsen 1966). Hierbei handelt es sich um eine sehr weit gefasste und damit jedoch umfassende Definition.

Eine zentrale Notaufnahme ist eingebunden in ein komplexes System, in dem spezifische kritische Elemente zu adressieren sind. Energieversorgung, Personal und Informationstechnologie stellen Schlüsselelemente dar, bei deren Ausfall von Kettenreaktionen für das Gesamtsystem auszugehen ist (Hübner 2023). Die zentrale Aufgabe der Notaufnahme lässt sich in die Kernbereiche Administration, Diagnostik und Therapie aufteilen. Mit Wegfall der Kritischen Infrastruktur bleiben diese zentralen Aufgabenbereiche bestehen und müssen dann unter eingeschränkten oder aufgehobenen Ressourcen ausgefüllt werden.

Abb. 2.10: Notaufnahme und ihre Kernbereiche

Der Umfang der Maßnahmen zur Vorbereitung auf den Ausfall kritischer Infrastruktur ist abhängig von den Faktoren des zu erwartenden Schadensausmaßes, der erwarteten Eintrittswahrscheinlichkeit und der Möglichkeiten der Risikobewältigung (Pfenninger 2017). Die Beurteilung identifizierter relevanter Risiken erfolgt, wie in Kapitel 1.3. dargestellt, nach Analyse der Einflussfaktoren anhand einrichtungsspezifisch definierter Risikokriterien wie am Beispiel der Auswirkungen in Tabelle 2.21 exemplarisch dargestellt.

Die hieraus abzuleitende Risikomatrix gibt einen Anhaltspunkt, inwieweit Bewältigungsmaßnahmen im Hinblick Vorhaltung und Vorbereitung notwendig erscheinen, um das resultierende Risiko tolerieren zu können (Pfenninger 2017). Die Vulnerabilität Kritischer Infrastrukturen ergibt sich somit als Funktion von Exposition, Anfälligkeit und Bewältigungskapazität (Birkmann 2010). Eine solche Form der in Kapitel 1.6. beschriebenen Szenarioanalyse wird als Bestandteil des sogenannten Business Continuity Managements (BCM) auch als Business Impact Analyse (BIA) bezeichnet.

Aus vergangenen Schadensereignissen lassen sich die Schädigung der Infrastruktursysteme und deren Kaskadeneffekte ursachenabhängig klassifizieren. So stellen Cyber-Attacken, Feuer, Sprengstoff, Sabotage, Stromausfall, Hochwasser und Überschwemmung, Sturm, Meteoriteneinschlag, Vulkanausbruch (Eifel), nuklearer Ausbruch unterschiedliche Szenarien dar, die die kritischen Systeme unterschiedlich stark beeinflussen oder zerstören (Birkmann 2010).

Tab. 2.21: Beispiel für Risikokriterien im Rahmen der Business Impact Analyse (BIA) einer Notaufnahme (in Anlehnung an ÖNORM 4902–3)

Stufe	Interpretation
Unbedeutend	Die Betriebsabläufe sind vorübergehend leicht gestört. Es entstehen allenfalls geringe Verzögerungen, die im Tagesgeschäft problemlos ausgeglichen werden.
Gering	Die Betriebsabläufe sind ganz oder teilweise unterbrochen, die Störung ist jedoch leicht zu beheben. Es kann zu Verzögerungen in Bereichen außerhalb der Notfallversorgung kommen. Die Notfallversorgung selbst ist nicht beeinträchtigt.
Spürbar	Die Betriebsabläufe sind erheblich gestört oder unterbrochen, aber die Störung ist schwer zu beheben. Es kommt zu spürbarer Leistungseinschränkung und massiven Verzögerungen.
Kritisch	Die Betriebsabläufe sind unterbrochen. Es kommt zu spürbaren Leistungseinschränkungen auch im Bereich der Notfallversorgung. Hieraus resultieren erhöhte Morbidität und Mortalität.
Katastrophal	Die Betriebsabläufe sind dauerhaft unterbrochen. Die Leistungsfähigkeit ist vollständig aufgehoben, selbst lebensbedrohliche Notfälle können nicht mehr versorgt werden.

Unter Berücksichtigung des jeweiligen Szenarios ist für die Institution zu prüfen, ob der Teilprozess dem Schadensereignis exponiert ist und ob deren Funktion beeinträchtigt oder gefährdet ist. Zur Bewältigung des Ausfalls ist zu prüfen, welche technischen und welche organisatorischen Maßnahmen zu treffen sind. Es zeigt sich somit ein in Abbildung 2.11 dargestellter anzupassender prozeduraler Ablauf von Vorsorge, Ereignis, Bewältigungsstrategie und deren Auswertung sowie Regeneration und deren Auswertung, um im Weiteren Schadensereignissen begegnen zu können (BBK 2008).

Kapazität und Bedarf stehen in einem konkurrierenden Verhältnis zueinander. Bei einem erhöhten bzw. überbordenden Bedarf sind Standards nicht erfüllbar und elektive Versorgung nicht umsetzbar. Für die Vorbereitung der Krankenhäuser im Katastrophen- und im Zivilschutz ist eine risikoadaptierte Krankenhausalarm- und -einsatzplanung (KAEP) unabdingbar. Die Versorgungsstruktur begrenzt sich auf Notfallbehandlung, währenddessen elektive Prozeduren zurückgestellt werden. Grenzen ergeben sich hinsichtlich der Verfügbarkeit von Personal und Bereitstellung von Material (Franke 2024).

Exemplarisch soll hier am Beispiel eines langandauernden Stromausfalls die Gefährdung einer Notaufnahme dargestellt werden: Kennzeichen eines solchen Ereignisses ist, dass es plötzlich und unmittelbar eintritt und zu einer komplexen Störung der Kritischen Infrastruktur führt, die alle Bereiche erfasst. Dabei ist die

Vorsorge durch die allgegenwärtige Vorhaltung von elektrischer Energie gering und die Vernetzung der beteiligten Systeme nachhaltig. Insofern ist eine komplexe Bewältigungsstrategie zur Erfüllung der Aufgaben erforderlich. Naturgefahren als auch menschliches Versagen oder kriminelle Handlungen können dazu führen, dass es zu weitreichenden Auswirkungen in der Stromversorgung kommt. Der Stromausfall ist ein mehrmals wiederkehrendes europäisches, länderübergreifendes Ereignis, welches real auf die Gesellschaft auch zu einem längeren Zeitraum auftreten kann.

Krankenhäuser verfügen über eine Notstromversorgung, die für 24 Stunden in Kernbereichen den Betrieb notwendiger Systeme aufrechterhält. Die dazu erforderlichen Treibstoffvorräte können je nach Auslastung für einen längeren Zeitraum ausreichen. Hierbei werden jedoch nur zentrale Aufgaben wie ein Not-OP-Betrieb, Bereiche der Intensivstation, Notbeleuchtung, Heizung und Wasserpumpen sowie Belüftung in sensiblen Bereichen sichergestellt (TAB 2021).

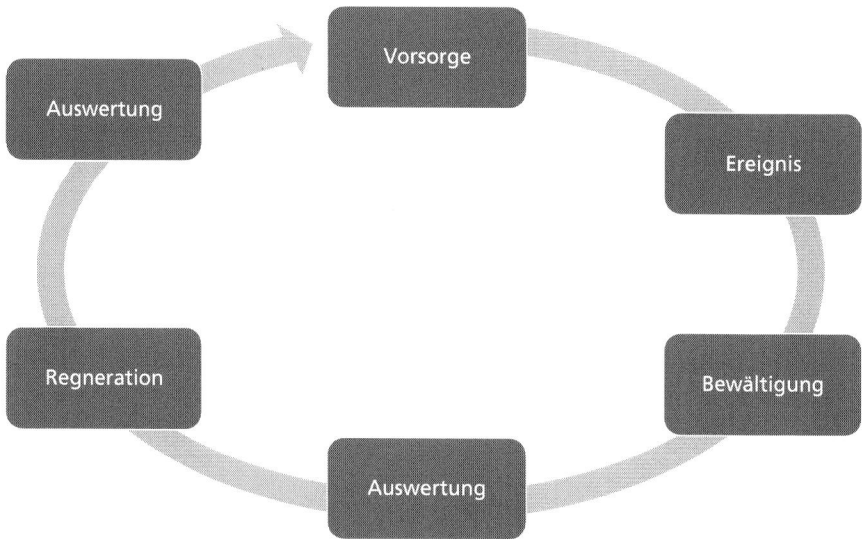

Abb. 2.11: Ereignismanagementzyklus

In den ersten beiden Stunden nach Stromausfall zeigen sich vorwiegend organisatorische Störungen, die vom tätigen Personal ausgeglichen werden müssen. Wesentlich ist die Verzögerung von Informations- und Kommunikationstechnologie, die die Administration erschwert. Zugleich besteht Verunsicherung über den Grund des Stromausfalles, was alle Beteiligte in ihrem Handeln beeinträchtigt. Mit den vorhandenen Mitteln wird die Patientenverwaltung händisch übernommen und die Dringlichkeit der Behandlungsnotwendigkeit bestimmt (TAB 2021).

Apparategestützte Diagnostik, wie Ultraschalluntersuchung, konventionelle Röntgendiagnostik, CT-Diagnostik als auch MRT-Diagnostik sind – wie auch elektronisch unterstütztes Monitoring der Kreislaufparameter – schlagartig nicht mehr möglich. Ebenso ist die Labordiagnostik (bis auf einzelne Teststreifen) in ihrer Funktion aufgehoben.

Zudem machen sich die Auswirkungen des Stromausfalles in anderen gesell-schaftlichen Bereichen bemerkbar. So sind vermehrt Verkehrsunfälle zu erwarten, da nach längerem Stromausfall Arbeitsplätze verlassen werden, der Individualver-kehr und der öffentliche Nahverkehr zunehmen und elektronische Signalgebun-gen nicht funktionieren. Der öffentliche Nahverkehr ist nur durch dieselmotor-getriebene Fahrzeuge gewährleistet. Elektronisch betriebene Straßenbahnen und Züge sind auf offener Strecke, an Brücken und in Tunneln liegen geblieben. Ebenso können durch akute Störungen im Industrie- und Landwirtschaftsbereich vermehrt Verletzungen entstehen und Rettungsdienste sind vermehrt mit der Rettung von Personen in Gefahrenlagen konfrontiert. Gleichzeitig sind Notrufmöglichkeiten eingeschränkt, da Kommunikationsinfrastrukturen ausfallen oder überlastet sind (TAB 2021).

In den Medizinischen Bereichen, wie im hausärztlichen und niedergelassenen Bereich und in den Alten- und Pflegeheimen, kann die Versorgung rudimentär aufrechterhalten werden. Hier sind noch genügend Kapazitäten vorhanden, den Betrieb und die Versorgung unter eingeschränkten Bedingungen weiterzuführen. Die daran beteiligten Personen versuchen unter eingeschränkten Bedingungen so gut wie möglich die erforderlichen Behandlungen durchzuführen und Notlei-dende zu versorgen.

In den folgenden 2–8 Stunden ist mit einem weiteren Aufkommen an Patienten zu rechnen. Hierzu ist vermehrt Personal einzufordern. Zwar besteht noch Kom-munikationsmöglichkeit, es treten jedoch vermehrt Probleme auf. Arztpraxen be-ginnen ihre Tätigkeit einzustellen oder Patienten nehmen vorgesehene Termine nicht mehr wahr und wenden sich unmittelbar an die Klinik. Klimatische Bedin-gungen – wie große Hitze oder Kälte – verschärfen die Situation, da diese Einflüsse in den Gebäuden nicht mehr ausgeglichen werden können. An den Klinikambu-lanzen treffen vermehrt verunsicherte und hilfsbedürftige Menschen ein, die zu einem erhöhten administrativen Aufwand führen. Der Ausfall der Informations-technologie wird mehr und mehr zum Hindernis und die Wartezeiten verlängern sich dadurch nochmals. Die Verunsicherung über den Grund des Stromausfalles und die Sorge um die Angehörigen der Mitarbeiter führen zu einer vermehrten emotionalen und durch das erhöhte Arbeitsaufkommen vermehrten physischen Belastung des Personals (TAB 2021).

Die Diagnostik ist beschränkt durch die alleinige Anamneseerhebung und kli-nische Untersuchung durch den ärztlichen Dienst, allenfalls stehen nur einfache Labortests zur Verfügung. Teilbereiche der Ambulanz sind durch mangelnde Lichtverhältnisse nicht zu nutzen. Hierdurch ergibt sich eine räumliche Enge, die sich mehr und mehr bemerkbar macht. Die Behandlung ist auf konservative Maßnahmen beschränkt. Invasive Maßnahmen sind auf absolute Notfälle begrenzt. Lebenserweiternde Maßnahmen sind nur mit begrenztem Erfolg durchführbar. Wenngleich frühzeitige Entlassungen im stationären Bereich durchgeführt werden, sind die Überwachungs- und Intensivkapazitäten zügig ausgeschöpft.

In den Notfallzentren machen sich durch Wegfall der Klimatechnik die klima-tischen Gegebenheiten durch vermehrte Hitze oder Kälte bemerkbar, was zu einer weiteren physischen und psychischen Belastung führt. Mangelende Bereitstellbarkeit von Wasser und Schwierigkeiten in der Entsorgung von Exkrementen sowie Abfall beginnen spürbar zu werden. Temperaturempfindliche Produkte verderben oder werden unbrauchbar. Transportdienste und Logistik werden eingeschränkt durchgeführt, sodass es an Materialien wie Sterilgut, Wäsche und Medikamente beginnt zu fehlen. Aufgrund der ausgefallenen Kommunikationsmöglichkeiten können Bestellungen nur noch über Lieferanten erfolgen (TAB 2021).

Das Medizinische Personal ist mit einem erhöhten Patientenaufkommen bei verschlechterter Versorgungsmöglichkeit, eigenen emotionalen Belastungen und erschwerten Umweltbedingungen konfrontiert. Die Rekrutierung der Mitarbeiter ist zunächst durch den Dienstplan gewährleistet. Durch die eingeschränkten und teils aufgehobenen Kommunikationsmöglichkeiten und Einschränkung der Mobilität verschärft sich die Problemstellung.

Nach 24 Stunden zeigt sich, dass der Wegfall der Stromversorgung die medizinische Versorgung erheblich belastet. Die Problemstellungen verdichten sich und machen es zunehmend schwerer, die medizinische Versorgung zu gewährleisten. Zudem wirken sich die Folgen des Stromausfalles aus anderen Bereichen auf die medizinische Versorgung aus. Die Aufhebung von Transport und Verkehr erlauben keine ausreichende Belieferung mit Waren und Medikamenten. Einzelne Arzneimittelsegmente fallen frühzeitig vollständig aus. Spezialernährungen können nicht mehr bereitgestellt werden. Blut und Blutprodukte sowie Insulin können nicht mehr zur Verfügung gestellt werden. Speisengaben sind nur kalt zur Verfügung zu stellen und bei fehlender Küche sind nahezu keine Reservekapazitäten vorhanden. Die Bereitstellung von Trinkwasser und die Abwasserentsorgung sind erschwert oder nicht mehr gegeben und es müssen neue lokale Ressourcen erschlossen werden. Die Notstromversorgung kommt durch mangelnde Bereitstellung von Kraftstoffen auch für die essentiellen Bereiche zum Erliegen. Durch die Aufhebung der Kommunikationsmöglichkeiten kommt es weiter zu logistischen Einschränkungen. Ebenso kommen Zahlungsverkehr und Handel zum Erliegen, so dass erforderliche Waren und pharmazeutischer Handel eingestellt sind (TAB 2021).

Diskussion

Innerhalb kürzester Zeit kommt es bei einem lang andauernden Stromausfall zu einer kaum mehr zu kompensierenden Störung des Gesundheitssystems. In der Initialphase kommt die Reorganisation der Ablaufstrukturen unter veränderten Bedingungen zum Tragen. Insbesondere sind Pflegebereich und ärztlicher Dienst auf eine enge Kooperation angewiesen, in der die jeweiligen und sich auch stetig verändernden Aufgabenverteilungen im Konsens und sich gegenseitig unterstützend koordiniert werden müssen. Dem Grunde nach können Einschränkung in apparativer Diagnostik und Therapie durch den Einsatz der erfahrensten Mitarbeiter sowohl im Pflegedienst als auch im ärztlichen Dienst kompensiert werden, da diese Gefährdungen für Patienten am ehesten klinisch erfassen und korrigieren können. Dies führt zu Umverteilung der Aufgabenspektren in der gesamten Klinik.

Im weiteren Verlauf kommen die veränderten strukturellen Gegebenheiten als störender Faktor hinzu. Insbesondere die enge Vernetzung der Gesundheitseinrichtung mit den Versorgungsbereichen Wasser und Abwasser, Energie, Transport und Logistik sowie Kommunikation führt frühzeitig zu erheblichen Einschränkungen. Das dezentrale System und das System der »Just-in-Time« Warenbereitstellung nebst Logistik erlauben es nicht, größere Ressourcen zu bevorraten. Durch Vorhaltung von Notbrunnen oder eigener Gärten können vornehmlich in kleineren Einheiten Hygienestandards und Ernährung gewährleistet werden. Eine energetische Autarkie kann durch die Nutzung von Solaranlagen für elementare Einheiten erzielt werden und schafft einen gewissen Grad an Unabhängigkeit von Kraftstoffen. Die Mitwirkung von Handel und Herstellern einschließlich der landwirtschaftlichen Betriebe ist in Katastrophenplänen nicht vorgesehen, könnte jedoch als Inselzell-Lösung die Situation entspannen. Die Kommunikations- und Informationseinschränkung kann durch energetische Unabhängigkeit teilweise wiederhergestellt werden. Eine enge Kooperation mit den behördlichen Instanzen und somit die Informationsweitergabe in direkten Kontakten ist strukturell vorgesehen. Hinsichtlich der Arzneimittelherstellung und -vertrieb müsste geprüft werden, welche Vorsorgemaßnahmen durchgeführt werden müssen, inwieweit ortsnahe Ressourcen genutzt werden können.

Mangel an Ressourcen, insbesondere Mangel an Strom zeigt sich in Schwellenländern als gängiges Problem. Da die Bevölkerung auf diese Situation eingestellt ist, zeigt sich keine Verunsicherung im Umgang mit der mangelnden Ressource Strom und der damit verbundenen Verschlechterung in den Bereichen Kommunikation, Logistik, Wasser und Ernährung. Auf der Hochebene Tansania erfolgt eine Medizinische Versorgung ohne Stromanschluss bei lediglich vorhandener Versorgung mit Wasser durch einen nahegelegenen Brunnen (Wiesbadener Kurier 2016). Hierdurch sind die Problembereiche Wasser und – durch die Vorhaltung eines Nutzgartens – Ernährung zu kompensieren. Bei eingeschränkter Diagnostik erfolgt die Beurteilung der Krankheitsbilder durch Ärzte mit langjähriger Erfahrung mit dann einzuleitender Therapie. Problemstellung ist die Bereitstellung von Medikamenten, apparativer Diagnostik und interventioneller Therapie. Zweifelsfrei handelt es sich hierbei um eine enorm kleine Einheit der Patientenversorgung mit jedoch hoher Autarkie.

In Gefahren- und Katastrophensituation kommt dem Menschen in der Sozialgemeinschaft eine zentrale Aufgabe in der Bewältigung zu. Die beteiligten Personen sehen sich einem plötzlichen, unerwartet eintretenden Ereignis ausgesetzt und müssen mit der Ungewissheit der Dauer der Einschränkung und zuweilen mit der Unwissenheit über den Grund der Geschehnisse umgehen. In der Notfallambulanz kommt es zu einer extremen Umgestaltung der Arbeitssituation mit einer Anhäufung ungewohnter Fragestellungen. Der ärztliche Dienst ist auf ein Minimum an Diagnostik angewiesen und mit fortschreitender Dauer der enormen Einschränkung ist auch mit einer erhöhten Sterblichkeitsrate bei den betreuten Patienten zu rechnen. Dies kann zu dem belastenden Gefühl der Hilflosigkeit und Ohnmacht, der Überforderung und Passivität, der Entwicklung von Apathie und Depression führen. Dies findet sich nicht nur bei den Hilfespendenden, sondern auch bei den Hilfesuchenden. Gleichwohl zeigen die Erfahrungsberichte eine hohe

Solidarität und gegenseitige Anteilnahme und Unterstützung. Dennoch gilt es, den drohenden Gefahren abweichenden Verhaltens mit Aggression, Kriminalität, Plünderungen, Vandalismus und psychotischen Ausnahmezuständen zu begegnen.

Das Bundesamt für Bevölkerungsschutz (BBK) und andere haben Empfehlungen für die Erstellung der KAEP verfasst (BBK 2020). Es zeigt sich, dass Krankenhäuser bezüglich Brand und Massenanfall von Verletzten (MANV) vorbereitet sind. Coronapandemie, Krieg in der Ukraine, Extremunwetterereignisse wie die Flutkatastrophe im Ahrtal 2021 sowie ein Komplettverlust der Energieversorgung auf der iberischen Halbinsel 2025 stellen Herausforderungen dar, auf die sich Kliniken unterschiedlich vorbereitet haben. Hinsichtlich Energieversorgung und IT-Sicherheit stehen zu weiten Teilen Bewältigungsstrategien zur Verfügung. Bezüglich chemischer, biologischer, radiologischer und nuklearer Substanzen (CRBN-Lagen) sowie Starkregen und Hochwasserereignissen stehen Krankenhäuser vor erhebliche Problemlagen, zumal mit einer vermehrten Inanspruchnahme durch die Bevölkerung zu rechnen ist. Ökonomischer Druck und nichtvorhandene Refinanzierung von Maßnahmen zur KAEP stellen mögliche Hinderungsgründe und Barrieren dar (von der Forst 2023).

Der Verlust kritischer Infrastruktur stellt für die Aufrechterhaltung der Grundversorgung im Gesundheitssystem und insbesondere in den Notaufnahmezentralen ein erhebliches Problem dar. Durch zeitnahes Aufbrauchen der Ressourcen ist eine suffiziente Versorgung der Bevölkerung auf Dauer nicht gegeben. Durch eine vorausschauende Strukturanalyse und die daraus resultierenden Vorbereitungen kann unter Nutzung des Wissens erfahrener Mitarbeiter und Aktivierung lokaler Ressourcen der Zeitpunkt des Versagens jedoch hinausgezögert werden, sodass bei rechtzeitiger Wiederherstellung der ausgefallenen Infrastruktur die Auswirkungen auf die Patientenversorgung reduziert werden können. Bei anhaltendem Ausfall kritischer Infrastruktur ist jedoch zwangsläufig von einer deutlich erhöhten Morbidität und Mortalität auszugehen.

Literatur zu Kap. 2.3.2

Birkmann, J., Bach, J., Guhl, S., Witting, M., Welle, T., Schmude, M. (2010): State of the Art der Forschung zur Verwundbarkeit Kritischer Infrastrukturen am Beispiel Strom/Stromausfall; Forschungsforum Öffentliche Sicherheit; Schriftenreihe Sicherheit Nr. 2 Oktober 2010 (https://www.sicherheit-forschung.de/forschungsforum/schriftenreihe_neu/sr_v_v/SchriftenreiheSicherheit_02.pdf, Zugriff am 01.05.2025).

Bundesamt für Bevölkerungsschutz und Katastrophenhilfe (BBK) (2008): Schutz Kritischer Infrastruktur: Risikomanagement im Krankenhaus, (https://www.bbk.bund.de/SharedDocs/Downloads/DE/Mediathek/Publikationen/PiB/PiB-02-risikoman-krankh.pdf?__blob=publicationFile, Zugriff 01.05.2025).

Bundesamt für Bevölkerungsschutz und Katstrophenhilfe (BBK) 2020: Handbuch Krankenhaus und -einsatzplanung (KAEP) (2020) ttps://www.bbk.bund.de/SharedDocs/Downloads/DE/Mediathek/Publikationen/Gesundheit/KAEP/handbuch-kaep.pdf?__blob=publicationFile, Zugriff 01.05.2025)

Bundesministerium des Innern (BMI) (2009): Nationale Strategie zum Schutz Kritischer Infrastrukturen (KRITIS-Strategie). (https://www.bmi.bund.de/SharedDocs/downloads/DE/publikationen/themen/bevoelkerungsschutz/kritis.pdf?__blob=publicationFile&v=3 – Zugriff am 01.05.2025).

BSI-Kritisverordnung vom 22. April 2016 (BGBl. I S. 958), die zuletzt durch Artikel 1 der Verordnung vom 29. November 2023 (BGBl. 2023 I Nr. 339) geändert worden ist

Büro für Technologie-Abschätzung beim Deutschen Bundestag (TAB) (2010), TA-Projekt: Gefährdung und Verletzbarkeit moderner Gesellschaften – am Beispiel eines großräumigen und langandauernden Ausfalls der Stromversorgung; DOI: 10.5445/IR/1000103291, veröffentlicht am 28.07.2021

Fleischmann, T. (2016): Schnittstelle Zentrale Notaufnahme. Deutsche Medizinische Wochenschrift. 2016 (141):19–23.

Forst, M, von der, Popp, E., Weigand, A.E., Neuhaus, C.: Sonderlagen und Gefahrenabwehr in deutschen Krankenhäusern – eine Umfrage zum Ist-Zustand. Anaesthesiologie 2023 (72): 784–790

Franke, A., Bieler, D., Achatz G. (2024): Notfall- und katastrophenmedizinische Krisenversorgung aus der Perspektive der »Unfallchirurgie«. Unfallchirurgie 2024 (127): 839–848

Greiner, F., Brammen. D., Kulla, M., Walcher, F., Erdmann, B. (2017): Standardisierte Erhebung von Vorstellungsgründen in der Notaufnahme. Medizinische Klinik – Intensivmedizin und Notfmedizin. 2017 (113):115–123.

Gries A, Schrimpf AM, von Dercks N: Hospital emergency departments—utilization and resource deployment in the hospital as a function of the type of referral. Dtsch Arztebl Int 2022; 119: 640–6. DOI: 10.3238/arztebl.m2022.0276

Hübner, R.U., Küsel, C., Oestmann, J.W. (2023): Relilienz Kritischer Infrastruktur im Krankenhaus. Anaesthesiologie 2023 (72): 710–718

Jochimsen, R. (1966): Theorie der Infrastruktur, Grundlagen der marktwirtschaftlichen Entwicklung, Tübingen: Mohr.

ÖNORM D 4902–3:2021 (2021): Risikomanagement für Organisationen und Systeme- Leitfaden Teil 3: Notfall-, Krisen- und Kontinuitätsmanagement – Anleitung zur Umsetzung der ISO 31000. Wien: Austrian Standards.

Pfenninger, E., Güzelel, H. (2017): Folgen einer unzureichenden Krankenhaus-Katastrophenplanung. Betrachtung anhand eines Risikomodells. Anaesthesist 2017 (66):431–441.

Wiesbadener Kurier (2016): Idsteiner Arzt hilft ehrenamtlich in ostafrikanischer Krankenstation. Wiesbadener Kurier vom 29.12.2016.

2.3.3 Unzureichend geplantes und eingeübtes Krisenmanagement

Sebastian Eberl, Andreas Bayer, Philipp Fischer, Thorsten Kohlmann und Stephan Prückner

Einleitung

Die Krankenhausalarm- und Einsatzplanung (KAEP) ist ein wesentlicher Bestandteil des klinischen Risiko- und Krisenmanagements. Die Vorbereitung auf Schadensereignisse, Notfälle und Krisensituationen ist essentiell, um Gefahren- und Risikopotentiale zu erkennen und durch gezielte Vorbereitung zu mindern. Der Katastrophenschutz ist nach Art. 30 und 70 des Grundgesetzes als Länderaufgabe in Form der jeweiligen Katastrophenschutzgesetze definiert. Die Art und der Umfang der Mitwirkung der jeweiligen Krankenhäuser sind dort ebenfalls dargestellt. Aus dem Straf-, Versicherungs- und Haftungsrecht entstehen möglicherweise ebenfalls Verpflichtungen zur Erstellung und Fortschreibung zumindest hinsichtlich des vorbeugenden Brandschutzes. Die Erstellung und Fortschreibung kann auch hinsichtlich der Vorgaben von medizinischen Fachgesellschaften notwendig sein, um z. B. als Trauma-Zentrum zertifiziert zu werden.

Krankenhausalarm- und Einsatzplan (KAEP) für externe und interne Schadensereignisse

In der Praxis hat sich eine Trennung der Krankenhausalarm- und Einsatzpläne in externe und interne Schadenslagen als praktikabel erwiesen. Externe Schadenslagen beschreiben Ereignisse mit einem Massenanfall von Patienten wie große Unfälle, Terroranschläge, extreme Wetterlagen (Starkregen, Blitzeis), Massenveranstaltungen, Naturkatastrophen, aber auch infektiösen Erkrankungen wie Epidemien, Pandemien oder aber das Auftreten eines Verdachtsfalles einer hochkontagiösen Erkrankung, die potentiell lebensbedrohlich ist. Interne Schadensereignisse betreffen das Krankenhaus selbst. Das Krankenhaus ist eine Kritische Infrastruktur, die vielen Bedrohungen ausgesetzt ist. Diese Bedrohungen umfassen Feuer, Explosionen, Evakuierung oder Räumung sowie alle Arten von relevanten Störungen der Klinik-Infrastruktur, aber auch kriminelle und terroristische Anschläge sind relevant. Es resultieren jedoch lediglich zwei Konsequenzen für ein Krankenhaus, die aus einem Schadensereignis resultieren, unabhängig davon, ob es internen oder externen Ursprungs ist. Dies ist zum einen die Überlastung der Versorgungskapazität und zum anderen die Einschränkung der Funktionalität. Beide stehen in wechselseitigen Beziehungen untereinander. Weiter wird die Komplexität einer Schadenslage durch zwei weitere Faktoren beeinflusst: die Vorbereitungszeit des Krankenhauses auf ein bereits eingetretenes Ereignis und die Eigengefährdung des Personals. Vollkommen unabhängig von dem Schadensausmaß geht es immer um den Erhalt bzw. die Wiederherstellung der Funktionalität und der Behandlungskapazität (Wurmb 2016).

Die Vorbereitung auf derartige Ereignisse sollte zunächst mit dem Austausch der beteiligten Behörden und benachbarten Krankenhäuser beginnen, um den Rahmen und den Umfang der Zusammenarbeit festzulegen, Schnittstellen zu identifizieren und ein gemeinsames Konzept zur Bewältigung von Schadenslagen zu finden. Die folgende Erstellung des KAEP für interne und externe Schadenslagen muss ganzheitlich unter Integration der Kern- und Unterstützungsbereiche der medizinischen Leistungserbringung erfolgen. So sind neben dem Kernprozess der Patientenversorgung z. B. auch die Unterstützungsprozesse der Materialwirtschaft, Krankenhauslogistik, IT-Managements und Medizintechnik sowie Objektschutz zu berücksichtigen und zu integrieren, da alle diese Bereiche unmittelbar von den Auswirkungen einer Schadenslage betroffen sind und einen wichtigen Beitrag zur erfolgreichen Bewältigung und bei der Rückkehr zum Regelbetrieb leisten. So ist zu empfehlen, die Ausarbeitung der Inhalte in einer interdisziplinären Arbeitsgruppe (AG) erfolgen zu lassen, die aus Vertretern der beteiligten klinischen, administrativen und technischen Einrichtungen besteht. Idealerweise haben die Vertreter auch eine Entscheidungsbefugnis, sodass eine Konsentierung von Inhalten bereits innerhalb der AG-Sitzungen erfolgen kann. Die AG wird durch den

Katastrophenschutzbeauftragten geleitet, der verantwortlich für die Erstellung und Fortschreibung des KHAEP ist.

Der inhaltliche Rahmen des KHAEP sollte idealerweise analog der zu erledigenden Aufgaben und involvierten Bereiche gestaltet sein und als vorbereitender Leitfaden dienen. In der Akutsituation können Checklisten oder Auftragsblätter die jeweiligen Führungskräfte bei der Wahrnehmung der bereichsspezifischen Aufgaben unterstützen. Hier können auch ergänzend eine Kommunikationsliste sowie die Erreichbarkeit externer Behördenvertreter sinnvoll sein. Die Verwendung von Leitfäden zur Erstellung von KHAEP, wie beispielsweise das Handbuch Krankenhausalarm- und einsatzplanung des Bundesamtes für Bevölkerungsschutz und Katastrophenhilfe sind empfehlenswert und erleichtern die Strukturierung.

Unterstützende Konzepte für initiale Entscheidungsträger

Erfahrungen aus diversen Übungen an einem universitären Klinikum haben gezeigt, dass es sinnvoll ist, unterstützende Konzepte für initiale Entscheidungsträger (Pflege und Ärzteschaft), gerade im Bereich der Notaufnahme, zu erarbeiten und zur Verfügung zu stellen. Dies spart Zeit und gibt den Akteuren Struktur und ein gewisses Maß an Handlungssicherheit in einer solchen Ausnahmesituation. Diese Konzepte sollen der Logik einer Checkliste folgen und die Punkte beinhalten, die in der ersten Phase nötig sind, um die Notaufnahme für die Versorgung einer Vielzahl an Patienten vorzubereiten. Zentrale und (zeit-)kritische Punkte sind der primäre Alarmierungsprozess (die klinikinterne Alarmierung initialer Entscheidungsträger) sowie der spätere sekundäre Alarmierungsprozess (die Alarmierung weiterer Funktionsträger und des dienstfreien Personals), das Festlegen der entsprechenden Alarmstufe, die Etablierung eines Sichtungs- und Registrierungspunktes, das Schaffen von Kapazitäten in der Notaufnahme sowie die Sicherung der Notaufnahme, das Zusammenstellen erster Schockraumteams und die Inbetriebnahme der Kommunikationsmittel.

Das Ziel einer durch Entscheidungshilfen strukturierten Einordnung des erwarteten Personalbedarfs muss eine Verkürzung der Zeit bis zur Alarmierung einerseits und einer bedarfsgerechten Anforderung zusätzlichen Personals sein.

Insbesondere die Ableitung der für das individuelle Krankenhaus vorgesehenen Patientenzahlen in Abgrenzung von den Patienten an der Einsatzstelle sollte durch entsprechend hinterlegte »Dechiffriertafeln« aus den Einsatzstichwörtern der ILS unter Berücksichtigung der MAN-Pläne des Rettungsdienstes auch für den präklinisch nicht Erfahrenen eindeutig möglich sein.

Alarmierungssystem

Technische Lösungsmöglichkeiten

Die Alarmierung einer ausreichenden Zahl von Mitarbeitern stellt eine grundlegende Voraussetzung zur erfolgreichen Bewältigung eines Massenanfalls von Verletzten bzw. Erkrankten dar. Händische Anrufe, wie beispielsweise das Abtelefonieren von Listen oder Schneeballsysteme, benötigen zu viel Zeit, binden eine hohe Anzahl von Personal, sind fehleranfällig und in Anbetracht der zur Verfügung stehenden, technischen Lösungen nicht mehr zeitgemäß. Externe Alarmierungssysteme ermöglichen sowohl eine hohe Anzahl von Anrufen parallel zu tätigen als auch die vom alarmierten Mitarbeiter geschätzte Ankunftszeit zu erfassen und als einsatztaktisch wichtige Information zur Verfügung zu stellen. Probealarme zu verschiedenen Zeitpunkten lassen in solchen Systemen eine Aussage über die Erreichbarkeit und ungefähre Verfügbarkeit der alarmierten Personen zu.

Je nach Größe des Krankenhauses erscheint es sinnvoll, eine abgestufte Alarmierungslogik, z.B. in Abhängigkeit von Tageszeit und voraussichtlicher angekündigter Patientenzahl zu implementieren.

Aktualisierung des Systems

In der Verantwortung des einzelnen Klinikmitarbeiters liegt die Sicherstellung der individuellen Erreichbarkeit. Die Bereitschaft des Mitarbeiters, seine privaten Kontaktdaten anzugeben ist höher, wenn die Informationen selbst (z.B. die Mobilfunknummer) nicht für die administrierende Person sichtbar ist und somit das System nicht genutzt werden kann, um beispielsweise kurzfristige Dienstplanlücken zu füllen.

Zur Pflege Szenarien-basierter Alarmierungsgruppen ist es empfehlenswert, Verantwortliche zu benennen, die helfen, den aktuellen Informationsstand sicherzustellen. Auch hierbei sind technische und juristische Aspekte des Datenschutzes zu berücksichtigen.

Mitarbeiterausweise

Die Berechtigung zum Zutritt des Krankenhausgeländes für alarmierte Mitarbeiter kann über codierte Mitarbeiterausweise gesteuert und überwacht werden. Insbesondere in Situationen, in denen es aus Sicherheitsgründen zu einer Absperrung des Krankenhausgeländes kommen sollte, ist hierüber eine gewisse Zutritts-Steuerung und lageunabhängig idealerweise auch eine Mitarbeiterregistrierung und Arbeitszeiterfassung möglich.

Kommunikation

Interne Kommunikation

Im Zusammenhang mit der Bewältigung von Massenanfällen Verletzter ist die Notaufnahme in besonderer Weise gefordert. Neben der Umstellung der gewohnten Versorgungsprozesse auf die Versorgung einer Vielzahl Verletzter unterschiedlichen Schweregrades spielen die Kommunikationsprozesse eine entscheidende Rolle. Die Kommunikation unter einer erhöhten Beanspruchung, wie sie bei der Bewältigung von größeren externen oder internen Schadenslagen entstehen, ist

248

eine große Herausforderung für alle Beteiligten, sei es Führungskraft oder aber Behandelnder.

Die wesentlichen Fallstricke sind zunächst in unklaren oder nicht vorhandenen Kommunikationswegen auszumachen. Die vertikale und horizontale Kommunikation, also die Kommunikation auf oder zwischen den verschiedenen Führungsebenen, muss in der Krankenhausalarm- und Einsatzplanung prospektiv festgelegt werden. Das bedeutet konkret, dass neben einer klaren Benennung der Ansprechpartner bzw. Leiter der Versorgungsbereiche auch die Inhalte, Dringlichkeit und Umfang der Information definiert werden muss. Ein weiteres wichtiges Element ist die Wahl des Kommunikationsmittels. Es wird zwischen drahtlosen (DECT oder IP-Telefonie, Mobilfunk, Sprechfunk) und drahtgebundenen Kommunikationsmitteln (Festnetztelefon im privaten Fernmeldenetz) unterschieden (Schmidt, Hartl und Neuhoff 2010). Die zum Einsatz kommenden technischen Kommunikationslösungen sollten auch im Regelbetrieb zur Kommunikation genutzt, sodass sich der Nutzer nicht mit ungewohnter Bedienung auseinandersetzen muss. Jedoch ist anzumerken, dass die im Einsatzfall verwendeten Kommunikationsmittel nicht für Aufgaben des Routinebetriebs mitgenutzt werden, um unnötige Telefonate zu vermeiden (Diepenseifen, Baumgarten und Schewe 2014). Weiterhin ist die Vorhaltung eines redundanten Kommunikationssystems obligat, dass bei Ausfall des ursprünglich vorgesehenen Systems zum Einsatz kommen kann. Als sinnvoll erwiesen haben sich in der Vergangenheit professionelle Handfunkgeräte (Analogfunk oder digitaler Bündelfunk), die beispielsweise auch in der präklinischen Notfallmedizin als Einsatzstellenfunk zur Anwendung kommen. Nachteilig ist, dass eine intuitive Bedienung von Handfunkgeräten aufgrund der technischen Eigenheiten meist nicht gelingt und daher regelmäßig geschult und geübt werden muss. Zu beachten ist, im Vorfeld einer Anwendung die notwendige Betriebserlaubnis bei der Bundesnetzagentur einzuholen.

Externe Kommunikation

Die externe Kommunikation lässt sich in die Presse- und Medienbetreuung und die taktische Kommunikation mit den Behörden und Organisationen mit Sicherheitsaufgaben (BOS) differenzieren. Während die Presse- und Medienbetreuung originäre Aufgabe der Pressestelle eines Krankenhauses ist, kann es durchaus sinnvoll sein, Mitglieder der Krankenhauseinsatzleitung oder des Krisenstabes in die Information der Pressevertreter zu integrieren. Auch können so die nicht direkt in das Einsatzgeschehen involvierten Mitarbeiter des betroffenen Krankenhauses mit entsprechenden Informationen versorgt werden. (Wurmb, Rechenbach und Scholtes 2016)

Die Kommunikation mit den BOS erfolgt grundsätzlich nach den lokal üblichen Grundsätzen. Es ist zu empfehlen, die Ausgestaltung dieser Schnittstelle ebenfalls prospektiv erfolgen zu lassen. Dies ermöglicht im Einsatzfall die gezielte Ansprache. In der Realität ist ein ständiger Kontakt auf Grund der Vielzahl der ablaufenden Prozesse in den Leitstellen nur schwer zu bewerkstelligen.

In München wurde auf der Grundlage der Koordinierungsrichtlinie (KoordR) unter der Regie des Instituts für Notfallmedizin und Medizinmanagement eine Koordinierungsgruppe eingerichtet, die die Kommunikation der Münchner Krankenhäuser die Kommunikation mit den BOS und den Krankenhäusern untereinander sicherstellen soll. Diese Koordinierungsgruppe trug gerade in der Anfangszeit der Coronapandemie maßgeblich zur Koordinierung und dem Informationsaustausch aller Münchener Kliniken bei.

Führungsstruktur

Ein Großschadenereignis ist durch seine Komplexität gekennzeichnet. Die gewohnten Pfade in der Patientenversorgung müssen unter Umständen verlassen werden, um in kurzer Zeit eine Vielzahl von Verletzten unterschiedlicher Schweregrade behandeln zu können. Ziel ist es dennoch, den individualmedizinischen Versorgungsstandard so lange als möglich aufrechtzuerhalten. Durch unzureichend entwickelte oder wenig erprobte Führungsstrukturen kann die initiale Chaosphase prolongiert werden und somit wertvolle Zeit verloren gehen. Auch kann es durch nicht geklärte Weisungsbefugnisse unter Umständen zu fatalen Missverständnissen bei der Organisation und Durchführung der Patientenversorgung kommen.

Die Koordination durch eine planvoll organisierte Führungsstruktur ist maßgeblich für die erfolgreiche Bewältigung einer internen oder externen Schadenslage (Peleg und Rozenfeld 2015). Die Ausgestaltung ist nicht gesetzlich festgelegt, es existieren hierzu in der Fachliteratur aber spezifische Empfehlungen. Als ein probates Mittel erscheint die Trennung der organisatorisch-administrativen und der operativ-taktischen Ebene (Adams u. a. 2015). Hierbei kann eine Orientierung an den in der Präklinik Verwendung findenden Strukturen der nichtpolizeilichen Gefahrenabwehr erfolgen. Eine Anpassung an die jeweiligen klinischen Strukturen ist jedoch obligat.

Der Fokus der medizinischen Einsatzleitung (Med-EL), der operativ-taktischen Ebene, umfasst neben der Organisation einer akutmedizinischen Versorgung der eintreffenden Patienten auch die Ordnung des Raumes im betroffenen bzw. aufnehmenden Krankenhaus. Dies findet in Form der Bildung von genuinen Einsatzabschnitten wie (zentrale) Notaufnahme, Radiologie, perioperative Bereiche und Intensivmedizin statt. Ergänzende Einsatzabschnitte wie Personalbereitstellungsraum, Psychosoziale Notfallversorgung und Angehörigensammelstelle können je nach vorliegender Lage und Bedarf in einer späteren Phase gebildet werden.

Die Krankenhauseinsatzleitung (KEL) als organisatorisch-administrative Ebene hat zur Aufgabe, mit externen Koordinierungsgruppen und Stäben zusammenzuarbeiten. Weitere Aufgaben sind in der mittel- und langfristigen Bereitstellung von Personal, der Material- und Verpflegungslogistik, der internen sowie externen Krisenkommunikation und der Lagebildführung zu identifizieren. Die KEL setzt sich in der Regel aus Mitgliedern des Klinikumsvorstands sowie Führungspersonen der Bereiche Technik, IT, Personal, Logistik und Brand- sowie Katastrophenschutz zusammen. Lageabhängig kann die KEL durch benötigte Fachberater wie z. B. Hygiene ergänzt werden. Je nach Klinikstrukturen und Größe kann es sinnvoll sein sich bei der Aufbauorganisation der KEL an die Dienstvorschrift DV 100 der Ständigen Konferenz für Katastrophenvorsorge und Bevölkerungsschutz, der Führungsgrundlage der nichtpolizeilichen Gefahrenabwehr für die Fachbehörden zu orientieren (AFKzV/BBK, 1999).

Die Med-EL und KEL stehen in regelmäßigem Austausch miteinander.

Logistik

Transfusionsmedizin und Labor

In der Regel ist die Anforderung von Blutprodukten und Laboruntersuchungen an die Aufnahme des jeweiligen Patienten ins Krankenhausinformationssystem gebunden. Insbesondere beim Massenanfall von Verletzten fehlen jedoch häufig Personalien ganz oder teilweise. Vorgefertigte Akten (in Papierform wie auch elektronisch) mit eindeutiger Patientennummer, bei denen die tatsächlichen Personalien im Nachhinein ergänzt werden können, sind eine mögliche Lösung. Idealerweise kann auch eine eventuell präklinisch vergebene Patientennummer (zum Beispiel auf einer Verletztenanhängekarte) sowohl auf Papier als auch elektronisch dokumentiert werden.

Die digitale Registrierung der Patienten unter MAN-Bedingungen darf nach unserer Erfahrung nicht nur auf der Grundlage eines technisch geplanten Prozesses als zuverlässig funktionierend angesehen werden. Insbesondere die Zusammenführung der Patientendaten mit vorhandenen vorgefertigten Akten kann eine kritische Fehlerquelle darstellen. Die Verknüpfung der Datensätze stellt jedoch oftmals eine Arbeitsgrundlage für IT-unterstützte Diagnostik- und Behandlungsprozesse dar. Daher sollte dieser Registrierungsprozess unbedingt im Vorfeld, z. B. im Rahmen einer Sichtungsübung, überprüft werden.

Die Bereitstellung ausreichender Mengen an Blutprodukten und die Verfügbarkeit von weiteren Reserven außerhalb der klinikeigenen Blutbank muss bereits in der Planung berücksichtigt werden.

Um den zuverlässigen Transport der Proben und Produkte sicherzustellen, ist der Hol- und Bringedienst ebenfalls in die Planung mit einzubeziehen. Sollten Klinikgebäude durch öffentliche Straßen voneinander getrennt sein, muss mit den zuständigen Behörden abgeklärt werden, ob und wie diese Transporte ausgeführt werden können.

Bettenkapazität

Die Bereitstellung von ausreichender Betten-/Liegenkapazität im Bereich der Einsatzabschnitte wie Sichtungspunkt, Radiologie, OP-Bereich und anderen ist sicherzustellen und geeignetes Personal einzuplanen.

Geräte- und Materialnachschub

Die mittlerweile in Krankenhäusern verbreitete Auslagerung von Ressourcen (Material, Medikamente, Sterilisation) an externe Dienstleister ist der Grund dafür, dass zunehmend geringere Reserven bzw. Kapazitäten im Krankenhaus vor Ort zur Verfügung stehen. Beim Massenanfall von Verletzten kann es daher zu Engpässen in der Patientenversorgung kommen. Lösungsmöglichkeiten sind zum Beispiel eine Vorhaltung von genug Ressourcen für einen größeren Anfall von Patienten oder aber die Sicherstellung des Nachschubs von extern. Letzteres kann sich in bestimmten Situationen wie bei Ereignissen, die mit Straßensperrungen verbunden sind allerdings als komplexe Aufgabe darstellen, die im Vorfeld Absprachen mit der Polizei bedürfen.

Die Organisation von apparativen medizinischen Ressourcen und der Rücklauf dieser Geräte sind zu berücksichtigen.

Mitarbeiterverpflegung

Die Versorgung einer großen Zahl von Mitarbeitern mit Speisen und Getränken – insbesondere in der Nacht und am Wochenende – ist sicherzustellen. Auch hier kann es als Folge einer Auslagerung an externe Dienstleister zu Engpässen kommen, die durch entsprechende Planung im Vorfeld zu vermeiden sind.

Sicherheitsplanung im Rahmen interner Schadenslagen

Die Krankenhausalarm- und Einsatzplanung muss neben den klassischen »internen Schadenslagen« wie Räumung und Evakuierung aufgrund eines Brandgeschehens oder eines Naturereignisses auch lebensbedrohliche Gefahrenlagen wie ein Schusswaffengebrauch bzw. dessen Androhung sowie Geiselnahmen umfassen (Roewer und Kranke 2017). Neben dem klaren Hinweis auf Fluchtwege müssen auch Schutzräume definiert werden, die bei Unmöglichkeit einer Flucht als Rückzugsort geeignet sind. Hinzu kommen Verhaltensleitlinien für das Personal und die verantwortlichen (Führungs-)Kräfte, wie in einer konkreten Situation zu verfahren ist und wer als Ansprechpartner für die Polizei dienen kann. Hier ist neben der Sicherheit der Mitarbeiter auch die Sicherheit von Patienten und Besuchern des Krankenhauses so weit als möglich zu berücksichtigen und zu gewährleisten.

Bei externen Schadenslagen wie einem Massenanfall von Verletzten muss der Patienten- und Angehörigen- sowie auch der Personalstrom gelenkt bzw. kanalisiert werden. Hier ist es empfehlenswert, zumindest die öffentlichen Zugänge zum Krankenhaus mit Personal zu versehen, die bei privat oder fußläufig zugebrachten Patienten reagieren und die Verbringung der Patienten in die zentrale Notaufnahme veranlassen oder gar durchführen können. So kann gewährleistet werden, dass alle Patienten eine Notfallversorgung erhalten und Angehörige betreut werden können. Sollte sich eine Bedrohungslage entwickeln, besteht ferner die Möglichkeit, schnell zu reagieren und einzelne Zugänge zum Krankenhaus durch das bereits anwesende Personal schließen zu können. Eine Identifikationsmöglichkeit für das zusätzlich alarmierte Personal in Form eines Mitarbeiterausweises oder die Ausstattung mit Notfallausweisen ist ebenfalls zu empfehlen. So kann zumindest sichergestellt werden, dass das Personal identifiziert und registriert werden kann. Eine Ausstattung mit einer EDV-gestützten Registrierung ist eine weitere denkbare Variante. Hier kann über eine Zuordnung der hierbei registrierten Personalnummer zu einer Person beispielsweise über den Verzeichnisdienst (»Active Directory«) der Personalstand verifiziert werden.

Handelt es sich bei dem Ereignis um eine unklare oder mit einem Terroranschlag assoziierte Lage, so ist es empfehlenswert, den Patienten und Angehörigenverkehr nur über zwei getrennte und überwachte Zugänge zum Gebäude zu realisieren. Dies soll zum einen das Risiko eines unbemerkten Eindringens von gefährlichen Personen verhindern, zum anderen auch eine potentielle Verbringung von (noch) unbekannter Kontamination mit CBRN-Stoffen in das Krankenhaus vermeiden. Im Eingangsbereich bietet es sich an, die Sichtung in einem den Witterungsbedingungen entsprechend ausgerüsteten Zelt durchzuführen, da hier noch die Möglichkeit besteht, eine Kontamination zu erkennen und entsprechende weitere Maßnahmen zu ergreifen, um das Krankenhaus zu schützen (Hossfeld u. a. 2017). Das zusätzlich einberufene Personal soll über einen dritten Zugang in das Gebäude kommen, der nicht in unmittelbarer Nähe der Patienten- und Angehörigenströme liegt. Dies hat einen psychologischen und einen sicherheitsrelevanten Hintergrund. Die Registrierung des Personals muss in den beschriebenen Lagen ebenfalls noch im Eingangsbereich erfolgen.

Um das Eindringen von potentiellen Gefährdern im Rahmen von terroristischen Anschlägen möglicherweise frühzeitig zu erkennen und dementsprechend Maßnahmen ergreifen zu können, kann die Anwendung des ALERT-Schemas (► Tab. 2.22) oder der Handlungsempfehlungen zur Eigensicherung für Einsatzkräfte der Katastrophenschutz- und Hilfsorganisationen bei einem Einsatz nach einem Anschlag (Bundesamt für Bevölkerungsschutz und Katastrophenhilfe) unter Umständen hilfreich sein:

Tab. 2.22: ALERT-Schema

Buchstabe	Bedeutung
A	Allein und nervös
L	Lockere Kleidung
E	Sichtbare Elektronik am Körper
R	Rumpf steif wirkend
T	Trigger: Hände fest geschlossen

Mitarbeiter-Registrierung

Wegeführung und Räumlichkeiten

Insbesondere beim Massenanfall von Verletzten oder Erkrankten kommt der getrennten Wegeführung folgender Gruppen besondere Bedeutung zu:

- Patienten
- Angehörige
- Pressevertreter
- Klinikmitarbeiter

Ein Aufeinandertreffen dieser vier Ströme bedingt zusätzliche, vermeidbare Belastungen (Konfrontationen mit Pressevertretern, Belastung neu eintreffender Mitarbeiter durch betroffene Angehörige etc.) und sollte daher vermieden werden.

Die Registrierung sowie – konzeptabhängig – auch die Bereitstellung des alarmierten Personals sollte nicht unmittelbar in den gleichen Räumlichkeiten stattfinden, in denen auch der Einsatzleiter arbeitet, da dieser sonst durch die hohe Anzahl von Mitarbeitern mit hohem Informationsbedarf in seiner organisatorischen Arbeit potentiell beeinträchtigt wird.

Datenerfassung

Bei der Registrierung der Mitarbeiter sollte die Erfassung folgender Daten obligat sein:

- Name
- Vorname
- Beruf
- Fachliche Weiterbildung (z. B. Facharzt/Fachpflegepersonal, …)
- Ankunftszeit
- Endzeit
- Abteilung/Bereich

Fakultativ kann dieser – minimale – Datensatz individuell ergänzt werden durch weitere Informationen:

- Besondere Qualifikationen (z. B. Kinderanästhesie, …)
- Pausenzeiten

Idealerweise läuft die Registrierung über eine klinikinterne Zeiterfassung, die softwareseitig so ausgelegt sein muss, dass auch die tatsächlichen Arbeitszeiten der Mitarbeiter registriert werden können, auch wenn diese – in Katastrophen- und anderen, besonderen Fällen – gegen arbeitszeitliche Regelungen verstoßen sollten.

Entsprechend codierte (Barcode, RFID, ...) Mitarbeiterausweise erleichtern den Zugang ins Klinikgelände und die schnelle Registrierung.

Ein System, das den Abgleich der Registrierung mit dem aktuellen Dienstplan möglich macht, hilft, im Verlauf eines längeren Einsatzes entstehende Dienstplanlücken rasch zu erkennen und frühzeitig gegenzusteuern. Idealerweise besteht diese Möglichkeit des Abgleichs auch mit dem Alarmierungssystem, so dass im Akutfall tatsächlich nur geeignete Mitarbeiter alarmiert werden, welche nicht für den nächsten Tag eingeplant sind, dann potentiell ausfallen und somit weiterer Koordinierungsbedarf generiert wird.

Koordination der registrierten Mitarbeiter

Die Registrierung der eingetroffenen Mitarbeiter sollte von einer hierfür geschulten Person überwacht und koordiniert werden. Sie dient dem Einsatzleiter als »single point of contact« und kümmert sich bei Bedarf in Abstimmung mit dem Einsatzleiter um eine notwendige Nachalarmierung. Insbesondere in außergewöhnlichen Situationen wie dem Massenanfall von Verletzten ist die Motivation zu helfen sehr hoch. Im Sinne einer guten Mitarbeiterfürsorge soll der Leiter der Mitarbeiterregistrierung daher auch auf die Arbeitszeiten der eingesetzten Kräfte achten und diese sobald vertretbar in Pausen bzw. in Absprache mit dem Einsatzleiter aus dem Einsatz entlassen.

Während in der Initialphase eine potenzielle Personalknappheit besteht, ist nach Alarmierung dienstfreien Personals meist ausreichend Personal verfügbar, um individualmedizinische Versorgung zu gewährleisten. Spätestens ab diesem Zeitpunkt muss sich der Personalkoordinator in enger Abstimmung mit der MED-EL über die Sicherstellung der Betriebskontinuität nach Ende des Akutereignisses machen. Hierzu sind vorrangig Mitarbeiter zu identifizieren, die in der nahen Zukunft gemäß dem Dienstplan eingesetzt werden sollen. Diese sind vorrangig aus dem Einsatz zu entlassen.

Die prospektive Planung von nicht vorhersehbaren und in ihrem Auftreten seltenen Ereignissen ist essenziell. Die moderne Hochleistungsmedizin, die bereits in der zentralen Notaufnahme beginnt, birgt viele komplexe Prozesse und somit auch ein erhöhtes Risiko in sich, bei Großschadenslagen mit einem Massenanfall von Patienten dysfunktional zu werden und damit andere Patientengruppen zu gefährden. Die Planung und Vorbereitung auf derartige Situationen muss ganzheitlich und in einem sinnvollen Detailierungsgrad erfolgen. Überplanung stellt ebenso wie fehlende Planung ein Risiko dar, da die Flexibilität, auf Lageänderungen zu reagieren, eingeschränkt wird. Um Risiken zu minimieren, ist neben der Planung auch die Übung ein wesentliches Element im Risikomanagement. Übungen bieten die Chance, Planungsfehler zu erkennen und im Sinne des kontinuierlichen Verbesserungsprozesses zu verbessern. Jedoch fehlt es an finanziellen Kompensationen, da die Vorbereitung auf interne und externe Schadenslagen mit allen Konsequenzen nicht in den aktuellen Abrechnungspraktiken des Gesundheitswesens Berücksichtigung findet. So sind neben der eigentlichen, oben beschriebenen Planungsarbeit auch die Budgetplanung und das Controlling sinnvoll und wichtig, um die limitierten finanziellen und personellen Ressourcen zweckdienlich einzusetzen. Krankenhausalarm- und Einsatzplanung ist teuer, aber im Vergleich zu den Folgekosten nach einem eingetretenen Schaden vertretbar.

Übungen

Da derartige Ereignisse in aller Regel stark vom Klinikalltag abweichen, sind die im Krankenhausalarm- und Einsatzplan beschriebenen Prozesse zu schulen und zu üben. Übungen können von kleineren Bereichs- bis hin zu Vollübungen ausgeweitet werden. Grundsätzlich gliedern sich Übungen in drei Phasen: die Vorbereitung, die Durchführung und die Nachbereitung. Es müssen Übungsart, -termin, -szenario und -umfang festgelegt werden. Übungsbeobachter sind bei der Durchführung obligat. Erste Eindrücke und ein Dank an die Akteure können direkt im Anschluss im Rahmen eines Hot-Debriefings stattfinden. Eine finale Übungsauswertung über gewonnene Erkenntnisse und Optimierungen sollen durch den Katastrophenschutzbeauftragten der Klinik in Form eines Übungsberichts erstellt werden. Die anschließende Aufarbeitung der identifizierten Punkte muss zwingend durch den Katastrophenschutzbeauftragten stattfinden oder koordiniert werden. Der Bericht ist allen Involvierten und dem Klinikumsvorstand vorzulegen bzw. zur Verfügung zu stellen (BBK 2020).

Literatur zu Kap. 2.3.3

Adams, H.A., Flemming A., Krettek C., und Koppert W. (2015): »Der Notfallplan des Krankenhauses«. Medizinische Klinik – Intensivmedizin und Notfallmedizin 110 (1):37–48. https://doi.org/10.1007/s00063-014-0414-8.

AFKzV/BBK. (1999): FwDV 100 – Führung und Leitung im Einsatz.

Bundesamt für Bevölkerungsschutz und Katastrophenhilfe BBK (2020): Handbuch Krankenhausalarm- und Einsatzplanung (KAEP)

Diepenseifen, C.J., Baumgarten G., Schewe J.-C. (2014): »Krankenhausalarmplanung«. Notfall + Rettungsmedizin 17 (1):32–38. https://doi.org/10.1007/s10049-013-1818-3.

Hossfeld, B., Wurmb T., Josse F., Helm M. (2017): »Massenanfall von Verletzten – Besonderheiten von ›bedrohlichen Lagen‹«. AINS – Anästhesiologie · Intensivmedizin · Notfallmedizin · Schmerztherapie 52 (09):618–29. https://doi.org/10.1055/s-0042-120229.

Peleg, K., und Rozenfeld, M. (2015): »Dealing with terror-related mass casualty events«. Notfall + Rettungsmedizin 18 (4):285–92. https://doi.org/10.1007/s10049-015-0028-6.

Roewer, N., Kranke P. (2017): »Katastrophenmedizin in und außerhalb der Klinik: auf das Ungeplante vorbereitet sein«. Anästhesiol Intensivmed Notfallmed Schmerzther 52 (09):588–93. https://doi.org/10.1055/s-0043-116913.

Schmidt, J, Hartl, P., Neuhoff, S. (2010): »KAPITEL 8 – Führungsorganisation und -einrichtungen«. In Medizinische Gefahrenabwehr (1. Auflage), 163–76. Munich: Urban & Fischer. https://doi.org/10.1016/B978-343724590-9.10008-5.

Urban, B., Meisel, C., Lackner, C.K. und AG Krankenhausalarmierung München (2008): »Alarmierung der Klinikmitarbeiter bei größeren Schadenslagen« Notfall- und Rettungsmedizin 11:28–36 DOI 10.1007/s10049–007–0963-y

Urban, B., Kreimeier, U., Prückner, S., Kanz, K.-G., Lackner, C.K. (2006): »Krankenhaus-Alarm- und Einsatzpläne für externe Schadenslagen an einem Großklinikum« Notfall- und Rettungsmedizin 9:296–303 DOI 10.1007/s10049–006–0817-z

Wurmb, T., Rechenbach P., Scholtes K. (2016): »Alarm- und Einsatzplanung an Kranken-häusern: Das konsequenzbasierte Modell«. Medizinische Klinik – Intensivmedizin und Notfallmedizin, Juli. https://doi.org/10.1007/s00063-016-0190-8.

2.3.4 Unkooperative und aggressive Patienten, Angehörige und Dritte

Felix Rockmann

Unkooperative und aggressive Patienten in der Notaufnahme sind kein »neues« Problem. Bereits 1969 beschäftigten sich Lion et al. mit Patienten, die mit Aggressionen in einer Notaufnahme behandelt wurden (Lion et al. 1969). Um das Jahr 2000 stiegen jedoch die Veröffentlichungen zu diesem Thema sprunghaft an, zunächst international, aber auch national wurde diese Problematik dann vor ca. 15 Jahren auch wissenschaftlich aufgegriffen (Ray 2007, Ohlbrecht et al. 2008). Aktuelle Zahlen in Deutschland beschreiben das größer werdende Problem (Hofmann 2019), welches auch international große Aufmerksamkeit bekommt (Aljohani 2021).

Das Thema wird auch in der Weiterbildung zur Notfallpflege umfassend behandelt und findet sich auch in der Literatur (Nickoleit, Dietz-Wittstock et al. 2022).

Aggressive und unkooperative Patienten

Als Einführung dient folgendes Beispiel, das aufzeigt, welche Aspekte bei diesen Patienten zu berücksichtigen sind:

Ein 28-jähriger Patient wird mit rezidivierenden fokalen Anfällen in die Notaufnahme eingewiesen. Er betreibt einen langjährigen Abusus von verschiedenen Drogen und Alkohol, den er auch nicht verneint. Er ist initial kooperativ, jedoch affektgestört und aufbrausend. Die Erstversorgung durch den Notarzt war (bei wachem Patienten) nur nicht-medikamentös gewesen. Der Patient ist verbal ausfallend gegenüber dem behandelnden Arzt und Pflegepersonal.

Nach Etablierung eines i. v.-Zuganges kommt es erneut zu einem fokalen Anfall (jeweils tonisch-klonische Zuckungen des linken Armes), so dass der behandelnde neurologische Assistent zunächst Lorazepam als ersten Behandlungsversuch anordnet. Der Patient verweigert diese Medikation in zunehmend aggressivem Ton mit Argumenten wie »das wirkt bei mir nicht«. Trotzdem wird das Medikament verabreicht, hat jedoch zunächst keinen Effekt, worauf es zu einer physischen Bedrohung des Arztes durch den Patienten kommt. Durch die Gabe von Levetiracetam kann im weiteren Verlauf eine Sistierung der Anfälle erreicht werden, der Patient wird stationär aufgenommen. Vierundzwanzig Stunden später stellen sich zwei Kriminalbeamte im Notfallzentrum vor, die eine erste Zeugenvernehmung durchführen wollen, da eine Strafanzeige wegen schwerer Körperverletzung gegen den Arzt vorliegt.

An diesem Beispiel lassen sich verschiedene Aspekte des Themas beleuchten:

- Aggression des Patienten
- Therapie bei fraglich einwilligungsfähigem Patienten
- Akute psychische und physische Bedrohung des Behandlungsteams
- Sekundäre Beeinflussung des Behandlungsteams.

Zunächst zu den Aggressionen:
Die Ursachen von aggressivem Verhalten von Patienten in der Notaufnahme sind vielfältig und manche offensichtlich: Alkohol und Drogen sind als externe Faktoren sicherlich führend, aber auch psychische Erkrankungen, sowie unterschiedliche Demenzformen führen zu einem gehäuften Auftreten von aggressivem Verhalten.

Diesem breiten Spektrum an Ursachen steht ein zentrales Prinzip auf Seiten der Pflegenden und des ärztlichen Personals gegenüber: Das Prinzip der körperlichen Unversehrtheit gilt für alle und muss das höchste Gebot sein. Daher muss allen Mitarbeitern dies sowohl immer wieder verdeutlicht, aber auch vorgelebt werden: Physische und psychische Gewalt darf auch in der Notaufnahme keinen Platz haben. Dieses Wissen und diese Grundvoraussetzung schaffen wieder klare Maßstäbe für die Detailarbeit und die zu regelnden Situationen in der täglichen Arbeit.

Umgang mit dem Sicherheitsbedürfnis der Mitarbeiter

Zentrale Aufgabe der leitenden Personen in der Notaufnahme ist es, hier gezielte Aufmerksamkeitsarbeit zu leisten. Jeder Mitarbeiter sollte bereits erste Anzeichen eines aggressiven Verhaltens seitens des Patienten erkennen und dies als erstes im gesamten Behandlungsteam ansprechen. Oft sind es nur kleine Bemerkungen oder Verhaltensweisen des Patienten, die auf eine mögliche bedrohliche Situation hinweisen. Diese müssen daher nicht allen Mitarbeitern auffallen, sondern können leicht übersehen werden. Wichtig ist, dass man einer drohenden Gefahr nicht unvorbereitet gegenübertritt, daher müssen diese Frühzeichen auch angesprochen werden. Mit dieser Ansprache wird dann ein Pan entwickelt, wie realistisch eine mögliche Bedrohung ist und wie diese dann beherrscht werden kann. Wichtige Aspekte sind hierbei:

- Keine Versorgung des Patienten durch einen Arzt/Pflegekraft allein (immer mindestens zwei Mitarbeiter sind gleichzeitig anwesend).
- Ein frühzeitiges Ansprechen mit einer offenen Frage kann die Aggression deutlicher zu Tage treten lassen und damit auch Behandlungsmöglichkeiten bieten: »Ich habe das Gefühl, dass Sie wütend/ärgerlich/aufgewühlt sind. Stimmt das?«
- Auch die Frage nach Gewaltbereitschaft sollte gestellt werden.

- Ist es bereits zu einem Gewaltausbruch gekommen, sollte ebenfalls die Frage nach der Wiederholung gestellt werden, auch sollte frühzeitig die Alarmierung der Polizei nicht nur erwogen, sondern auch angekündigt werden (wenn ein Gespräch noch möglich ist): »Wir rufen bei gewalttätigen Menschen immer die Polizei. Glauben Sie, dass Sie zur Gewalt neigen?«
- Auch die Behandlung sollte abgesprochen werden: Ich kann Ihnen helfen, diese schwierige Situation besser zu ertragen, dazu würde ich Ihnen gerne ein Medikament geben. Ist das in Ordnung?«

Ist es bereits zu aggressivem Verhalten gekommen und eine verbale Kommunikation ist nicht mehr möglich, sollte immer die Polizei gerufen werden, da sich solche Situation auch rasch verschlimmern und andere Patienten mitbetreffen können.

Diese Strategien funktionieren jedoch nur bei wachen, kommunikationsbereiten Patienten ohne formale Denkstörung (sondern gestörtem Impuls-Kontroll-verhalten), nicht jedoch bei psychisch kranken Patienten im Sinne einer schweren Psychose oder Schizophrenie oder bei demenzkranken Patienten.

Hier kann das Sicherheitsbedürfnis der Mitarbeiter nur durch medikamentöse Eingriffe sichergestellt werden: Beachten muss man hier die rechtliche Situation: erst wenn der Patient oder der medizinische Betreuer sein Einverständnis zur medikamentösen Kontrolle gibt, können diese verabreicht werden. So ist gerade bei demenzerkrankten, aggressiven Patienten diese frühzeitige Miteinbeziehung der Angehörigen (Ehegatten – Stichwort Ehegattennotvertretung)/(gesetzlichen) Betreuer/Vorsorgebevollmächtigten von entscheidender Bedeutung.

Bei neu aufgetretenen psychiatrischen Störungen (auch bei Drogen/Alkohol induzierten Anpassungsstörungen), kann die Therapie auch medizinisch indiziert und dann verabreicht werden (wenn eine Einwilligungsfähigkeit nicht vorliegt, hier muss unbedingt auf eine ausreichende Dokumentation der formalen Denkstörungen geachtet werden). Zusätzlich ist in diesen Fällen immer die Polizei mithinzuzuziehen, um die Sicherheit der Mitarbeiter zu gewährleisten. Dies sollte man unbedingt auch bei wenig kritischen Situationen tun, um die Hemmschwelle für die Alarmierung beim Personal möglichst niedrig zu erhalten.

Der Schutz der Mitarbeiter steht auch bei der Einführung eines Sicherheitsdienstes in Krankenhäusern im Vordergrund: in anderen Ländern seit langem Routine (Ordog et al. 1995), wird dieser in Deutschland erst zögerlich, dann aber schließlich erfolgreich umgesetzt (Hofmann & Hachenberg 2019; Oßberger 2018). Dieser Sicherheitsdienst kann das Gefühl und die tatsächliche Sicherheit von Mitarbeitern in der Notaufnahme verbessern und dient als überbrückende Hilfe zur Deeskalation bzw. Hilfe bis zum Eintreffen der Polizei.

Gründe für aggressives Verhalten von Patienten

Verändert man den Blickwinkel weg vom Mitarbeiter hin zum Patienten, so ergeben sich hieraus auch relevante Aspekte in Bezug auf aggressives Verhalten. Beginnen wir mit den äußeren Umständen:

Ein »normaler« Notaufnahmebesuch kann einige Stunden in Anspruch nehmen: nicht die eigentliche Versorgung des Patienten benötigt viel Zeit, sondern die Versorgung von mehreren Patienten gleichzeitig macht Arbeit ineffektiv und damit länger dauernd. Die Dokumentationsaufgaben sind ebenfalls nicht zu unterschätzen, sie gehören genauso zur ärztlichen Aufgabe wie die Erfassung der Anamnese und der Untersuchung. Sind weitere Untersuchungen nötig (Blutentnahme, radiologische Diagnostik oder Ultraschall), sind weitere Prozessschritte (und damit Zeit) einzukalkulieren. Somit ergeben sich leicht Gesamtbehandlungszeiten von drei oder mehr Stunden. Dies kann beim Patienten natürlich zu Frustration und schließlich Aggression führen. Ein weiterer Faktor ist die ungewohnte Umgebung, die Fremdsteuerung durch das ärztliche, pflegerische und weitere Hilfspersonal und der damit verbundene Verlust der Autonomie. Kommen dann noch Gefühle wie Schmerz und Angst hinzu, kann dies bei kognitiv eingeschränkteren Patienten zu deutlichen aggressiven Verhaltensweisen führen (Kennedy 2020, Shenvi 2020).

Besonders herausfordernd ist die Situation bei demenz- oder psychisch kranken Patienten: hier sind neben den oben beschriebenen Herausforderungen auch die eingeschränkte oder fehlende kognitive Ebene der Stressbearbeitung zu nennen, Informationen können nicht adäquat verarbeitet werden (kommunikative Störung), aber auch das Kurzzeitgedächtnis ist deutlich gestört (mnestische Störung), so dass es durch die immer wiederkehrenden Fragen oder Anliegen zu einer latenten Aggression durch das Personal kommen kann. Dies führt mit der erlebten oder auch nur vermeintlichen Hilflosigkeit zu Aggressionsvermehrung beim Patienten.

Auch können die erlebten Behandlungen für den Patienten traumatisch und damit aggressionsfördernd sein: ein alkoholisierter Patient »erlebt« die Auffindesituation und den Transport ins Krankenhaus vielleicht als sehr unangenehm, dann wird er durch Blutentnahme und/oder Anlegen von i. v.-Zugängen auch noch »verletzt« und sein Schlafbedürfnis ignoriert.

Der demente Patient stellt eine weitere Herausforderung dar: hier kommt es in bestimmten Situationen bei verschiedenen Erkrankungen zu aggressivem Verhalten, dass sich aus der Grunderkrankung des Patienten ergibt. So ist nachgewiesen, dass z. B. verbal aggressives Verhalten bei Demenzkranken eher mit dem weiblichen Geschlecht, einer kognitiven Verschlechterung und auch einem immer schlechteren Aktivitätsgrad bei den Aktivitäten des täglichen Lebens einhergeht (Cohen-Mansfield 2008).

Der aggressive Dritte

Auch Begleitpersonen können (ähnlich wie der Patient) zu aggressivem Verhalten neigen: Die Ungewissheit über die Erkrankung eines nahestehenden Verwandten, die Machtlosigkeit der eigenen Situation, die Entfernung vom Angehörigen (Warteraum vs. Behandlungszimmer) und viele weitere Gründe sorgen für einen deutlichen Druck, der auf dem Angehörigen lastet. Nicht jeder kann mit diesem Druck umgehen. Auch eine empfundene übermäßig lange Wartezeit ohne signifikante Information kann der Auslöser für aggressives Verhalten sein. Drogen oder

Alkohol können hier die Wahrnehmung so verändern, dass eine zielgerichtete Therapie des Patienten unter Einbindung der Angehörigen nicht mehr möglich ist (Landau et al. 2018, DGPPN 2020).

Umweltbedingte Einflüsse

Aggressionen können auch durch äußere Einflüsse verstärkt oder ausgelöst werden: Besonders Lärm kann nicht nur zu einer Ermüdung, sondern auch zu aggressivem Verhalten führen. Auf der Intensivstation wird dies z. B. bei Monitoralarmen unter dem Stichwort »alarm fatigue« seit langem untersucht (Siebig et al. 2009). Aber auch die zunehmende Überfüllung von Notaufnahmen kann aggressives Verhalten sowohl beim Patienten als auch beim Personal befördern (Stowell et al. 2016) und sorgt als unabhängiger Faktor für die Zunahme von derartigen Zwischenfällen. Alle Maßnahmen, die dem sogenannten »Overcrowding« vorbeugen (sei es die strukturierte Voranmeldung von Patienten durch den Rettungsdienst/die Leitstelle oder das NIDA®-System) , sei es durch aktiven Bettennachweis in einem offenen System (z. B. IVENA), können helfen, die daraus sekundär entstehenden Aggressionspotentiale zu vermindern.

Alle genannten Einflussmöglichkeiten führen zu einer Zunahme von Aggressionen bzw. aggressiven Verhaltens bei Mitarbeitern genauso wie bei Patienten. Die Versorgungsqualität wird dadurch negativ beeinflusst und auch die Arbeitszufriedenheit nachhaltig gestört. Bei Mitarbeitern kann das zu einer erhöhten Kündigungsrate, einer größeren Frustration und damit zu einem Teufelskreis führen. Diesen zu durchbrechen bzw. gar nicht erst entstehen zu lassen ist die Hauptaufgabe sowohl der leitenden Mitarbeiter als auch der Organisation (Carver 2021, Wirth 2021).

Strategien in der Notaufnahme

Betrachtet man nun die Gesamtheit der Faktoren, die oben aufgezählt wurden, so ergeben sich eine Reihe von Interventionsmöglichkeiten, die eine Vermeidung von aggressivem Verhalten ermöglichen und damit der Sicherheit von Patienten, Mitarbeitern und Angehörigen dienen.

Diese reichen von baulichen und Ausstattungsmaßnahmen bis hin zum Teamtraining und Etablierung eines Sicherheitsdienstes. Die Maßnahmen werden jetzt im Folgenden erläutert.

Für den Einzelnen

Die Stärkung der individuellen Handlungskompetenz sowohl ärztlich als auch pflegerisch steht an erster Stelle bei der Bewältigung der Herausforderung »aggressives Verhalten«. Hier sind insbesondere zu nennen:

1. Eine etablierte Handlungsanweisung, wie bei gewaltbereiten oder aggressiven Patienten zu reagieren ist. Allein die Tatsache, dass so eine Anweisung erstellt und etabliert wird, senkt das Risiko signifikant, da es zu einer Haltungsänderung der betroffenen Mitarbeiter führt (»ich bin nicht alleine mit meinem Problem«) (Ramacciati et al. 2016).
2. In dieser Handlungsanweisung sind bestimmte Ablaufschritte (Eskalationsstufen) festgeschrieben, wie der Einzelne auf aggressives Verhalten reagieren kann und sollte.
3. Unterschiedliche Handlungsstränge machen dies für den Mitarbeiter auch lern- und lebbar: der Aggressivität eines Demenzkranken muss anders begegnet werden als der Aggressivität eines unter Drogen stehenden Jugendlichen.
4. Entscheidend ist auch die Repetition des Maßnahmenkataloges im Rahmen von regelmäßigen Abteilungsbesprechungen und nach jedem Vorfall: es muss regelmäßig auf richtiges Verhalten sowohl im pflegerischen als auch im ärztlichen Bereich hingewiesen werden. Das Positivbeispiel muss herausgestellt werden.
5. Beim »Versagen« der Handlungsanweisung führt ein frühes Debriefing und eine zeitnahe Anpassung der Handlungsanweisung bzw. Training des Mitarbeiters, zu einem nachhaltigen Effekt.
6. Die Behandlungseinheit »Arzt und Pflegekraft« sollte immer gemeinsam agieren, das muss auch geübt werden. Insbesondere die gegenseitige aktive Unterstützung bei der Konfliktbewältigung (das gedanklich aber auch das physische »Beisammenstehen«) ist hier ein entscheidender Aspekt.

Für die Gruppe

Auch in der Gesamtheit des pflegerischen und ärztlichen Personals sind Modifikationen im eigenen Verhalten aufzunehmen (Gerdtz et al. 2013, , Ramacciati et al. 2016, Wirth et al. 2021):

1. Etablierung einer regelmäßigen Nachbesprechung relevanter Ereignisse in der Gruppe führt zu einem besseren Verständnis des Auslösers von aggressivem Verhalten und erlaubt, die individuellen Erfahrungen im Umgang mit den entsprechenden Situationen zu verallgemeinern.
2. Grundlegende Veränderungen und Modifikationen in der Betreuung von Patienten müssen etabliert werden, um den einzelnen Mitarbeiter besser zu schützen: so kann man z.B. festlegen, dass bei bestimmten Patienten (alkoholisierte Patienten) grundsätzlich mindestens zwei Mitarbeiter in der Patientenversorgung tätig sind.
3. Die Etablierung eines »Mentorsystems« für diese Situationen kann ebenfalls erfolgen: Oft erkennt der direkt betroffene Mitarbeiter erste Anzeichen von aggressivem Verhalten nicht und reagiert daher unbewusst falsch im Sinne einer weiteren Eskalation der Situation. Oft kann dies durch eine ursprünglich nicht beteiligte Pflegekraft oder ärztlichen Mitarbeiter aufgefangen und in die »Stationspolitik«, also die Handlung nach Empfehlung aufgenommen werden.

4. Dies fördert zudem die interprofessionelle und interpersonelle Zusammenarbeit, Frustration für Mitarbeiter und Patient wird vermieden. Funktionieren kann dies nur, wenn das Thema regelmäßig angesprochen wird und somit bei allen präsent ist.

Für Patienten und Angehörige

Der Patient selbst ist natürlich individuell und daher nicht direkt zu beeinflussen. Daher müssen weitere Maßnahmen organisatorisch und baulich getroffen werden, um eine indirekte positive Lenkung des Patienten zu erreichen. Diese werden unten im Abschnitt »Organisation und bauliche Maßnahmen« erläutert.

Vorbeugende Maßnahmen sind hier eher nicht auf dem Level der Einzelpersonen zu erreichen, sondern durch aufklärende Maßnahmen in der lokalen und überregionalen Bevölkerung durchaus auch mit Hilfe von Presse, Fachgesellschaften und anderer engagierter gesellschaftlicher Gruppen. Hierzu gehören:

1. Die Aufklärung, was eine Notaufnahme zu leisten im Stande ist und was nicht. Notaufnahmen können die fehlende Facharztversorgung nicht ersetzen, sie können keine Patientenbetreuung über einen längeren Zeitraum übernehmen. Auch eine ambulante Psychotherapie kann hier nicht erfolgen. Hier sind besondere Anstrengungen nötig, um die Möglichkeiten und regulären Wege des Gesundheitssystems zu erläutern und auch aufzuzeigen, bevor es im Wartebereich zu Überfüllung, Frustration und Aggression kommt.
2. Die klare Aussage, dass eine Behandlung in einer Notaufnahme auch mit einer stationären Aufnahme enden kann und dies aus medizinischen (nicht ökonomischen) Gründen erfolgt, ermöglicht es Patienten und Angehörigen, bereits vorab eine Wahl zu treffen, ob sie dann diese Versorgungsart wählen wollen oder nicht. Daher darf man nicht von »echten« oder vermeintlich »falschen« Notaufnahmepatienten sprechen. Einzig der klare Hinweis auf die möglicherweise stationäre Behandlung ermöglicht eine Wahl für den Patienten.
3. Die Transparenz, welche Möglichkeiten es zu welchem Zeitpunkt ambulant in der Region gibt, um ein Gesundheitsproblem einschätzen und behandeln zu lassen, hilft eindeutig, das Aufkommen von Patienten in einer Notaufnahme überschaubarer zu halten und damit die Nutzung von Ressourcen zu optimieren. Hierzu gehören auch Angebote für Demenzkranke, psychisch Kranke oder Suchtkranke und deren Angehörige.

Organisatorische und bauliche Optimierungen

Neben den oben angesprochenen individuellen und für die Gruppe geltenden Maßnahmen lassen sich eine ganze Reihe weiterer Aspekte in der Gewalt und Aggressionsprävention darstellen und umsetzen:

1. Räumliche Trennung oder auch Zusammenführung: Durch eine geeignete Gestaltung der Notaufnahme sollten bestimmte Patientengruppen trennbar

oder »zusammenführbar« sein. Dies bedeutet zum Beispiel, dass man gehende, nicht dringend zu versorgende Patienten zusammen mit den Angehörigen belässt, um diese dann in echten Arztzimmern zu versorgen.

2. Mehrere kleinere Wartebereiche sind günstiger als ein großer Wartebereich, um eine kritische Menge an Wartenden an einem Ort nicht zu überschreiten und gleichzeitig auch auf spezielle Bedürfnisse von wartenden Patienten (Schmerzerleben, kultureller Hintergrund, Erkrankungen mit Hautbeteiligungen etc.) eingehen zu können.

3. Individuelle Gestaltung von Behandlungsräumen für Patienten mit eingeschränkten kognitiven Fähigkeiten (Demenzkranke, Intoxikierte): Hier ist zum einen die Abschottung vor zu vielen externen Reizen nötig, sowie die ausreichende Überwachung wichtig. Auch die Toilettenversorgung muss hier berücksichtigt werden. Je nach Aufkommen dieser Patienten muss eine ausreichende Zahl derartiger Räume zur Verfügung stehen.

4. Lärm ist ein signifikanter Risikofaktor für aggressives Verhalten: wie oben beschrieben ist ein aktives Alarmmanagement mit Trainingsprogrammen für alle Mitarbeiter verpflichtend einzuführen, um die Anzahl der Fehlalarme bei monitorüberwachten Patienten zu reduzieren. Weitere Lärmschutzmaßnahmen betreffen die Schallisolierung von Kabinen, die Reduktion von Außenlärm, die regelmäßige Messung der Gesamtlautstärke in der Abteilung, die Optimierung der Belüftungsanlage in Bezug auf Schallemissionen und vieles mehr. Entscheidend auch hier ist das Bewusstsein aller Mitarbeiter, dass Lärm unbedingt zu vermeiden ist, nicht nur wegen des eigenen Wohlbefindens, sondern zur Vermeidung von aggressivem Verhalten.

5. Vermeidung von räumlicher Enge: Es ist lange bekannt, dass räumliche Nähe von Mitmenschen und die fehlende »Ausweichmöglichkeit« zu Aggressionen führt und diese unterstützt. Wichtig ist hier, dass es auch »Obergrenzen« für die Größe von Stationen gibt, in denen das Sicherheitsgefühl wieder abnimmt (Haines et al. 2017). Eine adäquate Unterbringungsmöglichkeit im Verhältnis zur Patientenzahl (auch adaptiert nach gehenden und liegenden Patienten) ist zwingend nötig.

6. Die sichtbare Etablierung eines Sicherheitsdienstes ist in Deutschland noch nicht flächendeckend verwirklicht, in vielen anderen Ländern aber bereits seit langem Realität. Hier kommt sowohl der prophylaktische, als auch der eingreifende Aspekt ins Spiel: die physische Hilfsmöglichkeit erlaubt einen sichereren Umgang mit besonderen Patientengruppen.

7. Alarmmöglichkeiten: bei bedrohlichen Situationen gerade in abgeschirmten Bereichen muss eine einfache, praktikable Alarmierung von weiteren Mitarbeitern möglich sein. Hierzu können Rufsysteme oder Alarmknöpfe dienen.

8. Auch in Notaufnahmen ohne psychiatrische Abteilung im Haus muss eine Möglichkeit geschaffen werden, psychiatrische Patienten sicher zu anamnestizieren und anbehandeln zu können. Hierzu sollen entsprechend einer psychiatrischen Ambulanz Räume vorhanden sein.

9. Die Einbindung von Angehörigen muss bei der Gruppe der potenziell aggressiven Patienten von Anfang mit eingeplant werden und organisatorisch auch abgebildet sein. Bei aggressiven Angehörigen gehört die Deeskalation

primär durch *frühe* Informationen, *kontinuierliche* Information (z. B. durch automatisierte Wartebereichsmonitore) und auch eine ggf. modifizierte Zulassungspolitik (wer darf den Patienten wann, wie und wohin begleiten) zu den beeinflussbaren Größen. Bei bereits verbal oder sogar physisch aggressiven Angehörigen oder auch Patienten muss eine frühzeitige Kontaktaufnahme mit der Polizei erfolgen und auch klar geregelt sein.

10. Regelmäßige Kontakte mit der Polizei in gemeinsamen Besprechungen, Austausch von »Besonderen Lagen«, im Sinne von bestimmten entweder immer wiederkehrenden Situationen oder auch Einzelfällen, helfen nicht nur in der Prophylaxe von kritischen Situationen, sondern fördern auch die schnelle polizeiliche Reaktion im Einsatzfall.

Zusammenfassung

Die Zunahme von Gewaltpotential in der Notaufnahme ist nicht unikausal und lässt sich nicht durch einzelne Maßnahmen abschließend lösen. Erst ein Bündel von Maßnahmen wie in diesem Kapitel beschrieben, wird diesem Problem sowohl theoretisch fachlich als auch praktisch gerecht. Hier bedarf es in Deutschland noch einer deutlichen Entwicklung, die beschriebenen Maßnahmen können hier unterstützend sein.

In diesem Kapitel nicht behandelt wurden die vielen Aspekte der Aggressionsbereitschaft und das Auftreten von Gewalt von Seiten der pflegenden und ärztlichen Mitarbeiter, sowie deren Prophylaxe und Vermeidungsstrategien (Einzel-, Gruppegespräche, Supervision etc.). Hierzu sind eine Reihe von Veröffentlichungen erschienen (Lisak 2021; Nyberg, 2021).

Literatur zu Kap. 2.3.4

Aljohani, B,. Burkholder, J., Tran, Q.K., Chen, C., Beisenova, K., Pourmand, A. (2021): Workplace violence in the emergency department: a systematic review and meta-analysis. Public Health, 196:186–197

Carver, M., Beard, H. (2021): Managing violence and aggression in the emergency department. Emerg Nurse, 29(6):32–39.

Cohen-Mansfield, J. (2008): Agitated behavior in persons with dementia: the relationship between type of behavior, its frequency, and its disruptiveness. J Psychiatr Res 43:64–69.

Deutsche Gesellschaft für Suchtforschung und Suchttherapie e.V. (DG-Sucht) and Psychosomatik und Nervenheilkunde e.V. (DGPPN) Deutsche Gesellschaft für Psychiatrie und Psychotherapie. (2020): *S3-Leitlinie Screening, Diagnostik und Behandlung alkoholbezogener Störungen.*: https://register.awmf.org/de/leitlinien/detail/076-001.

Gerdtz, M.F., Daniel, C., Dearie, V., Prematunga, R., Bamert, M., Duxbury, J. (2013): The outcome of a rapid training program on nurses' attitudes regarding the prevention of aggression in emergency departments: a multi-site evaluation. Int J Nurs Stud 50:1434–1445.

Haines, A., Brown, A., McCabe, R., Rogerson M., Whittington R. (2017): Factors impacting perceived safety among staff working on mental health wards. BJPsych Open 3:204–211.

Hofmann, T., Hachenberg, T. (2019). Gewalt in der Notfallmedizin – gegenwartiger Stand in Deutschland. Anasthesiol Intensivmed Notfallmed Schmerzther, 54(2):146–154.

Kennedy, M., Koehl, J., Shenvi, C.L., Greenberg, A.,Zurek, O., LaMantia,M. Lo, A.X. (2020): The agitated older adult in the emergency department: a narrative review of common causes and management strategies. J Am Coll Emerg Physicians Open, 1(5): 812–823

Landau, S. F., Bendalak, J., Amitay, G., Marcus, O. (2018): Factors related to negative feelings experienced by emergency department patients and accompanying persons: an Israeli study. Isr J Health Policy Res 7:6.

Lion, J.R., Bach-y-Rita, G., Ervin, F.R. (1969): Violent patients in the emergency room. Am J Psychiatry 125:1706–1711.

Lisak, A., Efrat-Treister, D., Glikson, E. et al. (2021). The influence of culture on care receivers' satisfaction and aggressive tendencies in the emergency department. *PLoS One, 16*(9), e0256513.

Nickoleit, M., Dietz-Wittstock. M., Friesdorf, M. et al. (2022). Gewaltfrei in der Notaufnahme. Notfallpflege – Fachweiterbildung und Praxis. Springer. S. 353–368.

Nyberg, A., Kecklund, G., Hanson, L. M. et al. (2021). Workplace violence and health in human service industries: a systematic review of prospective and longitudinal studies. *Occup Environ Med, 78*(2), 69–81.

Ohlbrecht, H., Bartel, S., von Kardorff, E., Streibelt, M. (2008): Gewalt in der Notaufnahme. Prävention und Gesundheitsförderung 4:7–14.

Ordog, G.J., Wasserberger, J., Ordog, C., Ackroyd, G., Atluri, S. (1995): Violence and general security in the emergency department. Acad Emerg Med 2:151–154.

Oßberger, B. (2018): Bayerns Kliniken rüsten mit Wachdiensten auf. (https://www.welt.de/re gionales/bayern/article175102709/Gewalt-in-der-Notaufnahme-Bayerns-Kliniken-ruesten-mit-Wachdiensten-auf.html, Zugriff am 18. 6. 2018).

Ramacciati, N., A. Ceccagnoli, B. Addey, Lumini, E., Rasero, L. (2016): Interventions to reduce the risk of violence toward emergency department staff: current approaches. Open Access Emerg Med 8:17–27.

Ray, M.M. (2007): The dark side of the job: violence in the emergency department. J Emerg Nurs 33:257–261.

Shenvi, C., Kennedy, M., Austin, C.A., Wilson, M.P., Gerardi, M., Schneider, S. (2020): Managing Delirium and Agitation in the Older Emergency Department Patient: The ADEPT Tool. Ann Emerg Med, 75(2):+
136–145

Siebig, S., Rockmann, F., Wrede C.E. (2009): Neuerungen des Monitorings, Alarmalgorithmen und Patientenmanagementsysteme. Intensivmedizin und Notfallmedizin 46:239–246.

Stowell, K.R., Hughes, N.P., Rozel, J.S. (2016): Violence in the Emergency Department. Psychiatr Clin North Am 39:557–566.

T. Wirth, T., Peters, C., Nienhaus, A., Schablon, A. (2021) Interventions for Workplace Violence Prevention in Emergency Departments: A Systematic Review. Int J Environ Res Public Health, 2021. **18**(16)

2.3.5 Unzureichender Umgang mit der Pandemie in der Notaufnahme

Michael Dommasch

Einleitung

Die Weltgesundheitsorganisation (WHO) hat Ende Januar 2020 eine »gesundheitliche Notlage von internationaler Tragweite« aufgrund der stark zunehmenden Fälle an Erkrankungen mit dem damals neuartigen Coronavirus SARS-CoV-2 ausgerufen. Die fieberhafte Atemwegserkrankung COVID (Coronavirus disease)-

19 wurden zu diesem Zeitpunkt vor allem in China und hier insbesondere um die Metropole Wuhan nachgewiesen [Wu 2020]. Etwa einen Monat später stiegen erstmals die Fallzahlen der COVID-19 Erkrankungen auch sprunghaft in Europa an, explizit in Norditalien. Grundsätzlich stufte die nationale Seuchenschutzbehörde, das Robert-Koch-Institut, das Risiko bezüglich des Auftretens einer Pandemie Ende Februar noch als »mäßig« ein. Am 11.03.2020 wurde von der WHO die Ausbreitung von COVID-19 als Pandemie ausgerufen [Dommasch 2020].

Wie auch schon vorangegangene Pandemien (Grippe, Influenza, Cholera, Pest) gezeigt haben, sind in diesen Notlagen insbesondere die Notfallstrukturen des Gesundheitssystems aller Bereiche gefordert. Dies betrifft den öffentlichen Gesundheitsdienst, die ambulante und stationäre Versorgung sowie die Infrastruktur im Gesundheitswesen und dem öffentlichen Leben gleichermaßen.

Vorhandene Notfallpläne, einschließlich der Pandemiepläne wurden aufgrund der fehlenden Notwendigkeit häufig seit Jahren nicht mehr geprüft und aktualisiert, weder mit den beteiligten Akteuren geübt. Schließlich lag die letzte Pandemie in Deutschland, die »Asiengrippe im Jahre 1957« lange zurück [Cobos 2016].

Die Notaufnahmen spielten eine entscheidende Rolle, da sie eine wichtige Schnittstelle zwischen medizinischer Versorgung und Patienten darstellen. Um die Ausbreitung des Virus zu kontrollieren und gleichzeitig die Versorgung von Patienten aufrechtzuerhalten, mussten die Notaufnahmen während der Pandemie ihre Organisation kontinuierlich anpassen und stetig neue Prozesse definieren bzw. erforderliche Maßnahmen ergreifen.

Die ungeplante Vorbereitung und der Übergang von Routineversorgung in Pandemieversorgung stellten insbesondere in der initialen Phase der Pandemie Notaufnahmen vor große Herausforderungen. Dieses Kapitel soll veranschaulichen, wie sich Notaufnahmen, also einer der Dreh- und Angelpunkte, auf das Management einer Pandemie, hier am Beispiel mit dem Umgang der Covid-19-Pandemie, konkret und praxisnahe vorbereiten können.

Lageanalyse

Vor Beginn aller Maßnahmen ist die Identifikation des Risikoszenarios erforderlich. Die COVID-19-Pandemie wurde bereits Mitte Januar 2020 von Fachexperten als epidemiologisch relevant eingestuft. Diese Erkenntnis ist nach der grundsätzlichen Vorbereitung der initiierende Schritt (▶ Abb. 2.12) weiterer Maßnahmen. Erst wenn tatsächlich klar ist, dass die ermittelte Situation von der alltäglichen Norm abweicht, bzw. in naher Zukunft abweichen wird, können Gegenmaßnahmen auf allen Ebenen eingeleitet werden. Neben der initialen Einschätzung ist es jedoch ebenso wichtig, dass die Lage regelmäßig überwacht und neu beurteilt wird. Mit Fortschreiten der Pandemie kann die Risikoabschätzung je nach Zeitpunkt stark schwanken. So haben verschiedenste Maßnahmen wie Kontaktverbote, gesteigerte Hygiene, Impfung, aber auch Mutationen im Virus dazu beigetragen, dass die Lage stetig neu beurteilt werden musste und die Maßnahmen entsprechend angepasst wurden.

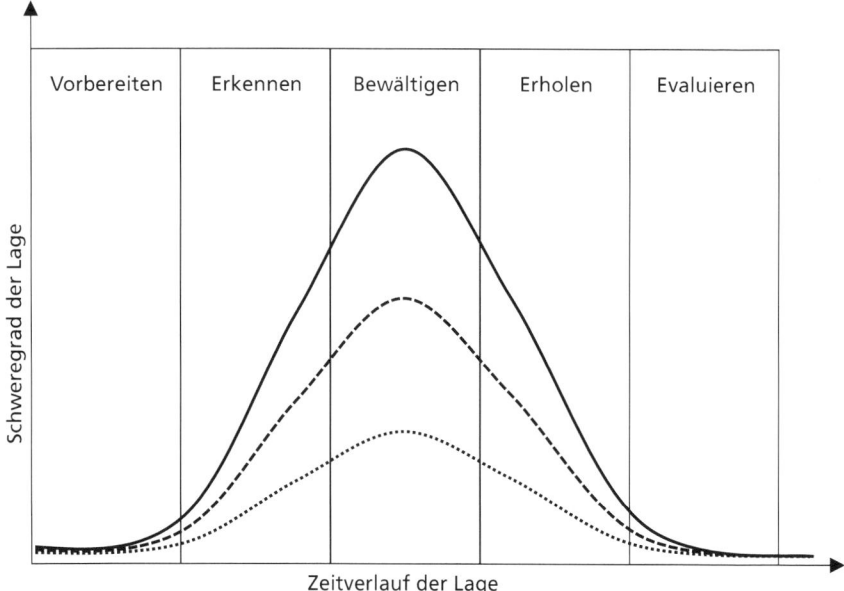

Abb. 2.12: Ausmaß und Verlauf von epidemisch bedeutsamen Lagen (durchgezogene Linie: hoher Schweregrad, gestrichelte Linie: mittlerer Schweregrad, gepunktete Linie: geringer Schweregerad der Lage)

Maßnahmen

Organisation

Aus medizinischer Sicht ist für die direkte Patientenversorgung die Notaufnahme neben den Intensivstationen eines Krankenhauses einer der wichtigsten Abteilungen. Die Patientenversorgung kann jedoch nur dann entsprechend gut gewährleistet werden, wenn auch die benötigten Strukturen und Fachbereiche außerhalb der direkten Patientenversorgung adäquat funktionieren, bzw. arbeiten können. Daher müssen neben den klassischen Stabstellen analog zum Katastrophenschutzplan (S1: Personal, S2: Lage, S3: Maßnahmen, S4: Versorgung, S5: Presse- und Öffentlichkeitsarbeit, S6: Informationstechnologie) auch weitere Fachabteilungen wie eben die Notaufnahme, aber auch die Infektiologie, Virologie und Hygiene, nicht nur in der akuten bzw. initialen Phase der Pandemie, sondern auch längerfristig in einem Gremium, Expertenteam o. Ä. eingesetzt werden.

Hierdurch können eine effektive Analyse, Vorbereitung, Bewertung, Bewältigung, Exekution und Evaluation für aller erforderlichen Maßnahmen gesteuert werden. Ziel ist es, die Betriebsfähigkeit des Klinikums, einschließlich sämtlicher assoziierter Prozesse, soweit wie möglich so anzupassen, dass die Mitwirkung in der Krankenversorgung nicht gefährdet wird. Im Bedarfsfall sollen alle hierzu verfügbaren und benötigten Fachabteilungen des Klinikums involviert werden. In Anlehnung an den allgemeinen Krisenmanagement-Zyklus (Dommasch 2020) agiert das Expertenteam und reagiert auf die aktuelle Lage (▶ Abb. 2.13).

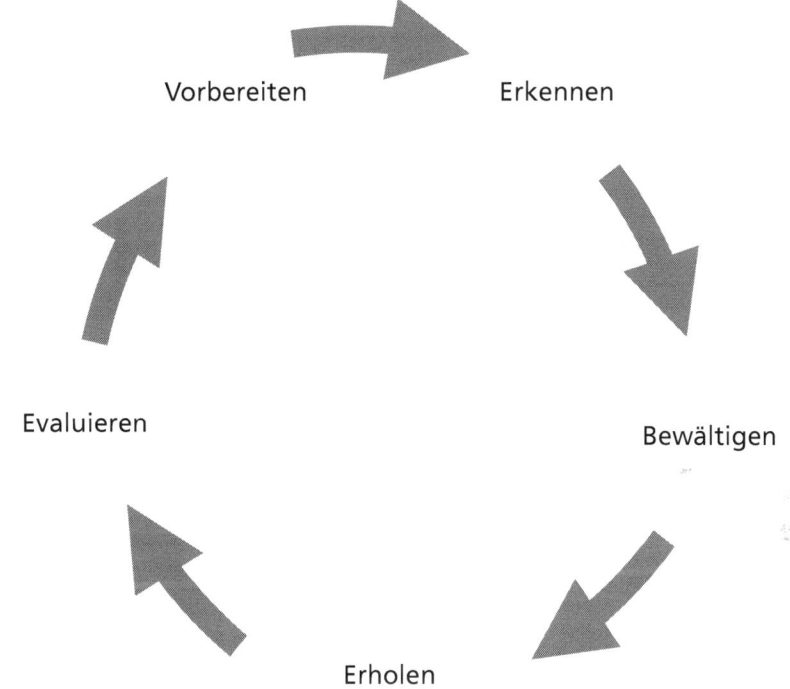

Abb. 2.13: Krisenmanagement-Zyklus (modifiziert nach RKI 2023)

Die Kommunikation – sowohl intern als auch extern – spielt ebenfalls eine entscheidende Rolle bei der Organisation der Notaufnahmen während der Pandemie. Aufgrund der raschen Entwicklung der Situation und der oft unsicheren Informationen ist es wichtig, klare und verständliche Anweisungen an das Personal geben zu können. Hierfür sollten regelmäßige Meetings und Schulungen abgehalten werden, um das Personal über aktuelle Richtlinien und Verfahren auf dem Laufenden zu halten. Gleichzeitig muss die Kommunikation mit anderen Einrichtungen, wie zum Beispiel Partnerkliniken und Gesundheitsbehörden, verstärkt werden, um Informationen auszutauschen und koordinierte Maßnahmen treffen zu können.

Ein weiterer wichtiger Aspekt der Organisation ist die Sicherstellung eines ausreichenden Vorrats an Schutzausrüstung und medizinischem Material. Angesichts der steigenden Nachfrage und der begrenzten Verfügbarkeit war es in den ersten Monaten der Pandemie eine große Herausforderung die Versorgung mit persönlicher Schutzausrüstung (PSA) sicherzustellen. Insbesondere in den Notaufnahmen muss frühzeitig aufgrund der unklaren infektiologischen Situation auf eine ausreichende und sicher angewendete PSA geachtet werden.

Patientenversorgung

Im vorliegenden COVID-19-Szenario war die Aerosolübertragung der meist fieberhaften Atemwegsinfektion als wesentliches Risiko identifiziert worden. Patienten mit diesen Symptomen mussten zum frühesten möglichen Zeitpunkt aus dem Besucherstrom der Notaufnahme, bestenfalls schon nach Betreten des Klinikums, von den übrigen Patienten getrennt werden.

Erster Anlaufpunkt aller Notfallpatienten ist der Ort der Ersteinschätzung (Triage-Stelle). Hier findet im Regelbetrieb eine Kategorisierung entsprechend dem Schweregrad der Erkrankung statt. Im Rahmen der Pandemie ist jedoch nicht nur der Schweregrad der zugrunde liegenden Erkrankung von Bedeutung, sondern auch der potenzielle Infektionsstatus im Hinblick auf eine Transmission.

Der Bereich der Triage ist gerade bei hohem Patientenaufkommen schwer geeignet, um eine Isolation nach Infektionsstatus durchzuführen, da insbesondere hier das Potenzial der Verbreitung einer aerosolübertragbaren Erkrankung aufgrund der oft begrenzten baulichen und strukturellen Begebenheiten am höchsten ist – höchster Patientendurchsatz auf kleiner Fläche mit ggf. nur geringer Frischluftzufuhr.

Für die Patientenversorgung muss daher im Falle einer Pandemie, die weitaus länger verlaufen kann als z. B. ein klassischer MANV, je nach Phasen der Pandemie der Behandlungs- und Screeningprozess angepasst werden. Im Rahmen der COVID-19-Pandemie gab es drei wesentliche Phasen:

1. Phase mit unzureichendem medizinischem Material wie PSA und Tests bei noch geringem Patientenaufkommen
2. Phase mit ausreichend Kapazität an Schnelltest und Schnell-PCR(polymerase chain reaction)-Test und gesteigertem Patientenaufkommen
3. Phase mit einer hohen Durchseuchung des Virus bzw. Anzahl an geimpften Personen.

Identifikation von Verdachtsfällen in der 1. Phase der Pandemie

In der frühen Phase der Pandemie gab es weder Einlasskontrollen/Screenings in öffentlichen Gebäuden, noch war das Tragen von Masken in der Allgemeinbevölkerung im öffentlichen Raum Pflicht. Auch die AHA-Regeln (Abstand, Händedesinfektion, Alltagsmaske) waren noch nicht etabliert. Zudem war eine schnelle Identifikation der COVID-19-Patienten aufgrund von knappen und/oder langandauernden Tests nur schwer möglich. Ziel musste es daher sein, die potenziell infektiösen Patienten frühzeitig zu identifizieren und zu isolieren; bestenfalls noch vor Betreten eines vulnerablen Bereiches wie der Notaufnahme.

Patienten, die über den Rettungsdienst im Krankenhaus vorgestellt wurden, waren eher weniger problematisch zu werten, da entweder eine telefonische Voranmeldung erfolgte oder schon bei der Disposition ein entsprechender Vermerk hinterlegt wurde, und die Patienten ausreichend mit Schutzkleidung versorgt wurden.

Herausforderungsvoller waren Notfallpatienten, die sich selbstständig (d. h. eigeninitiativ oder mittels Einweisung über den Haus- oder KVB-Arzt) in der ZNA vorstellten. Insbesondere diese Patienten sollten bei einem Verdacht auf eine SARS-CoV-2-Infektion, d. h. bei Symptomen eines fieberhaften Atemwegsinfekts, von anderen Patienten schnellstmöglich separiert werden. Neben dem Schutz der Mitpatienten ist natürlich auch der Schutz der Mitarbeiter nicht unerheblich.

In dieser ersten Phase der Pandemie gab es trotz fehlender Tests verschiedenste Ansätze die infektiösen Patienten zu identifizieren. Wichtiger Punkt bis zum Ende der Pandemie blieb jedoch die Schaffung von separaten Behandlungs- und Warteflächen für potenziell bzw. erkrankte Patienten. Aufgrund der initial fehlenden Materialien und sonstiger Ressourcen wurden verschiedene Algorithmen bzw. Kontrollen etabliert, die im Wesentlichen auf den bestehenden Symptomen beruhten, inklusive der Körpertemperatur oder vorhandener apparativer Diagnostik, wie eine Computertomographie.

Eine Möglichkeit der kontaktlosen Patientenidentifikation war es, potenziell infektiöse Patienten mittels automatisierter Abfrage von Symptomen in verschiedene separierte Wartebereiche zu lotsen. Entsprechende Automaten, die noch vor der Triage bzw. dem Notaufnahmeeingang zu platzieren waren, und Beschilderungen sowie die Etablierung von Extraraum waren notwendig. Zudem muss das medizinische Personal ebenfalls automatisiert über die Ankunft eines Infekt-Patienten informiert werden, um sich nach Anlage der geeigneten PSA um den Notfallpatienten kümmern zu können. Je nach räumlichen Gegebenheiten war eine Audio- und Videoüberwachung zu etablieren.

Dieses Verfahren war nur in der ganz frühen Phase praktikabel, und mit steigenden Fallzahlen nicht mehr anwendbar. Viele Kliniken haben daher auf einen aus Wuhan stammenden Algorithmus zur Einschätzung der Infektiosität umgeschwenkt. Hierbei wurden Patienten mit schon geringer Symptomatik, d. h. leicht erhöhter Temperatur und grippeähnlicher Symptome mittels Thorax-CT untersucht und bei COIVD-typischen Befunden entsprechend isoliert und behandelt.

Grundlage des Algorithmus ist es, anhand der unspezifischen Symptomatik mit Schüttelfrost und/oder Atemwegssymptomen (Husten, Atemnot, Fieber, Geschmacks- und Geruchsverlust) und einer CT-Diagnostik bei Verdachtsfällen eine rasche klinische Entscheidung zur weiteren COVID-19-Diagnostik mittels PCR, ggf. empirischer antimikrobieller Therapie sowie Isolationsempfehlungen abzuleiten.

Es gibt eine Reihe von wissenschaftlichen Arbeiten, die dieses Verfahren beschrieben. Die Low-Dose-Computertomographie des Thorax erfasst zuverlässig charakteristische fleckige bipulmonale Infiltrationen, die zu großen Milchglastrübungen fortschreiten können und ist im Vergleich zum konservativen Thoraxröntgenbild in ihrer Sensitivität deutlich höher. Neben dem diagnostischen Entscheidungsbaum umfasst dieser Algorithmus auch therapeutische Ansätze, die dann je nach Schweregrad der Erkrankung im Weiteren stationären oder ambulanten Setting durchgeführt werden können.

All diese Möglichkeiten des Patientenscreenings haben einen entscheidenden Nachteil. Sie basieren auf der Symptomatik des Patienten. Da jedoch die Inkubationszeit des Virus und insbesondere der Zeitpunkt der höchsten Infektiosität schon vor dem Maximum der Symptome erreicht wird, waren höchstwahrscheinlich schon viele Patienten trotz fehlender oder eben nur sehr geringer Symptome schon virulent und wurden im Algorithmus nicht erfasst. Aufgrund der eingeschränkten Möglichkeiten zu Beginn der Pandemie waren die Vorgehensweisen jedoch alternativlos.

Identifikation von Verdachtsfällen in der 2. und 3. Phase der Pandemie

Mit Fortschreiten der Pandemie konnte auf ausreichend PCR-Tests, Schnelltests und auch entsprechende PSA zurückgegriffen werden. Hierdurch und durch die ersten Impfungen, die nach und nach in der Bevölkerung eingesetzt werden konnten, war die Isolation der Patienten nach Infektionsstatus deutlich leichter, trotz zunehmender Patientenzahlen. Durch den wellenförmigen Verlauf der Pandemie und die sich stetig ändernden Virusvarianten mit unterschiedlicher Virulenz und Ausprägung der klinischen Symptome der COVID-19-Erkrankung gab es Phasen mit unterschiedlicher Belastung für die Notaufnahmen (Bechmann 2023, Himmler 2023).

Wichtig ist es je nach Bedarf die verschiedenen Isolationsbereiche in den Notaufnahmen, Intensivstationen und Normalstationen anzupassen. Zudem muss die Resilienz des Personals bezüglich der unterschiedlichen Belastung und der steten Notwendigkeit Hygienemaßnahmen adäquat anzuwenden aufrechtgehalten werden. Hierfür sind in jeder Phase weiterhin Schulungen und Informationsveranstaltungen zur Lage der Pandemie entscheidend.

Management von (potenziell) infektiösen Fällen in der Notaufnahme

Sollte eine stationäre Behandlung nötig sein, ist eine geeignete Isolation der Verdachtsfälle und bestätigten Fälle zu organisieren. Die Notaufnahmestation kann hierfür ein guter Bereich sein. Sie ist in der Regel der Notaufnahme zugehörig, in räumlicher Nähe und häufig durch das Team der Notaufnahme betreut. Hierdurch sind Handlungsabläufe bekannt und es kann Hand-in-Hand am Patienten gearbeitet werden. Zudem konnte gezeigt werden, dass eben dieses Personal durch gute Schulung und richtiges Anwenden der PSA weniger häufig nosokomial infiziert wurde (Erber 2020). Dies war wahrscheinlich auch bedingt durch den geübten Umgang mit potenziell infektiösen Patienten. Bei räumlich begrenzen Verhältnissen kann in der Notaufnahmestation auch ein Hybridbereich entsteht, in dem ein gemischter Anteil an Verdachtsfällen/bestätigten Fällen und Patienten, die aus anderen Gründen die Notaufnahme in Anspruch genommen haben, behandelt werden. Wenn möglich muss auch in der Notaufnahme ein Bereich für potenziell infektiöse Patienten geschaffen werden, welcher ggf. durch ein gesondertes Team betreut werden muss, bzw. im Dienstplan auf eine klare Trennung der Teams geachtet werden. Diese COVID-19-Bereiche sind je nach Lage und Patientenaufkommen zu etablieren und entsprechend anzupassen.

Durch diese Anpassungen an den Bedarf an benötigten Isolationszimmer/-betten kann gewährleistet werden, dass die Notaufnahme betriebsfähig bleibt, d. h. ein

Exit-Block von insbesondere infektiösen/potenziell infektiösen Patienten vermieden werden kann. Gegebenenfalls müssen ganze (Intensiv-)Stationen in ihrer Funktion zu Isolationsstationen umgewandelt werden. Neben kontinuierlicher Bettenverfügbarkeit auf diesen Stationen muss auch der Transport der Patienten auf kürzestem Weg mit entsprechenden Schutzmaßnahmen geschult und etabliert werden.

Man unterscheidet in der Patientenversorgung zwischen dem temporären Gefahrenbereich (Versorgungsbereich infizierter Patienten), dem Dekontaminationsbereich (Schleuse und/oder Vorplatz vor Patientenzimmer) und dem Absperrbereich (saubere Zone). Diese Unterteilung ist insbesondere vor dem Hintergrund der benötigten persönlichen Schutzausrüstung (PSA) des Personals entscheidend. Es muss aber auch auf bauliche Gegebenheiten wie Größe, Belüftung, Versorgung und Entsorgung von kontaminiertem Material geachtet werden.

Weitere Lösungen in der Patientenversorgung

Vor dem Hintergrund der Vermeidung nosokomialer Infektionen ist es wichtig unnötige Patientenkontakte zu reduzieren. Hier sind auch telemedizinische Ansätze erprobt worden und sollten in zukünftigen Pandemien verstärkt zum Einsatz kommen. So wurde versucht, mittels telemedizinischem Monitoring Patienten, die an COVID-19 erkrankt waren, so lange wie möglich in der Häuslichkeit zu behandeln, ohne den stationären Bereich der Krankenversorgung unnötig zu nutzen. Allerdings wurde auch versucht, den bestmöglichen Zeitpunkt einer Krankenhauseinweisung zu identifizieren, um ggf. einen schweren Verlauf der Erkrankung zu vermeiden und Intensivkapazitäten zu schonen (Baldinger 2021, Wurzer 2021).

Zusammenfassung

Schon mit Beginn einer möglichen Pandemie ist die Notaufnahme als der Dreh- und Angelpunkt für Patientenidentifikation, Screening und Erstdiagnostik von entscheidender Bedeutung. In Zusammenarbeit mit Experten aus den Bereichen der Patientenversorgung, Diagnostik und Hygiene, die die aktuelle Lage abschätzen und schnellstmögliche Lösungen und Prozessänderungen erarbeiten, wird ermöglicht, dass der Regelbetrieb einer Klinik längstmöglich aufrechterhalten werden kann. Unter anderem ist die Notaufnahme für die Organisation einer frühen Trennung der Patienten und Implementierung von Screeningalgorithmen zuständig. Um einen möglichen Exit-Block von infektiösen Patienten zu vermeiden, muss schon frühzeitig die Schaffung von Isolierstationen/Betten und ggf. Aufstockung der Intensivstationskapazitäten im Klinikum hingearbeitet werden; ggf. muss dies durch Reduktion des Elektivprogramms ermöglicht werden. Darüber hinaus haben die Notaufnahmen während der Pandemie auch eine entscheidende Rolle bei der Aufrechterhaltung der Versorgung von Nicht-COVID-19-Patienten gespielt. Krankheiten wie Herzinfarkte, Schlaganfälle und andere medizinische Notfälle treten unabhängig von einer Pandemie auf und erfordern auch dann eine schnelle und adäquate medizinische Versorgung. Die Notaufnahmen müssen sicherstellen, dass alle Patienten weiterhin angemessen behandelt und versorgt werden, während gleichzeitig die Sicherheitsmaßnahmen zur Verhinderung der Ausbreitung z. B. eines Virus eingehalten werden.

Literatur zu Kap. 2.3.5

Baldinger, M., Heinrich, A., Adams, T., Martens E., Dommasch, M., Müller, A., Siegmann, A., Schmidt. G. (2021): TELECOVID: Remote Vital Signs Monitoring of COVID-19 Risk Patients in Home Isolation With an In-Ear Wearable, IEEE Pervasive Computing, 20(2):58–62

Bechmann, L., Esser, T., Färber, J., Kaasch, A., Geginat, G. (2023): Outcomes of influenza and COVID-19 inpatients in different phases of the SARS-CoV-2 pandemic: a single-centre retrospective case-control study. J Hosp Infect. 138:1–7

Cobos, A.J., Nelson, C.G., Jehn, M., Viboud, C., Chowell, G. (2016): Mortality and transmissibility patterns of the 1957 influenza pandemic in Maricopa County, Arizona. BMC Infect Dis 16(1):405

Dommasch, M., Gebhardt, F., Protzer, U., Werner, A., Schuster, E., Brakemeier, C. Mayer, J., Feihl, S., Querbach, C., Braren, R., Treiber, M., Geisler, F., Spinner, C.D. (2020): Strategie einer universitären Notaufnahme für das COVID-19-Management im Rahmen einer beginnenden Epidemie. Notfall Rettungsmed 23:578–586

Erber, J., Kappler, V., Haller, B., Mijočević, H., Galhoz, A., Prazeres da Costa, C., Gebhardt, F., Graf, N., Hoffmann, D., Thaler, M., Lorenz, E., Roggendorf, H., Kohlmayer, F., Henkel, A., Menden, M., Ruland, J., Spinner, C., Protzer, U., Knolle, P., Lingor, P. (2020): Strategies for infection control and prevalence of anti-SARS-CoV-2 IgG in 4,554 employees of a university hospital in Munich, Germany. Emerg Infect Dis. 28(3):572–581

Himmler, S., van Exel, J., Brouwer, W., Neuman-Böhme, S., Sabat, I., Schreyögg, J., Stargardt, T., Barros, P.P., Torbica, A. (2023): Braving the waves: exploring capability well-being patterns in seven European countries during the COVID-19 pandemic. Eur J Health Econ. 2024 Jun;25(4):563–578, Epub 2023 Jul 6.

Robert Koch Institut (RKI) (2023): Epidemisch bedeutsame Lagen erkennen, bewerten und gemeinsam erfolgreich bewältigen.

Wu, Z., McGoogan, J.M. (2020): Characteristics of and Important Lessons From the Coronavirus Disease 2019 (COVID-19) Outbreak in China: Summary of a Report of 72 314 Cases From the Chinese Center for Disease Control and Prevention. JAMA. 323(13):1239–1242

Wurzer, D., Spielhagen, P., Siegmann, A., Gercekcioglu, A., Gorgass, J., Henze, S., Kolar, Y., Koneberg, F., Kukkonen, S., McGowan, H., Schmid-Eisinger, S., Steger, A., Dommasch, M., Haase, H.U., Müller, A., Martens, E., Haller, B., Huster, K.M., Schmidt, G. (2021): Remote monitoring of COVID-19 positive high-risk patients in domestic isolation: A feasibility study. PLoS One. 24;16(9):e0257095

2.3.6 Unzureichender Umgang mit Klinikkapazitäten in der Covid-19 Pandemie

Viktoria Bogner-Flatz und Michael Städler

Erfahrungen der ärztlichen Leiter Krankenhauskoordinierung aus einer Großstadt und einem großen ländlichen Rettungsdienstbereich in Bayern

Die Covid-19 Pandemie hat das deutsche Gesundheitssystem vor große Herausforderungen gestellt, insbesondere im Hinblick auf den angemessenen Umgang mit den begrenzten Klinikkapazitäten. Als ärztliche Leiter der Krankenhauskoordinierung auf regionaler Ebene in München und Rosenheim haben wir die Situation während der Pandemie aus erster Hand erlebt und möchten im Folgenden auf die besonderen Herausforderungen der Patientenverteilung im Zusammenhang mit der Bewältigung der Pandemie eingehen.

Unsere Analyse basiert auf unseren eigenen Erfahrungen sowie auf Rückmeldungen und Daten von anderen Krankenhäusern in Oberbayern. Wir haben festgestellt, dass die Covid-19-Pandemie in ihren aufeinanderfolgenden Wellen große Herausforderungen an das Gesundheitssystem und aus unserer Sicht insbesondere an die klinische Versorgung gestellt hat. Zusätzlich bestand die Gefahr, dass sich die bestehenden teilweise erheblichen Engpässe in den Klinikkapazitäten durch unzureichendes Management bis hin zum Zusammenbruch der Versorgung verschärfen hätten können. Insbesondere auf den Intensivstationen waren die Bettenkapazitäten schnell erschöpft, es mangelte sowohl an ausreichend fachkundigem medizinischem Personal als auch an physisch vorhandenen Behandlungsplätzen, um den steigenden Bedarf zu decken.

Ein zentraler Faktor war die unzureichende Planung und Vorbereitung auf eine solche Krise. Vor Beginn der Pandemie gab es keine klaren Richtlinien oder Strategien, wie mit einem plötzlichen eklatanten Anstieg der Krankenhausaufnahmen umzugehen ist. Die anfangs fehlende Koordination zwischen den Krankenhäusern führte zu einer ungleichmäßigen Verteilung der Patienten und einer unzureichenden Nutzung der eigentlich initial noch verfügbaren Kapazitäten. Einige Kliniken haben zwar in Eigeninitiative Krisenstäbe eingerichtet, die sich aber naturgemäß vorrangig mit Themen des eigenen Hauses wie beispielsweise Trennung der Patientenströme in Covid-Verdachtsfälle und andere Patienten sowie der Beschaffung von Schutzmaterial beschäftigt haben.

Nachdem auch auf überregionaler ministerieller Ebene erkannt wurde, dass die Selbstverwaltung der Kliniken an ihre Grenzen kommt, wurde in Bayern mittels Allgemeinverfügung die Institution des Ärztlichen Leiter der Führungsgruppe Katastrophenschutz (ÄL FüGK) eingeführt, der im Rahmen des bereits ausgerufenen Katastrophenfalles klare Steuerungsmöglichkeiten mit zentralen Eingriffs- und Durchgriffsmöglichkeiten haben sollte (Pressemitteilung der Bayerischen Staatsregierung vom 16.03.2020, www.bayern.de, abgerufen am 23.06.2020). In diesem Rahmen wurde auch angeordnet, dass, soweit medizinisch vertretbar, bis auf Weiteres alle planbaren Behandlungen zurückzustellen oder zu unterbrechen sind, um möglichst umfangreiche Kapazitäten für die Versorgung von COVID-19-Patienten freizumachen. Im Verlauf der Pandemie wurde dieser ÄL FüGK dann in »Ärztlicher Leiter Krankenhauskoordinierung« umbenannt und auch auf gesetzlicher Ebene die Möglichkeit geschaffen, diesen ohne das Instrument des Katastrophenfalles in Dienst zu stellen.

Insbesondere zu Beginn der Pandemie wurde aber die Bedeutung dieser ärztlichen Leiter möglicherweise nicht ausreichend erkannt. Unsere Rolle bei der Überwachung und Koordination der Klinikkapazitäten sowie der Abstimmung mit anderen medizinischen Einrichtungen wurde möglicherweise nicht überall angemessen berücksichtigt. Dies könnte zu Kommunikationsproblemen und Schwierigkeiten bei der effektiven Nutzung der vorhandenen Ressourcen geführt haben.

Um solche Probleme in Zukunft zu vermeiden oder mindestens zu attenuieren, sind eine verbesserte Vorbereitung und klare Zuständigkeiten erforderlich. Die ärztlichen Leiter Krankenhauskoordinierung müssen frühzeitig in die Planung einbezogen werden und eine zentrale Rolle bei der Koordination der Klinikkapazitäten spielen. Ratsam wäre es, diese Planungen nicht erst bei Beginn einer Pandemie, sondern in »Friedenszeiten« bereits verbindlich abzustimmen. Darüber hinaus ist eine engere Zusammenarbeit zwischen den Krankenhäusern und eine effektive Kommunikation von entscheidender Bedeutung, um eine optimale Nutzung der Ressourcen zu gewährleisten.

Dieses Kapitel betont die Bedeutung eines angemessenen Umgangs mit den Klinikkapazitäten während der Covid-19-Pandemie aus Sicht der ärztlichen Leiter Krankenhauskoordinierung. Es unterstreicht die Notwendigkeit einer verbesserten Planung, Koordination und Kommunikation, um in zukünftigen Krisensituationen besser vorbereitet zu sein und eine effiziente Nutzung der Klinikkapazitäten zu gewährleisten. Wir gehen auf besondere Aspekte im Management von Intensiv- und Sonderkapazitäten ein, auf die Notwendigkeit des übergeordneten und überblickenden Freihalte- und Freiwerde-Managements dieser Kapazitäten und die besonderen Herausforderungen und Hürden anhand zweier sehr unterschiedlicher struktureller Regionen, einer Großstadt und einem großen ländlichen Bereich im Voralpenland.

Aspekte der Bedarfsabschätzung

Die Einsetzung dieser koordinierenden Funktion der Klinikkapazitäten wurde auf der Ebene der bayerischen Rettungsdienstbereiche (RDB) durchgeführt. Diese umfassen meist in der Regel zwei bis vier Landkreise sowie kreisfreie Städte, innerhalb derer beispielsweise durch die jeweils örtliche Integrierte Leitstelle eine Zusammenarbeit bei Schadensereignissen bereits etabliert war. Unterstützt wurden diese durch Koordinatoren auf Ebene der Regierungsbezirke. So war sichergestellt, dass die Koordinatoren »ihre« Kliniken zumindest in Grundzügen bereits kannten.

Die Abschätzung des tatsächlichen Bedarfs an Klinikkapazitäten in der eigenen Region war die tägliche große Herausforderung im Alltag der Klinikkoordinatoren. Vorrangiger Zweck war vor allem, ein Fließgleichgewicht zwischen Covid-19-assoziiertem Bettenbedarf, Bedarf an Intensiv- und Normalstationsbetten für Notfallpatienten anderer Art sowie dem unabdingbaren Bettenbedarf für nicht aufschiebbarer Eingriffe herzustellen. Als hilfreich wurde eine tägliche Abstimmung aller Kliniken mit den Koordinatoren empfunden, um zum einen Änderungen im Bedarf allen gleichermaßen zu kommunizieren und zum anderen um in den direkten Austausch in Verlegungsfragen zu gehen.

Zur Bedarfsabschätzung eignen sich nach unserem Dafürhalten besonders die kurzfristigen Beobachtungen der Entwicklungen sowohl im eigenen Zuständigkeitsbereich als auch in den angrenzenden Bereichen. Hilfreich hierbei können gewisse Vordefinitionen von Eskalationsstufen bei Bedarfssteigerungen sein, die sich natürlich an die aktuellen Verfügungen anlehnen, vor allem aber ständigen lokaler Anpassungen unterliegen können.

Faktoren und Parameter, die sich zur Bedarfsabschätzung möglicherweise eignen oder relevante Hilfestellungen bieten können:

1. **Fallzahlprognosen:** Um den Bedarf an Klinikkapazitäten abzuschätzen, verwendeten Experten mathematische Modelle, um die erwartete Anzahl der Covid-19-Fälle in einer bestimmten Region (anhand aktueller Infektionszahlen) vorherzusagen. Diese Modelle basierten auf verschiedenen Faktoren wie der aktuellen Ausbreitungsgeschwindigkeit, der Bevölkerungsgröße und dem Verhalten der Menschen. Die Erfahrung hat aber gezeigt, dass diese Prognosen keinesfalls das tatsächliche Auftreten an Fallzahlen vorhersagen konnten und allenfalls als Trends zu betrachten waren – die Patienten sind akut erkrankt oder auch nicht, unabhängig von den Vorhersagen aus den verschiedensten verwendeten Rechenmodellen.

2. **Krankenhausaufenthaltsdauer:** Eine wichtige Variable bei der Bedarfsabschätzung war die durchschnittliche Aufenthaltsdauer von Covid-19-Patienten im Krankenhaus. Je länger ein Patient hospitalisiert war, desto mehr Betten wurden benötigt. Die durchschnittliche Aufenthaltsdauer variierte dabei nach Schweregrad der Erkrankung und verfügbaren Behandlungsmöglichkeiten. Hier war der schnelle Wissenszuwachs in der Behandlung der neuen Erkrankung deutlich spürbar, da sich die Aufenthaltsdauer im Verlauf der Pandemiewellen zunehmend verkürzte. Eine besondere Rolle hatte hierbei die Beatmungstherapie. So wurden anfangs noch ein großer Teil der schwer erkrankten Patienten beatmet – mit entsprechendem Ressourcenbedarf, was im Laufe der Zeit immer weniger der Fall war. Zudem zeigten die unterschiedlichen Virusvarianten andere Krankheitsverläufe, die Behandlungsstrategien der Erkrankung wurden angepasst und weiter ausgearbeitet und die Impfung milderte Krankheitsverlauf zusätzlich in vielen Fällen ab.

3. **Intensivbetten und Beatmungsgeräte:** Schwer erkrankte Covid-19-Patienten benötigten oft intensivmedizinische Versorgung und Beatmungsgeräte. Die Anzahl der verfügbaren Intensivbetten und Beatmungsgeräte in Krankenhäusern war deshalb ein wichtiger Faktor bei der Feststellung des Bedarfs. Es war auch wichtig zu berücksichtigen, dass andere medizinische Notfälle ebenfalls einen Anspruch auf diese Ressourcen haben, was bereits in normalen Zeiten zu Engpässen führt.

4. **Behandlungskapazitätennachweis:** Per Allgemeinverfügung waren alle Kliniken incl. Rehabilitationseinrichtungen verpflichtet, täglich am Morgen per webbasiertem interdisziplinärem Behandlungskapazitätennachweis (IVENA eHealth®) eine Meldung über den Bestand der freien, der belegten und der notfalls noch zu aktivierenden Kapazitäten auf den Intensiv-, Überwachungs- und Normalstationen anzugeben. Auch wenn diese Meldungen kurz nach Eingabe auf Grund der Dynamik der Ereignisse bereits überholt waren, haben sie den Koordinatoren zumindest ein grobes Gefühl über die tatsächliche Lage gegeben.

Diese Aspekte waren auch von hoher wirtschaftlicher Bedeutung. Aufgrund der Aufforderungen aus der Politik sowie den Medienberichten und durch persönliche Erzählungen von Kollegen aus benachbarten Ländern, die bereits stärker von der Pandemie betroffen waren, war in dem ländlichen Rettungsdienstbereich schnell klar, dass die Aufrüstung der Intensivkapazitäten höchste Priorität haben musste. Problematisch war dabei die eingangs erwähnte Qualität der Vorhersagemodelle, die von zahlreichen Akteuren mit verschiedensten Rechenmodellen erarbeitet wurden und Grundlage für eine Planung sein sollten. Demnach wären je nach Quelle bis zu 250 Beatmungsplätze im Rettungsdienstbereich Rosenheim erforderlich gewesen, während im Regelfall nur ca. 110 solcher zur Verfügung stehen. Allein aufgrund solcher Prognosen wurden beispielsweise Stroke Units zu Intensivstationen umgebaut, eine bereits verlassene Intensivstation wurde wieder ertüchtigt, ohne valide Zahlen über den tatsächlichen Bedarf zur Verfügung zu haben. Für München erreichten manche Prognosen obere vierstellige Erwartungswerte, deren Bewältigung derart utopisch gewesen wäre, dass man sie ignorieren musste.

Zur Beurteilung der intensivmedizinischen Belastungsgrenze einzelner Rettungsdienstbereiche wurde die während der Pandemie entwickelte Berechnung der Covid-19 Ratio verwendet (Covid-19-Ratio zur aktuellen Abschätzung der intensivmedizinischen Belastungsgrenze. Hier wird das Verhältnis freier Intensivbetten zu mit Covid-19 belegten Intensivbetten betrachtet (Kanz 2020). So stand eine leicht berechenbare Kenngröße zur Verfügung, die die Intensivbettensituation zum einen abschätzen und zum anderen gut mit umliegenden Bereichen vergleichen ließ. Diese hatte sich insbesondere bei überregionalen Verlegungen und Zuweisungen als nützlich erwiesen, wenngleich auch eine wissenschaftliche Validierung des Zusatznutzens nicht erfolgt ist.

Umverteilung von Behandlungskapazitäten von Akut- und Notfallkliniken unter Berücksichtigung der nicht pandemieassoziierten Notfallversorgung sowie Verpflichtung von Einrichtungen der stationären Versorgung zur Beteiligung an der Notfallversorgung bzw. Bewältigung der Covid-19 Pandemie

Oberstes Ziel war einerseits die bestmögliche Versorgung aller Covid-19-Fälle bei andererseits gleichzeitiger Sicherstellung der Versorgung aller anderer Patienten. Es galt hierbei für alle Patientengruppen und Sonderbedarfe wie Stroke Unit, Chest Pain Units, Intensivbetten sowohl für Covid-, aber auch für Nicht-Covid-Patienten ausreichend zur Verfügung zu stellen.

In beiden beispielhaft aufgeführten Bereichen wurde mit der Möglichkeit, Kliniken in Covid und Covid-frei hinsichtlich der rettungsdienstlichen Zuweisung unterschiedlich umgegangen.

In Rosenheim wurden Kliniken zur Versorgung der Covid-Fälle bestimmt, aber auch Kliniken festgelegt, die bewusst keine Covid-Fälle behandeln und die Behandlung der Nicht-Covid-Fälle vorrangig übernehmen sollten.

In München sollte dies ursprünglich auch umgesetzt werden, allerdings stellte sich heraus, dass eine solche Trennung aufgrund von am Einsatzort unklaren Diagnosen, später erhobenen Zufallsbefunden und selbsteinweisenden Patienten derart konterkariert wurde, dass wir die Idee schnell verlassen haben. Innerhalb eines großen kommunalen Klinikverbundes wurden allerdings durchaus selbstorganisierte Sekundärverlegungsstrukturen aufgebaut, die sich in den ersten beiden Wellen bewährt haben mögen, später jedoch wieder verlassen wurden.

Die erste Hürde war, innerhalb kurzer Zeit eine strukturierte Übersicht über die Kliniken und deren Leistungsfähigkeit in der eigenen Region zu erstellen, da diese auf Grund der oben genannten Selbstverwaltung der Kliniken nicht griffbereit vorhanden war.

Schnell hat sich auch gezeigt, dass nicht nur die reine Zunahme der Patientenzahl problematisch ist, auch die Liegedauer und vor allem die Nachsorge für stationäre Patienten haben sich als limitierende Faktoren herausgestellt – die vorhandenen Betten waren schlicht zu lange belegt. Das betraf vor allem pflegebedürftige oder zumindest eingeschränkt selbstversorgungsfähige Patienten, die nach Abschluss der eigentlichen akutstationären Versorgung auf Grund der mittlerweile zahlreich erlassenen Quarantäneregelungen nicht mehr in ihr eigenes Umfeld (unabhängig ob zu Hause oder in einer Pflegeeinrichtung) zurückkonnten und somit Kapazitäten für akut behandlungsbedürftige Patienten belegt haben.

Im Rahmen der Covid-19-Pandemie wurde deshalb diskutiert, ob Einrichtungen der stationären Versorgung außerhalb der Notfallversorgung eine Verpflichtung haben sollten, sich an der Bekämpfung der Krise zu beteiligen. Es wurde darüber nachgedacht, ob z. B. Rehabilitationseinrichtungen oder Privatkliniken ihre Kapazitäten und Ressourcen zur Verfügung stellen sollten, um die Behandlung von Covid-19-Patienten zu unterstützen.

Die Debatte bezog sich auf die Notwendigkeit, die Gesamtversorgung der Bevölkerung mit ausreichend Krankenhausbetten, medizinisches Personal und medizinische Ausrüstung sicherzustellen.

Ein dauerndes Problem während der Pandemie bestand nämlich auch darin, überlaufene und überlastete Notfallkliniken so handlungsfähig zu halten, dass sie weiterhin ihre Kernkompetenz ausrollen konnten, obwohl die Kliniken sich in einer ständigen Gratwanderung zwischen hohen qualitativen und quantitativen Anspruch an die Patientenversorgung und hohen Personalausfällen auf der anderen Seite befanden.

Dazu wurden zahlreiche Ideen und Konzepte wie Hilfskrankenhäuser oder sog. Abstromeinrichtungen wie z. B. Rehabilitationskliniken entwickelt, die sich aber als teilweise schwer umsetzbar erwiesen. In manchen Gebieten stehen Rehakliniken nicht in der erforderlichen Anzahl zur Verfügung, und dort, wo es eine Vielzahl solcher Einrichtungen gibt, zeigten sich die Schwierigkeiten in der Umsetzung der eigentlich guten Konzepte.

Dazu wurden in einigen Fällen Vereinbarungen getroffen, um Privatkliniken oder Rehabilitationseinrichtungen in das öffentliche Gesundheitssystem zu integrieren und sie in die Behandlung von Covid-19-Patienten einzubeziehen.

Es hat sich im Verlauf gezeigt, dass sind diese auf Grund ihrer doch hauptsächlich orthopädischen, onkologischen oder sonstigen internistischen Ausrichtung nicht dafür geeignet sind, eine größere Anzahl an isolationspflichtigen Patienten mit hohem Pflegebedarf zu versorgen. Es mangelte vor allem an entsprechendem Pflegepersonal. So konnten in einer Klinik, die vorrangig für Covid-19-Patienten zur Nachsorge verpflichtet wurde, bei knapp 300 regulären Bettplätzen nur ca. 40 Patienten versorgt werden.

Und in Einrichtungen, wo dies zu Beginn der Pandemie auf Grund der Hoffnung eines raschen Vorüberziehens derselben noch mit viel gutem Zureden funktioniert hat, haben sich im Verlauf deutliche Ermüdungserscheinungen vor allem des Personals gezeigt. Gerade zu Beginn der Pandemie war die Bereitschaft zu Unterstützung bei allen Beteiligten sehr groß, aber verständlicherweise ist das durch die starke und vor allem außergewöhnliche Belastung gerade für Rehabilitationseinrichtungen im doch langen Verlauf deutlich zurückgegangen.

Ein weiterer Aspekt war auch, dass die blockierten Plätze in Rehaeinrichtungen wiederum zu einem Rückstau bei der Abverlegung von Patienten aus Akutkliniken geführt hat. Auf der anderen Seite leisten auch Privatkliniken einen unterschiedlich großen Anteil an der Patienten(akut)versorgung, so dass eine vollständige Aufhebung des ursprünglichen Tätigkeitsfelds der jeweiligen Kliniken weder in Frage kam noch faktisch eingefordert wurde.

Die Entscheidung, ob und welche Kliniken außerhalb der Akut- und Notfallversorgung verpflichtet sein sollten, sich während der Pandemie zu engagieren, wurde von verschiedenen Faktoren beeinflusst, einschließlich der regionalen Situation, der Verfügbarkeit von Ressourcen und der Nachfrage nach Behandlungsplätzen. Regierungen und Gesundheitsbehörden haben unterschiedliche Ansätze verfolgt und Richtlinien entwickelt, um die Rolle von Rehakliniken während der Pandemie zu definieren und zu koordinieren.

Es war notwendig, die Integrierbarkeit jeder einzelnen Einrichtung im Sinne einer Individualentscheidung zu prüfen. Da der RDB München aber über keine einzige Rehabilitationsklinik verfügt, kam hier nur die Betrachtung der privaten Klinikeinrichtungen in Frage. Wir haben versucht, einen Teil der stationären Kapazitäten analog zu den baulichen und fachlichen Voraussetzungen vor allem zum Abstrom, also zur Entlastung der Akutkliniken durch Sekundärverlegung von Patienten zu belegen, die durch die Akutklinik ausdiagnostiziert waren und mit festem Behandlungskonzept und festen 24/7 Ansprechpartnern der Akutkliniken verlegt wurden. Die ÄLKHK in München haben ein Konzept mit Partnerkliniken ausgearbeitet, um die selbstständige Organisation von Verlegungen der Patienten zu ermöglichen.

Erstaunlicherweise gab es insbesondere in der ersten Welle einen deutlichen Rückgang bei den nicht infizierten Notfallpatienten. Es war eine Abnahme nahezu aller Tracerdiagnosen zu beobachten, was natürlich den Kliniken etwas Entlastung gebracht hat (Brunner 2021, Huber 2020). Dieses Phänomen war allerdings in den weiteren Wellen nicht mehr zu beobachten.

Trennung der Patientenströme (in infiziert und nicht infiziert)

Eine Herausforderung für die Kliniken war die Umsetzung der hygienischen Maßgaben von unterschiedlichen Herausgebern. Aufgrund der verschiedenen Zuständigkeiten mussten die Verantwortlichen der Krankenhäuser insbesondere in der ersten Welle entscheiden, ob sie nun den Empfehlungen des Robert-Koch-Institutes, den Gesundheitsministerien der Länder, den regionalen Gesundheitsämtern oder noch weiteren Quellen folgen, da sich auf Grund immer neuer Erkenntnisse in unterschiedlichen Umsetzungsgeschwindigkeiten die Vorgaben teilweise different verbreitet haben.

Ziel war aber immer, eine Trennung der Patientenströme in »Covid« und »Nicht-Covid« durchzuführen. Es wurden getrennte Intensivstationen ausgewiesen, Covid-Stationen mittels Baumaßnahmen in unterschiedlicher Ausprägung errichtet und getrennte Notaufnahmen etabliert. Auch hier gab es eine schnelle Lernkurve, so dass sich diese Trennung im Verlauf etabliert hat.

Fazit

Die Covid-19-Pandemie hat aus unserer Sicht gezeigt, dass der mehreren berühmten Männern zugeschriebene Spruch »Prognosen sind schwierig, besonders, wenn sie die Zukunft betreffen« auch hier völlig zutreffend war. Alle Vorhersagen über Dauer, Anzahl und Höhe der einzelnen Erkrankungswellen haben aus unserer Sicht und Erfahrung die Wahrheit eher nur ungefähr getroffen. Was aber keinesfalls als Vorwurf an die Ersteller zu werten ist, sondern beweist, dass wir auch heute noch immer nicht alles wissen und verstanden haben. Was wir aber verstanden haben sollten, sind die Aufgaben, die uns die Pandemie aufgegeben hat. Wir raten deshalb zu einer vorsorgenden Planung für künftige Pandemien, deren Verlauf wir zwar nicht kennen, deren Herausforderungen aber durchaus vergleichbar sein könnten:

- Vorab festgelegte Zuständigkeiten auf regionaler und überregionaler Ebene zur Steuerung von Klinikkapazitäten und Patientenströme zwischen Kliniken und Klinikverbünden
- Vorab festgelegte Kompetenzen, Rechte und Pflichten der o. g. koordinierenden Stellen
- Vorab festgelegte Alarmierungsschwellen und Kommunikationswege für oben genannte koordinierende Stellen auf regionaler und überregionaler Ebene
- Laufend gepflegte Übersicht über Zuständigkeiten und Leistungsfähigkeit der einzelnen Kliniken einer Region (z.B. im Katastrophenschutzbereich einer Kreisverwaltungsbehörde)

- Vorab festgelegte Strukturen zur Versorgung der Patienten nach der akutstationären Behandlung
- Vorab festgelegte Strukturen und Werkzeuge zur Lagedarstellung (wie Behandlungskapazitätsnachweise, Liegedauern, …)

Aufgrund unserer Profession können wir uns hier nur über die stationäre Versorgung der Bevölkerung äußern. Die Herausforderungen im Bereich der ambulanten Versorgung werden keinesfalls geringer sein, müssen aber an anderer Stelle besprochen werden.

Literatur zu Kap. 2.3.6

Brunner, S., Huber, B.C., Kanz, G., Bogner-Flatz, V. (2021): Acute coronary syndrome-related hospital admissions during and after lockdown in Southern Germany. Eur J Intern Med. 87:112–114

Huber, B.C., Brunner, S., Schlichtiger, J., Kanz, K.G., Bogner-Flatz, V. (2020): Out-of-hospital cardiac arrest incidence during COVID-19 pandemic in Southern Germany. Resuscitation. 157:121–122

Kanz, K.G., Bogner-Flatz, V., Daunderer, M., Dommasch, M., Hinzmann, D., Städtler, M., Steinbrunner, D., Weiler, T., Traunspurger, K., Buchhauser, J., Ebersperger, C., Bayeff-Filloff, M. (2020): COVID-19-Ratio zur aktuellen Abschätzung der intensivmedizinischen Belastungsgrenze. Notf Rett Med. 23(6):437–440

3 Hilfestellungen zur Implementierung und Aufrechterhaltung von Risikomanagement in der Notaufnahme

3.1 Normen ISO 31000 und ÖNORM-Reihe 490x

Bruno Brühwiler

3.1.1 Was sind Normen?

Normen spielen in unserer Wirtschaft und Gesellschaft eine dominante Rolle, auch wenn sie meist nur im Hintergrund wirken. Sie sind auch im klinischen Risikomanagement und in der Notaufnahme relevant. Der nachfolgende Teil dient dazu, die Rolle und Bedeutung der Normen, insbesondere der ISO 31000 sowie der ÖNORM-Reihe 490x, besser zu verstehen.

Normen enthalten Definitionen, funktionelle Konzepte und technische Lösungen für verschiedenen Anforderungen in vielen Anwendungsgebieten. Normen sind das Ergebnis von breit abgestützten Expertenmeinungen und enthalten einen Konsens, wie bestimmte Sachverhalte verstanden und gestaltet werden sollen bzw. müssen.

Das Deutsche Institut für Normung (DIN) formuliert es wie folgt: »Eine Norm ist ein Dokument, das Anforderungen an Produkte, Dienstleistungen oder Verfahren festlegt. Sie schafft somit Klarheit über deren Eigenschaften, erleichtert den freien Warenverkehr und fördert den Export. Sie unterstützt die Rationalisierung und Qualitätssicherung in Wirtschaft, Technik, Wissenschaft und Verwaltung. Sie dient der Sicherheit von Menschen und Sachen sowie der Qualitätsverbesserung in allen Lebensbereichen«.

Im Gegensatz zu verpflichtenden staatlichen Gesetzen und Verordnungen ist die Anwendung und Einhaltung von Normen durch Organisationen grundsätzlich freiwillig. Aber ihre Umsetzung erleichtert nicht nur die Gestaltung und Erstellung von Leistungen, sondern gewährleistet auch eine Übereinstimmung mit dem besten Wissen von Experten und Fachgremien. Es kann zudem vorkommen, dass Gesetze eine Pflicht enthalten, bestimmte Normen anzuwenden, wodurch diese dann bindend werden.

Auch im Risikomanagement gibt es viele Normen mit unterschiedlichen Anwendungsgebieten wie die Sicherheit von technischen Systemen oder für Organisationen, wie der nachfolgende Überblick zeigt.

3.1.2 Ursprünge von Risikomanagement-Normen

Die Entwicklung von Risikomanagement-Normen kennt mehrere Quellen für unterschiedliche Bedürfnisse:

- Eine der ältesten Quellen ist die Luft- und Raumfahrt-Technik der USA. Bekannt geworden ist insbesondere der MIL STD 882 mit dem Titel: »System Safety«. Der Standard wurde vom Department of Defence (DoD) der USA herausgegeben: »This system safety standard practice identifies the DoD approach for identifying hazards and assessing and mitigating associated risks encountered in the development, test, production, use, and disposal of defense systems« (DoD 2002). Es handelt sich bei dieser Norm um eine Methode der Risikoanalyse, die in der Folge des schweren Unglücks von Apollo 1 am 27. Januar 1967, bei dem drei Astronauten bei einem Training in der Kapsel ihr Leben verloren, für die Luft-, Raumfahrt und Militärtechnik entstand und heute noch angewendet wird.
- Verschiedene Industrien entwickelten im Laufe der Zeit ihre eigenen Methoden der Risikoanalyse. So hat die Nuklearindustrie den bekannten »Rasmussen Report« (US 1976) und später die Deutsche Risikostudie Kernkraftwerke (GRS79/GRS89) (2025). In der Automobilindustrie ist die FEMA (Failure Mode and Effects Analysis), in der chemischen Prozessindustrie die HAZOP (Hazard and Operability Study) oder in der Nahrungs- und Genussmittelindustrie die HACCP (Hazard Analysis and Critical Control Points) weit verbreitet.
- Eine ganz andere Quelle für Risikomanagement ist in der amerikanischen Finanzindustrie zu finden, wo der sogenannte COSO[1] Standard eingeführt wurde, um eine verlässliche finanzielle Berichterstattung von börsennotierten Unternehmen sicherzustellen. Durch COSO I von 1992/1994 mit einem Update im Jahr 2013 wurde eine normative Grundlage geschaffen, welche dazu dient, ein Internes Kontrollsystem einzuführen und umzusetzen. Die Weiterentwicklung führte zu COSO II Enterprise Risk Management Framework aus dem Jahr 2004 mit einem Update im Jahr 2017. Anwender dieser Normen sind vor allem größere Unternehmen und ihre Wirtschaftsprüfer, die auf Ebene der Geschäftsleitung und der Finanzprüfung großes Interesse nicht nur an einer fehlerfreien und regelkonformen Finanzberichterstattung, sondern auch an einer risikoverträglichen Unternehmensstrategie hatten.

3.1.3 Entstehung der ISO 31000

Die US-amerikanischen Risikomanagementansätze im Finanzbereich wurden in Australien weiterentwickelt. Im Jahre 1999 erschien die erste Version der australisch-neuseeländischen Norm AS/NZS 4360 Risk Management. Diese versuchte erstmals die verschiedenen Quellen des Risikomanagements zusammenzuführen und eine übergeordnete Norm zu schaffen, die generell aufzeigt, wie Organisa-

---

1 COSO = Committee of Sponsoring Organizations of the Treadway Commission

tionen mit Risiken umgehen sollen. Die zweite Version dieses Standards von 2004 löste die Entwicklung der ISO 31000 aus.

In die gleiche Zeit fällt das österreichische Projekt der ONR 49000-Serie, Risikomanagement für Organisationen und Systeme. Die erste Version fällt ebenfalls ins Jahr 2004. Das Besondere an der ONR 49000 bestand schon seinerzeit im systemischen Ansatz. Er schaffte eine enge Verbindung zum Qualitätsmanagement und zu ISO 9001. Der Deming-Kreis »Plan-Do-Check-Act« wurde in das Risikomanagement übernommen, womit das Risikomanagement und das Qualitätsmanagement miteinander verwandt wurden.

Standards Australia stellte im Jahr 2005 der ISO-Gemeinschaft den Antrag, den Standard AS/NZS 4360 Risk Management zum ISO-Standard zu übernehmen. Die ISO-Gemeinschaft beschloss jedoch, auf der Grundlage der AS/NZS 4360 einen eigenen Risikomanagementstandard zu entwickeln. Nach vier Jahren veröffentlichte ISO Ende 2009 die ISO 31000 »Risk management – Principles and guidelines«. Dessen Kapitel 4 beinhaltete den systemischen Ansatz mit dem Deming-Kreis aus der ONR 49000 und das Kapitel 5 den australisch-neuseeländischen Risikomanagement-Prozess aus der AS/NZS 4360.

Bald erreichte die ISO 31000 in der »Hit Parade« der ISO Standards Platz Nr. 5 nach 9001, 14001, 26000 und 50001. Die Organisation für wirtschaftliche Zusammenarbeit und Entwicklung (OECD) bezeichnet in ihrem Survey von 2013 die ISO 31000 als »de-facto world standard for risk management« (OECD 2013, S. 13). Das ist eine Erfolgs-Story.

3.1.4 Merkmale der ISO 31000

Die ISO 31000 ist ein allgemein gehaltener Ansatz auf der Grundlage von Empfehlungen. Inhaltlich umfasst sie folgende wichtigen Teile:

- Der Geltungsbereich erstreckt sich auf das Risikomanagement von Organisationen. Es soll maßgeschneidert an ihren Kontext angepasst werden. Es betrifft alle Arten von Risiken und ist nicht Industrie- oder sektorspezifisch. Die Norm kann auf alle Lebenszyklen einer Organisation auf alle Tätigkeiten einschließlich der Entscheidungsfindung genutzt werden.
- Der Risikobegriff ist kurz und knapp: »Risiko ist Auswirkung von Ungewissheit auf Ziele«.
- Das Risikomanagementframework richtet sich am Deming-Kreis aus und umfasst die Gestaltung, Umsetzung, Bewertung und Verbesserung des Risikomanagements. Ein besonderer Stellenwert kommt der obersten Leitung der Organisation zu. Bei der ISO 31000 handelt es sich um einen Top down Ansatz.
- Der Prozess Risikomanagement umfasst die Kommunikation und Konsultation, die Rahmenbedingungen, die Risikoidentifikation, Risikoanalyse und Risikobewertung, ferner die Risikobewältigung sowie die Überwachung und Überprüfung des Risikomanagements.

Die ISO hat im Jahr 2012 eine weitere Norm in eigener Sache veröffentlicht, nämlich die harmonisierte »High Level Structure« für Managementsysteme. Darin werden die Elemente eines Managementsystems in allgemeiner Weise beschrieben, wobei zu den Elementen von »Plan-Do-Check-Act« noch drei weitere Elemente hinzukommen, nämlich der »Kontext der Organisation«, die »Führungsaufgabe« sowie die »Unterstützungsfunktion«. Diese Elemente eines Managementsystems gelten für alle ISO-Managementsysteme. Die ISO 31000 jedoch berücksichtigt diese ISO-Anforderungen nur im Prinzip, aber nicht konsequent.

Die Revision der ISO 31000, die im Jahr 2018 veröffentlicht wurde, ist inhaltlich gegenüber der ursprünglichen Version von 2009 kaum verändert, wurde redaktionell aber gestrafft und vereinfacht.

Zurzeit ist eine weitere Revision der ISO 31000 in Arbeit. Es ist geplant, diese in zwei Jahren abzuschließen und zu publizieren. Inhaltlich sind bis jetzt (Mai 2025) keine wesentlichen Änderungen zu erkennen.

Eine der Stärken der ISO 31000 besteht darin, dass Risikomanagement als Führungsaufgabe in die Strategie, in die Entscheidungsfindung, in die Tätigkeiten und Prozesse einer Organisation integriert werden sollte. Eine Zertifizierung der Norm ist nicht vorgesehen, einerseits weil sie auf Empfehlungen aufgebaut ist, andererseits aber auch, weil sie zu wenige Spezifika aufweist, welche eine konkrete Systembewertung ermöglichen.

3.1.5 Spezifikation durch die ÖNORM-Reihe 490x

Weit vor der ISO 31000 entstand schon im Jahr 2004 die erste Version der heutigen ÖNORM-Reihe 490x als ONR 4900x-Serie. Sie wurde durch ein internationales Team entwickelt, in dem die Schweiz, Deutschland und Österreich mit Experten vertreten war. Austrian Standards hat als Normungsorganisation durch die Veröffentlichung die Urheberrechte erhalten. Die aktuelle Version stammt aus dem Jahre 2021.

Die ÖNORM-Reihe 490x geht über die Empfehlungen der internationalen Norm ISO 31000 weit hinaus und spezifiziert ihre Anwendung in der Praxis. Die Ausführungen zum Risikomanagementsystem sind in Anforderungen formuliert und erhalten damit einen verbindlichen Charakter. Die Normen-Familie weist folgende Dokumente auf:

• ÖNORM-Reihe 490x Risikomanagement für Organisationen und Systeme, Anleitung zur Umsetzung der ISO 31000
• ÖNORM 4900 – Begriffe und Grundlagen
• ÖNORM 4901 – Anforderungen an das Risikomanagementsystem
• ÖNORM 4902–1 Leitfaden Einbettung ins Managementsystem
• ÖNORM 4902–2 Leitfaden Methoden der Risikobeurteilung
• ÖNORM 4902–3 Leitfaden Notfall-, Krisen- und Kontinuitätsmanagement
• ÖNORM 4903 – Anforderungen an die Qualifikation des Risikomanagers

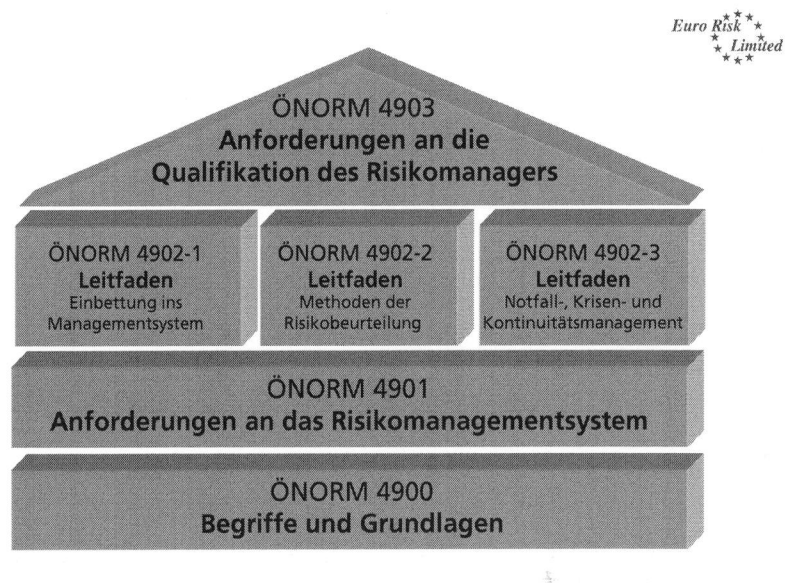

Euro Risk Limited© – The Risk Management Group

Abb. 3.1: ÖNORM-Reihe 490x (ÖNORM 4900, S. 4)

Analog der ISO 31000 ist die ÖNORM-Reihe 490x eine Erfolgsstory im deutsch-sprachigen Europa. Die beiden Normen werden immer öfter zur normativen Grundlage bei der konkreten Gestaltung von Risikomanagementsystemen. Dies tun neben privaten Unternehmen insbesondere auch öffentliche Institutionen und Einrichtungen des Gesundheitswesens, welche die Patientensicherheit mit einer Kombination von ISO 9001 und ÖNORM-Reihe 490x in einem vereinten Ansatz bearbeiten.

3.1.6 Ausblick

Die dargestellten Normen zum Risikomanagement nach ISO 31000 und deren Spezifikationen durch die ÖNORM-Reihe 490x stellen eine große Unterstützung für die Gestaltung des Risikomanagements im Gesundheitswesen und speziell in der Notaufnahme dar. Zusätzlich zu den organisatorischen Aspekten ist auch zu erwähnen, dass die Qualifikation des Risikomanagers nach der ÖNORM 4903 eine Voraussetzung darstellt, das Risikomanagement nach »bester Praxis« zu gestalten, aber auch maßgeschneidert und im Kontext des gesamten Krankenhauses zu sehen.

3.1.7 Literatur

Department of Defense (DoD) (2002): Standard Practice System Safety, MIL STD 882 E, 11 May 2012, (https://www.dau.mil/cop/armyesoh/DAU%20Sponsored%20Documents/MIL-STD-882E.pdf, Zugriff am 11.05.2023).

Deutsches Institut für Normung (DIN), (https://www.din.de/de/ueber-normen-und-stan dards/basiswissen, Zugriff 30.4.2025)

Gesellschaft für Reaktorsicherheit (GRS79 / GRS 89) (2025): Deutsche Risikostudie Kernkraftwerke (https://www.grs.de/de/aktuelles/publikationen /, Zugriff 5.5.2025).

ISO 31000:2018 Risk management – Guidelines.

ÖNORM-Reihe 490x:2021 Risikomanagement für Organisationen und Systeme, Anleitung zur Umsetzung der ISO 31000

ÖNORM 4900:2021 – Begriffe und Grundlagen

ÖNORM 4901:2021 – Anforderungen an das Risikomanagementsystem

ÖNORM 4902–1:2021 Leitfaden Einbettung ins Managementsystem

ÖNORM 4902–2:2021 Leitfaden Methoden der Risikobeurteilung

ÖNORM 4902–3:2021 Leitfaden Notfall-, Krisen- und Kontinuitätsmanagement

ÖNORM 4903:2021 – Anforderungen an die Qualifikation des Risikomanagers

Organisation for Economic Co-operation and Development (OECD) (2013): Peer Review 6: Risk Management and Corporate Governance, (DAF/CA/CG(2013)5/FINAL, (http://www.oecd.org/officialdocuments/publicdisplaydocumentpdf/?cote=DAF/CA/CG(2013)5/FI NAL&docLanguage=En, Zugriff 22.08.2017).

United States Environmental Protection Agency. Office of Radiation Programs: (1976): Reactor Safety Study (WASH-1400): a Review of the Rsmussen Report. Washington, D.C. (https://inis.iaea.org/records/2sd34-bwc19), Zugriff 5.5.2025)..

3.2 DIN EN 15224:2017

Reinhard Strametz

3.2.1 Entwicklung branchenspezifischer Qualitätsmanagement-Normen im Gesundheitswesen

Qualitätsmanagementnormen im Gesundheitswesen gewannen mit dem Gesundheitsmodernisierungsgesetz (GMG) im Jahr 2001 zunehmend an Bedeutung. Es wurde – zunächst nur für den Bereich nach § 110 SGB V zugelassener Krankenhäuser – ein einrichtungsinternes Qualitätsmanagement-System eingefordert. Mit einer gewissen zeitlichen Verzögerung wurde diese Anforderung auch in den anderen Sektoren eingeführt. Obgleich die Zertifizierung eines QM-Systems im Gesundheitswesen nur in Rehabilitationseinrichtungen gem. § 37 Abs. 3 SGB IX vorgeschrieben ist, orientierten sich viele Krankenhäuser an etablierten Standards wie der weltweit verbreiteten QM-Norm DIN EN ISO 9001. Da es sich bei diesem Standard um eine branchenunabhängige Norm handelt, die ursprünglich stark auf die Produktion von Waren ausgerichtet war, mussten die abstrakt klingenden Forderungen dieser Norm zunächst für das Gesundheitswesen adaptiert werden.

Parallel zur Einführung von QM-Systemen nach ISO 9001 etablierte sich auch die Kooperation für Transparenz und Qualität im Gesundheitswesen (KTQ®), deren Gesellschafter die Bundesärztekammer, die Deutsche Krankenhausgesellschaft e. V. und der Deutsche Pflegerat e. V. sind. Das von KTQ entwickelte Prüfverfahren bietet Krankenhäusern und andere Gesundheitseinrichtungen die Möglichkeit einer branchenspezifischen Zertifizierung. Während die Anzahl nach KTQ zertifizierter Krankenhäuser Ende 2012 bei 530 lag (Statista 2018), waren, Stand 29.05. 2018, laut KTQ nur noch 280 Krankenhäuser zertifiziert (KTQ 2018). Bis zum 01.11.2023 halbierte sich die Zahl nochmals fast auf nur noch 149 Krankenhäuser (KTQ 2023). Einrichtungen, die nach DIN EN ISO 9001 zertifiziert sind, werden hingegen nicht in einer zentralen Datenbank aufgeführt.

In dem Bestreben, die Vorteile einer generischen Managementnorm und eines branchenspezifischen Ansatzes zu kombinieren, wurde basierend auf der DIN EN ISO 9001:2008 die branchenspezifische Norm DIN EN 15224:2012 entwickelt. Dieser auf Europa beschränkte Standard beinhaltet die Anforderungen der DIN EN ISO 9001 vollständig, erläutert jedoch an vielen Stellen den abstrakten Normentext durch Beispiele aus dem Gesundheitswesen und beinhaltet branchenspezifisch auch erweiterte Anforderungen. Obgleich das Anliegen der Kontextualisierung der ISO 9001 viel Zuspruch fand, scheiterte der Versuch der Einführung dieser Norm in den meisten Ländern Europas kläglich. Lediglich in den Niederlanden entwickelte sich die EN 15224 mit derzeit 627 zertifizierten Gesundheitseinrichtungen (NEN 2023) zu einem etablierten Standard, obwohl im Vergleich zum Jahr 2018 (NEN 2018) die Zahl um 75 Einrichtungen zurückgegangen ist. Die Gründe des Scheiterns der Version aus dem Jahr 2012 in Deutschland, Österreich und der Schweiz liegen vor allem in folgenden Defiziten:

- Die ursprüngliche Ausrichtung der QM-Norm fokussierte auf staatlich finanzierte Gesundheitssysteme. Insbesondere die spezifischen Anforderungen in den sogenannten elf Qualitätskriterien ohne Modifikationsmöglichkeiten an länderspezifische Gegebenheiten, stellte eine große Barriere für versicherungsbasierte Gesundheitssysteme dar.
- Die per se unerfüllbare Forderung, alle Prozesse der Patientenversorgung und alle unterstützenden Prozesse zu definieren und einer wie in Kapitel 1.6.3 dargestellten Prozessrisikoanalyse zu unterziehen, hinderte ebenfalls viele Institutionen an einer Einführung.
- Die teilweise weitgreifenden Forderungen hinsichtlich des klinischen Risikomanagements waren in den deutschsprachigen Gesundheitssystemen noch nicht durch entsprechende gesetzliche und untergesetzliche Anforderungen abgebildet und die damit verbundene Entwicklung des klinischen Risikomanagements noch nicht in ausreichendem Maß vollzogen.

Im Jahr 2015 trat eine neue Version der DIN EN ISO 9001 in Kraft. Damit war die Textbasis der DIN EN 15224:2012 nicht mehr gegeben, die DIN EN 15224 musste bei Fortbestand einer grundlegenden Revision unterzogen werden. Diese Revision im Jahr 2015 bot die Möglichkeit, die oben genannten bisherigen Schwächen der

EN 15224:2012 zu eliminieren und einige, aus Sicht des Risikomanagements unglückliche Formulierungen der ISO 9001:2015 zu präzisieren:

So fordert die ISO 9001:2015 zwar risikobasiertes Denken, aber fordert keinen formalisierten Risikomanagement-Prozess ein, obwohl relevante Risiken systematisch identifiziert, hinsichtlich ihrer Ursachen analysiert, bewältigt werden müssen und die Bewältigung im Sinne einer Korrekturmaßnahme einer Wirksamkeitsprüfung unterzogen werden soll. Dies ist ohne formalisierten Risikomanagement-Prozess wie in Kapitel 1.3 beschrieben schlicht nicht leistbar. Gleichzeitig wird der zentrale Begriff des Risikos in der ISO 9001 abweichend von der bisherigen ISO Definition angewandt. Die EN 15224 hingegen definiert den Risikobegriff analog der in Kapitel 3.1 beschriebenen ISO 31000 unter der Argumentation, dass im Bereich der Patientenversorgung ein klinisches Risikomanagement-System ohnehin unabdingbar sei und schafft so inhaltliche und begriffliche Klarheit (Pinter 2018). Auch der Argumentation, dass ein QM-System nach ISO 9001 per se eine Vorbeugemaßnahme sei und daher die explizite prozessuale Befassung mit zusätzlichen Vorbeugemaßnahmen nicht mehr erforderlich wäre, muss in Kenntnis der Notwendigkeit von expliziten Sicherheitsmaßnahmen im Gesundheitswesen energisch widersprochen werden.

Positiv hingegen ist zu erwähnen, dass die ISO 9001 dem Wissen der Organisation anstelle der persönlichen Qualifikation des Einzelnen stärkere Beachtung schenkt, da eben dieses organisationsinterne Wissen und dessen Verfügbarkeit im Behandlungsprozess Informationsdefiziten vorbeugen kann. Ebenso im Sinne der Etablierung einer Sicherheitskultur wird in der ISO 9001:2015 auf das Bewusstsein der Handelnden abgestellt, bezüglich ihrer eigenen Bedeutung für die Qualität der Leistung, ergänzt in der EN 15224:2016 um das Bewusstsein des eigenen Beitrags für die Patientensicherheit, auch bei Personen ohne unmittelbaren Patientenkontakt, aber sicherheitsrelevanten Tätigkeiten (Reinigung, Logistik, IT-Sicherheit, Essensversorgung etc.). Den in Kapitel 1.7 dargestellten Erkenntnissen zu Humanfaktoren folgend, wird in der Überarbeitung der EN 15224:2016 durch die Forderung Rechnung getragen, explizit Maßnahmen zur Minimierung menschlicher Fehler zu planen und umzusetzen.

Die Überarbeitung der EN 15224 begann nach Veröffentlichung der ISO 9001:2015 unter der Führung des Schwedischen Normungsinstituts (SIS) im Technischen Komitee TC362 des Europäischen Komitees für Normung (CEN) und wurde für die deutsche Sprachfassung vom DIN-Spiegelgremium NA-063–01–10 begleitet. Nach den für europäische Normen üblichen Standards wurde die EN 15224 basierend auf dem Originaltext der ISO 9001:2015 grundlegend überarbeitet und die englische Version am 28.02.2017 als EN 15224:2016 veröffentlicht. Die deutsche Sprachfassung wurde nach Veröffentlichung des englischen Originaltextes im deutschsprachigen Raum durch die Normungsinstitute Deutschlands (DIN), Österreichs (Austrian Standard) und der Schweiz (SNV) im Jahr 2017 als DIN/ ÖNORM/SN EN 15224:2017 veröffentlicht. Am 29. Januar 2018 veröffentlichte die Deutsche Akkreditierungsstelle (DAkkS) die Speziellen Anforderungen nach DIN EN ISO/IEC 17021–1 zur Akkreditierung von Zertifizierungsstellen, die Managementsysteme nach DIN EN 15224:2017 zertifizieren (DAkkS 2018).

3.2.2 Die elf Qualitätsaspekte der DIN EN 15224:2017

Kernstück der EN 15224 sind die bereits 2012 etablierten elf Qualitätsaspekte, die eine qualitativ gute Patientenversorgung kennzeichnen. Die mögliche Konkretisierung dieser Aspekte ist in Tabelle 3.1 am Beispiel einer Interdisziplinären Notaufnahme dargestellt.

Tab. 3.1: Exemplarische Anwendung der elf Qualitätsaspekte für eine Zentrale Notaufnahme eines Krankenhauses

Qualitätsaspekt	Ausgestaltung in einer zentralen Notaufnahme
1. Angemessene, richtige Versorgung	Die Versorgung entspricht der hinreichenden und zweckmäßigen Versorgung und schließt Fehl-, Über- oder Unterversorgung aus. Dies geschieht unter Berücksichtigung des Versorgungsauftrages und der vorhandenen Ausstattung und evtl. vorhandenen Spezialisierung und schließt ggf. die rechtzeitige Weiterverlegung mit ein.
2. Verfügbarkeit	Die gemäß Versorgungsauftrag für die notwendige Qualität erforderlichen Ressourcen (z. B. der Facharztstandard) werden zu jeder Zeit vorgehalten und sind im Bedarfsfall verfügbar.
3. Kontinuität der Versorgung	Die notwendige Kontinuität der Versorgung des Patienten bricht nicht ab, wenn Patienten innerklinisch oder in andere Einrichtungen verlegt oder entlassen wird. Hierzu zählt beispielsweise auch die Sicherstellung der ggf. notwendigen Überwachung des Patienten bei Transporten in andere Abteilungen.
4. Wirksamkeit	Die Prozesse der Notaufnahme sind so gestaltet, dass die diagnostischen und therapeutischen Interventionen ihre Wirkung entfalten können.
5. Effizienz	Die Abläufe der Notaufnahme sind so gestaltet, dass Fehl- und Blindleistungen im Sinne der Verschwendung kostbarer Behandlungszeit oder materieller Ressourcen verhindert werden und somit zeitkritische Prozesse fehlerfrei und rasch ablaufen können.
6. Gleichheit	Alle Patienten mit medizinischem Notfall werden ungeachtet ihres Geschlechts, ihrer Religion, ihrer Herkunft, ihres Versicherungsstatus oder anderer persönlicher Eigenschaften notfallmedizinisch angemessen und nach Behandlungsdringlichkeit priorisiert versorgt.
7. Evidenzbasierte/wissensbasierte Versorgung	Die angewendeten Versorgungsprozesse entsprechen dem jeweiligen Stand wissenschaftlicher Erkenntnisse und evidenzbasierter Leitlinien und Algorithmen.
8. Auf den Patienten ausgerichtete Versorgung, einschließlich der körperlichen, psychologischen und sozialen Unversehrtheit (ICF)	Die Versorgung ist auf die Minimierung körperlicher, psychologischer und sozialer Schäden des Patienten ausgerichtet unter besonderer Beachtung der durch den medizinischen Notfall hervorgerufenen Situation.

Tab. 3.1: Exemplarische Anwendung der elf Qualitätsaspekte für eine Zentrale Notaufnahme eines Krankenhauses – Fortsetzung

Qualitätsaspekt	Ausgestaltung in einer zentralen Notaufnahme
9. Einbeziehung des Patienten	Die Patienten werden soweit es der Gesundheitszustand ermöglicht über den Stand diagnostischer Erkenntnisse und in die Entscheidungsfindung für weitere diagnostische oder therapeutische Schritte miteinbezogen.
10. Patientensicherheit	Der Patientensicherheit wird im Hochrisikobetrieb Notaufnahme in Kenntnis der relevanten Risiken der Patientenbehandlung durch zielgerichtete Maßnahmen zur Risikominimierung besondere Beachtung geschenkt.
11. Rechtzeitigkeit/Zugänglichkeit	Durch entsprechende interne Organisation und Absprachen mit externen Stellen wird sichergestellt, dass die Patienten entsprechend ihrer Behandlungsdringlichkeit rechtzeitig eine Notfallversorgung erhalten.

Zehn der elf Aspekte stellen bei genauerer Betrachtung Parametrisierungen des Begriffs Patientensicherheit dar, das zehnte von elf Kriterien wiederum benennt Patientensicherheit als eigenständigen Aspekt. Hinsichtlich der Gewichtung der Kriterien weist die EN 15224 somit zurecht in Kapitel 9.1.1 Patientensicherheit als wichtigstes Kriterium aus (DIN EN 15224:2017).

Somit können die elf Kriterien grafisch sinnvollerweise, wie in Abbildung 3.2 dargestellt, eingeordnet werden.

Im Text der DIN EN 15224:2017 finden sich zahlreiche Erläuterungen und Konkretisierungen der in der ISO 9001:2015 doch recht abstrakt dargestellten Forderungen. So werden in Kapitel 6.1.2 der Norm in Anmerkung 3 beispielsweise zahlreiche Informationsquellen aufgelistet, die zur Planung eines QM-Systems in Bezug auf Maßnahmen zum Umgang mit Chancen und Risiken erforderlich sind (DIN EN 15224:2017, 6.1.2). Ebenso werden in Kapitel 7.1.5.2 das Risiko der Patientenverwechslung und in Kapitel 8.5.1 die WHO-Checkliste für sichere Patientenidentifikation vor Operationen erwähnt.

Wesentliche konkrete Forderungen der EN 15224 zur Gewährleistung der Patientensicherheit, die sich in vielen Punkten auch in der Gesetzgebung wiederfinden, gehen teilweise über die Forderungen der ISO 9001 hinaus. Einige dieser Punkte sollen im Folgenden erläutert werden.

3.2.3 Berücksichtigung ethischer Aspekte in der Konzeption und Durchführung des Qualitätsmanagements

Eine qualitativ hochwertige und sichere Patientenversorgung ist untrennbar mit der Berücksichtigung medizinethischer Problemstellungen verbunden. So treten insbesondere in Notaufnahmen unter Zeitdruck und emotionaler Belastung aller Beteiligten medizinethische Dilemmata auf, die sich anhand des Vier-Prinzipien-

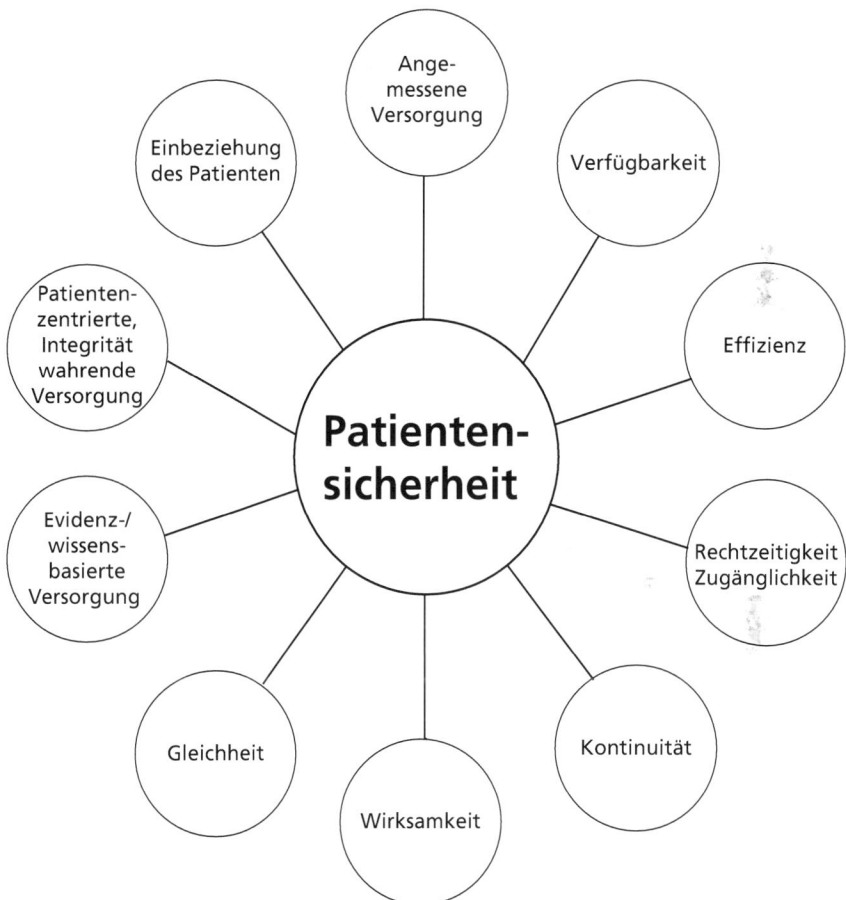

Abb. 3.2: Die elf Qualitätskriterien EN 15224 (Darstellung nach Strametz)

Modells von Beauchamp und Childress (1979) wie in Abbildung 3.3 dargestellt für die Notaufnahme verdeutlichen lassen.

Die DIN EN 15224:2017 fordert ausdrücklich die Berücksichtigung ethischer und humanitärer Aspekte als integrale Bestandteile der Gesundheitsversorgung (DIN EN 15224, 4.1), unter anderem als Teil der zu definierenden Qualitätspolitik (DIN EN 15224, 5.2.1) bis hin zur Berücksichtigung bei der Entwicklung neuer Leistungen (DIN EN 15224, 8.3.3/8.3.4).

3.2.4 Präzisierung des Kundenbegriffs und Erweiterung des systematischen Umgangs mit Kundenerwartungen

Während der klassische Kundenbegriff einen mündigen, informierten und alle Alternativen abwägenden Konsumenten unterstellt, ist insbesondere in einer notfallmedizinischen Akutsituation diese Definition keineswegs hinreichend. Nicht

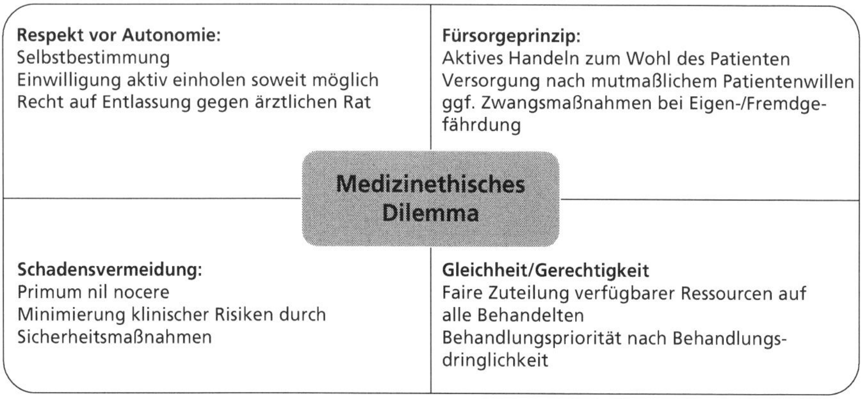

Respekt vor Autonomie: Selbstbestimmung Einwilligung aktiv einholen soweit möglich Recht auf Entlassung gegen ärztlichen Rat	**Fürsorgeprinzip:** Aktives Handeln zum Wohl des Patienten Versorgung nach mutmaßlichem Patientenwillen ggf. Zwangsmaßnahmen bei Eigen-/Fremdge- fährdung

Medizinethisches Dilemma

Schadensvermeidung: Primum nil nocere Minimierung klinischer Risiken durch Sicherheitsmaßnahmen	**Gleichheit/Gerechtigkeit** Faire Zuteilung verfügbarer Ressourcen auf alle Behandelten Behandlungspriorität nach Behandlungs- dringlichkeit

Abb. 3.3: Medizinethische Grundprinzipien nach Beauchamp und Childress (1979) in der Notaufnahme (in Anlehnung an Strametz 2023)

nur im Ausnahmefall, sondern regelhaft treten an die Stelle der jeweiligen Patienten auch Verwandte, Angehörige und/oder gesetzlich betreuende Personen, die dem Wunsch und Willen des Patienten Ausdruck und Gehör verschaffen sollen. Die DIN EN 15224:2017 erweitert daher den Kundenbegriff bewusst und ersetzt diesen nicht nur durch den Begriff Patient.

Neben der in früheren QM-Normen propagierten reinen Erfüllung von Anforderungen, nehmen moderne QM-Normen bereits auf bestehende Erwartungsdifferenzen zu Beginn der Behandlung Rücksicht, um durch eine Auflösung von Erwartungsdifferenzen hinsichtlich des konkreten Versorgungsbedarfes zwischen Patienten, deren Angehörigen und den Behandelnden von vornherein subjektiv empfundene Fehlversorgung zu vermeiden. Einzigartig im Kontext der Gesundheitsversorgung ist hierbei, dass nicht die Anforderungen der Patienten und/oder deren Stellvertretern, sondern eine von Fachexperten definierte Indikation den konkreten Behandlungsbedarf und auch die Behandlungsdringlichkeit definieren. Es kommt somit regelhaft zur Fehleinschätzung des Behandlungsumfangs oder der Behandlungsdringlichkeit sowohl im Sinne der Unter- als auch der Überschätzung. Basis einer erfolgreichen, auf Vertrauen des Patienten basierenden Behandlung in einer Notaufnahme, ist somit der Abgleich zwischen den Erwartungen der Patienten und deren Stellvertretern und der Einschätzung des Behandlungsbedarfs durch die Behandelnden. Auftretende Differenzen müssen erkannt und durch systemische Maßnahmen ausgeräumt werden, da insbesondere solche Differenzen zu den in Kapitel 2.3.4 genannten Problemen aggressiver bzw. unkooperativer Patienten führen können.

Dieses erweiterte Verständnis der Kundenorientierung, dass die DIN EN 15224:2017 im Gegensatz zur ISO 9001:2015 durch von der obersten Leitung festzulegende Maßnahmen einfordert, lässt sich anhand eines erweiterten GAP-Modells basierend auf Parasuraman, Zeithaml und Berry (1985) in Tabelle 3.2 beschreiben.

Tab. 3.2: GAPs in einer Notaufnahme (in Anlehnung an das GAP-Modell von Parasuraman, Zeithaml und Berry 1985)

Abweichung	Differenz zwischen	
GAP 1	Vorstellung der Behandelnden bezüglich des Behandlungsbedarfs	Vom Patienten/Angehörigen erwarteter Behandlung
GAP 2	Vorstellung der Behandelnden bezüglich des Behandlungsbedarfs	Vorgaben für die Patientenbehandlung
GAP 3	Vorgaben für die Patientenbehandlung	Durchgeführter Behandlung
GAP 4	Durchgeführter Behandlung	Versprochener Behandlung
GAP 5	Von Patienten/Angehörigen erlebter Behandlung	Vom Patienten/Angehörigen erwarteter Behandlung

3.2.5 Einfordern präventiver Risikomanagement-Methoden zur Antizipation klinischer Risiken

Neben der Einleitung von Korrekturmaßnahmen bei Nonkonformitäten fordert die DIN EN 15524:2015 bereits bei der Planung der Qualitätsziele explizit eine präventive Berücksichtigung vorhersehbarer klinischer Risiken. Hierbei sind klinische Risiken definiert als Risiken mit Auswirkung auf einen oder mehrere der elf oben genannten Qualitätsaspekte, also letztlich mit Auswirkungen auf die Patientensicherheit. Die DIN EN 15224:2017 fordert somit explizit den systematischen Einsatz präventiver Risikomethoden wie der in Kapitel 1.6 dargestellten Szenario- und Prozessrisikoanalyse.

3.2.6 Anforderungen an die inhaltliche Qualität der Leistungserbringung

Neben der im QM seit langem etablierte Forderung, dass Prozesse unter »beherrschten Bedingungen« also als gerichtete, geplante, weder willkürlich noch zufällig ablaufende Tätigkeitsabfolgen durchgeführt werden, fordert die DIN EN 15224:2017 auch eine inhaltliche Qualität der zu erbringenden Gesundheitsdienstleistungen. So müssen die durchgeführten Tätigkeiten wo anwendbar nach Erkenntnissen der evidenzbasierten Medizin (EbM) oder auf Basis sogenannter best practice Ansätze erfolgen, also dem jeweiligen Stand der Technik und der wissenschaftlichen Erkenntnisse entsprechen. Hierbei sollte der Begriff der Evidenzbasierten Medizin in Anlehnung an die Definition nach Sackett (1997) angewandt, auch auf Tätigkeiten nicht-ärztlicher Gesundheitsfach- und Heilberufe ausgeweitet werden.

> »Evidence-based Medicine verbindet die bestverfügbaren Forschungsergebnisse mit der eigenen klinischen Expertise und den Vorstellungen des Patienten.«
> basierend auf Sackett 1997

Eine solche qualitative Anforderung ist der ISO 9001:2015 vollkommen fremd, für eine qualitativ hochwertige Notfallversorgung allerdings unabdingbar. Die DIN EN 15224:2017 fordert das Wissen hinsichtlich evidenzbasierter Empfehlungen sowie die Kompetenz zur Umsetzung dieser Empfehlungen ein und betont die Notwendigkeit, dass externes und vertraglich gebundenes Personal diese Anforderungen in gleichem Maße erfüllen muss (DIN EN 15224:2017, 7.1.6/7.2).

3.2.7 Bewusstsein und Kompetenz hinsichtlich des Klinischen Risikomanagements

Neben den an zahlreichen Stellen zu findenden Forderungen der Einführung und des Betriebs eines klinischen Risikomanagements fordert die DIN EN 15224:2017 über die Anforderungen der ISO 9001:2015 hinausgehend, dass das gesamte Personal bedarfsgerecht hinsichtlich der relevanten Aspekte des klinischen Risikomanagements ausgebildet ist, um einerseits Sicherheitsmaßnahmen einzuhalten, aber sich andererseits auch des eigenen Beitrags zur Patientensicherheit bewusst zu werden (DIN EN 15224:2017, 7.2/7.3). Ebenso wird empfohlen, die Koordination des klinischen Risikomanagements einer verantwortlichen Leitungsperson zu übertragen, jedoch ohne die einzelnen Mitarbeitenden damit aus ihrer individuellen Verantwortung für die Patientensicherheit zu entlassen (DIN EN 15224:2017, 5.3). Gerade diese Fokussierung auf eine zentrale Koordination (top-down) in Verbindung mit dem individuellen Beitrag und den persönlichen Einflussmöglichkeiten des operativ tätigen Personals auf Patientensicherheit (bottom-up) stellen einen wichtigen Beitrag zur Entwicklung einer angemessenen Sicherheitskultur dar.

3.2.8 Sicherstellung der Versorgungskontinuität durch Notfall- und Krisenmanagement

Wie in Kapitel 2.3.2 ausführlich dargelegt, stellt die Notaufnahme eines Krankenhauses eine kritische Infrastruktur dar, die bei Ausfall von Schlüsselfunktionen ohne entsprechende Vorkehrungen binnen kürzester Zeit ihre Funktion nicht mehr aufrechterhalten kann. Neben den in der ISO 9001:2015 sehr knapp gehaltenen Anforderungen, grundsätzlich eine entsprechende Infrastruktur bereitzustellen (ISO 9001:2015, 7.1.3) geht die DIN EN 15224:2017 ausführlich auf die verschiedenen Komponenten der Infrastruktur eines Gesundheitsbetriebes ein und schlägt vor, dem möglichen Verlust von Schlüsselfunktionen mittels eines Notfall- oder Krisenplans zu begegnen. Somit bietet diese Norm eine direkte Anbindung an die durch gesetzliche und untergesetzliche Regelungen vorgeschriebenen Ausfallkonzepte, ermöglicht aber auch Anpassung an die national, regional und hinsichtlich des Versorgungsauftrages unterschiedlich gestaltete Auslegung dieser Anforderungen.

3.2.9 Berücksichtigung des Spannungsfeldes von Datenschutz und Behandlungskontinuität

Personenbezogene Gesundheitsdaten stellen besonders sensible Informationen dar, die eines besonderen Schutzes bedürfen. So fordert die DIN EN 15224:2017 explizit die Etablierung eines systematischen Ansatzes zur Verhinderung des Zugangs nicht berechtigter Personen zu gesundheitsbezogenen Daten. Gleichzeitig muss aber auch gewährleistet sein, dass an der Patientenversorgung beteiligtes Personal jederzeit in erforderlichem Umfang Zugriff auf relevante Patienteninformationen hat, um die in Kapitel 2.1.4 dargestellten Risiken zu minimieren. In Anbetracht der hohen Frequentierung von Notaufnahmen, dem unbeaufsichtigten Aufenthalt von Patienten und Dritten in Behandlungszimmern sowie dem zunehmenden Interesse kriminell Handelnder an der Abschöpfung personenbezogener Gesundheitsdaten kommt sowohl organisatorischen als auch technischen Maßnahmen zum Schutz dieser Daten eine wachsende Bedeutung zu (Aktionsbündnis Patientensicherheit 2018).

3.2.10 Fazit

Die DIN EN 15224:2017 stellt durch Ihre Fokussierung auf die Gesundheitsversorgung, die zahlreichen erläuternden Beispiele und Hilfestellungen und die kompromisslose Ausrichtung auf Patientensicherheit als wichtigstem Qualitätsaspekt eine echte Hilfestellung für Abteilungen und Organisationen dar, die ein risikobasiertes Qualitätsmanagement-System etablieren oder ausbauen möchten. Die Norm dient unabhängig von Zertifizierungsvorhaben zur Orientierung und Operationalisierung der eigenen klinischen Qualitätskriterien und sollte in der Planung der Versorgungsprozesse und der Konzeption des klinischen Risikomanagements Beachtung finden. Die Erfüllung gesetzlicher Auflagen bezüglich Patientensicherheit durch eine Zertifizierung nachzuweisen, kann durch das explizite und umfassende Einfordern klinischen Risikomanagements und der entsprechenden Methoden derzeit nur durch eine Zertifizierung nach DIN EN 15524:2017 erfolgen.

3.2.11 Interessenkonflikt

Prof. Dr. Strametz war an der Überarbeitung der DIN EN 15224 ab 2017 sowohl als Vertreter im DIN-Spiegelgremium NA 063–01–10 als auch als deutscher Delegierter im CEN/TC 362 aktiv beteiligt.

3.2.12 Literatur

Aktionsbündnis Patientensicherheit (2018): Digitalisierung und Patientensicherheit – Handlungsempfehlung für das Risikomanagement in der Patientenversorgung, 2. Auflage, Juli 2018, Berlin DOI: 10.21960/201803
Beauchamp, T.L.; Childress J. F. (1979): Principals of Biomedical Ethics. New York.

Deutsche Akkreditierungsstelle (DAkkS) (2018): Spezielle Anforderungen nach DIN EN ISO/ IEC 17021–1 zur Akkreditierung von Zertifizierungsstellen, die Managementsysteme nach DIN EN 15224:2017« Qualitätsmanagementsysteme – EN ISO 9001:2015 für die Gesundheitsversorgung« zertifizieren (https://www.dakks.de/sites/default/files/dokumen te/71_sd_6_053_ms_anforderungen_din_en_15224_20180129_v1.1.pdf), Zugriff 01.06. 2018.

DIN EN 15224:2017: Qualitätsmanagementsysteme – EN ISO 9001:2015 für die Gesundheitsversorgung; Deutsche Fassung EN 15224:2016, Deutsches Institut für Normung e.V., Berlin, Beuth.

DIN EN ISO 9001:2015: Qualitätsmanagementsysteme – Anforderungen (ISO 9001:2015); Deutsche und Englische Fassung EN ISO 9001:2015, Deutsches Institut für Normung e.V., Berlin, Beuth.

Kooperation für Transparenz und Qualität im Gesundheitswesen (2018): KTQ-Zertifikate in den verschiedenen Bereichen, Stand: 29.05.2018, (https://www.ktq.de/index.php?id=169), Zugriff; 01.06.2018.

Kooperation für Transparenz und Qualität im Gesundheitswesen (2023): KTQ-Statistik – Zertifizierte Einrichtungen (https://www.ktq.de/ueber-ktq/statistik), Zugriff; 01.11.2023.

Nederlandse Norm (NEN) (2018): Register NEN-EN 15224 (https://www.nen.nl/Normont wikkeling/Certificaten/Schemabeheer/Zorg-en-Welzijn-NENEN-15224.htm), Zugriff 01.06.2018.

Nederlandse Norm (NEN) (2023): Register NEN-EN 15224 (https://www.nen.nl/en/certifica tie-en-keurmerken-assetmanagement-iso-9001-zorg-nen-en-15224, Zugriff am 01.11.2023

Parasuraman, A., Zeithaml, V.A., Berry, L.J. (1985): A Conceptual Model of Service Quality and Its Implications for Future Research, Jornal of Marketing;49:41–50.

Pinter, Erwig (2018): Die neue Europa-QM-Norm EN 15224, das Krankenhaus. 2–2018.

Sackett, D.L., Rosenberg, W.M.C., Gray, J.A.M., Haynes, R.B., Richardson, W.S. (1997): Was ist Evidenz-basierte Medizin und was nicht? Münch. med. Wschr. 139:644–645 übersetzt von Matthias Perleth aus Sackett, D.L., Rosenberg, W.M.C., Gray, J.A.M., Haynes, R.B., Richardson, W.S. (1996): Evidence based medicine: what it is and what it isn't. BMJ;312:71

Statista (2018): Gesamtzahl der vergebenen KTQ-Zertifikate im deutschen Gesundheitswesen im Jahr 2012, https://de.statista.com/statistik/daten/studie/223148/umfrage/vergebene-ktq-zertifikate-im-gesundheitswesen/), Zugriff 01.06.2018.

Strametz, R. (2023): Grundwissen Medizin, 6. Auflage, Konstanz: UVK Verlag.

3.3 Kennzahlen und Qualitätsindikatoren im Qualitätsmanagement der Notaufnahme

Thomas Schneider

3.3.1 Einleitung

Ein Qualitätsmanagementsystem umfasst »Tätigkeiten, mit denen die Organisation ihre Ziele ermittelt und die Prozesse und Ressourcen bestimmt, die zum Erreichen der gewünschten Ergebnisse erforderlich sind« (Deutsches Institut für Normung, 2015, S. 10). Dies setzt voraus, dass Prozessleistung, Kundenzufriedenheit und weitere Parameter mittels geeigneter Kennzahlen bestimmt werden. Kennzahlen sind somit unerlässlich für die Steuerung und Weiterentwicklung einer Organisation. Hierbei können grundsätzlich drei Kennzahlensysteme unterschieden werden (Heberer et al. 2002):

- Finanzkennzahlen (monetäre Kennzahlen)
- Nicht-monetäre Kennzahlen (Hauptleistungsindikatoren, key performance indicators – KPI)
- Kennzahlensysteme zur strategischen Unternehmenssteuerung (z.B. in Form einer Balanced Scorecard).

Zu den krankenhausspezifischen Hauptleistungsindikatoren zählen u.a. Fallzahlen, Angaben zu Verweildauer, Schweregraden, Prozeduren und Diagnosen. Zur Beurteilung der Qualität stehen Daten der vergleichenden externen Qualitätssicherung und Daten aus dem Datensatz nach § 21 KHEntgeltgesetz zur Verfügung. Subsysteme in spezifischen Bereichen des Krankenhauses dienen in erster Linie der Prozesssteuerung (z.B. Prozesszeiten und Zeitintervalle oder Saal- bzw. Kapazitätsauslastung im Operationsbereich) (Bauer et al. 2010). In diesem Zusammenhang sind auch Kennzahlen in Notaufnahmen zu betrachten.

Folgende Fragen sind dabei zu beantworten:

- Welche Kennzahlen sollen erhoben werden?
- Welche Kennzahlen haben welche Aussagekraft?

Im Jahr 2011 beschreiben Schöpke und Plappert, dass Versorgungsstrukturen, Behandlungsprozesse und medizinische Daten von Notaufnahmen in Krankenhäusern unzureichend abgebildet werden, was die Steuerung dieser Einrichtungen erschwert und die Entwicklung notwendiger Qualitätsindikatoren verzögert (Schöpke und Plappert 2011). Vier Jahre später scheint sich an dieser Situation wenig geändert zu haben. Ries und Christ sowie Riessen et al. stellen im Jahr 2015 fest, dass Kennzahlen, v.a. Qualitätsindikatoren, im Sinne von Steuerungsgrundlagen fehlen (Ries und Christ 2015, Riessen et al. 2015).

Ries und Christ schlagen ein strategisches Kennzahlensystem in Form einer Balanced Scorecard vor, das die Perspektiven Finanzen, Mitarbeiter, Prozesse sowie Partner und Patienten betrachtet (Ries und Christ 2015).

Unter Qualitätsgesichtspunkten hat sich in der Medizin die Betrachtung der drei Dimensionen Struktur, Prozess und Ergebnis etabliert (Donabedian 1966). Kennzahlensysteme mit dem Fokus auf Qualität sollten diese Dimensionen berücksichtigen (Mainz 2003).

Vor der Betrachtung potenziell einsetzbarer und bereits eingesetzter Indikatoren und Kennzahlen in Notaufnahmen lohnt eine kurze Betrachtung der Themen:

- Arten von Indikatoren und Kennzahlen
- Anforderungen an Kennzahlen und Indikatoren
- Geeignete Kennzahlen für die Notaufnahme

Arten von Indikatoren und Kennzahlen nach Mainz (2003, S. 524):

1. Häufigkeitsbasiert oder Einzelfall (sentinel)
2. Bezogen auf Struktur/Prozess/Ergebnis
3. Generisch oder krankheitsspezifisch
4. Art der Versorgung
   a. Präventiv
   b. Akut
   c. Chronisch
5. Ablauf (Phase der Versorgung)
   a. Vorsorge
   b. Diagnose
   c. Behandlung
   d. Nachsorge
6. Ausführungsart (Prozessschritt)
   a. Anamnese
   b. Körperliche Untersuchung
   c. Labor-/radiologische Untersuchungen
   d. Medikation
   e. Andere Interventionen

3.3.2 Anforderungen an Kennzahlen und Indikatoren

In einem systematischen Review identifizierten Rode et al. 48 Artikel, die Gütekriterien für und 41 Artikel, die Anforderungen an die Anwendung von Qualitätsindikatoren in der medizinischen Versorgung beschreiben. Die dabei am häufigsten genannten Gütekriterien sind Validität, Praktikabilität, Reliabilität und Evidenzbasierung (Rode et al. 2016). Letztgenanntes Kriterium wird von Mainz am höchsten bewertet, da nur evidenzbasierte Indikatoren patientenbezogene Ergebnisse prognostizieren können und somit als das wahre Maß für Qualität gelten. In der Realität sind jedoch oftmals konsensbasierte Indikatoren ohne Evidenz die einzig verfügbaren oder umsetzbaren. Wegen der Vielzahl von Einflussfaktoren auf die Ergebnisqualität, die unabhängig von der Qualität der Versorgung sind, ist eine Risikoadjustierung unerlässlich (Mainz 2003). Anforderungen an die Anwendung sind die Einbindung von Indikatoren in den Versorgungskontext, die Möglichkeit der Ableitung von Verbesserungspotenzial, Datenqualität und die Akzeptanz der Messung im jeweiligen Setting (Rode et al. 2016). Die Autoren stellen übereinstimmend fest, dass Gütekriterien für Qualitätsindikatoren nicht verbindlich festgelegt sind (Mainz 2003, Rode et al. 2016).

Dem Aspekt der Evidenzbasierung tragen am ehesten Indikatoren Rechnung, die auf Leitlinien basieren. Wie die Frage nach einheitlichen Gütekriterien bleibt allerdings auch die Frage nach einheitlichen Methoden für die Erstellung und Auswahl leitlinienbasierter Indikatoren unbeantwortet. Mehr noch: »Die derzeitigen Verfahren zur Empfehlung und Validierung von Qualitätsindikatoren in S3-Leitlinien genügen den Anforderungen der evidenzbasierten Gesundheitsversorgung nicht.« (Schmitt et al. 2014, S. 819). Die Güte der in S3-Leitlinien empfohlenen Qualitätsindikatoren – in der Mehrzahl Indikatoren für die Prozessqualität – wird in keiner Leitlinie dargelegt. Unter dem Begriff »Güte« werden subsummiert: Validität, Reliabilität, Verständlichkeit, Praktikabilität, (Erhebungs)Aufwand, Risikoadjustierung, Diskriminationsfähigkeit, Manipulationsanfälligkeit und Eignung für die öffentliche Berichterstattung (Schmitt et al. 2014). Einheitliche Standards für die Ableitung und Entwicklung von Qualitätsindikatoren aus Leitlinien existieren nicht (Kötter et al. 2012, Nothacker et al. 2016). Aus der Analyse methodischer Publikationen zu diesem Thema leiten Kötter et al. Fragen zur Auswahl der Leitlinien und der Extraktion von Empfehlungen ab (► Tab. 3.3).

Tab. 3.3: Fragen zur Auswahl der Leitlinien und der Extraktion von Empfehlungen ab (nach Kötter 2012)

Leitlinienauswahl	Extraktion von Empfehlungen
Wurden Qualitätsindikatoren (QI) entwickelt aus: • einer Leitlinie • mehr als einer Leitlinie oder • Leitlinien und anderen Quellen?	Wurden • alle Empfehlungen • eine Auswahl von Empfehlungen extrahiert?
Welche Kriterien für die Leitlinienauswahl werden dargelegt?	Wenn nicht alle Empfehlungen extrahiert wurden, welche Kriterien für die Auswahl werden dargelegt?
Nehmen die Autoren eine kritische Bewertung der ausgewählten Leitlinien vor?	Wer gab die Empfehlungen für die Extraktion?
Waren die ausgewählten Leitlinien in der Veröffentlichung aufgeführt?	Welche Kriterien werden dargelegt für die Auswahl der an der Extraktion beteiligten Personen?
Wer wählte die Leitlinien aus?	Wurden die extrahierten Empfehlungen in der Publikation oder in zusätzlichen Unterlagen publiziert, die dem Leser zugänglich sind?
Welche Kriterien für die Auswahl der Personen, die an der Auswahl beteiligt waren, werden dargelegt?	Legen die Autoren Quellen/Levels der Evidenz für die extrahierten Empfehlungen dar?

Nothacker et al. stellen neun Kriterien für die Entwicklung von leitlinienbasierten Kennzahlen vor, deren Umsetzung Handhabbarkeit, Widerspruchsfreiheit, Qualität und Wert dieser Indikatoren sicherstellen sollen (► Tab. 3.4).

Tab. 3.4: Kriterien für die Entwicklung von leitlinienbasierten Kennzahlen (Nothacker 2016)

Nr.	Kriterium	Erläuterung
1.	Auswahl der Leitlinie/n	Aktualität der Leitlinie/n, Übereinstimmung mit internationalen Qualitätskriterien Angabe zusätzlicher Quellen und Begründung für ihre Anwendung
2.	Auswahl der Empfehlungen in der Leitlinie	Angabe der Evidenzstärke oder des Empfehlungsgrades
3.	Auswahlprozess für die Ableitung von Indikatoren aus den Empfehlungen	Klare und detaillierte Beschreibung der Methode für die Ableitung der Indikatoren aus den Empfehlungen
4.	Kerneigenschaften der Indikatoren	Angabe, ob die folgenden Eigenschaften bei der Entwicklung berücksichtigt wurden: Relevanz (mindestens: Potenzial für Verbesserungen/klinische Relevanz) Wissenschaftliche Stichhaltigkeit (mindestens: Maßnahme wird durch Evidenz gestützt) Umsetzbarkeit (mindestens: Eindeutigkeit der Definition und Messbarkeit)
5.	Spezifikation der Indikatoren	Zähler und Nenner sind eindeutig und detailliert beschrieben
6.	Beabsichtigter Einsatzzweck der Indikatoren	Angabe des beabsichtigen Einsatzzwecks (Qualitätssicherung, Qualitätsverbesserung, qualitätsbezogene Vergütung) und der Ebene des Gesundheitswesens, auf der der Indikator angewendet werden soll (lokal, regional, national)
7.	Praxistest der Indikatoren	Detaillierte Beschreibung des Praxistests, wenn ein solcher durchgeführt wird Begründung, wenn kein Praxistest durchgeführt wird Information über jegliche andere Art von Validation
8.	Überprüfung und Reevaluation der Indikatoren	Angabe von Entscheidungskriterien für Änderungen an oder Einstellung von Indikatoren
9.	Zusammensetzung des Entscheidungsgremiums	Informationen über multidisziplinäre Experten, interessierte Parteien im Zusammenhang mit der Anwendung, Qualitätsexperten und Patientenvertreter

Bislang weitgehend unbeachtet in der Diskussion um Indikatoren ist die Frage ihrer Rechtssicherheit. Doch spätestens mit Inkrafttreten des Krankenhausstrukturgesetzes (KHSG) zum 01.01.2016 werfen die vom Gesetzgeber beabsichtigten Entwicklungen einer qualitätsorientierten Krankenhausplanung und von Qualitätszu- und -abschlägen die Frage nach der Rechtssicherheit von Qualitätsindikatoren auf.

Klakow-Franck stellt folgende Anforderungen an »rechtssichere einrichtungsbezogene Qualitätsindikatoren für Planungs- und Vergütungszwecke«: Validität, Verlässlichkeit, Verhältnismäßigkeit, Verbindlichkeit und Verortbarkeit (Zuschreibbarkeit).« (Klakow-Franck, 2015, S. 332), (▶ Tab. 3.5).

Tab. 3.5: Anforderungen an rechtssichere einrichtungsbezogene Qualitätsindikatoren (QI) für Planungs- und Vergütungszwecke (Klakow-Franck 2015)

Kriterium	Erläuterung
Validität	QI ist sensitiv für ein Problem der Gesundheitsversorgung QI führt prospektiv zur Ausschöpfung von Verbesserungspotenzial QI zur Ergebnisqualität ist risikoadjustiert
Verlässlichkeit	QI wird im Rahmen von strukturierten Konsensprozessen erarbeitet Transparenz im Umgang mit den QI durch den G-BA
Verhältnismäßigkeit	Abwägung zwischen Berufsfreiheit der Krankenhäuser (Art. 12 GG) und Patientensicherheit Präzise beschriebene Ausnahmetatbestände Folgenabschätzung eines QI vor seiner Einführung und Begleitevaluation
Verbindlichkeit	Planungsrelevante QI sind Bestandteil des Krankenhausplans Planungsrelevante QI können durch Landesrecht teilweise ausgeschlossen/eingeschränkt werden Daher: Keine Vermischung mit Qualitätsvorgaben des G-BA für nach § 108 SGB V zugelassene Krankenhäuser
Verortbarkeit (Zuschreibbarkeit)	QI ist spezifisch Qualitätsmangel muss auf ein Krankenhaus/einen Standort/eine Fachabteilung zuschreibbar sein Cave – Keine bundeseinheitliche Legaldefinition für Standort oder Fachabteilung

3.3.3 Geeignete Kennzahlen für die Notaufnahme

In Ländern, in denen die Notfallmedizin seit längerem als eigene Fachdisziplin existiert, liegen für die Notaufnahmen nationale Register oder Qualitätsdatensätze vor. In den USA können Krankenhäuser ihre Daten aus der Notaufnahme an ein nationales Register, CEDR – Clinical Emergency Data Registry, senden, für welches das American College of Emergency Physicians (ACEP) verantwortlich zeichnet. Das Register berücksichtigt 42 Kennzahlen verschiedener Systeme (u. a. Quality Payment Program, ACEP, Electronically Specified Clinical Quality Measure – eCQM) und unterschiedlicher Bereiche, wie z. B Effizienz und Kostenreduktion, effektive klinische Behandlung, Patientensicherheit) in den bekannten Dimensionen Struktur, Prozess und Ergebnis. Das Register erhebt den Anspruch, das erste fachübergreifende Register auf nationaler Ebene zu sein, das Qualität in der Gesundheitsversorgung misst und abbildet. Hinweise auf Ursprung und Evidenz der verwendeten Indikatoren finden sich nicht (ACEP 2011).

In Kanada wird in Notaufnahmen ein Minimaldatensatz erfasst, der im Jahr 2001 von der Canadian Association of Emergency Physicians (CAEP) konsensbasiert aus US-amerikanischen und australischen Datensätzen abgeleitet wurde und fortlaufend überarbeitet wird. Angaben zu Methoden der Konsensverfahren oder zur Evidenz finden sich auch hier nicht. Die Datenbank »CEDIS« (Canadian Emergency Department Information Systems) wird auf der Website der CAEP als »work in progress« bezeichnet (Innes et al. 2001, CAEP 2001).

In Großbritannien verpflichtet das Department of Health die Krankenhäuser des National Health Service zum Einsatz der »A&E Clinical Indicators«, erstmals veröffentlich im Jahr 2010 (Department of Health, 2010). Aus dem bis dahin geltenden einzigen Qualitätsziel »vier Stunden« (Zeit von Aufnahme bis Entlassung), aus dem für die britischen Notaufnahmen zahlreiche Probleme resultierten, entwickelte eine Arbeitsgruppe Indikatoren in acht Kategorien:

- Erfahrungen von Patienten und Mitarbeitern (service experience)
- Verlassen der Notaufnahme ohne Sichtung (left without being seen)
- Ungeplante Wiederaufnahmen (unplanned reattendances)
- Zeit bis zur ersten Sichtung (time to initial assessment)
- Zeit bis zur Behandlung (time to treatment)
- Verweildauer in der Notaufnahme (total time in the Emergency Department)
- Freigabe durch Facharzt (consultant sign-off)
- Ambulante Versorgung (ambulatory care)

Die Kennzahlen sollen einen möglichst umfassenden ausgewogenen Datensatz liefern, der Rechtzeitigkeit, Qualität und Sicherheit wiedergibt. Fünf Indikatoren wurden als Triggerindikatoren gekennzeichnet und mit einem Grenzwert belegt (Heyworth 2011):

- Ungeplante Wiederaufnahmen > 5 %
- Verweildauer in der NA: 95. Perzentile wartet länger als 4 h
- Verlassen der Notaufnahme ohne Sichtung ≥ 5 %
- Zeit bis zur ersten Sichtung: 95. Perzentile wartet über 15 min auf die erste Sichtung
- Zeit bis zur Behandlung: Median von 60 min (über alle Patienten) von Ankunft in der Notaufnahme bis zum Kontakt mit einem entscheidungsbefähigten Arzt

Angaben zur Methodik der Entscheidungsfindung für die Indikatoren oder deren Evidenz finden sich nicht.

Für die Analyse der Notfallversorgung in Deutschland fehlen belastbare Daten, die eine Beschreibung der Situation in und einen Vergleich von Notaufnahmen untereinander ermöglichen. Qualitätsindikatoren liegen ebenfalls nicht vor (Ries und Christ 2015).

Mit dem Ziel eines einheitlichen Datensatzes für die Notaufnahme erarbeitete die Sektion Notaufnahmeprotokoll der Deutschen Interdisziplinären Vereinigung für Intensivmedizin und Notfallmedizin (DIVI) im Rahmen eines Konsensprozesses einen aus 676 Datenfeldern bestehenden Datensatz. Die Datenfelder sind hierbei z. T. zu Modulen zusammengelegt (u. a. Module »Basis«, »Trauma«, »Überwachung«). Angaben zu Evidenz einzelner Datenfelder oder Methodik des Konsensverfahrens finden sich nicht. Zukünftige Versionen des Datensatzes sollen Hinweise zu Evidenz und Herkunft von Datenfeldern enthalten. Auch wird ein Abgleich mit internationalen Registern diskutiert um die langjährige Expertise in anderen Ländern zu berücksichtigen (Kulla et al. 2014).

Ein Abgleich dieses nationalen Datensatzes mit internationalen Qualitätsindikatoren erbrachte 170 Qualitätsindikatoren, von denen 25 in mehr als einer Publikation erwähnt wurden. Zehn dieser Indikatoren könnten zurzeit mit dem nationalen Datensatz erfasst werden, darunter die fünf international meistreferenzierten (Hörster et al. 2016) (▶ Tab. 3.6). Dieser Datensatz findet Verwendung im AKTIN-Notaufnahmeregister, in dem die Daten von 15 Notaufnahmen, vor allem unter dem Aspekt der Vorgaben des Gemeinsamen Bundesausschusses, zur Ersteinschätzung, ausgewertet wurden (Brammen et al. 2020).

Tab. 3.6: Mit dem nationalen Datensatz derzeit erfassbare Indikatoren (Hörster 2016)

Nr.	Indikatorbezeichnung	Erläuterung
1	Time to Computer Tomography (CT) CT within 45 min	Zeitdauer vom Eintreffen in der Notaufnahme (NA) bis zur Durchführung der CT
2	Arrival to initial clinical assessment	Zeitdauer vom Eintreffen bis zum Beginn der klinischen Untersuchung
3	Length of Stay (LOS) of admitted patients	Verweildauer in der Notaufnahme von stationär aufgenommenen Patienten
4	LOS of non-admitted patients	Verweildauer in der Notaufnahme von nicht stationär aufgenommenen Patienten
5	Left without being seen	Anteil Patienten, die ohne Arztkontakt die Notaufnahme verlassen haben
6	Arrival to initial treatment	Zeitdauer von Ankunft in der Notaufnahme bis zum Behandlungsbeginn
7	Admission Glasgow Coma Scale (GCS) score < 14 without a head CT scan Depressed level of consciousness and no CT head	GCS Score bei Aufnahme < 14 und kein Schädel-CT
8	Emergency Department (ED) LOS time from first documented contact in the ED to time of physical departure from ED	Zeitdauer von der Aufnahme in der NA bis zum Verlassen (gesamt und in Subgruppen)
9	GCS drop and intervention	Verschlechterung des GCS Score und Intervention

Tab. 3.6: Mit dem nationalen Datensatz derzeit erfassbare Indikatoren (Hörster 2016) – Fortsetzung

Nr.	Indikatorbezeichnung	Erläuterung
10	Arrival to initial triage	Zeitdauer von Aufnahme bis zur ersten Zustandserfassung im Rahmen der Triage

Anmerkung: Indikator 1–5 stellen die international meistreferenzierten Qualitätsindikatoren dar

Eine systematische Bewertung von 35 der in dieser Arbeit gefundenen Indikatoren ergab eine Zustimmung der beteiligten Arbeitsgruppe für 20 der Indikatoren. Die Bewertung erfolgte in einem strukturierten Verfahren (QUALIFY) (Reiter et al. 2008) und in einer offenen Diskussion. Beide Verfahren erzielten dabei eine Übereinstimmung von 89 % der Indikatoren (Kulla et al. 2016). Die Autoren kommen zu dem Schluss, dass bei der Erarbeitung von Qualitätsindikatoren QUALIFY ein geeignetes standardisiertes Verfahren zur ersten Auswahl ist, dessen Ergebnisse anschließend mittels ausführlicher Diskussion präzisiert werden können. Die 20 Indikatoren, für die eine Zustimmung erzielt wurde, sollten jedoch vor der Implementierung in Qualitätssicherungsprogrammen einer wissenschaftlichen Evaluation anhand der Daten von deutschen Notaufnahmen unterzogen werden (Kulla et al. 2016).

Eine Bewertung der Evidenz (Oxford Evidence Levels, CEBM, 2009) von 202 Qualitätsindikatoren und Kennzahlen (127 Artikel mit Evidenz bei mindestens einem Indikator) zeigte niedrige Evidenzniveaus für die meisten Indikatoren. Die Autoren sehen sich daher außer Stande, einen Kernsatz evidenzbasierter Kennzahlen zu empfehlen (Madsen et al. 2015) (▶ Tab. 3.7).

Tab. 3.7: Bewertung des Evidenzniveaus von 202 Qualitätsindikatoren (Madsen 2015)

Qualitätsindikator	Kategorie	Oxford Level of Evidence (n)								
		1b	2a	2b	3a	3b	4	5	n	%
Patientenzufriedenheit	Zufriedenheit	2		5	1	11	3		22	10,9 %
Behandlung entspricht Standard	Prozess	1	1	14	1	1	3		21	10,4 %
Korrekte Diagnose	Prozess			14		31	1		18	8,9 %
(Über)beanspruchung	Struktur	2	1	12		32	1		17	8,4 %
Zeit bis zur Behandlung	Prozess		2	12		1		1	18	8,9 %
Verweildauer/Wartezeit	Prozess	1	1	12	1	4			17	8,4 %
Wiederkehrer	Ergebnis			12		1			13	6,4 %
Verlassen vor Sichtung	Ergebnis			4	2				11	5,4 %

Tab. 3.7: Bewertung des Evidenzniveaus von 202 Qualitätsindikatoren (Madsen 2015) – Fortsetzung

Qualitätsindikator	Kategorie	Oxford Level of Evidence (n)								
Zeit bis zur Diagnose	Prozess			7					8	4,0 %
Effektivität/Leistungsfähigkeit	Prozess			4		2	1		7	3,5 %
Mortalität	Ergebnis			4			1		5	2,5 %
Zeit bis zur Schmerztherapie	Prozess			4	1				5	2,5 %
Qualität der ärztlichen Behandlung	Zufriedenheit						4		4	2,0 %
Teamzufriedenheit: Kommunikation	Zufriedenheit						4		4	2,0 %
Häufigkeit stat. Aufnahme	Struktur			3					3	1,5 %
Übrige	Zufriedenheit, n=12, Struktur, n=3, Prozess, n=7 Ergebnis, n=1	1		11		11	6		29	14,4 %
Gesamt		8	5	118	5	43	20	3	202	100,0 %

3.3.4 Ausblick

Trotz des allgemeinen Konsenses über Gütekriterien für Qualitätsindikatoren und andere Kennzahlen liegen für Notaufnahmen nur wenige Kennzahlen vor, die diese erfüllen. Gerade darin besteht für das deutsche Gesundheitssystem eine Chance. Zum jetzigen Zeitpunkt besteht die Möglichkeit, geeignete Indikatoren und Kennzahlen mittels wissenschaftlicher Methoden festzulegen. QUALIFY erscheint für diesen Zweck hervorragend geeignet. Es liegt nun an den Verantwortlichen in der klinischen Notfallmedizin, aus der beachtlichen Zahl von Parametern, die z. B. im nationalen Datensatz »Notaufnahme« enthalten sind, valide, praktikable, reliable und evidenzbasierte Kennzahlen abzuleiten.

In seinen Regelungen zu einem gestuften System von Notfallstrukturen in Krankenhäusern gemäß § 136c Absatz 4 SGB V 2018 legte der Gemeinsame Bundesausschuss (G-BA) einige wenige Vorgaben zur Strukturqualität von Notaufnahmen fest, jedoch keine Qualitätsindikatoren (G-BA, 2018). Für die Notaufnahmen bestehen bis heute keine einheitlich strukturierten Qualitätssicherungsmaßnahmen auf nationaler Ebene. Eine Initiative im Auftrag der Ärztekammer Berlin erarbeitete im Rahmen eines Arbeitskreises ein Konzept zur Qualitätssicherung in Notaufnahmen, das 25 Prozess- und Ergebnisindikatoren berücksichtigt, die im Rahmen von Benchmarks zwischen den Berliner Notaufnahmen verglichen und im Rahmen von kollegialen Dialogen diskutiert werden könnten (Wyrwich et al. 2021). Einen ähnlichen Ansatz verfolgt das AKTIN-Notaufnahmeregister, dessen Daten für 15 Notaufnahmen ausgewertet wurden (Brammen et al. 2020).

Hinsichtlich der Gewinnung relevanter Kennzahlen aus Routinedaten stellen Fischer-Rosinsky et al. fest, dass die Datenlage in den verschiedenen Krankenhausinformations- und Notaufnahmesystemen sehr heterogen und der Extraktionsaufwand damit sehr hoch ist, was bei der Erarbeitung eines einheitlichen Kennzahlensatzes hinsichtlich einzusetzender Ressourcen berücksichtigt werden muss (Fischer-Rosinsky et al. 2022).

3.3.5 Literatur

American College of Emergency Physicians (ACEP) (2011): CEDR – Clinical Emergency Data Registry. (https://www.acep.org/CEDR/, Zugriff am 06.08.2017).

Bauer, M., Hinz, J., Klockgether-Radke, A. (2010): Göttinger Leitfaden für OP-Manager. Anaesthesist 59: 69–79.

Brammen, D., Greiner, F., Kulla, M., et al. (2020): Das AKTIN-Notaufnahmeregister – kontinuierlich aktuelle Daten aus der Akutmedizin. Ergebnisse des Registeraufbaus und erste Datenauswertungen aus 15 Notaufnahmen unter besonderer Berücksichtigung der Vorgaben des Gemeinsamen Bundesausschusses zur Ersteinschätzung. Med Klin Intensivmed Notfmed. DOI: 10.1007/s00063–020–00764–2

Canadian Association of Emergency Physicians (CAEP) (2001): Canadian Emergency Department Information Systems (CEDIS) (http://caep.ca/resources/ctas/cedis#qualityindicator, Zugriff am 14.08.2017).

Centre for evidence-based medicine (CEBM) (2009): Levels of evidence. (http://www.cebm.net/oxford-centre-evidence-based-medicine-levels-evidence-march-2009/, Zugriff am 27.08.2017).

Department of Health (2011): A&E Clinical Quality Indicators (https://www.gov.uk/government/publications, Zugriff am 14.08.2017).

Deutsches Institut für Normung (DIN) (2015): Qualitätsmanagementsysteme – Grundlagen und Begriffe (DIN EN ISO 9000:2015). Berlin: Beuth.

Donabedian, A. (1966): Evaluating the quality of medical care. The Milbank Memorial Fund Quarterly, Vol. 44, No. 3, Pt. 2: 166–203.

Fischer-Rosinsky, A., Slagman A., King, R., et al. (2022): Der Weg zu Routinedaten aus 16 Notaufnahmen für die sektorenübergreifende Versorgungsforschung. Med Klin Intensivmed Notfmed 117: 644–653

Gemeinsamer Bundesausschuss (G-BA) (2018): Regelungen des Gemeinsamen Bundesausschusses zu einem gestuften System von Notfallstrukturen in Krankenhäusern gemäß § 136c Absatz 4 des Fünften Buches Sozialgesetzbuch (SGB V) (https://www.g-ba.de/downloads/62-492-2340/Not-Kra-R_2020-11-20_iK-2020-11-01.pdf, Zugriff am 21.05.23)

Heberer, M., Imark, P., Bogdan, B., Freiermuth, O., Hurlebaus, T., Juhasz, E., Bodoky, A. (2002): Welche Kennzahlen braucht die Spitalführung? Schweizerische Ärztezeitung/Bulletin des médecins suisses/Bollettino dei medici svizzeri 83: 425–434.

Heyworth, J. (2011): Emergency Medicine – Quality Indicators: the United Kingdom Perspective. Academic Emergency Medicine 18:1239–1241.

Hörster, A.C., Kulla, M., Brammen, D., Lefering, R. (2016): Potenzial zur Erfassung von international etablierten Qualitätsindikatoren durch ein nationales Notaufnahmeregister. Eine systematische Literaturrecherche. Med Klin Intensivmed Notfmed, DOI 10.1007/s00063–016–0180-xZ.

Innes, G., Murray, M., Grafstein, E. (2001): A consensus-based process to define standard national data elements for a Canadian emergency department information system. CJEM 3: 277–283.

Klakow-Franck, R. (2015): Rechtssicherheit von Qualitätsindikatoren. Arzt und Krankenhaus 9: 329–334.

Kötter, T., Blozik, E., Scherer, M. (2012): Methods for the Guideline-based Development of Quality Indicators – a Systematic Review. Implementation Science 7: 1–22.

Kulla, M., Röhrig, R., Helm, M., Bernhard, M., Gries, A., Lefering, R., Walcher, F. (Sektion Notaufnahmeprotokoll der DIVI) (2014): Nationaler Datensatz »Notaufnahme« – Entwicklung, Struktur und Konsentierung durch die Deutsche Interdisziplinäre Vereinigung für Intensivmedizin und Notfallmedizin. Anaesthesist 63: 243–252.

Kulla, M., Goertler, M., Somasundaram, R., Walcher, F., Greiner, F., Lefering, R., Wrede, C., Rubak, K., Hörster, A., Baacke, M., Erdmann, B., Dormann, H., Harth, A., Brammen, D. (2016): Bewertung von Qualitätsindikatoren für die Notaufnahme. Notfall Rettungsmed 19: 646–656.

Madsen, M., Kiuru, S., Castrèn, M., Kurland, L. (2015): The level of evidence for emergency department performance indicators: systematic review. European Journal of Emergency Medicine 22: 298–305.

Mainz (2003): Defining and classifying clinical indicators for quality improvement. International Journal for Quality in Healthcare 15: 523–530.

Nothacker, M., Stokes, T., Shaw, B., Lindsay, P., Sipilä, R., Follmann, M., Kopp, I. (2016): Reporting Standards for Guideline-based Performance Measures. Implementation Science 11: 1–11.

Reiter, A., Fischer, B., Kötting, J., Geraedts, M., Jäckel, W., Döbler, K. (2008): QUALIFY: Ein Instrument zur Bewertung von Qualitätsindikatoren. Z. ärztl. Fortbild. Qual. Gesundh. wes. (ZaeFQ) 101: 683–688.

Ries, M., Christ, M. (2015): Qualitätsmanagement in der Notaufnahme. Fehlende einheitliche Standards zur kennzahlenbasierten Steuerung. Med Klin Intensivmed Notfmed 110: 589–596.

Riessen, R., Gries, A., Seekamp, A., Dodt, C., Kumle, B., Busch, H.-J. (2015): Positionspapier für eine Reform der medizinischen Notfallversorgung in deutschen Notaufnahmen. Notfall Rettungsmed 18: 174–185.

Rode, S., Ries, V., Petzold, T., Buch, U., Untersweg, F., Fischer, B. (2016): Anforderungen und Anwendungshinweise für den Einsatz von Qualitätsindikatoren in der medizinischen Versorgung: Ergebnisse eines systematischen Reviews. Gesundheitswesen 78 (Suppl. 1): e110–e119.

Schmitt, J., Petzold, T., Deckert, S., Eberlein-Gonska, M., Neugebauer, E.A.M. (2014): Empfehlungen zur Messung der Versorgungsqualität in aktuellen S3-Leitlinien: Eine kritische Bestandsaufnahme. Gesundheitswesen 76: 819–826.

Schöpke, T., Plappert, T. (2011): Kennzahlen von Notaufnahmen in Deutschland. Notfall Rettungsmed 14: 371–378.

Schubert, J.M., Haas, A., Leber, W.-D. (2011): Quinth – Der Qualitätsindikatoren-Thesaurus des GKV-Spitzenverbandes. Z. Evid. Fortbild. Qual. Gesundh. wesen (ZEFQ) 105: 480–483.

Wyrwich W., Asche, R., Fellmann E., et al. (2021): Möglichkeiten zur Etablierung eines Qualitätssicherungs-Ansatzes für die Notaufnahmen im Land Berlin. Abschlussbericht und Konzept des Arbeitskreises Interdisziplinäre Notaufnahmen und Notfallmedizin im Auftrag des Vorstands der Ärztekammer Berlin. (https://www.aekb.de/fileadmin/01_aerzt-innen/qualitaetssicherung/Abschlussbericht-Konzept-QS-Notaufnahmen-Berlin.pdf, Zugriff am 21.05.23

3.4 Zertifizierte Notfallzentren – Vom »Notwendigen Übel« zum qualitätsorientierten Leistungszentrum der Notfallversorgung am Beispiel DGINA Zert® und DGINA Visit®

Andreas Hüfner; Matthias Brachmann und Christoph Dodt

3.4.1 Qualität der Notfallzentren nach dem G-BA Beschluss 2018

Notfallmedizin in Deutschland hat in den letzten 20 Jahren eine beachtliche Transition erfahren. Neben der traditionell in Deutschland besonders hoch entwickelten präklinischen Notfallmedizin hat sich die klinische Notfallmedizin in den Notfallzentren der Kliniken als eigener Schwerpunkt stark weiterentwickelt. Anlass dieser Entwicklung ist auf der einen Seite die hochgradige Spezialisierung der Fachdisziplinen, die mit einer Schwächung des fachübergreifenden Denkens einhergeht, auf der anderen Seite die zunehmende Ökonomisierung des medizinischen Versorgungsprozesses, der effiziente Abläufe fordert und fördert.

In einem ersten Schritt sind Notfallabteilungen einzelner Fachdisziplinen räumlich zusammengelegt worden, dann begannen die dort arbeitenden Pflegekräfte fachübergreifend zu arbeiten und schließlich wurde die Notwendigkeit einer ärztlichen Leitung für die interdisziplinären Notfallzentren erkannt und umgesetzt. Parallel dazu entwickelten sich die pflegerische und ärztliche Fachlichkeit weiter und mündeten in die pflegerische Zusatzqualifikation »Notfallpflege« der Deutschen Krankenhausgesellschaft und in die von Bundesärztekammer in die Musterweiterbildungsordnung aufgenommene »Zusatzweiterbildung Klinische Akut- und Notfallmedizin«, die in allen Bundesländern eingeführt wurde.

Damit ist die Entwicklung der Notfallzentren noch nicht abgeschlossen. Die Schaffung eigenständiger Fachabteilungen für Notfallmedizin mit klaren strukturellen Vorgaben durch den G-BA ist als Startschuss für eine klare Qualitätsorientierung für die notfallmedizinische Versorgung anzusehen (G-BA-Beschluss zu Regelungen zu einem gestuften System von Notfallstrukturen in Krankenhäusern 2018). Die Krankenhäuser, welche an der Notfallversorgung teilnehmen, werden drei Versorgungsstufen zugewiesen (Basis Notfallversorgung, erweiterte Notfallversorgung, umfassende Notfallversorgung). Für jede Stufe hat der G-BA Mindestforderungen formuliert:

• Strukturen und Prozesse der Notfallabteilung
• medizinisch-technische Ausstattung
• Anzahl und Qualifikation des vorzuhaltenden Fachpersonals
• Art und Anzahl von Fachabteilungen in der Klinik
• Kapazität zur Versorgung von Intensivpatienten
• zeitlicher Umfang der Bereitstellung von Notfallleistungen

Da diese Qualitätsvorgaben relevant für die Vergütung innerhalb der Notfallversorgung sind, müssen diese auch überprüfbar sein.

Die Kostenträger haben den medizinischen Dienst (MD) beauftragt, die Einhaltung der geltenden G-BA-Regelungen in den Krankenhäusern zu überprüfen. Zu diesem Zweck wurde eine Qualitätskontrollrichtlinie geschaffen und bis 2026 wird jährlich eine Stichprobe von 20 % der Häuser gezogen, vom MD geprüft und vor Ort begangen. Ab 2027 werden jährlich 9 % der Häuser gezogen und geprüft. Neben zahlreichen Strukturqualitätsmerkmalen wird bisher eine Prozesskennzahl regelhaft geprüft: die Einhaltung einer 10-Minuten-Frist vom Eintreffen des Patienten bis zur Ersteinschätzung. Andere Zeitvorgaben wie die Einhaltung der 30-Minuten-Frist bis zum Eintreffen hinzugezogener Internisten oder Chirurgen und auch die Verfügbarkeit eines Intensivbettes mit Beatmungsmöglichkeit nach 60 Minuten wurden bisher noch nicht in ihrer Einhaltung überprüft. Es reicht aus, die Zeitvorgaben über Dienstanweisungen bzw. Verfahrensanweisungen nachzuweisen.

Parallel zu den zertifizierbaren Traumazentren, Chest Pain Units und Stroke Units, ist es für die Krankenhäuser sinnvoll, über die Zertifizierung von Notfallzentren nachzudenken, um neben einer Abbildung der Strukturvorgaben auch die notfallmedizinischen Versorgungsprozesse abseits der Tracerdiagnosen zu verbessern. Die diagnoseorientierten Qualitätsparameter bilden die spezifisch notfallmedizinische Leistung, nämlich das symptombezogene Arbeiten und die Überführung eines Symptoms in eine tragfähige, die Beschwerden begründende Diagnose nur unzureichend ab.

3.4.2 Besonderheit des Qualitätsmanagements in Notfallkliniken

Die klinische Notfallmedizin ist ein Zweig der Medizin, der besondere Sicherheits- und damit auch besondere Qualitätsansprüche hat, die aktives Qualitätsmanagement erfordern. Während die Vorgaben bezüglich der Strukturqualität durch das notfallmedizinische Versorgungsspektrum relativ einfach zu begründen und in vielen Fällen auch problemlos zu erfüllen sind, sind Fragen der Prozessqualität für das Behandlungsergebnis und damit die Patientenzufriedenheit und Patientensicherheit ebenfalls hoch relevant, aber traditionell schlechter abgebildet und seltener in den wichtigsten Teilaspekten überwacht.

Dazu kommt, dass viele Faktoren, von denen die Qualität abhängt, von externen und häufig schlecht zu kontrollierenden Faktoren bestimmt sind und darin unterscheidet sich der Notfallversorgungsprozess stark von vielen Prozessen aus der Industrie und anderen Branchen. Als Beispiel für derartige externe Faktoren sei die Schwankung der Patientenzahl genannt. Zwar ist die Patientenzahl im Durchschnitt relativ stabil, aber dann doch in Abhängigkeit von Wetter und Jahreszeit von Tag zu Tag und Stunde zu Stunde plötzlichen bedeutsamen Schwankungen unterworfen. Noch viel weniger ist die Krankheitsschwere der Patienten vorherzusagen und besonders kritisch sind Situationen, in denen die Patienten kein klares Leitsymptom aufweisen, das einen raschen Diagnoseprozess nach sich zieht, der in einer raschen Diagnose und Therapie mündet. Hier ist eine Ersteinschätzung mit einem validierten, standardisierten Ersteinschätzungssystem zur Behandlungspriorisierung ein typischer, erster Schritt eines aktiven Qualitätsmanagements, das inzwischen mit Umsetzung des G-BA Beschlusses für alle Häuser verpflichtend ist. Dieses Beispiel zeigt, dass Notfallzentren, die kein aktives Qualitätsmanagement betreiben, keine ausreichende Patientensicherheit garantieren können, chaotisch erscheinen und Ängste bei Patienten, aber auch Personal, verursachen, die leider auch berechtigt sind.

Für einige besonders risikoreiche Diagnosen bzw. Krankheitskonstellationen wie Polytrauma, Herzinfarkt und Schlaganfall, für die es evidenzbasierten Handlungsleitlinien mit klaren Zeitzielen gibt, wurden strukturelle und prozessuale Voraussetzungen für eine optimale Behandlung definiert. Diese Voraussetzungen können in Zertifizierungsverfahren, die von den Fachgesellschaften, die sich mit den Krankheitsentitäten befassen, überprüft werden. Die Zertifizierungen zum Traumazentrum (Frink et al. 2013), zur Stroke Unit (Faiss et al. 2008), Cardiac Arrest Center (Scholz et al. 2021) oder zur Chest Pain Unit (Post et al. 2015), führt bei den Häusern, die sich dem Zertifizierungsprozess unterziehen, zu Standardisierungen der Prozesse bezüglich der eingeschlossenen Diagnosen und einer Vergleichbarkeit der Behandlungsergebnisse und auf diese Weise auch zur Wahrnehmung von Verbesserungspotenzialen, die schließlich zu einer Qualitätsverbesserung führen.

All diese genannten Zertifizierungen betreffen in ihrem Versorgungsprozess zwar unmittelbar die Notfallabteilungen, denn die Krankheiten, die in den Zentren/Units behandelt werden, wurden bereits vom präklinischen oder dem klinischen Notfallteam diagnostiziert. Somit werden notfallmedizinische Prozesse in den entsprechenden Zertifizierungen der Fachgesellschaften auch überprüft, sobald eine Diagnosestellung und Einordnung in einen diagnoseorientierten Behandlungspfad gelungen ist. Das Zertifikat bezüglich des Qualitätsmanagements betrifft im Wesentlichen die Fachabteilung, die nach Diagnoseerstellung die Behandlungsführerschaft übernommen hat und nicht das Notfallzentrum.

Es muss allerdings klar sein, dass diese fachbezogenen Zertifizierungen für die Behandlung des Gros der Notfallpatienten, die von keiner der in den Zertifizierungen eingeschlossenen Tracerdiagnosen betroffen sind, keine Qualitätsverbesserung erreichen können. Das ist für ein globales Qualitätsmanagement von Notfallprozessen ein nicht zu verleugnendes Problem. Insgesamt sind die Erkrankungen, die von zertifizierten Zentren behandelt werden, selten – selbst in einer 1,5 Millionenstadt wie München werden in den 14 Notfallabteilungen der Stadt pro Tag weniger als fünf Patienten mit einem ST-Strecken-Hebungsinfarkt, weniger als zwölf Patienten mit einem Hirninfarkt und weniger als vier Patienten mit einem Polytrauma eingeliefert (Trentzsch 2018). Das bedeutet für die Notfallzentren, dass die über Zertifizierung einer Stroke oder Chest Pain Unit sowie eines Traumazentrums maximal Behandlungsabläufe von 5% der Patienten betroffen sind. Die Selektion spezifischer Diagnosen oder des Polytraumas, die meist durch das präklinische Notfallteam bereits klar erfasst werden können, erlauben zudem nur einen Teil der spezifischen Aufgabe des Notfallzentrums, nämlich die unmittelbare Stabilisierung der Vitalfunktionen und die zeitnahe Umsetzung der Prozessvorgaben bezüglich der Diagnose zu überprüfen.

Die wesentliche Aufgabe eines Notfallzentrums ist eine risikoadaptierte Versorgung *aller* Notfallpatienten, die sich in dieser Einheit vorstellen. Das bedeutet neben der Lebensrettung und der patientensichernden Ersteinschätzung insbesondere die korrekte Diagnose und die Einleitung einer korrekten Initialtherapie unter Hinzuziehung der geeigneten Fachdisziplin, falls notwendig und verfügbar. Dieses risikoadaptierte Vorgehen zur Diagnoseermittlung ist durch Zertifizierungsverfahren, die sich nur auf eine spezifische Diagnose konzentrieren, nicht zu erfassen. Eine Zentrierung der Qualitätsprüfung auf wenige Tracerdiagnosen kann dazu führen, dass risikoreiche Krankheitszustände ohne rasche Zuordnungsmöglichkeit schlechter behandelt werden, weil der Fokus und damit die Ressourcenallokation auf den Diagnosen liegt, die eine selektive Qualitätskontrolle erlauben. Es erscheint also sinnvoll, neben einer selektiven organ- und fachbezogenen Zertifizierung eine umfassende Zertifizierung von Notfallzentren zu entwerfen. Deswegen wurde DGINA Zert®, das das Qualitätsmanagement von Notfallabteilungen zertifiziert, ins Leben gerufen (Hogan 2013).

3.4.3 Allgemeine Prinzipien der Zertifizierung

Das Prinzip einer Zertifizierung ist die externe Überprüfung eines bereits vorhandenen, gelebten Qualitätsmanagements, das auf der kontinuierlichen Auseinandersetzung mit den Prozessen des Betriebes bzw. des Betriebsteils, beruht. So beschreibt Ament-Rambow die Zertifizierung als »Verfahren, bei dessen erfolgreichem Abschluss der unparteiische Dritte für die Einheit (die Organisation) ein Zertifikat ausstellt« (Ament-Rambow 2005).

Innerhalb eines Zertifizierungsverfahrens werden mögliche Verbesserungspotenziale identifiziert und Verbesserungsmaßnahmen vorgeschlagen. Sowohl Patientensicherheit als auch effizientes Arbeiten können so verbessert werden. In Deutschland werden mittlerweile zahlreiche Zertifizierungsverfahren angeboten, die sich zum einen auf das Krankenhaus als Ganzes oder zum anderen auf spezielle Bereiche beziehen. Die Notfallabteilung spielt in diesen Verfahren in der Regel eine untergeordnete Bedeutung, insbesondere wenn sie nicht als eigene Fachabteilung eingerichtet ist.

3.4.4 Etablierte Zertifizierungsverfahren

Kooperation für Transparenz und Qualität im Krankenhaus (KTQ®)

Das Verfahren der KTQ-Zertifizierung ist in Deutschland weit verbreitet. Bei der KTQ handelt es sich um eine gemeinnützige GmbH, die durch die Selbstverwaltungsorgane der Krankenkassen und Krankenhäuser – erweitert um die Bundesärztekammer, den Deutschen Pflegerat und den Hartmann-Bund – gegründet wurde. Diese Kooperation erteilt die entsprechenden Zertifikate, das KTQ-Zertifikat. Das KTQ-Verfahren wurde speziell von Fachleuten des Gesundheitswesens zunächst für Akutkrankenhäuser entwickelt.

In einem KTQ-Katalog sind Kategorien zusammengestellt, die im Rahmen der Zertifizierung von Akutkrankenhäusern abgefragt werden, um Aussagen über die Qualität der Prozessabläufe in der medizinischen Versorgung treffen zu können. Gegenwärtig gliedern sich die Kriterien des KTQ-Kataloges 2021 (KTQ 2021) für das Krankenhaus in folgende Kategorien:

- Patientenorientierung
- Mitarbeiterorientierung
- Sicherheit
- Informations- und Kommunikationswesen
- Unternehmensführung

Qualitäts- und klinisches Risikomanagement Die Definitionen der Kriterien sind in Sprache und Prozessbeschreibungen klinikspezifisch. Daher sind die Ergebnisse der Kriterien nicht quantifizierbar. Inhaltlich geht es vor allem darum, ob bestimmte Voraussetzungen erfüllt werden. Kernbestandteil der KTQ-Zertifizierung ist das Prinzip der kontinuierlichen Verbesserung (Hildebrand 2005, Seyfarth-Metzger 2005). Nach dem PDCA-Zyklus (Plan-Do-Check-Act) werden sämtliche Prozesse auf Verbesserungspotenziale untersucht. Dabei wird der PDCA-Zyklus mit jedem Update des KTQ-Zertifizierungsverfahrens immer konsequenter zur Anwendung gebracht.

Am Beginn eines Zertifizierungsprozesses nach KTQ wird auf Basis eines Fragenkatalogs ein umfangreicher Selbstbewertungsbericht erstellt. Dadurch setzen sich alle Prozessbeteiligten intensiv mit dem Qualitätsmanagement auseinander (Seyfarth-Metzger 2005). Dabei ist darauf zu achten, wirklich alle Beteiligten aller Berufsgruppen in diese Qualitätsbetrachtung einzubeziehen. Aus der Selbstbewertung wird ein kürzerer Qualitätsbericht erstellt, dessen Aussagen im Rahmen der Visitation überprüft werden.

Das Zertifizierungsverfahren der KTQ wird durch unabhängige, von der KTQ akkreditierte Zertifizierungsinstitute und gesondert geschulte Visitoren durchgeführt. Im Krankenhausbereich sind dies je eine Führungskraft aus dem Ärztlichen Dienst, dem Pflegedienst sowie der Verwaltung/des Managements. Während der Visitation werden in kollegialen Dialogen Aspekte des Qualitätsmanagements erfasst, die Einrichtung begangen (mit Befragungen vor Ort) und Akten eingesehen. Um ein KTQ-Zertifikat zu erhalten, muss eine festgelegte Mindestpunktzahl erreicht werden – im Krankenhausbereich 55 % der möglichen Punkte in jedem der sechs inhaltlichen Abschnitte (Kategorien) des Anforderungskatalogs. Die Zertifizierungsurkunde bestätigt, dass das vorhandene QM-System, die Strukturen sowie die Abläufe dem KTQ-Kriterienkatalog hinreichend entsprechen. Zusätzlich muss der jeweilige KTQ-Qualitätsbericht für die Dauer der Zertifikatsgültigkeit im Internet abrufbar sein. Bei KTQ erfolgt alle drei Jahre eine Re-Zertifizierung. Die besonderen Belange von Notfallabteilungen sind in einem Unterkapitel »Akut- und Notfallversorgung« beschrieben und betreffen neben der Einhaltung der G-BA-Notfallstufen eine prozessorientierte Abteilungsorganisation, in der z. B. Behandlungsstandards schriftlich fixiert sind sowie eine strukturierte Übergabe mit dem Rettungsdienst stattfindet.

DIN EN ISO 9001

Dieses Verfahren stammt aus der Industrie und bezog sich zunächst überwiegend auf technische Standards. Dabei steht DIN für das Deutsche Institut für Normung und die Abkürzungen EN und ISO beschreiben die gleichen Organisationen auf europäischer und internationaler Ebene. Ausgangsbasis für die Zertifizierung von Krankenhäusern nach der DIN EN ISO 9001:2015 ist die freiwillige Vereinbarung von materiellen und immateriellen Standards. Die Einhaltung der Empfehlungen ist freiwillig. Im Gegensatz zu der KTQ-Zertifizierung sind die DIN-Normen wesentlich allgemeiner gestaltet und beziehen sich zum Beispiel auf Prozessbeschreibungen.

Die Norm DIN EN ISO 9001:2015 ist Teil der Normreihe 9000 ff, welche sich mit verschieden Aspekten der Qualitätsnormung befassen. Grundsätzlich beschreibt diese Norm die Anforderungen an ein Qualitätsmanagementsystem, welches die Fähigkeit darlegen muss, Produkte bereitzustellen, die die Anforderungen der Kunden und allfällige behördliche Anforderungen erfüllen. Dies verdeutlicht, dass diese Norm modellhaft das gesamte Qualitätsmanagementsystem beschreibt und Basis für ein umfassendes Qualitätsmanagementsystem ist. Mittlerweile ist die Norm die Basis für verschiedene Qualitätsmanagement-Modelle geworden. Infolge ihrer hervorragenden Adaptivität in den Branchen ist das System sehr erfolgreich und gilt heute als internationaler Standard. Die aktuelle EN ISO 9001 wurde letztmalig im Jahr 2015 überarbeitet und beispielsweise um den sogenannten risikobasierten Ansatz, wie in Kapitel 3.2 dargelegt, ergänzt.

Ähnlich dem KTQ-Verfahren, das über sechs Hauptkategorien verfügt, sind die Anforderungen an ein Qualitätsmanagementsystem nach DIN EN ISO 9001:2015 in sieben Grundaspekte unterteilt. Die sieben Grundsätze des Qualitätsmanagements lauten:

- Kundenorientierung
- Führung
- Engagement von Personen
- Prozessorientierter Ansatz
- Verbesserung
- Faktengestützter Entscheidungsfindungsansatz
- Beziehungsmanagement

Die Auditierung erfolgt über zertifizierte Auditoren durch akkreditierte Zertifizierungsgesellschaften. Dabei wird eine Überprüfung der entsprechenden Normen nach der Umsetzung beziehungsweise Einhaltung vorgenommen. Im Gegensatz zum KTQ-Verfahren gibt es keine Selbstbewertung im Vorhinein. Des Weiteren findet ein jährliches Überprüfungsaudit statt, bei dem die weitere Erhaltung der

Norm kontrolliert wird. Eine Re-Zertifizierung ist ebenfalls im Abstand von drei Jahren vorgesehen.

DIN EN 15224

Die DIN EN 15224 wurde 2015 erstmals veröffentlicht und ist die erste bereichsspezifische Norm für ein Qualitätsmanagement in der Medizin auf Grundlage der ISO 9001. Sie rückt die Themen Risikomanagement und Patientensicherheit stärker in das Blickfeld von Organisationen der Gesundheitsversorgung. Ein zentrales Element sind 11 Qualitätsmerkmale der Gesundheitsversorgung, die von den Anwendern bei der Gestaltung ihrer QM-Systeme und der Festlegung von Qualitätszielen berücksichtigt werden müssen:

- angemessene, richtige Versorgung
- Verfügbarkeit
- Kontinuität der Versorgung
- Wirksamkeit
- Effizienz
- Gleichheit
- evidenzbasierte/wissensbasierte Versorgung
- auf den Patienten ausgerichtete Versorgung, einschließlich physischer, psychologischer und sozialer Unversehrtheit
- Einbeziehung des Patienten
- Patientensicherheit
- Rechtzeitigkeit und Zugänglichkeit

EFQM

Die EFQM (European Foundation for Quality Management) ist eine gemeinnützige Organisation, die sich für die Verbreitung und Anwendung des Qualitätsmanagements einsetzt. Das EFQM-Modell ist primär ein Managementsystem, das auf Selbstbewertung und Benchmarking beruht. Weltklasse-Ansätze für das Management europäischer Organisationen sollten bekannt gemacht werden, die zu nachhaltiger Exzellenz führen.

Die EFQM bietet mehrere Stufen der Erreichung der Exzellenz. Basis ist immer eine Selbstbewertung, eine kritische Auseinandersetzung der Mitarbeiter mit allen Prozessen. Aus dieser Bestandsaufnahme heraus werden Schwachstellen identifiziert und in den KVP-kontinuierlichen Verbesserungsprozess (KVP) überführt.

Stufe 1: *Committed to Excellence*
Hier ist eine Selbstbewertung notwendig, aus der eine Ableitung der Verbesserungspotenziale erfolgt. Daran folgen drei erfolgreich umgesetzte Verbesserungsprojekte. Ein Validator (EFQM-Visitor) überprüft schließlich die Einhaltung des Verfahrens und die Umsetzung in die Praxis vor Ort.

Stufe 2: *Recognized for Excellence*
Diese Auszeichnung erfordert eine umfangreichere Selbstbewertung. Diese kann auch über eine Datenerhebung durch Assessoren oder durch einen Workshop von Assessoren und Bewerbern vor Ort durchgeführt werden. Voraussetzung ist das Erreichen einer festgelegten Punktzahl.

Stufe 3: *Ludwig-Erhard-Preis*
Diese Auszeichnung prämiert Excellenz-Managementleistungen, in denen die Elemente der EFQM volle Berücksichtigung finden.

Stufe 4: *EFQM-Excellence-Award*
Hierbei wird eine sehr umfangreiche Bewerbung erwartet, deren Inhalte durch weitreichende Besuche der Auditoren vor Ort geprüft werden.

JCAHO/JCI

Die JCAHO oder Joint Commission on Accreditation of Healthcare Organizations ist eine US-amerikanische Non-Profit-Organisation, die sich seit ihrer Gründung in den 1950er Jahren mit Qualität und Sicherheit in der Medizin beschäftigt. Sie hat ein eigenes Zertifzierungsverfahren für Krankenhäuser entwickelt, das als weltweit führend gilt. Zunächst nur in den USA aktiv, akkreditiert die JCAHO über ihre Tochtergesellschaft, der JCI (Joint Commission International), auch Krankenhäuser weltweit. Ende der 1990er Jahre wurde in Brasilien das erste Krankenhaus außerhalb der USA nach den Vorgaben der JCI, die sich zwar an denen der JCAHO orientieren, aber natürlich generischer gehalten sind, akkreditiert. Bei der JCI-Akkreditierung überprüfen in der Regel drei Auditoren über Gespräche, Dokumentenanalyse und Begehungen vor Ort die Einhaltung von rund 500 festgelegten Standards (Ertl-Wagner 2009). Die erfolgreiche Akkreditierung hat eine Gültigkeit von drei Jahren.

Spezielle Zertifizierung für Notfallabteilungen: DGINA Zert®

Um den besonderen Anforderungen an Notfallaufnahmen besser zu entsprechen, hat die Deutsche Gesellschaft Interdisziplinäre Notfall- und Akutmedizin e.V. (DGINA) ein spezifisches, an internationalen Standards ausgerichtetes Qualitätsmanagementsystem (DGINA Zert®) für Notfallzentren entwickelt. Damit können Abläufe und Prozesse in Notfallaufnahmen anhand der definierten Qualitätsanforderungen strukturiert und kontinuierlich optimiert werden. Die in diesem Managementsystem fixierten Anforderungen bieten auch Außenstehenden die Möglichkeit, die Struktur- und Prozessqualität einer Notfallabteilung zu beurteilen. Die Anforderungen werden in einem frei zugänglichen Erhebungsbogen veröffentlicht. Die Einhaltung der Anforderungen wird durch eine unabhängige Institution überprüft und zertifiziert.

Das Qualitätsmanagementsystem wird von einer eigenen Arbeitsgruppe der DGINA (AG Qualität & Patientensicherheit) kontinuierlich weiterentwickelt. Zur Einbeziehung der G-BA-Kriterien und weiterer Parameter erfolgt aktuelle eine Überarbeitung, welche die formalen Voraussetzungen für das Erreichen einer

Notfallversorgungsstufe und auch das Schnittstellenmanagement zu den KV-Bereitschaftspraxen (→ Integriertes Notfallzentrum, INZ) inkludieren soll. Außerdem soll das Verfahren um Kennzahlen und Qualitätsindikatoren sowie die wichtigen Forderungen einer altersgerechten Notfallversorgung (Singler 2016) erweitert. Gerade im Bereich der Kennzahlen werden immer wieder neue Aspekte einfließen (Dormann 2010).

Das Verfahren DGINA Zert®

Nach einer Neustrukturierung soll DGINA Zert® als einziges verfügbares Verfahren zur spezifischen Zertifizierung von Notfallabteilungen wieder an den Start gehen. Es war 2013 von der Deutschen Gesellschaft Interdisziplinäre Notfall- und Akutmedizin e. V. (DGINA) ins Leben gerufen und im Laufe der Jahre an die steigenden Anforderungen angepasst worden. Das System ist konsequent prozessorientiert und in allen wesentlichen Aspekten auf Patientensicherheit ausgerichtet. Wo es sinnvoll erschien, wurden Aspekte der etablierten Zertifizierungsverfahren übernommen und spezifisch weiterentwickelt. Für Notfallabteilungen vorteilhafte Aspekte der bestehenden QM-Systeme wurden übernommen. So lehnt sich DGINA Zert® in den Bereichen der Selbstbewertung und Mitarbeiterorientierung an KTQ an. Der jährliche Überprüfungsturnus sowie die Prozessausrichtung des Verfahrens sind an die ISO 9001 angelehnt. Mindeststandards und Sollkriterien sind in ähnlicher Form auch bei JCI zu finden. Ein ganz wesentlicher Aspekt von DGINA Zert®, der bei anderen QM-Systemen so nicht zu finden ist und in der besonderen Lokalisation von Notfallabteilungen gründet, ist die Schnittstellenorientierung. Schließlich verbindet die Notfallabteilung ambulante und stationäre sowie präklinische und klinische Versorgung. Krankenhäuser haben die Möglichkeit, die Übereinstimmung mit den aufgestellten DGINA Zert®-Standards überprüfen zu lassen und ihre Notfallabteilung entsprechend zu zertifizieren. Die Überprüfung und Zertifizierung erfolgt durch ein erfahrenes Zertifizierungsunternehmen, das als neutrale Prüfinstanz ein unabhängiges und professionelles Audit sicherstellt.

Die Zertifizierung nach DGINA Zert®

Der Zertifizierungsprozess selbst ist in zwei Phasen gegliedert. Die erste Phase besteht in einer Selbstbewertung der Notfallabteilung. Hierzu füllt die Notfallabteilungsleitung den frei zugänglichen Erhebungsbogen aus. Neben Strukturdaten werden Standards in den Bereichen Sicherheits-, Prozess- und Informationsqualität sowie Fort- und Weiterbildung abgefragt. Insgesamt müssen über 60 Fragen beantwortet und die entsprechenden Standards erfüllt werden. Ein Teil dieser Fragen sind sogenannte Sollkriterien von denen mindestens 90 % erfüllt sein müssen. Wird diese Quote nicht erfüllt, kann keine Empfehlung zur Zertifikatserteilung ausgesprochen werden.

Mit der Übersendung des Bogens an die unabhängige Prüfinstanz wird der Zertifizierungsprozess formell eingeleitet. Es findet eine Prüfung auf Vollständigkeit und Plausibilität des Erhebungsbogens und auf die theoretische Zertifizierbarkeit statt. Ist der Erhebungsbogen vollständig ausgefüllt, plausibel und erfüllt die Notfallabteilung den erforderlichen Mindeststandard in den Sollkriterien, wird ein Audit-Termin zur Überprüfung der gemachten Angaben vor Ort abgestimmt. Mit der Vor-Ort-Auditierung beginnt die zweite Phase der Zertifizierung. In der zu zertifizierenden Notfallabteilung überprüfen und verifizieren DGINA Zert®-Experten während eines eintägigen Audits die Korrektheit der gemachten Angaben. Das Expertenteam besteht aus zwei speziell für DGINA Zert® ausgebildeten Auditoren. Im Anschluss an die Überprüfung sprechen die beiden Auditoren eine Empfehlung aus, ob das Zertifikat erteilt werden soll oder nicht. Das Zertifikat ist drei Jahre gültig, unterliegt aber einem jährlichen Überprüfungsaudit. Alle erfolgreich zertifizierten Notfallabteilungen werden auf der Internetseite der DGINA aufgelistet.

Wie im oben genannten Abschnitt zu DGINA Zert® geschildert, professionalisieren sich die Notfallabteilungen zunehmend. Der schnelle organisatorische Wandel geht unweigerlich auch mit Schwierigkeiten bei der Aufbau- und Ablauforganisation einher. Insbesondere an den Schnittstellen der Notfallabteilungen haben sich bisher noch wenige Standards herausbilden können. Da die DGINA Zert®-Experten während der Auditierung intensive Einblicke in die Strukturen vor Ort nehmen können, stoßen sie auch auf besonders innovative und erfolgreiche Lösungsansätze.

Nutzen für Patienten und Angehörige

Im Allgemeinen lässt sich anhand von konkreten Beispielen belegen, dass Verfahren des Qualitätsmanagements und der Zertifizierung dazu beitragen, die Patientensicherheit und Wirtschaftlichkeit im Krankenhaus zu erhöhen (Seyfarth-Metzger 2005).

Generische Qualitätsmanagementsysteme fokussieren auf die traditionellen Fachabteilungen als Untersuchungsgegenstand und betrachten primär die Abläufe rund um diese bettenführenden Einheiten. Dass der Patientenweg in einem Krankenhaus nicht fachabteilungs-, sondern zustandsgebunden (Notfall und Elektiv) stattfindet, wird dabei übersehen. Konsequenterweise werden Notfallabteilungen, wenn überhaupt, nur als Appendix einer bettenführenden Abteilung auditiert und zertifiziert. Besondere Belange der Notfallversorgung wie die Interdisziplinarität, Interprofessionalität oder auch die Reaktionsfähigkeit auf ungeplante Ereignisse werden vernachlässigt.

Prinzipiell ist es möglich, kleinere Einheiten einer Organisation separat z. B. nach DIN ISO 9001 zu zertifizieren. Das ist auch für eine Notfallabteilung denkbar und wurde auch schon an einigen Notfallabteilungen in Deutschland so umgesetzt. Gerade der Aspekt der Prozessorientierung sowie die mögliche Integration von Netzwerkpartnern sprechen für einen Einsatz dieser Norm in einer Notfallabteilung. Allerdings sind die geprüften DIN ISO 9001-Kriterien – im Gegensatz zu DGINA Zert® – nicht frei zugänglich und unspezifisch, weil sie den Zweck eines generischen Managementsystems erfüllen müssen. Eine Interpretation, was eine zertifizierte Notfallabteilung nun genau von einer nicht zertifizierten unterscheidet, wird selbst erfahrenen Qualitätsmanagern schwer fallen, umso mehr natürlich auch den medizinischen Laien.

Der DGINA Zert[®] Erhebungsbogen zur Selbstbewertung ist klar gegliedert, entspricht den G-BA-Anforderungen als Mindeststandard und viele der abgefragten Kriterien sind auch für medizinische Laien nachvollziehbar. Somit ist für Patienten und Angehörige schnell nachvollziehbar, welche Standards sie von einer DGINA Zert[®]-zertifizierten Notfallabteilung erwarten können. Neben dieser Transparenz und leichten Verständlichkeit besteht der wesentliche Patientennutzen, eine DGINA Zert[®]-Notfallabteilung aufzusuchen darin, dass der Patient dort auf eine professionell geführte, an Kennzahlen ausgerichtete und gut strukturierte Notfallabteilung trifft, die sich nachweislich mit ihren Abläufen und ihrer Qualifikation intensiv auseinandergesetzt hat.

Nutzen für Rettungsdienst, Notarzt und Einweiser

Welche Notfallabteilung das präklinische Rettungswesen ansteuert, hängt von vielen Faktoren ab. Es spielen neben Patientenzustand und geografischen Komponenten z. B. auch die Aufnahmekapazität und das Leistungsspektrum eines Krankenhauses eine Rolle (Arbeitsgemeinschaft Rettungsdienst – AG RD 2010, Kühne 2008). Bei der Zusammenarbeit mit DGINA Zert[®]-Notfallabteilungen treffen Rettungsdienst und Notarzt auf klare Schnittstellenstrukturen und geregelte Übergabeprozesse. Die Struktur der persönlichen Informationsannahme (Notarzt mit ZNA-Arzt, Rettungssanitäter/-assistent mit examinierter Pflegekraft) ist z. B. Gegenstand der Zertifizierung. Auch für die Rückgabe von Hilfsmitteln der Rettungsdienste (Vakuummatratze, HWS-Immobilisation) werden klare Regelungen erwartet.

Von zertifizierten Strukturen profitieren auch die niedergelassenen Ärzte, die Patienten zur Krankenhausbehandlung einweisen. Anders als der Rettungsdienst haben die Einweiser zumindest eine gewisse Wahlfreiheit, in welche Notfallabteilung sie ihre Patienten entsenden. Gerade deshalb spiegelt die Qualität des empfohlenen Krankenhauses in den Augen der Patienten auch die ihres einweisenden Arztes wider. Und gerade hier können die Einweiser bei DGINA Zert[®]-Notfallabteilungen mit einer hohen Prozesssicherheit und entsprechend professionellen Abläufen rechnen. So wissen sie, dass die Behandlungsreihenfolge ihrer Patienten einer medizinischen Systematik unterliegt, sie nach fachärztlichen Standards versorgt und alle Diagnostik- und Behandlungsergebnisse entsprechend gut dokumentiert werden.

Zusätzlich profitieren Rettungsdienst/Notarzt sowie Einweiser von dem gleichen Vorteil, wie die Patienten auch: Alle Zertifizierungskriterien sind frei zugänglich und das Verfahren transparent gestaltet. So können sich beide Gruppen detailliert darüber informieren, welche Anforderungen eine DGINA Zert[®]-Notfallabteilung erfüllen muss.

Nutzen für Mitarbeiter und Klinik

DGINA Zert® beruht in seinen Ansätzen auf unterschiedlichen QM-Systemen. Von KTQ wurde z. B. die starke Mitarbeiterorientierung übernommen. So gibt es im Erhebungsbogen eine eigene Kategorie zur Fort- und Weiterbildung. Darüber hinaus werden auch in anderen Abschnitten entsprechende Anforderungen an die interprofessionelle Kooperation und die institutionalisierte Kommunikation gestellt. Insbesondere der Abschnitt zur Fort- und Weiterbildung stellt sicher, dass berufsgruppenübergreifend das notfallspezifische Know-how ständig aktualisiert und in praktischen Trainings eingeübt wird. Zusätzlich bietet DGINA Zert natürlich den Mitarbeitern einer Notfallabteilung die gleichen Vorteile, die auch mit anderen Managementsystemen einhergehen wie z. B. klare Verantwortlichkeiten, strukturierte Abläufe oder verlässliche Prozesse. Außerdem bietet die Vorbereitung auf eine Zertifizierung den Mitarbeitern die Möglichkeit, intensiv und systematisiert die eigene Arbeit zu reflektieren und als Team weiter zusammenzuwachsen. Das sind wichtige Aspekte für eine gelungene Personalbindung, die gerade in großstädtischen Notfallabteilungen besonders wichtig und herausfordernd ist.

Die Krankenhausgeschäftsführung, die letztlich den Auftrag zur Zertifizierung erteilt, profitiert gleich in mehreren Punkten von der nachgewiesenen Qualität ihrer Notfallabteilung. Schließlich betrachtet das Management vieler Krankenhäuser ihre Notfallabteilung noch immer als eine Art »Black Box«, in deren Dickicht aus hohen Patientenzahlen, zeitkritischen Abläufen und unklaren Abrechnungsregulierungen kaum ein Einblick möglich ist. DGINA Zert® unterstützt die Transparenz der Notfallversorgungsprozesse und legt den Grundstein dafür, dass eine Notfallabteilung ihre Aufgaben als Visitenkarte und Steuerungseinheit eines Großteils der Patienten eines Krankenhauses auch erfolgreich wahrnehmen kann.

Nachdem der Gesetzgeber im G-BA-Beschluss wesentliche Strukturanforderungen an Notfallabteilungen festgeschrieben hat, kann eine notfallabteilungsspezifische Zertifizierung helfen, diese Struktur mit aktiv qualitätsgemanagtem Prozessleben zu erfüllen. Der notfallabteilungsspezifische Erhebungsbogen kann als eine Art Blaupause dienen, eine noch wenig professionalisierte Zentrale Notfallabteilung zu einem Zentrum der klinischen Notfallversorgung mit entsprechender Außenwirkung aufzubauen. Er kann sowohl der Geschäftsführung als auch der Notfallabteilungsleitung dazu dienen, Meilensteine zu setzen, Richtungen vorzugeben und Erfolge zu überprüfen. Als finales Ziel kann die Zertifizierung nach DGINA Zert® ein wichtiges Werkzeug des Change-Managements werden, um die klinische Notfallmedizin in einem Haus neu zu gestalten. Anders als bei einer Zertifizierung nach KTQ sorgt die jährliche Überwachung dafür, dass es sich nicht um ein Strohfeuer einmaliger Strukturbemühungen handelt.

Zu guter Letzt hat eine Zertifizierung natürlich die angesprochenen positiven Effekte auf die für das Gesamtkrankenhaus so wichtigen Stakeholdergruppen der Patienten, des Rettungsdienstes und der Einweiser. Diese Signalwirkung ist für den wirtschaftlichen Erfolg eines Krankenhauses von Bedeutung. Eine Reduktion des Signaling-Effektes auf eine Werbefunktion des Zertifikats greift aber zu kurz. Dabei kann es nicht darum gehen, einfach nur ein weiteres Zertifikat an die Wand hängen zu können. Entscheidend sind Transparenz, Verfügbarkeit und Verständlichkeit der zur Zertifizierung führenden Qualitätsanforderungen. Nur wenn Patienten, Angehörige, Rettungsdienst und Einweiser die Anforderungen verstehen und ihre Bedeutung bewerten können, kommt es zum gewünschten Signaleffekt: Auch ohne das Krankenhaus und die darin tätigen Ärzte zu kennen, können die Stakeholder davon ausgehen, dass in DGINA Zert®-Notfallabteilung eine hohe Qualität aller darin durchgeführten Arbeitsschritte gewährleistet ist. Insgesamt profitiert die Krankenhausgeschäftsführung folglich deutlich durch die positiven Effekte im Bereich Transparenz, Notfallklinikoptimierung, Mitarbeiterakquise und Signaling.

Das DGINA Visit – Peer Review in der Notfallklinik

Um kollegiale Unterstützung von Fachexperten (sog. DGINA Peers) in Fragen der Infrastruktur, Organisation und der Prozessabläufe in der ZNA erhalten zu können, wird von der DGINA ein Peer Review (»DGINA Visit«) angeboten, welches auch als Vorbereitung für eine zukünftige Zertifizierung erfolgen kann. Das Peer Review schafft eine strukturierte Basis für einen interprofessionellen Austausch, der zur Qualitätsverbesserung in der medizinischen Patientenversorgung beitragen soll. Dabei handelt es sich eben nicht um ein Zertifizierungsverfahren, sondern es soll ein kollegiales Gespräch auf Augenhöhe stattfinden. Dieser interprofessionelle (ärztliche und pflegerische) Dialog soll das Leitungsteam auf dem Weg der kontinuierlichen Verbesserung unterstützen. Im Rahmen eines eintägigen Besuchs werden Verbesserungspotenziale identifiziert, nachdem schon vor dem Besuch eine Bestandsaufnahme anhand einer Checkliste und der vorab ausgefüllten Selbsteinschätzung durch das Leitungsteam vorgenommen wurde.

Die Peers des DGINA Visit

- reflektieren kritisch ärztliches und pflegerisches Handeln in der Notfallabteilung,
- identifizieren Verbesserungspotenziale und unterstützen bei der Ableitung von Maßnahmen und
- geben Hilfestellungen bei der Festlegung von Qualitätszielen.

Bedarfsweise kann auch zusätzlich eine retrospektive Fallanalyse von einzelnen Patientenbehandlungen vorgenommen werden.

Im Rahmen der kollegialen Beratung wird das Wissen und die Erfahrung der Visitoren, die im selben Aufgabenbereich tätig sind, genutzt. Meinungen, Wahrnehmungen, Perspektiven, Vorschläge und Lösungsansätze werden gesammelt, um den Ratsuchenden zu helfen. Während der Visitation wird bei Bedarf auch auf spezifische Wünsche und Herausforderungen eingegangen, für die gemeinsame Lösungswege und Verbesserungsvorschläge erarbeitet werden. Zugleich werden mögliche Qualitätsziele und Handlungsempfehlungen reflektiert. Am Ende der Visitation werden in einem Abschlussgespräch die wesentlichen Themen (positive Erkenntnisse und Verbesserungspotenziale) von den DGINA Peers präsentiert und anschließend ein schriftlicher Bericht erstellt, der sowohl die Problem- bzw. Fragestellungen als auch die Lösungsansätze zusammenfasst und der visitierten Klinik zur Verfügung gestellt wird.

Fazit

Die etablierten generischen Qualitätsmanagementsysteme sind auf die Spezifika einer Notfallabteilung nur unzureichend vorbereitet. Zwar bieten alle vorgestellten Systeme gewisse Vorteile, insgesamt gesehen sind für die spezifischen Qualitätsaspekte der Notfallabteilungen nur von beschränktem Nutzen. Schließlich können sie weder den Patienten noch dem Rettungsdienst noch den einweisenden Ärzten glaubhaft signalisieren, dass ihre Belange und Bedürfnisse innerhalb der Notfallabteilung besondere Berücksichtigung finden. DGINA Zert® ist genau auf diesen Bereich ausgerichtet und erreicht somit den gewünschten Signal- und Reputationseffekt. Zusätzlich ist DGINA Zert® ein Anreiz- und Steuerungsinstrument sowie eine leicht verständliche Blaupause für den Aufbau einer Zentralen Notfallabteilung.

Mit der Entscheidung, die Kriterien und Standards zu veröffentlichen und transparent zu gestalten, will DGINA Zert® andere Wege gehen als die meisten QM-Verfahren. Auch andere Zertifizierungsverfahren, die auf spezielle klinische Bereiche oder Erkrankungen fokussieren, erreichen nicht diesen Grad der Transparenz. Gleichzeitig ist es genau diese Offenheit, die dazu beiträgt, dass DGINA Zert®-Notfallkliniken nach außen als Center of Excellence der klinischen Notfallversorgung wahrgenommen werden. Kriterien und Anforderungen müssen im Dialog mit allen Stakeholdern kontinuierlich weiterentwickelt und eine entsprechende Begleitforschung initiiert werden. Nur so wird es gelingen, das wichtigste Ziel von DGINA Zert® zu erreichen und zusätzlich zur Sicherheit-, Prozess- und Informationsqualität auch die Behandlungs- und Ergebnisqualität entsprechend zu erhöhen. Wer für seine Notfallabteilung noch größere Problemfelder vor einer geplanten Zertifizierung sieht, kann sich mit DGINA Visit® zunächst Fachexperten ins Haus holen, die Verbesserungspotenziale aufzeigen und gemeinsam Maßnahmen erarbeiten.

Literatur zu Kap. 3.4.4

AG RD, AG Rettungsdienst der Deutschen Gesellschaft Interdisziplinäre Notfallaufnahme (2010): Anmeldung von Patiententransporten durch den Rettungsdienst in der Notaufnahme eines Zielklinikums (http://www.dgina.de/media/arbeitsgruppen/20100422_ag_ret tungsdienst_positionspapier.pdf).
Ament-Rambow, C. (2005): Qualitätszertifikate- sinnvoll oder überflüssig. Krankenhaus-Umschau 74(12): 1040–1044.
Dormann, H., Diesch, K., Ganslandt, T. et al. (2010): Kennzahlen und Qualitätsindikatoren einer medizinischen Notaufnahme. Dtsch Ärztebl 107(15): 261–267.
Ertl-Wagner, B., Steinbrucker, S., Wagner, B. (2009): Qualitätsmanagement & Zertifizierung: Praktische Umsetzung in Krankenhäusern, Reha-Kliniken, stationären Pflegeeinrichtungen. Springer: Berlin.
Faiss, J.H., Busse, O., Ringelstein, E.B. Aufgaben und Ausstattung einer Stroke Unit; Der Nervenarzt 2008;79 (4): 480–482.

Frink, M., Kühne, C., Debus, F., Pries, A., Rucholtz, S (2013): Das Projekt Traumanetzwerk der DGU; Der Unfallchirurg; 116 (1): 61–73.

G-BA. Regelungen des Gemeinsamen Bundesausschusses zu einem gestuften System von Notfallstrukturen in Krankenhäusern gemäß § 136c Absatz 4 SGB V: https://www.g-ba.de/downloads/62-492-2340/Not-Kra-R_2020-11-20_iK-2020-11-01.pdf

G-BA. Richtlinie zu Kontrollen des Medizinischen Dienstes – MD-QK-RL: https://www.g-ba.de/downloads/62-492-3209/MD-QK-RL_2023-05-12_iK-2023-08-11.pdf

Hildebrand, R. (2005): Qualitätsberichterstattung in Deutschland heute. In: Klauber, J., Robra, B.-P., Schellschmidt, H. (Hrsg.) Krankenhausreport 2004. Stuttgart: Schattauer. S. 27–47.

Hogan, B., Güssow, U. (2013): Zertifizierung von Zentralen Notaufnahmen (ZNA) nach DGINA Zert© in: Qualitätsmanagement im prähosptalen Notfallwesen. 81–88.

KTQ GmbH [Hrsg.] (2021): KTQ-Manual / KTQ-Katalog Krankenhaus, Version 2021, Stuttgart: Kohlhammer.

Kühne, C.A., Zettl, R.P., Ruchholtz, S. (2008): Auswahl des Zielkrankenhauses bei Trauma. Notfall + Rettungsmedizin 11(6): 381–385.

Post, F., Giannnitsis, E., Darius, H., Baldus, S., Hamm, C.W., Hambrecht, R., Hoffmeister, H.M., Katus, H.A., Peings., Senges, J., Münzel, T. (2015): Kriterien der Deutschen Gesellschaft für Kardiologie, Herz- und Kreislaufforschung für »Chest Pain Units«; Der Kardiologe; 9(2): 171–181.

Scholz, KH, Andresen, D, Böttiger, BW; Busch,HJ, Fischer, M, Frey,N; Kelm,M, Kill, C, Schieffer, B, Storm, C, Thiele, H, Gräsner, JT (2017): Qualitätsindikatoren und strukturelle Voraussetzungen für Cardiac-Arrest-Zentren; Notfall und Rettungsmedizin: DOI 10.1007/s10049–017–0288–4

Schrappe, M. (2005): Qualitätstransparenz – Qualitätsmanagement und Qualität im Wettbewerb. In: Klauber, J., Robra, B.-P., Schellschmidt, H. (Hrsg) Krankenhausreport 2004. Stuttgart: Schattauer. S. 17–26.

Seyfarth-Metzger, I., Vogel, S., Krabbe-Berndt, A. (2005): Neue Herausforderungen an das Qualitätsmanagement: Wirtschaftlichkeit und Patientensicherheit. das Krankenhaus 97(9): 757–764.

Singler, K., Dormann, H., Dodt, C., Heppner, H.J., Püllen, R.; Burkhardt, M, Swoboda, R., Roller-Wirnsberger R.E., Pinter, G., Mrak, P., Münzer, T. (2016): Der geriatrische Patient in der Notaufnahme; Notfall- und Rettungsmedizin; 19 (6):496–499.

Trentzsch, H., Dodt, C., Gehring, C., Veser, A., Jauch, K.W., Prückner, S. Analyse der Behandlungszahlen in den Münchener Notaufnahmen des Jahres 2013/2014; 2018 eingereicht.

3.5 Empfehlungen des Aktionsbündnis Patientensicherheit (APS) für klinische Risikomanagement-Systeme im Krankenhaus

Reinhard Strametz

Das Management klinischer Risiken in Gesundheitseinrichtungen hat in den letzten Jahren aufgrund der gewonnenen Erkenntnisse (Kohn 1999, Makary 2016) zunehmende Bedeutung erfahren. Basierend auf den gewonnenen Erkenntnissen und dem politischen Willen, eine Verbesserung der Patientensicherheit zu erreichen, wurde der Gemeinsame Bundesausschuss im Jahr 2014 beauftragt, ergänzend zu der bereits existenten QM-Richtlinie, Mindestanforderungen für klinische Risikomanagementsysteme in Krankenhäusern festzulegen. Parallel hierzu gründete das Aktionsbündnis Patientensicherheit die Arbeitsgruppe »Mindestanforderungen an klinische Risikomanagement-Systeme und deren Methoden«. Ziel war es, aus Expertensicht einen substantiellen Beitrag zu leisten zur Entwicklung klinischer Risikomanagementsysteme in deutschen Krankenhäusern in Form einer Handlungsempfehlung, die im April 2016 publiziert wurde.

Die Handlungsempfehlung richtet sich sowohl an Führungskräfte im ärztlichen, pflegerischen und kaufmännischen Bereich als auch Risikomanager und Risikoeigner (im Sinne der in Kapitel 1.2.7 dargestellten Rollen). Obgleich sich diese Handlungsempfehlung anders als das in Kapitel 3.4 dargestellte System DGINA-Zert® nicht an Notaufnahmen exklusiv richtet, sollten die Empfehlungen in der Gestaltung des Risikomanagement-Systems einer Notaufnahme berücksichtigt werden.

Methodische Grundlage der Handlungsempfehlung »Anforderungen an klinische Risikomanagementsysteme im Krankenhaus« Vorgehensweise zur Erstellung waren zum einen das für diese Handlungsempfehlung entwickelte APS-Risikomanagementmodell, zum anderen die in Kapitel 3.1 beschriebenen Grundsätze und Empfehlungen der ISO 31000:2009 zur Gestaltung eines Risikomanagement-Systems. Letztere wurden sprachlich und inhaltlich speziell auf die Bedürfnisse und Anforderungen stationärer Gesundheitseinrichtungen angepasst.

Bevor jedoch ein Risikomanagement-Modell entwickelt werden konnte, wurden in einem mehrstufigen Delphiverfahren die Begriffe »Klinisches Risikomanagement« (Definition ▶ Kap. 1.1) und »Sicherheitskultur« definiert, da bislang im deutschsprachigen Gesundheitswesen keine allgemein verwendete Definition dieser zentralen Begrifflichkeiten existierte.

»Sicherheitskultur im Kontext des klinischen Risikomanagements von Krankenhäusern […] beschreibt die Art und Weise, wie Sicherheit im Rahmen der Patientenversorgung organisiert wird, und spiegelt damit die Einstellungen, Überzeugungen, Wahrnehmungen, Werte und Verhaltensweisen der Führungskräfte und Mitarbeitenden im Bezug auf die Sicherheit von Patienten, Mitarbeitenden und der Organisation wider. Sicherheitskultur ist entwickelbar und unterliegt einem ständigen Lernprozess.« (Aktionsbündnis Patientensicherheit 2016)

Durch die Definition des Begriffs Sicherheitskultur wurde im Aktionsbündnis Patientensicherheit auch eine Umformulierung des semantisch problematischen Begriffs der positiven Fehlerkultur erzielt, da einerseits Fehler per se nicht positiv sind, sondern höchstens das daraus resultierende Lernpotential und andererseits die Kultur einer Organisation auf ein Ziel ausgerichtet sein sollte, nämlich die Sicherheit der Versorgung und nicht die Entdeckung von Fehlern.

3.5.1 Das APS-Risikomanagement-Modell

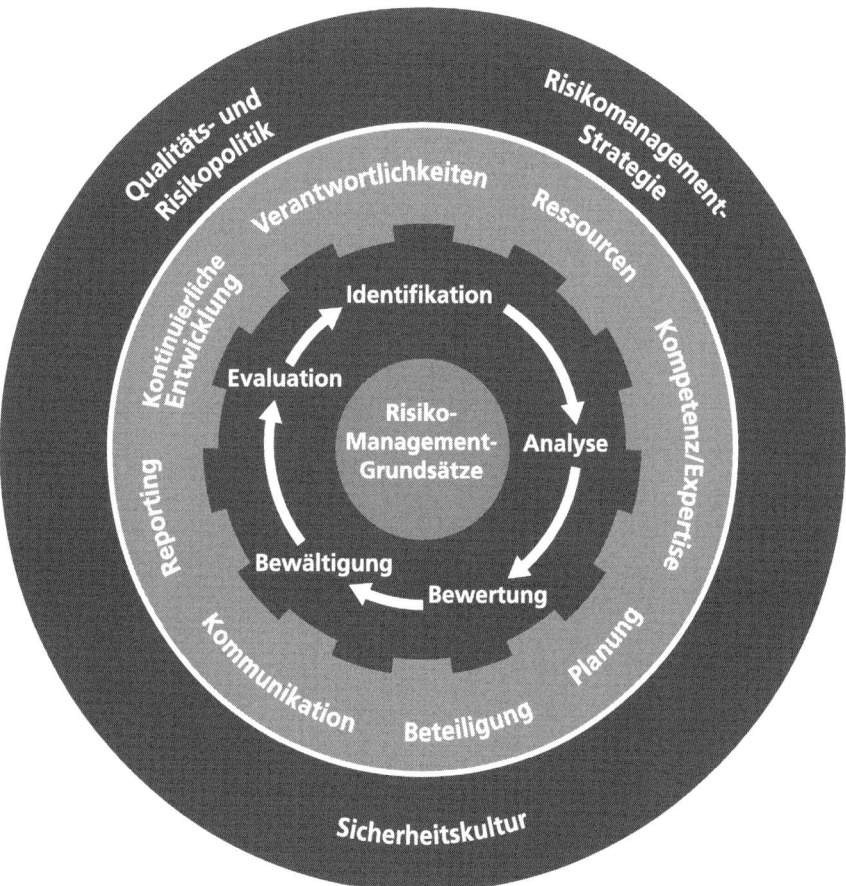

Abb. 3.4: Das APS-Risikomanagement-Modell (Aktionsbündnis Patientensicherheit 2016)

Das APS-Risikomanagement-Modell wurde abweichend von bestehenden RM-Modellen nicht als lineare, sondern als kontinuierlicher Prozess analog des PDCA-Zyklus entwickelt. Es basiert auf zehn Risikomanagement-Grundsätzen, die von einem Risikomanagement-Prozess umschlossen werden.

3.5.2 Die APS-Risikomanagement-Grundsätze

Analog zu den Risikomanagement-Grundsätzen der ISO 31000:2009 wurden in der Handlungsempfehlung folgende zehn Risikomanagement-Grundsätze definiert:

Klinisches Risikomanagement in Krankenhäusern und Rehabilitationskliniken:

1. verfolgt das Ziel der Erhöhung der Sicherheit der Patienten, der an deren Versorgung Beteiligten und der Organisation und schafft und sichert damit Werte,
2. dient gemeinsam mit dem Qualitätsmanagement der Weiterentwicklung der Organisation,
3. ist Bestandteil der Entscheidungsfindung im Rahmen der Patientenversorgung,
4. befasst sich mit klinischen Risiken im Zusammenhang mit Prävention, Diagnostik, Therapie und Pflege,
5. ist systematisch, strukturiert, priorisiert und auf die jeweilige Organisation zugeschnitten,
6. stützt sich auf die besten verfügbaren Informationen, Zahlen, Daten, Fakten, und Erkenntnisse,
7. fördert die interprofessionelle und interdisziplinäre Kommunikation,
8. berücksichtigt das soziale, kulturelle und individuelle Umfeld der Patienten und der an der Versorgung Beteiligten,
9. stellt zielgruppenorientiert Transparenz her,
10. reagiert auf Entwicklungen in Medizin und Pflege sowie auf gesundheits-ökonomische und demografische Veränderungen.

3.5.3 Der APS-Risikomanagement-Prozess

Der APS-Risikomanagement-Prozess beginnt bei der Identifikation von Risiken, gefolgt von einer fundierten Analyse der Ursachen und Auswirkungen, der durch die Analyse ermöglichten Bewertung eines Risikos, einer aus der Bewertung abgeleiteten Risiko-Bewältigung und der sich unmittelbar im Sinne einer Wirksamkeitsprüfung umgesetzter Maßnahmen abgeleiteten Evaluation. Der APS-Risikomanagement-Prozess ist somit kongruent zum bestehenden RM-Prozess der ISO 31000/ÖNORM 4901 und den Anforderungen des Gemeinsamen Bundesausschusses in der QM-Richtlinie 2016. Der RM-Prozess fungiert im APS-Risikomanagement-Modell als Schwungrad und ist eng mit den in Tabelle 3.8 aufgeführten organisatorischen Rahmenbedingungen verbunden, die notwendig sind, um den Prozess wirksam ausführen zu können.

Tab. 3.8: Organisatorische Rahmenbedingungen für einen funktionsfähigen Risikomanagement-Prozess (nach Aktionsbündnis Patientensicherheit 2016)

Rahmenbedingung	Anforderung	Bedeutung für die Notaufnahme
Verantwortlichkeit	Erweiterung der Aufbauorganisation um Gesamtverantwortliche Person für RM und Sicherstellung der regelhaften Anwendung des RM-Prozesses	Risikoeigner für alle Bereiche und Prozesse der Notaufnahme sind festzulegen Mindestens ein Risikomanager (intern oder extern) unterstützt bei der Identifikation, Analyse, Bewertung und Bewältigung der Risiken einer Notaufnahme
Ressourcen	Ausreichende Bereitstellung personeller und materieller Ressourcen	Qualifikation der Risikoeigner und Risikomanager der Notaufnahme Umsetzung gesetzlich verpflichtender Schulungsprogramme Angemessene Ressourcen zur Bewältigung relevanter Risiken
Kompetenz/ Expertise	Auswahl geeigneter Methoden für das Risikomanagement, angemessene Nutzung vorhandener Informationsquellen (intern und extern) und Berücksichtigung fachlicher Expertise (intern und ggf. extern)	Berücksichtigung der fachlichen Expertise des Personals einer Notaufnahme (berufsgruppenübergreifend) bei der Identifikation, Analyse, Bewertung und Ausarbeitung von Bewältigungsmaßnahmen.
Planung	Systematische Planung des RM durch Risikopolitik, Risikomanagementstrategie und Risikomanagement-Plan	Festlegung in der Notaufnahme anzuwendenden der Methoden, deren Häufigkeit und der jeweiligen Durchführungsverantwortung
Beteiligung	Zielgruppenspezifische Qualifikation und Einbindung des Personals in Patientensicherheitsmaßnahmen und Maßnahmen zur Risikoidentifikation	Sensibilisierung des gesamten Personals einer Notaufnahme für den individuellen und kollektiven Beitrag zur Patientensicherheit im Versorgungsprozess durch zielgruppengerechte Aus-, Fort- und Weiterbildungsmöglichkeiten.
Kommunikation	Information aller Beteiligten über den Stand des klinischen Risikomanagements und geplante bzw. umgesetzte Maßnahmen, auch mit relevanten externen Interessensgruppen sowie Regelungen zur Krisenkommunikation	Regelmäßige Informationen des gesamten Personals über neue umgesetzte Patientensicherheitsmaßnahmen, insbesondere auch mit Schnittstellenpartnern intern (Fachabteilungen) und extern (z. B. Rettungsdienst). Es existiert zudem eine im Krisenfall funktionierende Regelung zur Krisenkommunikation.

Tab. 3.8: Organisatorische Rahmenbedingungen für einen funktionsfähigen Risikomanagement-Prozess (nach Aktionsbündnis Patientensicherheit 2016) – Fortsetzung

Rahmenbedingung	Anforderung	Bedeutung für die Notaufnahme
Reporting	Zielgruppengerechte Berichterstattung über den Stand des Risikomanagement-Systems	Interne Kommunikation über klinische Risiken mit Krankenhausbetriebsleitung durch geeignete Risikoreports Externe Kommunikation über Sicherheitsmaßnahmen (z. B. Patientenarmbänder) mit Patienten, auch im Sinne vertrauensbildender Maßnahmen
Kontinuierliche Entwicklung	Systematische, regelmäßige Überprüfung klinischer Risiken zur Anpassung des Risikomanagement-Systems	Regelmäßige Überprüfung der relevanten Risiken einer Notaufnahme, insbesondere bei räumlicher, organisatorischer oder prozessualer Veränderung

3.5.4 Risikopolitik und Risikomanagement-Strategie

Die genannten Risikomanagement-Grundsätze und der Risikomanagement-Prozess sowie dessen organisatorische Rahmenbedingungen werden sich nur dann wirkungsvoll entfalten können, wenn sie in einer entsprechenden Unternehmenspolitik eingebunden sind, die von den Führungskräften, wie in Kapitel 1.2 erläutert, aktiv gestaltet und eingefordert wird. Das APS-Risikomanagement-Model verweist hier explizit auf die Qualitäts- und Risikopolitik, da diese aus Sicht der Autoren nicht voneinander trennbar sind, hohe Synergien aufweisen und neben anderen Teilaspekten der Unternehmenspolitik keinesfalls im Widerspruch zueinanderstehen dürfen. Die in allgemeinen Grundsätzen verfasste Risikopolitik, wird im Rahmen einer Risikomanagement-Strategie operationalisiert. Diese ist gemäß den allgemeinen Risikomanagement-Grundsätzen maßgeschneidert, da sie die im Kasten dargestellten Rahmenbedingungen berücksichtigen muss. Somit benötigt jedes Krankenhaus und damit auch jede Notaufnahme eine auf den individuellen Rahmenbedingungen bestehende Risikomanagementstrategie.

3.5.5 Weitere APS-Handlungsempfehlungen mit Bezug zum Risikomanagement einer Notaufnahme

Neben der hier beschriebenen Handlungsempfehlung hat das Aktionsbündnis Patientensicherheit zahlreiche Handlungsempfehlungen erstellt, die – anders als QM-Normen oder Regelwerke zur Zertifizierung – kostenlos zur Verfügung stehen. Sie beschreiben beispielsweise die konkrete Anwendung einzelner, in Kapitel 1.6 dargestellter Risikomanagement-Instrumente wie CIRS (APS 2016b), konkrete Risiken durch die Anwendung von Medizinprodukten (APS 2014a) oder

Arzneimitteln (APS 2014b) oder Risikoabschätzungen durch eine zunehmende Digitalisierung (APS 2018). Alle Handlungsempfehlungen sind unter: http://www.aps-ev.de/handlungsempfehlungen/ abrufbar.

Rahmenbedingungen der individuellen Risikomanagement- Strategie eines Krankenhauses sind unter anderem (Aktionsbündnis Patientensicherheit 2016):

a. der Versorgungsbedarf,
b. der Stand und Entwicklungstrends von Medizin, Pflege und Technologie,
c. standortspezifische klinische Risiken,
d. die wirtschaftliche Situation,
e. die Gesundheitspolitik und gesetzlicher sowie untergesetzlicher Vorgaben mit Auswirkung auf das kRM,
f. die Situation, Anspruchshaltung und Wertevorstellung des gegenwärtigen und zukünftigen Personals,
g. die Werte, Vorgehensweisen und Interessen der sektorenübergreifenden Versorgungspartner,
h. die Vorgehensweisen der Lieferanten und anderer Dienstleister

---

3.5.6 Interessenkonflikt

Prof. Dr. Strametz war als Arbeitsgruppenleiter an der Erstellung der Handlungsempfehlung Anforderungen an klinische Risikomanagementsysteme im Krankenhaus des Aktionsbündnis Patientensicherheit e.V. beteiligt.

3.5.7 Literatur

Aktionsbündnis Patientensicherheit (APS 2014a): Patientensicherheit durch Prävention medizinprodukt-assoziierter Risiken, Teil 1: aktive Medizinprodukte, insbesondere medizintechnische Geräte in Krankenhäusern, Berlin (http://www.aps-ev.de/wp-content/uploads/2016/08/APS_Handlungsempfehlungen_2014_WEB_lang-1.pdf, Zugriff 11.11.2017).

Aktionsbündnis Patientensicherheit (APS 2014b): Arzneimitteltherapiesicherheit im Krankenhaus, Berlin (http://www.aps-ev.de/wp-content/uploads/2016/08/150104HE_AMTS_Hinweis.pdf, Zugriff 11.11.2017).

Aktionsbündnis Patientensicherheit (APS 2016a): Mindestanforderungen an klinische Risikomanagementsysteme im Krankenhaus, Berlin (http://www.aps-ev.de/wp-content/uploads/2016/08/HE_Risikomanagement-1.pdf, Zugriff 11.11.2017).

Aktionsbündnis Patientensicherheit, Plattform Patientensicherheit, Stiftung Patientensicherheit (Hrsg.), (APS 2016b): Einrichtung und erfolgreicher Betrieb eines Berichts- und Lernsystems (CIRS). Handlungsempfehlung für stationäre Einrichtungen im Gesundheitswesen, Berlin (http://www.aps-ev.de/wp-content/uploads/2016/10/160913_CIRS-Broschuere_WEB.pdf, Zugriff 11.11.2017).

Aktionsbündnis Patientensicherheit (APS, 2018): Digitalisierung und Patientensicherheit – Handlungsempfehlung für das Risikomanagement in der Patientenversorgung, Berlin.

ÖNORM ISO 31000:2009, Risikomanagement – Grundsätze und Richtlinien (ISO 31000:2009) Deutsche Fassung ISO 31000:2009, Austrian Standards Institute, Wien, Austrian Standards plus Publishing.

Kohn, L.T., Corrigan, J.M., Donaldson, M.S. (1999): To err is human: building a safer health system. Washington (DC): National Academies Press.

Makary, M.A., Daniel, M. (2016): Medical error—the third leading cause of death in the US. BMJ 353: i2139.

3.6 Risikoaudit in der Notaufnahme

Heike A. Kahla-Witzsch

Risikoaudits werden in der Qualitätsmanagementrichtlinie des Gemeinsamen Bundesausschusses als ein Instrument des Qualität- und Risikomanagements in der stationären Versorgung empfohlen (G-BA, 2024).

Bei einem Audit handelt es sich um, »einen systematischen, unabhängigen und dokumentierten Prozess zum Erlangen von objektiven Nachweisen und zu deren objektiven Auswertung, um zu bestimmen, inwieweit Auditkriterien erfüllt sind.« (DIN EN ISO 9000:2015, 3.13.1.).

Ein Audit im klinischen Risikomanagement, auch klinisches Risikoaudit genannt, ist ein spezifisches Audit »das relevante Risiken mit Auswirkungen auf die Patientensicherheit in Organisationen, Prozessen und Tätigkeiten, sowie Infrastruktur identifiziert. Es kann auch im Verlauf zur Bewertung der Umsetzung eingeleiteter Maßnahmen und deren Wirksamkeit genutzt werden. Davon zu unterscheiden ist das Audit des Risikomanagementsystems, bei welchem die Strukturen des Risikomanagements auditiert werden.« (GQMG 2017)

Es gibt unterschiedliche Vorgehensweisen bei der Durchführung von Risikoaudits. Sie können als internes Audit durch die Gesundheitseinrichtung selbst durchgeführt werden oder durch externe Dritte, die entweder im Auftrag der Organisation oder durch andere, beispielsweise ein Versicherungsunternehmen, beauftragt werden.

Je nach dem, auf wessen Veranlassung Risikoaudits erfolgen, können unterschiedliche Zielsetzungen verfolgt werden. So kann zum einen die Versicherbarkeit bzw. die Höhe der Haftpflichtversicherungsprämie oder die Erfüllung gesetzlicher Anforderungen im Vordergrund stehen oder zum anderen die Verbesserung der Patientensicherheit und Entwicklung einer Sicherheitskultur beabsichtigt sein.

Für den zielgerichteten Einsatz des Risikoaudits ist die Auswahl geeigneter Abteilungen und Bereiche erforderlich. Aufgrund des Aufwandes ist ein flächendeckendes Risikoaudit einer gesamten Klinik nicht zu empfehlen. Wirkungsvoller ist die Konzentration auf Hochrisikobereiche einer Einrichtung. Im Allgemeinen zählen hierzu Bereiche, in welchen Patienten in kritischem Zustand, häufig unter Zeitdruck, versorgt werden. Meistens sind dies auch Bereiche, die sich durch eine hohe Komplexität auszeichnen. Von Interesse ist hierbei auch die Betrachtung der

Zusammenarbeit mit supportiven Bereichen, wie z. B. Labor und Diagnostik und weiterer Versorgungsschnittstellen, hinsichtlich Übergaben-/Übernahmen, Überwachung und Weiterversorgung.

Notaufnahmen zeichnen sich durch ein hohes Maß an Komplexität aus, da hier verschiedene Berufsgruppen, unterschiedliche Fachdisziplinen und auch externe Beteiligte, z. B. Rettungsdienste, zusammenarbeiten. Sie weisen weiterhin viele Schnittstellen zu anderen Bereichen, wie Labor, Röntgen, Funktionsdiagnostik, OP und Intensivstation auf. Zudem werden Patienten in kritischen bis lebensbedrohlichen Zuständen versorgt, wo bereits kleinere Fehler, Unsicherheiten und Störungen zu schwerwiegenden Konsequenzen führen können, daher »lohnt« sich die Durchführung von Risikoaudits hier in besonderem Maße.

Risikoaudits sollten immer mit der Risikostrategie der Einrichtung abgestimmt und in das Risikomanagementsystem integriert werden. Risikoaudits haben durchaus Konsequenzen für die Einrichtung und ihre Führungskräfte. Werden Sicherheitsprobleme im Rahmen dieser Audits erkannt, müssen Maßnahmen eingeleitet werden. Zwar schützt Nichtwissen vor Strafe nicht, jedoch kann grobe Fahrlässigkeit unterstellt werden, falls auf bekannte schwerwiegende Mängel nicht oder unzureichend reagiert wird.

3.6.1 Welchen Nutzen haben Risikoaudits?

Risikoaudits können die Sicherheit für Patienten und Mitarbeiter erhöhen, indem sie Risiken der Organisation, in Prozessen, bei Tätigkeiten und der Infrastruktur identifizieren, die auf andere Weise, z. B. über CIRS Meldungen, nicht erkannt werden. Auf diese Weise können sie dazu beitragen, dass durch Einleitung von Präventionsmaßnahmen Fehler verhindert werden, bevor diese zu Patientenschäden führen. Zudem ermöglichen Risikoaudits die Sensibilisierung von Mitarbeitern für Risiken und Gefahrenquellen. Als Instrument der Risikokommunikation können sie einen wirksamen Beitrag bei dem Aufbau und der Weiterentwicklung einer Sicherheitskultur leisten.

3.6.2 Planung von Risikoaudits

Es gibt keine gesetzlichen oder behördlichen Vorgaben zu Themen, Inhalten oder Umfang klinischer Risikoaudits. Daher ist es wichtig, vor Planung und Durchführung eines Risikoaudits einrichtungsspezifisch die folgenden Fragen zu klären:

• Welche Zielsetzungen sollen mit dem Audit verfolgt werden?
• Welche Risikothemen sollen auditiert werden?
• Welche Ressourcen stehen für die Auditdurchführung zur Verfügung?
• Wie sollen die Ergebnisse verwendet und kommuniziert werden?
• Wie soll die Maßnahmenumsetzung erfolgen?

Im Mittelpunkt des klinischen Risikoaudits steht die Patienten- und Mitarbeitersicherheit. Es werden daher insbesondere die Behandlungsprozesse betrachtet, die vorhandenen Regelungen zu Verantwortlichkeiten, Abläufen und Standards, aber auch Aspekte wie Kommunikation, Teamarbeit sowie Schnittstellen untersucht.

Im Rahmen der Auditplanung gilt es den Umfang des Audits festzulegen: welche Bereiche sollen zu welchen Themen auditiert werden? Anschließend muss ein Zeitplan erarbeitet werden, der regelt, zu welchen Themen, welche Prozesse auditiert und welche Mitarbeiter befragt werden sollen.

Wichtig ist ebenfalls die Auswahl geeigneter Auditoren, da deren Qualifikation und Kompetenz für die Durchführung klinischer Risikoaudits von besonderer Bedeutung sind. Neben klinischem Wissen und Erfahrung sowie guter Kommunikationsfähigkeit sind auch Kenntnisse in Bezug auf rechtliche Anforderungen unabdingbar. Um Sicherheitsprobleme zu detektieren, sind fachspezifische Kenntnisse der auditierten Themen erforderlich. Risikomanagementkompetenzen werden für die Gewichtung und Bewertung von Risiken, sowie die Erstellung eines objektiven Auditberichts benötigt.

Hinweise zur Auswahl geeigneter Themen und Prozesse können bereits bekannte Vorkommnisse oder Schadensereignisse geben.

3.6.3 Durchführung von Risikoaudits

Risikoaudits werden im Wesentlichen wie andere Begehungen oder Audits des Qualitätsmanagements durchgeführt.

Im Rahmen von vor Ort-Begehungen, Inaugenscheinnahme des tatsächlichen Vorgehens und Interviews mit den Mitarbeitern werden die tatsächliche Umsetzung von Standards und Leitlinien, die Qualifikation und Information des Personals, die Zusammenarbeit verschiedener Berufsgruppen und Bereiche mit Auswirkung auf Patientensicherheit beleuchtet.

- Wie sind Verantwortlichkeiten und Zuständigkeiten geregelt?
- Wie sind die Abläufe, Prozesse festgelegt und wie werden sie umgesetzt?
- Wie erfolgen Kommunikation und Informationsweitergabe?
- Wie erfolgt die Dokumentation von Diagnostik und Behandlung?
- Wie werden Rechtssicherheit und Rückverfolgbarkeit (wer hat welche Leistungen mit welchem Ergebnis am Patienten erbracht?) gewährleistet?
- Wie wird die Einhaltung gesetzlicher und behördlicher Anforderungen sichergestellt?

Dabei betrachtet das Risikoaudit das Hier und Jetzt im Sinne einer Ist-Analyse. Auf diese Weise können Sicherheitsprobleme detektiert werden, bevor diese zu einem kritischen Ereignis oder Schadenfall geführt haben. Risikoaudits werden daher zu den präventiv wirkenden Methoden des klinischen Risikomanagements gezählt, während Schadenfallanalysen einen primär reaktiven Charakter haben. Risikoaudits müssen durch Klinikleitung oder Bereichsleitungen veranlasst und unterstützt werden. Jedoch ist die Mitwirkung der Mitarbeitenden vor Ort unbedingt erforderlich, um Risiken bis auf Ebene der Prozesse und Tätigkeiten zu betrachten.

3.6.4 Themen für Risikoaudits in einer Notaufnahme

Ein Themenschwerpunkt für Risikoaudits bildet die Betrachtung der Einhaltung und Umsetzung gesetzlicher Vorgaben, beispielsweise zu den Themen

- Hygienemanagement
- Umgang mit Medizinprodukten (MPG, MPBetreibV)
- Transfusionswesen
- Einhaltung von Strahlenschutz
- Umgang mit Arzneimitteln, Betäubungsmitteln
- Brandschutz
- Arbeitsschutz
- Datenschutz

Doch der eigentliche Themenschwerpunkt sollte auf der Organisation und Behandlung in der Notaufnahme liegen. Hierzu können die exemplarischen Auditfragen genutzt werden.

Themengebiet: Aufbau- und Ablauforganisation

- Wie sind Verantwortlichkeiten und Zuständigkeiten in der Notaufnahme geregelt?
- Ist eine dem Patienten- und Leistungsspektrum entsprechende Notfallkompetenz vorhanden und wie wird diese vorgehalten?
- Gibt es Funktions- oder Arbeitsplatzbeschreibungen?
- Gibt es Vertretungsregelungen für wichtige Funktionen?
- Gibt es dokumentierte Regelungen zur Delegation von Leistungen (z. B. vom ärztlichen auf den pflegerischen Dienst)?
- Gibt es Regelungen zum Krisenmanagement für Großschadenslagen (intern und extern) und sind diese allen bekannt?
- Gibt es Prozessbeschreibungen?
- Erfolgen Diagnostik und Behandlung anhand einer geschulten, validierten Triage?
- Wie erfolgt die Zusammenarbeit mit Rettungsdienst/Rettungsdienstleitstelle?
- Wie erfolgt die Zusammenarbeit mit Funktionsbereichen (z. B. Labor, Röntgen, EKG)?

Themengebiet: Schulung und Qualifizierung

- Gibt es Einarbeitungskonzepte für neue Mitarbeiter (aller Berufsgruppen)?
- Wie wird der Schulungs- und Qualifizierungsbedarf der Mitarbeiter ermittelt und erforderliche Maßnahmen durchgeführt?
- Gibt es regelmäßige Schulungen zum Notfallmanagement (Skill-Training) für Mitarbeiter der Notaufnahme?

- Gibt es Team-Simulations-Trainings für Mitarbeiter der Notaufnahme (CRM-Training)?
- Gibt es Schulungsmaßnahmen zum Thema Risikomanagement/Patientensicherheit für Mitarbeiter der Notaufnahme?
- Gibt es Schulungsmaßnahmen für Mitarbeiter zum Umgang mit Fehlermeldesystemen (CIRS)?

Themengebiet: Kommunikation

- Gibt es regelmäßige (interprofessionelle/interdisziplinäre) Teambesprechungen?
- Wie sind Alarmierungen für besondere Lagen (z. B. Schockraum) geregelt?
- Gibt es klinische Fallkonferenzen (M&M-Konferenzen) für oder unter Beteiligung von Mitarbeitern der Notaufnahme?
- Gibt es strukturierte Nachbesprechungen nach einer zeitkritischen, medizinischen Notfallversorgung (z. B. Reanimation, Schockraumversorgung)?
- Gibt es Regelungen zur sicheren Patientenidentifikation und wie erfolgt die Umsetzung?

Themengebiet: Ausstattung

- Wie ist die räumliche Ausstattung der Notaufnahme?
- Gibt es für wichtige medizinische Geräte eine Ersatz- bzw. Mehrfachausstattung?

Themengebiet: Aufklärung

- Gibt es eine Dienstanweisung/Standard zum Thema »Patientenaufklärung«?
- Wird der Patient zu Beginn der Behandlung bzgl. Diagnose, gesundheitlicher Entwicklung, Therapie, die nach der Therapie zu ergreifenden Maßnahmen aufgeklärt?
- Wie und von wem wird der Patienten über einen Eingriff aufgeklärt, der laut Indikationsstellung vorgesehen ist?
- Erfolgt eine Aufklärung mündlich, rechtzeitig und für den Patienten verständlich?
- Gibt es Regelungen zur Aufklärung von Kindern und Jugendlichen?
- Wie erfolgt die Dokumentation der Aufklärung?
- Gibt es Regelungen zur Dokumentation, wenn ein Patient eine Maßnahme verweigert oder auf Aufklärung verzichtet?

Bewertung der Auditergebnisse

Ein Risikoaudit kann vielfältige Erkenntnisse liefern. Nicht jede Feststellung erfordert allerdings sofortiges Handeln und Maßnahmen. Daher sollten Kriterien zur Bewertung des mit der Feststellung verbundenen Risikos festgelegt werden, die bei der Priorisierung des Handlungsbedarfs helfen.

Ein *hohes Risiko* besteht bei,

- Verstoß gegen Gesetze (Haftung, Organisationsverschulden, Verkehrssicherungspflichten werden nicht eingehalten)
- Möglichem schweren Gesundheitsschaden mit Dauerfolgen bis zum Tod
- Dauerhafter Beeinträchtigung des Leistungsspektrums
- Schwerwiegendem Reputationsschaden (massiver Vertrauensverlust, Kapazitätsauslastung nicht mehr sichergestellt).

Ein *mittleres Risiko* zeichnet sich durch folgende Auswirkungen aus:

- Möglicher schwerer Gesundheitsschaden mit Berufseinschränkung
- Vorübergehende Einschränkung des Leistungsangebotes (z. B. durch Betten-/ Bereichsschließung)
- Prozessstörungen mit deutlichen Mehraufwänden, Mehrkosten
- Beeinträchtigung der Reputation (schlechter Ruf, Patienten bevorzugen andere Anbieter).

Ein *geringes Risiko* besteht bei Feststellungen mit folgenden Auswirkungen:

- Geringer Gesundheitsschaden, Verweildauerverlängerung
- Prozessstörungen mit geringen Mehraufwänden, Mehrkosten
- Einzelne Beschwerden von Patienten, Angehörigen.

Die Ergebnisse des Risikoaudits werden in einem Risikobericht festgehalten, der von der verantwortlichen Leitung und den Risikoeignern zur Kenntnis genommen werden muss.

Risikobewältigung und -überwachung

Von der verantwortlichen Leitung und den Risikoeignern müssen geeignete Maßnahmen zur Risikobewältigung festgelegt und vor allen Dingen dann auch umgesetzt werden.

Bei der Maßnahmenplanung müssen Verantwortlichkeiten, Ressourcenbedarf und Art und Weise des Risikocontrollings festgelegt werden.

Die Umsetzung und Wirksamkeit von Maßnahmen kann beispielsweise durch ein Wiederholungsaudit nach einer vereinbarten Zeit erfolgen.

Erfolgsfaktoren klinischer Risikoaudits

Damit klinische Risikoaudits zum Nutzen der Organisation eingesetzt werden können, sind folgende Voraussetzungen von Bedeutung. Neben einer klaren Zielsetzung und Unterstützung durch die Klinikleitung und Verantwortlichen der Notaufnahme, ist ein wirklicher Wille zur Veränderung erforderlich. Um einen möglichst großen Erkenntnisgewinn zu ermöglichen, müssen die Mitarbeiter der

Notaufnahme vor dem Audit über Sinn und Zweck, Vorgehensweise und Konsequenzen informiert werden. Damit eine Atmosphäre der Offenheit entstehen kann, ist es wichtig, dass Mitarbeiter keine Sanktionen oder andere negativen Folgen des Risikoaudits befürchten müssen, entscheidend ist der Erkenntnisgewinn und nicht, wer welche Informationen beigetragen hat. Ziel des Audits ist die Erhöhung von Patienten- und Mitarbeitersicherheit. Damit dies gelingt, sind zum einen eine kompetente, professionelle Auditdurchführung und zum anderen eine transparente Bewertung der Ergebnisse erforderlich.

Natürlich besteht auch bei Risikoaudits die Gefahr, dass diese zur Verfolgung von »Eigeninteressen« genutzt werden, um beispielsweise eine bessere Ausstattung oder mehr Personal zu erwirken. Ein erfahrener Auditor erkennt allerdings recht schnell, wenn er instrumentalisiert oder manipuliert werden soll.

Im Anschluss an das Audit müssen die Ergebnisse den beteiligten Personen und Führungskräften kommuniziert werden.

Um die Motivation auch für zukünftige Audits zu erhalten, ist es wichtig, dass notwendige Maßnahmen zur Verbesserung der Sicherheit für die Mitarbeiter wahrnehmbar erfolgen.

Literatur zu Kap. 3.6.4

DIN EN ISO 9001:2015: Qualitätsmanagementsysteme – Anforderungen. Deutsches Institut für Normung e. V., Berlin: Beuth, 2015.
Gemeinsamer Bundesausschuss (G-BA) (2020): Richtlinie des Gemeinsamen Bundesausschusses über grundsätzliche Anforderungen an ein einrichtungsinternes Qualitätsmanagement für Vertragsärztinnen und Vertragsärzte, Vertragspsychotherapeuten, medizinische Versorgungszentren, Vertragszahnärztinnen und Vertragszahnärzte sowie zugelassene Krankenhäuser (Qualitätsmanagement- Richtlinie/QM RL zuletzt geändert am 18. Januar 2024 in Kraft getreten am 20. April 2024, BAnz AT 19.04.2024 B5).
Gesellschaft für Qualitätsmanagement in der Gesundheitsversorgung (GQMG) (2017): Positionspapier: Audits im Rahmen des klinischen Risikomanagements- Risikoaudits. Stand: Mai 2017 (https://www.gqmg.de/media/redaktion/Publikationen/Positionspapiere/GQMG_PP._Audits_im_Rahmen_des_klinischen_Risikomanagements_01.05.17.pdf, Zugriff am 1.6.2025).

3.7 Psychosoziale Unterstützung in der Notaufnahme

Katharina Schütte-Nütgen, Susanne Heininger und Dominik Hinzmann

3.7.1 Zusammenfassung

Die Notaufnahme ist ein Arbeitsbereich in der Akutmedizin, der von komplexen Abläufen und kontextbezogenen Bedingungen geprägt ist. Die Mitarbeitenden in

Notaufnahmen erfahren damit besonders häufig berufsbedingten Herausforderungen. Zusätzlich zu hoher Arbeitsdichte und Komplexität sowie generellen Belastungsfaktoren kann es in diesem Arbeitsumfeld zu besonders kritischen oder außergewöhnlich extremen Ereignissen kommen. Mögliche Folgen einer psychischen und/oder physischen Belastung nach schwerwiegenden Ereignissen können Einfluss auf die Mitarbeiter[2]- sowie die Patientensicherheit haben. Ein Ansatz, um mit diesen Herausforderungen umzugehen, stellt kollegiale psychosoziale Unterstützung (PSU) dar. Wie entsprechende Unterstützungsstrukturen in der Notaufnahme etabliert werden können, stellt der folgende Beitrag dar. Risikoaudits werden in der Qualitätsmanagementrichtlinie des Gemeinsamen Bundesausschusses als ein Instrument des Qualität- und Risikomanagements in der stationären Versorgung empfohlen (G-BA, 2020).

3.7.2 Belastungen in der Notaufnahme

Die Notaufnahme ist ein Arbeitsbereich in der Akutmedizin, der die Mitarbeiter* tagtäglich vor besondere Herausforderungen stellt. Kritisch oder komplex erkrankte Patienten müssen bei zum Teil limitierten Informationen über ihre aktuelle Situation oder Vorgeschichte oftmals unter hohem Zeit- und Entscheidungsdruck versorgt werden. Zudem gilt es, verschiedenste Krankheits- und Verletzungsbilder mit unterschiedlicher Behandlungsdringlichkeit, nicht zuletzt angesichts der vermehrten Inanspruchnahmen von Notaufnahmen, zu differenzieren und kritisch kranken Patienten eine zeitnahe und adäquate Behandlung zukommen zu lassen. Auch wenn strukturierte und validierte Ersteinschätzungssysteme mittlerweile fest etabliert sind, können verschiedene Ursachen bei Mitarbeitenden zu Belastungsempfinden führen.

(1) Hohes Patientenaufkommen bei knappen Ressourcen, im Englischen auch als »overcrowding« bezeichnet, stellt eine besondere Herausforderung für die Mitarbeitenden dar. Das damit einhergehende Risiko einer möglichen Unterversorgung und Gefährdung der Patientensicherheit, verbunden mit dem Gefühl nicht allen gleichzeitig gerecht werden zu können, kann zu psychischen Belastungen, bis hin zu ethisch-moralischem Stress (engl. auch als Moral Distress bezeichnet; Jameton 1984, Fourie 2017), führen.

(2) Das Empfinden von Überversorgung kann andererseits ebenso zum Erleben von moralischem Stress beitragen, beispielsweise aufgrund unterschiedlicher Einschätzungen zum Therapieziel, z. B. bei als unangemessen empfundenen akutmedizinischen/intensivmedizinischen Maßnahmen oder Klinikeinweisungen.

(3) Besondere Belastungen können angesichts der Notwendigkeit sog. ethischer Ad-hoc-Entscheidungen (Entscheidungen mit z. T. enormer medizinischer und ethischer Tragweite, die unter Zeitdruck und hoher Arbeitsbelastung getroffen werden müssen; Michels 2022) entstehen. Außerhalb der Regelarbeitszeit erfahren

---

2   Aus Gründen der besseren Lesbarkeit wird im Folgenden auf die gleichzeitige Verwendung der Sprachformen männlich, weiblich und divers verzichtet. Sämtliche Personenbezeichnungen gelten gleichermaßen für alle Menschen.

dies in der Notaufnahme vor allem jüngere und noch wenig erfahrene Mitarbeitende, was über die psychische Belastung hinaus auch einen Berufswechsel oder -ausstieg nach sich ziehen kann (Kühlmeyer 2020). Hintergrund sind hier die meist fehlenden Copingstrategien. Eine weitere Herausforderung in der Notaufnahme liegt insbesondere in der personellen Zusammenarbeit, die neben ständig wechselnden Schnittstellen mit dem Rettungsdienst oder den verschiedenen Fachabteilungen in der Klinik zudem geprägt ist durch die Interdisziplinarität und Interprofessionalität innerhalb des Notaufnahmeteams. Was hier einerseits eine Bereicherung sowohl für die Patientenversorgung als auch die Mitarbeiter darstellt, kann andererseits zusätzlichen Stress bedeuten, insbesondere wenn es innerhalb kurzer Zeit zu neu formierten Notfallteams aus Mitarbeitenden mit zum Teil unterschiedlichen Erfahrungen kommt (Hempel 2023). Studien belegen, dass die Zusammenarbeit im Team auch das Wohlbefinden jedes einzelnen Mitarbeiters beeinflusst und sich u. a. auch auf Anzahl der Krankentage oder Burn-out-Fälle auswirkt (Parsons 2020, Misiolek-Marin 2020).

Die personellen Herausforderungen für Mitarbeitende in Notaufnahmen werden durch einen zunehmenden Personalmangel weiter verschärft. Hinzu kommen Arbeitsbedingungen, die durch Schichtdienst, unregelmäßige oder nicht eingehaltene Pausenzeiten und häufige Unterbrechungen der Arbeit geprägt sind. Nicht zuletzt können hohe Erwartungshaltungen der Patienten und die oftmals knappe Zeit für Kommunikation mit Patienten oder Angehörigen zur Belastung des Notaufnahmepersonals beitragen.

Für Personal in Notaufnahmen ist im Rahmen der Covid-19-Pandemie das ohnehin erhöhte Risiko für Schlafstörungen, posttraumatische Belastungsstörungen, Depression und Angstzustände mit fatalen Konsequenzen bis hin zum Suizid nochmals angestiegen (Walton 2020, Vindegaard 2020, Wassermann 2020).

3.7.3 Schwerwiegende Ereignisse

Zusätzlich zu der ohnehin bestehenden hohen Arbeitsdichte und Komplexität sowie den generellen Belastungsfaktoren, die im Bereich der Notfallmedizinbestehen, kann es in diesem Arbeitsumfeld zu besonders kritischen oder außergewöhnlich extremen Ereignissen kommen. Ein einzelnes sogenanntes schwerwiegendes Ereignis oder die Kumulation mehrerer solcher Belastungssituationen können auch bei routinierten Mitarbeitern akute psychische Beeinträchtigungen sowie intensive Emotionen hervorrufen und potenziell psychisch traumatisierend wirken. Beispiele für schwerwiegende Ereignisse können dramatische Todesfälle oder belastende Reanimationen, Suizide von Patienten oder Mitarbeitern, insbesondere auch Vorfälle mit Beteiligung von Kindern oder Schwangeren (Hinzmann et al. 2021) sein. Auch die Behandlung von Angehörigen und Bekannten, wie sie insbesondere in kleineren Bezirken oder ländlichen Regionen vorkommen kann, oder von Patienten, mit denen sich Mitarbeiter z. B. aufgrund von Alter oder eigener Lebenssituation persönlich identifizieren, können eine psychische Belastung bedeuten. Weiterhin können Vorfälle mit einer großen Anzahl an Verletzten (MANV), wie zum Beispiel Amokläufe, Großschadensereignisse oder auch Pandemien, als belastende Ereignisse wahrgenommen werden. Zu Belastungen, die sich durch ein plötzlich hohes Patientenaufkommen ergeben, tragen insbesondere Ereignisse im Zusammenhang mit Gewalttaten zu zusätzlicher psychischer Belastung der Mitarbeiter bei.

Gerade im Bereich der Notaufnahme ist in den letzten Jahren eine Zunahme von Gewalt und Aggressivität gegenüber dem Personal selbst zu beobachten. Neben verbaler Aggressivität kommt es auch zu körperlichen Angriffen auf das Personal, beispielsweise durch agitierte oder intoxikierte Patienten oder aggressives Verhalten von Angehörigen. Noch immer wird hier im Rahmen des sich daran anschließenden Durchgangsarztverfahrens fast ausschließlich auf körperliche Verletzungen eingegangen und durch einen Übergriff entstandene mögliche psychische Verletzung nicht berücksichtig bzw. dokumentiert. Vor dem Hintergrund einer daraus potenziell entstehenden Traumafolgestörung besteht hier dringender Aufklärungs- und Handlungsbedarf.

Für medizinisches Personal ist eine Berufsausübung insbesondere in einem Hochrisikobereich wie der Notaufnahme eine ständige und potenziell belastende Herausforderung. Trotz aller Sorgfalt und Sicherheitsmaßnahmen kann es im Gesundheitswesen professionsbedingt zu schwerwiegenden Ereignissen kommen. Eine besondere Rolle spielen Vorfälle, bei denen es durch medizinische Behandlungsfehler zu einer – unter Umständen auch tödlichen – Schädigung von Patienten gekommen ist. Neben tatsächlichen Fehlern kann auch das Gefühl eines subjektiv erlebten Fehlers oder das Auftreten von Beinahe-Fehlern ohne weitere Folgen für den Patienten (near misses) eine nahezu vergleichbare Belastung darstellen (Waterman 2007). Es gilt, dass jedes Ereignis, welches ein Mitarbeiter als für ihn persönlich besonders belastend einschätzt, auch ein schwerwiegendes Ereignis ist. Andererseits muss ein schwerwiegendes Ereignis nicht zwangsläufig als Belastung wahrgenommen werden. Die Auswirkungen auf beruflich und private Belange hängen – ähnlich wie bei Stressreaktionen – in erster Linie von einer subjektiven Bewertung sowie von persönlichen und sozialen Ressourcen und Bewältigungsstrategien ab.

Mögliche Folgen einer psychischen und/oder physischen Belastung nach schwerwiegenden Ereignissen können folgende sein: Taubheitsgefühle, Entfremdung, Depersonalisierung, Konfusion, Ängstlichkeit, Trauer/Kummer, Depression, Agitiertheit und Wiedererleben der Situation. Hinzu kommen Gefühle von Schuld, Scham oder Selbstzweifel (Schiechtl 2013).

In einer 2008 durchgeführten Untersuchung wurde deutlich, dass die Symptome nach einem medizinischen Zwischenfall häufig denen einer »akuten Belastungsstörung« gleichen (Schwappach 2009).

Von Albert W. Wu wurde im Jahr 2000 der Begriff des »Second Victim« eingeführt – ein Behandler, der durch einen selbst begangenen Fehler selbst traumatisiert wird (Wu 2000). In der mittlerweile erweiterten Definition von Scott et al. bezeichnet der Begriff »eine medizinische Fachperson, die durch einen unvorhergesehenen Zwischenfall am Patienten, einen medizinischen Fehler und/oder eine Verletzung des Patienten selbst zum Opfer wird, da sie durch dieses Ereignis traumatisiert wird« (Scott et al. 2009, S. 326). Zuletzt wurde das »Second Victim«-Phänomen durch Vanhaecht et al. Im Jahr 2022 konsensbasiert neu definiert und ins Deutsche übersetzt: »Jede Fachkraft im Gesundheitswesen, die direkt oder indirekt an einem unerwarteten unerwünschten Patientenereignis, einem unbeabsichtigten Fehler in der Gesundheitsversorgung oder einer Patientenschädigung beteiligt ist und die zur betroffenen Person wird, indem sie ebenfalls beeinträchtigt ist« (Vanhaecht 2022; Rösner 2024).

Im Zusammenhang mit psychischer Belastung und Entwicklung einer tätigkeitsbedingten Traumafolgestörung spricht man auch von sekundärer Traumatisierung.

Hier wird deutlich, dass neben den Folgen eines schwerwiegenden Ereignisses für die Patienten (first victim) und die Institution, z. B. im Sinne eines Vertrauens- oder Reputationsverlustes oder von rechtlichen Konsequenzen (third victim), auch die Ebene der Behandler von großer Bedeutung für die Mitarbeiter- und Patientensicherheit ist. Reaktionen eines durch sekundäre Viktimisierung belasteten oder traumatisierten Mitarbeiters können sich in der Folgezeit wiederum auf die anderen beiden Ebenen auswirken. Eine mögliche Entscheidungs- und Handlungsunsicherheit auf Seiten der Behandler als Folge nach schwerwiegenden Ereignissen kann wiederum zum Risiko für zukünftige Patienten werden. Auf Ebene der Organisation können Personalausfälle durch längere Krankschreibung eine Folge nach schwerwiegenden Ereignissen sein, ebenso wie eine verminderte Zufriedenheit im Beruf bis hin zu innerer oder äußerer Kündigung der betroffenen Mitarbeiter.

3.7.4 Ansprüche aus der gesetzlichen Unfallversicherung

Dass Mitarbeiter in helfenden Berufen zu einer Hochrisikogruppe hinsichtlich der Entwicklung psychischer Belastungen zu zählen sind (Hodgkinson & Stewart 1991; Grimaldi et al. 2022) bedeutet nicht, dass diese Personengruppe besonders vulnerabel wäre (Hinzmann et al., 2022). Professionelle Helfer sind durchaus hoch resilient. Durch die überdurchschnittlich häufige Konfrontation mit potenziell traumatisierenden Ereignissen besteht trotz hoher Belastbarkeit die Gefahr einer psychischen Überlastung mit potenziellem Krankheitswert (Krüsmann 2006, Hinzmann et al. 2021; Hinzmann et al. 2022). Eine tätigkeitsbedingte Traumafolgestörung ist, wenn sie durch eine einzelne psychische Belastungssituation bedingt ist, wie eine körperliche Verletzung auch, als ein Arbeitsunfall zu werten. Auch erfahrenen Arbeitsmedizinern bzw. D-Ärzten ist dies noch immer häufig nicht bekannt und das Wissen über die entsprechenden Konsequenzen lückenhaft. Wenn die psychische Verletzung nach einem solchen Ereignis nicht wahrgenommen und entsprechend dokumentiert wird, werden den Betroffenen unter Umständen auch entsprechende Unterstützungsangebote vorenthalten, wie beispielsweise über das Psychotherapeutenverfahren der gesetzlichen Unfallversicherungen (DGUV o. J.) zeitnahe Hilfe zu bekommen.

Im Gegensatz zum Arbeitsunfall setzt die Anerkennung der psychischen Traumatisierung als eine Berufserkrankung eine durch längerfristige berufliche Einwirkung entstandene Gesundheitsschädigung voraus. Da bisher keine Listen-Berufskrankheit existiert, die die durch dauerhafte psychische Belastungen entstehenden Gesundheitsschäden beinhaltet, besteht für medizinisches Personal lediglich die Möglichkeit, der Anerkennung einer »Wie«-Berufskrankheit – vorausgesetzt, dass nach neueren medizinischen Kenntnissen die Voraussetzungen zur Anerkennung einer Berufskrankheit vorliegen (Pitz 2021). Während die Rechtsprechung dem bisher eher ablehnend gegenüber stand, hat im Juni 2023 der 2. Senat des Bundessozialgerichts erstmalig entschieden, dass eine posttraumatische Belastungsstörung grundsätzlich als »Wie-Berufskrankheit« anerkannt werden kann (Aktenzeichen B 2 U 11/20 R). Welche konkreten Folgen dieses Urteil haben wird, bleibt abzuwarten.

Die Forderungen des 127. Deutschen Ärztetages, (1) Gewalt gegen Ärztinnen und Ärzte wissenschaftlich aufzuarbeiten, (2) Nachsorgeangebote und Maßnahmen zur Gewaltprävention auszubauen sowie (3) durch Information und Schulung eine Sensibilisierung in der Qualifikation der D-Ärzte hierfür zu fördern, zeigen, dass sich die Ärzteschaft dieser Thematik zunehmend annimmt. Auch die Forderung, ein regemäßiges Supervisionsangebot für Mitarbeiter in Notaufnahmen, Intensiv-, Palliativ- und onkologischen Stationen einzuführen, unterstreicht die Anerkennung der Bedeutsamkeit von psychischer Gesundheit des medizinischen Personals (127. Deutscher Ärztetag 2023).

3.7.5 Strukturierte Unterstützungsangebote erforderlich

Auf Betreiben des Bundesamts für Bevölkerungsschutz und Katastrophenhilfe (BBK) wurden in einer Konsensuskonferenz 2011 Standards zur Unterstützung für Einsatzkräfte entwickelt und verabschiedet, sog. Psychosoziale Notfallversorgung für Einsatzkräfte (PSNV-E) (BBK, 2012). Für Einsatzkräfte der polizeilichen und nichtpolizeilichen Gefahrenabwehr existieren mittlerweile viele Angebote (Koll-Krüsmann 2014).

Seit 2014 besteht seitens des Gesetzgebers für jedes deutsche Unternehmen, also auch für Kliniken und Praxen, die Verpflichtung, eine psychische Gefährdungsbeurteilung durchzuführen und Schutzmaßnahmen zu initiieren (Bundesgesetzblatt Teil I 1996). Dennoch gibt es für das medizinische Personal in Kliniken nach wie vor nur wenige strukturierte Unterstützung, obwohl dies auch von vielen Fachgesellschaften zum Umgang mit schwerwiegenden Komplikationen explizit empfohlen wird (Wulf 2014, Waydhas et al. 2023).

Unterstützungsangebote aus der Präklinik, wie sie im Rahmen der PSNV-E erfolgen, können nicht 1:1 auf Kliniken und sonstige Sektoren des Gesundheitswesens übertragen werden und bedürfen der Modifikation und Anpassung an die individuellen und institutionellen Rahmenbedingungen und Bedürfnisse der Akteure (Arndt et al., 2020). Gerade angesichts der systemischen Auswirkungen schwerwiegender Ereignisse auf die unterschiedlichen Ebenen (Patienten/Mitarbeiter/Institution) bedarf es eines umfassenden Unterstützungssystems. Gegenüber Patienten und Angehörigen besteht die Verpflichtung zur transparenten Kommunikation und Information, um Rechtsstreitigkeiten zu vermeiden. Das Patientenrechtegesetz (§ 603a–h BGB) und die Vorgaben der Haftpflichtversicherer der Krankenhausträger müssen bedacht werden. Seitens des Arbeitgebers wird erwartet, Schaden vom Unternehmen abzuwenden und aus etwaigen Fehlern individuell und institutionell zu lernen. Dementsprechend werden von unterschiedlichen Seiten mit Nachdruck hohe Anforderungen insbesondere an den ärztlichen Bereich gestellt. Eine situative psychosoziale Unterstützung der Kollegen selbst hingegen wird explizit empfohlen, bislang jedoch nur in wenigen Kliniken umgesetzt. Benötigt wird ein Gesamtkonzept einer systematischen Nachbearbeitung, das alle Aspekte berücksichtigt, mit denen die im jeweiligen Gesundheitssystem aktiven Akteure konfrontiert sind (Hinzmann 2019).

3.7.6 Psychosoziale Unterstützung im Gesundheitswesen – Konzept Peer-Support

Um den systemischen und individuellen Erfordernissen gerecht zu werden und ein konzeptuell und methodisch umfassend ausgerichtetes Unterstützungssystem zu entwickeln, das über eine ausschließliche Notfallversorgung hinaus geht, haben sich Ärzte, Pflegekräfte und Akteure der psychosozialen Versorgung zusammengetan. Ziel des hieraus im Jahre 2013 gegründeten gemeinnützigen Vereins PSU-Akut e. V. (Psychosoziale Kompetenz und Unterstützung in der Akutmedizin) ist es, Einrichtungen wie z. B. Kliniken bei der Einführung von Personalfürsorgekonzepten im Sinne von Vorsorge, Nachsorge und kontinuierlicher prozessorientierter Begleitung zu unterstützen (Koll-Krüsmann 2021).

Zielsetzung der Psychosozialen Unterstützung (PSU) ist es, im Kontext schwerwiegender Ereignisse und besonderer Belastungssituationen psychische Gesundheitsgefährdungen zu erkennen, psychische Belastungen abzuwenden bzw. mindestens zu minimieren, psychische Gesundheit zu fördern und Krisenkompetenzen auszubauen. Dies kann in Einrichtungen des Gesundheitswesens nur in Zusammenarbeit mit dem Unternehmen und dessen Führungskräften gelingen. Denn dem Unternehmen obliegt die Verantwortung für den Arbeits- und Gesundheitsschutz der Mitarbeitenden. PSU-Angebote setzen die Beauftragung durch Leitungen und Personalverantwortliche voraus und können im Vorfeld besonderer Belastungssituationen sowie bei und nach schwerwiegenden Ereignissen durch Vorsorge und Interventionsmaßnahmen unterstützen.

Die Erfahrung zeigt, wie wichtig es ist, Mitarbeitende schon im Vorfeld einer möglichen Ausnahmesituation über Unterstützungsmöglichkeiten zu informieren sowie ein passendes PSU-Angebot in die Struktur der Einrichtung zu implementieren (Hinzmann et al. 2022). So können Mitarbeitende im Ereignisfalls schnell und unkompliziert Unterstützung anfordern. Von zentraler Bedeutung sind hierbei Unterstützungsteams (Peer Support) mit speziell qualifizierten Mitarbeitenden, sogenannten Peers (z. B. Ärzte, Pflegende, Therapeuten und Medizinische Fachangestellte). Der Gedanke des Peers (aus dem Englischen für Kollege) ist hier der entscheidende Ansatz. Der Peer besitzt sowohl Kompetenzen als Fachkollege, ist aber auch weitergebildet für den Umgang mit Kolleginnen und Kollegen in akuten Belastungssituationen. Er ist »Gleicher unter Gleichen«, »spricht die Sprache der Kollegen vor Ort«, und kann zeitnahe niederschwellige Unterstützungsmaßnahmen anbieten. Peers dienen nicht zur Therapie, sondern zur frühzeitigen Erkennung von Risikoverläufen und vermitteln Betroffene im Sinne einer Lotsenfunktion bei Bedarf an Fach- und Beratungsstellen (intern/extern). Peers realisieren einen Teil der Fürsorgepflicht der Einrichtung für ihre Mitarbeitenden. Sie begeben sich dabei bewusst und gut vorbereitet in Situationen, die auch sie psychisch belasten können. Wichtig ist, dass sich Peers im Alltag regelmäßig über gewonnene Erfahrungen austauschen, bei Bedarf persönliche Unterstützung und qualifizierte Hilfe erhalten, regelmäßig an organisatorischen Team-Treffen teilnehmen und regelmäßig Supervisionen erhalten. Um die Eignung als Peer zu überprüfen, können folgende Kriterien hilfreich sein (Hinzmann et al. 2019; Hinzmann et al. 2022):

- Klare Motivation – intrinsisch motiviert
- Gutes Einfühlungsvermögen (Empathie)
- Kommunikationsfähigkeit – auf andere zugehen und zuhören können
- Teamfähigkeit
- Gute Auffassungsgabe
- Sicheres Auftreten – auch in schwierigen, konflikthaften Situationen
- Kein arrogantes oder überhebliches Auftreten
- Reflektierte Persönlichkeit – v. a. mit Blick auf eigene Belastungserfahrungen und »Helfer-Syndrom«
- Bereitschaft, an Supervisionen und Dienstbesprechungen teilzunehmen
- Verschwiegenheit und Vertrauenswürdigkeit
- Belastbarkeit und Ressourcen zur Stressbewältigung
- Rückhalt im Team
- Empfehlung durch Vorgesetzte
- Längerfristige, innerbetriebliche Perspektive

Mitglieder eines Peer-Teams sind zudem in der Verhältnis- und Primärprävention tätig. Sie führen z. B. Kurzschulungen, Informationsveranstaltungen oder Unterweisungen zur Gesundheitsförderung und Prävention durch (Hinzmann et al., 2021). Um Präventionspotenziale diesbezüglich möglichst umfassend nutzen zu können, beinhaltet das PSU-Präventionskonzept gleichermaßen Aspekte der Verhältnisprävention wie auch der Verhaltensprävention. Dabei setzt die Verhältnisprävention an der Optimierung der Arbeitseinrichtung und Arbeitsumgebung an, während die Verhaltensprävention sich unmittelbar auf den einzelnen Mitarbeitenden, Teamprozesse und Führungsverhalten bezieht. Innerhalb beider Präventionsprämissen können Maßnahmen der primären, sekundären und tertiären Prävention unterschieden werden. (Hinzmann et al., 2022).

Zur nachhaltigen Implementierung ist die Erarbeitung einer Verfahrensanweisung »Umgang mit schwerwiegenden und psychisch belastenden Ereignissen« empfehlenswert, die den Peer Support sowie Abläufe nach einem Zwischenfall beschreibt und regelt (siehe Abbildung 3.5). Die Einbindung des Verfahrens in das Qualitätsmanagement ist anzustreben (PSU Akut e.V. (Hrsg.) 2022).

Für die (Weiter-)Entwicklung und nachhaltige Umsetzung von Maßnahmen zur psychosozialen Personalfürsorge arbeitet PSU nach den »Qualitätsstandards und Leitlinien der Psychosozialen Notfallversorgung (PSNV)« des Bundesamtes für Bevölkerungsschutz und Katastrophenhilfe (BBK 2012). Die fachliche Arbeit von

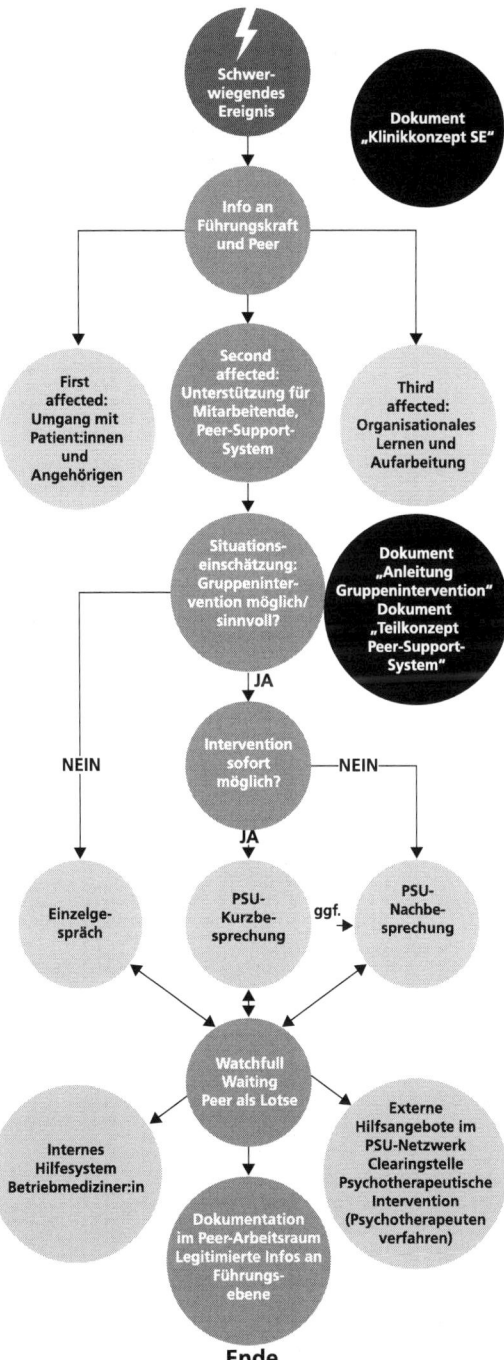

Abb. 3.5: Verfahrensanweisung »Umgang mit schwerwiegenden und psychisch belastenden Ereignissen«

PSU wird seit dem Jahr 2017 wissenschaftlich begleitet und evaluiert. So ist gewährleistet, dass die Wirksamkeit der Maßnahmen laufend überprüft wird und bei Bedarf Anpassungen vorgenommen werden können.

3.7.7 Weitere Informationen

Details und weiterführende Informationen finden Sie unter www.psu-akut.de und unter der Quelle PSU Akut e. V. (2022).

3.7.8 Literatur

Arndt, D., Heininger, S., Hinzmann, D., Walcher, F. & Wieprich, D. (2020). Schutz und Erhalt der psychischen Gesundheit von Mitarbeitern in Notaufnahmen und auf Intensivstationen während der COVID-19-Pandemie. ErgoMed – Praktische Arbeitsmedizin. https://www.ergo-med.de/01_corona/schutz-und-erhalt-der-psychischen-gesundheit-von-mitarbeitern-in-notaufnahmen-und-auf-intensivstationen-waehrend-der-covid-19-pandemie/

BGB I, Seite 1246 (1996). §5 ArbSchG: Beurteilung der Arbeitsbedingungen, Ziffer 6: psychische Belastungen bei der Arbeit. (https://arbschg.net/paragraph-5, letzter Zugriff am 08.07.2023).

Bundesärztekammer (2023). Beschlussprotokoll des 127. Deutschen Ärztetags 16. bis 19. Mai 2023, Essen: 77, 124–125.

Bundesamt für Bevölkerungsschutz und Katastrophenhilfe (BBK) (Hrsg.) (2012). Psychosoziale Notfallversorgung: Qualitätsstandards und Leitlinien Teil I und II. Bonn: BBK

DGUV (o. J.). Psychotherapeutenverfahren. (https://www.dguv.de/landesverbaende/de/med_reha/psychotherapeuten/index.jsp, letzter Zugriff am 08.07.2023).

Fourie, C. (2017) Who is experiencing what kind of moral distress? Distinctions for moving from a narrow to a broad definition of moral distress. AMA J Ethics. 2017 Jun 1;19(6):578–584. doi: 10.1001/journalofethics.2017.19.6.nlit1–1706.

Grimaldi, G., Hinzmann, D. & Walcher, F. (2022). Potenziell traumatisierende Ereignisse von Medizinpersonal. In S. Blaschke, F. Walcher, M. Kulla & C. Wrede (Hrsg.), SOP Handbuch Interdisziplinäre Notaufnahme (2. Aufl., S. 834–839). Medizinisch Wissenschaftliche Verlagsgesellschaft.

Hempel, D., Michels, G. (2023). Teambildungsmaßnahmen in der klinischen Akut- und Notfallmedizin. Med Klin Intensivmed Notfmed. 2023 Apr;118(3):246–254. doi: 10.1007/s00063–023–00991–3. Epub 2023 Mar 13

Hinzmann, D., Heininger, S. & Igl, A. (2022). Peer Support – Unterstützung durch Kollegen. In T. Deffner, U. Janssens & B. Strauss (Hrsg.), Praxisbuch Psychologie in der Intensiv- und Notfallmedizin: Konzepte für die psychosoziale Versorgung kritisch kranker Patienten und ihrer Angehörigen (1. Aufl., S. 311–314). Medizinisch Wissenschaftliche Verlagsgesellschaft.

Hinzmann, D., Koll-Krüsmann, M., Forster, A., Schießl, A., Igl, A. & Heininger, S. (2022). First Results of Peer Training for Medical Staff – Psychosocial Support through Peer Support in Health Care. International Journal of Environmental Research and Public Health, 16;19(24):16897

Hinzmann, D., Schießl, A., Koll-Krüsmann, M., Schneider, G. & Kreitlow, J. (2019). Peer-Support in der Akutmedizin. Anästhesiologie & Intensivmedizin, 60, 95–101

Hinzmann, D., Schießl, A., Kreitlow, J., Igl, A., Koll-Krüsmann, M. & Heininger, S. (2021). »Let's talk about … us«. Die Situation an deutschen Klinken mit Blick aus der Anästhesiologie und Intensivmedizin vor der Covid-19-Pandemie. BDA-Befragung zur psychosozialen Unterstützung in der Akutmedizin im Herbst 2019. Anästhesiologie & Intensivmedizin, 62, 92–100

Hinzmann, D., Zehentner, P. & Koll-Krüsmann, M. (2022). Den Belastungen die Spitze nehmen. Zur strukturierten Prävention und Stressreduktion für Personal in der Akut-, Notfall- und Intensivmedizin. In S. Kluge, M. Heringlake, G. Marx & H.-J. Busch (Hrsg.), DIVI Jahrbuch 2021/2022. Schwerpunkt »Krisenmanagement« (S. 35–40). Berlin: Medizinisch Wissenschaftliche Verlagsgesellschaft

Hodgkinson, P.E., & Stewart, M. (1991). Coping with catastrophe. A handbook of disaster management. Taylor & Frances/Routledge 1991.

Jain, G., Roy A., Harikrishnan, V., Yu, S., Dabbous, O. & Lawrence C. (2013). Patient-reported depression severity measured by the PHQ-9 and impact on work productivity: Results from a survey of full-time employees in the United States. Journal of Occupational and Environmental Medicine (2013), 55, 252–258.

Jameton, A. (1984) Nursing practice. The ethical issues. Prentice-Hall series in the philosophy of medicine. Prentice-Hall, EnglewoodCliffs.

Koll-Krüsmann, M. (2014). Psychosoziale Prävention für Einsatzkräfte. In: Adams HA, Krettek C, Lange C, Unger C (Hrsg.). Patientenversorgung im Großschadens- und Katastrophenfall. Köln: Deutscher Ärzte-Verlag 2014.

Koll-Krüsmann, M. (2021). Was ist psychosoziale Unterstützung? In R. Strametz & Aktionsbündnis Patientensicherheit e.V. (Hrsg.), Mitarbeitersicherheit ist Patientensicherheit: Psychosoziale Unterstützung von Behandelnden im Krankenhaus (S. 56–63). W. Kohlhammer Verlag.

Koll-Krüsmann, M., Hinzmann, D., Igl, A., Heininger, S., Kreitlow, J. & Schießl, A. (2021). Psychosoziale Unterstützung im Gesundheitswesen. Der gemeinnützige Verein PSU-Akut – eine Schnittstelle zwischen kollegialer Unterstützung und Psychotherapie. Ärztliche Psychotherapie, 16(2), 87–92.

Krüsmann, M., Karl, R., Schmelzer, M., Müller-Cyran, A., Hagl, M. & Butollo, W. (2006). Zur Prävention einsatzbedingter Erkrankungen. In: Lueger-Schuster B, Krüsmann M, Purtscher K (Hrsg.): Psychosoziale Hilfe bei Katastrophen und komplexen Schadenslagen. Lessons learned. Wien, New York: Springer 2006.

Kühlmeyer, K., Kuhn, E., Knochel, K., Hildesheim, H., Witt, V.D., Friedrich, O. & Rogge, A. (2020). Moralischer Stress bei Medizinstudierenden und ärztlichen Berufseinsteigenden: Forschungsdesiderate im Rahmen der COVID-19-Pandemie. Bundesgesundheitsblatt Gesundheitsforschung Gesundheitsschutz. 2020 Dec;63(12):1483–1490. doi: 10.1007/s00103–020–03244–2. Epub 2020 Nov 12

Michels, G., Dutzmann, J., Duttge, G., Rogge, A., Jöbges, S., Grautoff, S., Meier, S., Janssens, U., Michalsen, A., Sektion Ethik der DIVI e.V. & Sektion Ethik der DGIIN e.V. (2022) Ethische Ad-hoc-Entscheidungsfindung in der klinischen Akut- und Notfallmedizin. Positionspapier der Sektion Ethik der Deutschen Interdisziplinären Vereinigung für Intensiv- und Notfallmedizin (DIVI) unter Mitarbeit der Sektion Ethik der Deutschen Gesellschaft für Internistische Intensivmedizin und Notfallmedizin (DGIIN). Med Klin Intensivmed Notfmed. 2022 Mar;117(2):85–90. doi: 10.1007/s00063–021–00897-y.

Misiolek-Marín A., Soto-Rubio A., Misiolek H., Gil-Monte P.R. (2020) Influence of burnout and feelings of guilt on depression and health in anesthesiologists. Int J EnvironRes-PublicHealth 2020 Dec 11;17(24):9267.Parsons, M., Bailitz, J., Chung, A.S., Mannix, A., Battaglioli, N., Clinton, M. & Gottlieb M. (2020). Evidence-based interventions that promote resident wellness from the council of emergency residency directors. West J Emerg Med. 2020 Feb 21;21(2):412–422. doi: 10.5811/westjem.2019.11.42961

Pitz, A. & Strametz, R. (2021). Das Second Victim Phänomen und die gesetzliche Unfallversicherung. Die Sozialgerichtsbarkeit 07/2020

PSU Akut e.V. (Hrsg.) (2022). Psychosoziale Unterstützung (PSU) im Gesundheitswesen – Kollegiale Unterstützung (Peer Support) und psychosoziale Personalfürsorge bei schwerwiegenden Ereignissen und besonderen Belastungssituationen. ISBN 978-3-00-073569-1.

Schiechtl, B., Hunger, M.S., Schwappach, D.L., Schmidt, C.E. & Padosch, S.A. (2013). Second victim: Critical incident stress management in clinical medicine. Anaesthesist. 2013 Sep;62(9):734–41.

Schwappach, D.L. & Boluarte, T.A. (2009). The emotional impact of medical error involvement on physicians: a call for leadership and organisational accountability. Swiss Med Wkly. 2009 Jan 10;139(1–2):9–15.

Scott, S.D., Hirschinger, L.E., Cox, K.R., McCoig, M., Brandt, J. & Hall, L.W. (2009). The natural history of recovery for the healthcare provider »second victim« after adverse patient events. Qual Saf Health Care. 2009 Oct;18(5):325–3.

Vindegaard, N. & Benros, M.E. (2020). COVID-19 pandemic and mental health consequences: Systematic review of the current evidence. Brain Behav Immun 2020; 89: 531–542.

Walton, M., Murray, E. & Christian, M.D. (2020). Mental health care for medical staff and affiliated healthcare workers during the COVID-19 pandemic. Eur Heart J Acute Cardiovasc Care 2020; 9: 241–247.

Wasserman, D., Iosue, M., Wuestefeld, A. & Carli, V. (2020). Adaptation of evidence-based suicide prevention strategies during and after the COVID-19 pandemic. World Psychiatry 2020; 19: 294–306

Waterman, A.D., Garbutt, J., Hazel, E., Dunagan, W.C., Levinson, W., Fraser, V.J. & Gallagher, T.H. (2007). The emotional impact of medical errors on practicing physicians in the United States and Canada. Jt Comm J Qual Patient Saf. 2007 Aug;33(8):467–76.

Wu, A.W. (2000). Medical error: the second victim. The doctor who makes the mistake needs help too. BMJ. 2000 Mar 18;320(7237):726–7.

3.8 Der Globale Aktionsplan für Patientensicherheit 2021–2030 der Weltgesundheitsorganisation (WHO)

Hannah Rösner und Reinhard Strametz

Die Verbesserung und Gewährleistung der Patientensicherheit stellt weltweit eine große und wachsende Herausforderung dar. Jeden Tag wird eine Vielzahl von Patientinnen und Patienten durch unsichere Gesundheitsversorgung geschädigt oder stirbt an deren Folgen. Obgleich Patientensicherheit in Deutschland in den letzten Jahren zwar deutlich an Bedeutung gewonnen hat, ist nicht nur in Ländern mit niedrigen oder mittleren Einkommen, sondern auch in finanziell gut ausgestatteten Gesundheitssystemen wie Deutschland unsichere Patientenversorgung immer noch Grund für viele vermeidbare Todesfälle. Nachdem zunächst einige Instrumente des klinischen Risikomanagements wie Berichts- und Lernsysteme oder Checklisten eingeführt wurden, zeigt sich mit zunehmender Erfahrung, dass sowohl ein multimodaler Ansatz als auch die Einbeziehung aller Stakeholder von entscheidender Bedeutung für das Gelingen der Erhöhung der Patientensicherheit sind.

Im Jahr 2019 veröffentlichte die 72. Weltgesundheitsversammlung einen Aufruf zum Handeln, die »Globale Aktion zur Patientensicherheit«. Sie fordert die Mitgliedsstaaten auf, das Thema der Patientensicherheit als gesundheitspolitische Priorität in Gesundheitspolitik und -programmen anzuerkennen. Diese Resolution ist ein wichtiger Meilenstein in den weltweiten Bemühungen, konzertierte Maßnahmen zur Patientensicherheit zu ergreifen und unsichere Gesundheitsversorgung zu verringern.

Die Weltgesundheitsorganisation (WHO) hat in Zusammenarbeit mit den Mitgliedstaaten und wichtigen internationalen Interessenträgern schließlich im Jahr 2021 den »Globalen Aktionsplan für Patientensicherheit 2021–2030« verabschiedet. Dieser Plan stellt den Mitgliedsstaaten und anderen Akteuren einen handlungsorientierten Rahmen zur Verfügung, der die Umsetzung strategischer Interventionen zur Patientensicherheit auf allen Ebenen der Gesundheitssysteme weltweit in den nächsten Jahren (2021–2030) fördert.

Der Aktionsplan wendet sich dabei dezidiert an alle relevanten Stakeholder, insbesondere an die Regierungen der Länder, alle Interessengruppen einschließlich Patientinnen und Patienten, deren Organisationen und die Zivilgesellschaft, an die Gesundheitseinrichtungen und an das Sekretariat der WHO selbst.

Das oberste Ziel ist die Beseitigung vermeidbarer Risiken und Schäden für Patientinnen und Patienten im Gesundheitswesen durch eine unsichere Versorgung. Um diesem Ziel näher zu kommen, wurden Vision, Mission und die Zielsetzung im Aktionsplan klar definiert.

Die Vision des Globalen Aktionsplans für Patientensicherheit ist die Förderung von Gesundheitssystemen weltweit, in denen die Wahrscheinlichkeit, dass eine Person infolge der medizinischen Versorgung Schaden erleidet, sehr gering ist. Alle Patienten sollten zu jeder Zeit und auf allen Ebenen eine sichere und respektvolle Versorgung erhalten und vermeidbare Schäden durch unsichere Gesundheitsversorgung sollen größtmöglich verringert werden. Um dies zu erreichen, zielt der Plan darauf ab, Programme voranzutreiben sowie Strategien und konkrete Maßnahmen zu fördern, die auf den besten verfügbaren wissenschaftlichen Erkenntnissen, den Erfahrungen der Patientinnen und Patienten und der Neugestaltung der Systeme beruhen. Damit sollen alle Risikoquellen verringert werden, die bei Patienten und deren Familien (first victims) sowie Angehörigen der Gesundheitsberufe (Second Victims) Schaden verursachen und die an Patientensicherheitsvorfällen beteiligt sind.

Sieben Leitprinzipien bilden einen Handlungsrahmen und somit die Grundlage für eine Reihe von Werten, die die Entwicklung und Umsetzung des im Globalen Aktionsplan vorgeschlagenen Aktionsrahmens leiten sollen. Diese sind:

1. die Einbindung von Patienten und deren Familien als Partner für eine sichere Versorgung,
2. das Erzielen von Ergebnissen durch Zusammenarbeit,
3. das Lernen durch Datenanalyse und Datenaustausch,
4. die Translation von Evidenz in umsetzbare und messbare Verbesserung,
5. die Ausrichtung von Strategien und Maßnahmen an das Versorgungsumfeld,
6. die Nutzung von wissenschaftlicher Expertise und Patientenerfahrung zur Verbesserung der Sicherheit und
7. die Einführung einer Sicherheitskultur bei der Gestaltung und Erbringung von Gesundheitsleistungen.

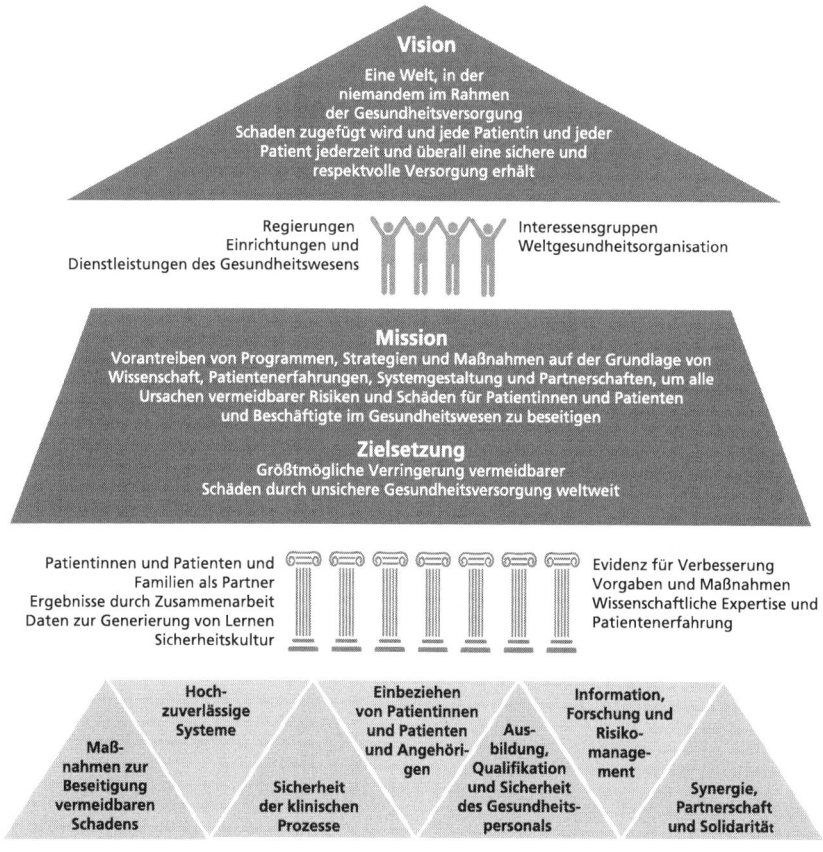

Abb. 3.6: Überblick über den Globalen Aktionsplan Patientensicherheit 2021–2023 (WHO 2021, https://www.bundesgesundheitsministerium.de/fileadmin/user_upload/WHO_Global_Patient_Safety_Action_Plan_2021-2030_DE.pdf; lizensiert nach CC BY-NC-SA 3.0 IGO; https://creativecommons.org/licenses/by-nc-sa/3.0/igo)

Der Aktionsplan setzt sieben strategische Ziele, die durch jeweils fünf spezifische Aktionsstrategien erreicht werden sollen. Diese bilden zusammen eine 7x5-Matrix, aus der sich insgesamt 35 Strategien ergeben. Sie machen den Handlungskatalog des Plans aus.

1. Maßnahmen zur Beseitigung vermeidbarer Schäden
2. Aufbau hochzuverlässiger Systeme
3. Gewährleistung der Sicherheit aller klinischen Prozesse
4. Einbeziehung von Patientinnen und Patienten und deren Familien
5. Ausbildung, Qualifikation und Sicherheit des Personals
6. Information, Forschung und Risikomanagement
7. Synergie, Partnerschaft und Solidarität

Tab. 3.9: Der Aktionsrahmen des Globalen Aktionsplans für Patientensicherheit 2021–2030 – die 7 × 5-Matrix (WHO 2021, https://www.bundesgesundheitsministerium.de/fileadmin/user_upload/WHO_Global_Patient_Safety_Action_Plan_2021-2030_DE.pdf; lizensiert nach CC BY-NC-SA 3.0 IGO; https://creativecommons.org/licenses/by-nc-sa/3.0/igo)

1 Maßnahmen zur Beseitigung vermeidbarer Schäden in der Gesundheitsversorgung	1.1 Politik, Strategie und Umsetzungsrahmen für die Patientensicherheit	1.2 Mobilisierung und Zuweisung von Ressourcen	1.3 Schützende gesetzliche Maßnahmen	1.4 Sicherheitsstandards, Regulierung und Akkreditierung	1.5 Welttag der Patientensicherheit und globale Kampagnen zur Förderung der Patientensicherheit
2 Hochzuverlässige Systeme	2.1 Transparenz und Offenheit und »No Blame« Kultur	2.2 Verantwortungsvolle Führung für das Gesundheitssystem	2.3 Führungskapazität für klinische Leistungsaufgaben	2.4 Humanfaktoren/Ergonomie für die Resilienz der Gesundheitssysteme	2.5 Patientensicherheit in Notfällen und Situationen widrigster Umstände
3 Sicherheit der klinischen Prozesse	3.1 Sicherheit risikobehafteter klinischer Verfahren	3.2 Globale Kampagnen zur Förderung der Patientensicherheit: Medikation ohne Schaden	3.3 Infektionsprävention und Kontrolle antimikrobielle Resistenz	3.4 Sicherheit von Medizinprodukten, Arzneimitteln, Blutprodukten und Impfstoffen	3.5 Patientensicherheit in der Primärversorgung und an Übergängen in der Versorgung
4 Einbeziehung von Patientinnen und Patienten und deren Familien	4.1 Gemeinsame Entwicklung von Strategien und Programmen mit Patienten und Patientinnen	4.2 Lernen aus der Erfahrung von Patienten und Patientinnen zur Verbesserung der Sicherheit	4.3 Patientenfürsprecher und Patientensicherheitsverfechter	4.4 Offenlegung von Patientensicherheitsvorfällen gegenüber Betroffenen	4.5 Aufklärung und Schulung von Patienten und Patientinnen und deren Familien

351

Tab. 3.9: Der Aktionsrahmen des Globalen Aktionsplans für Patientensicherheit 2021–2030 – die 7 × 5-Matrix (WHO 2021, https://www.bundesgesundheitsministerium.de/fileadmin/user_upload/WHO_Global_Patient_Safety_Action_Plan_2021-2030_DE.pdf; lizensiert nach CC BY-NC-SA 3.0 IGO; https://creativecommons.org/licenses/by-nc-sa/3.0/igo) – Fortsetzung

5 Ausbildung, Qualifikation und Sicherheit des Gesundheitspersonals	5.1 Patientensicherheit in der beruflichen Aus-, Fort- und Weiterbildung	5.2 Exellenzzentren für die Aus-, Fort- und Weiterbildung in Patientensicherheit	5.3 Kompetenzen in Patientensicherheit als gesetzliche Anforderungen	5.4 Verknüpfung der Patientensicherheit mit dem Beurteilungssystem für Gesundheitspersonal	5.5 Sicheres Arbeitsumfeld für das Gesundheitspersonal
6 Information, Forschung und Risikomanagement	6.1 Gerichts- und Lernsysteme zur Meldung von Patientensicherheits-Zwischenfällen	6.2 Informationssysteme zur Patientensicherheit	6.3 Systeme zur Überwachung der Patientensicherheit	6.4 Forschungsprogramme zur Patientensicherheit	6.5 Digitale Technologie für die Patientensicherheit
7 Synergie, Partnerschaft und Solidarität	7.1 Engagement der Interessengruppen	7.2 Gemeinsames Verständnis und Bekenntnis	7.3 Netzwerke für Patientensicherheit und Zusammenarbeit	7.4 Grenzüberschreitende und sektorübergreifende Initiativen für Patientensicherheit	7.5 Abstimmung mit technischen Programmen und Initiativen

Zu jeder spezifischen Strategie weist der Globale Aktionsplan den vier Adressaten Regierung, Einrichtungen, Interessengruppen und Sekretariat der WHO verschiedene Aufgaben und Handlungsvorschläge zu und versucht diese dabei zu unterstützen, die Gesundheitspolitik und ihre Investitionen auf die Verbesserung der Patientensicherheit auszurichten und ein sicheres Gesamtumfeld für Patienten und deren Familien auf der ganzen Welt zu schaffen.

Damit von den Maßnahmen und Initiativen anderer Länder und Akteuren gelernt werden kann und es nicht nur einseitige Aktionsströme gibt, wird ein auf Zusammenarbeit beruhendes Ökosystem benötigt. Dabei sollen alle, vom globalen politischen Entscheidungsträger bis hin zum Mitarbeitenden an der Basis, einen Beitrag leisten, um sich auszutauschen und zu vernetzen. Alle Maßnahmen im Bereich der Patientensicherheit müssen sorgfältig konzipiert und auf die Prioritäten der Länder und Gemeinschaften sowie auf ihre spezifischen Umsetzungserfordernisse zugeschnitten werden.

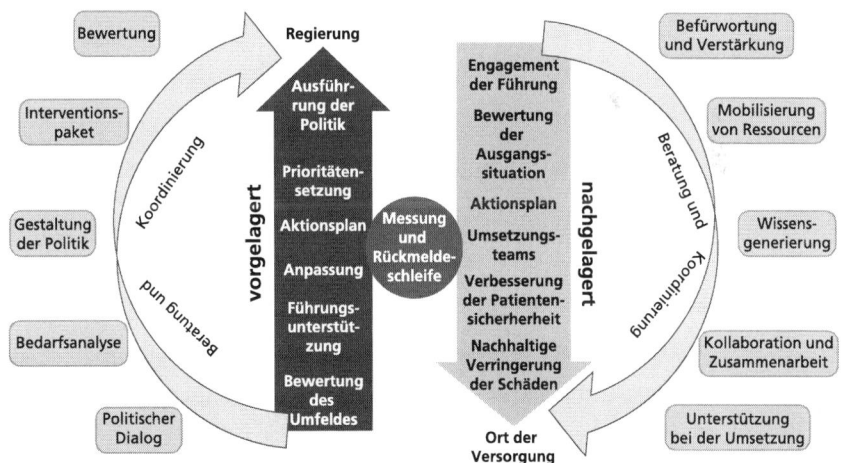

Abb. 3.7: Das Ökosystem für die Umsetzung des Globalen Aktionsplans für Patientensicherheit 2021–2030 (WHO 2021, https://www.bundesgesundheitsministerium.de/fileadmin/user_upload/WHO_Global_Patient_Safety_Action_Plan_2021-2030_DE.pdf; lizensiert nach CC BY-NC-SA 3.0 IGO; https://creativecommons.org/licenses/by-nc-sa/3.0/igo)

Die Fortschritte bei der Umsetzung des Globalen Aktionsplans werden durch ein Überwachungs- und Berichtssystem gemessen. Die Annahme und Anwendung von Überwachungs- und Berichterstattungsmechanismen soll flexibel gestaltet werden, da sich die Länder und ihre Gesundheitssysteme in verschiedenen Stadien der Reife befinden und über unterschiedliche Ressourcen, Kapazitäten und Prioritäten zur Verbesserung der Patientensicherheit verfügen. Alle Mitgliedsstaaten der Weltgesundheitsorganisation sind angehalten, jährlich der WHO über den Erfüllungsgrad der Indikatoren Bericht zu erstatten. Der Generalsekretär der WHO wiederum soll der Weltgesundheitsorganisation alle zwei Jahre Bericht über den Stand der Maßnahmen erstatten. Bei der Bewertung wird ein Set von zehn Basisindikatoren und globalen Zielvorgaben verwendet, die auf die strategischen Ziele abgestimmt sind:

1. Anzahl der Länder, die einen nationalen Aktionsplan (oder etwas Gleichwertiges) zur Umsetzung der Politik und der Strategien zur Patientensicherheit entwickelt haben
2. Anzahl der Länder, die ein System zur Meldung von Never Events (oder Sentinel-Ereignissen) eingeführt haben
3. signifikante Verringerung von Infektionen im Zusammenhang mit der Gesundheitsversorgung (Erreichen nationaler Zielvorgabe)
4. signifikante Verringerung der medikationsbedingten Schäden (unerwünschte Arzneimittelwirkungen) (Erreich. nat. Zielvorgabe)
5. Anzahl der Länder, in denen in 60% der Krankenhäuser (oder mehr) ein Patientenvertreter im Verwaltungsrat (oder einem gleichwertigen Gremium) sitzt
6. Anzahl der Länder, die einen Lehrplan für Patientensicherheit in Ausbildungsprogramme oder Kurse für Angehörige der Gesundheitsberufe aufgenommen haben
7. Anzahl der Länder, die sich für die Umsetzung der WHO-Charta Health Worker Safety entschieden haben
8. Anzahl der Länder, in denen mindestens 60% der Gesundheitseinrichtungen an einem Berichts- und Lernsystem zur Meldung von Zwischenfällen im Bereich der Patientensicherheit teilnehmen
9. Anzahl der Länder, die einen Jahresbericht zur Patientensicherheit veröffentlichen
10. Anzahl der Länder, die ein nationales Netzwerk für Patienten-sicherheit eingerichtet haben

Das WHO-Sekretariat erhebt die erforderlichen Daten in Zusammenarbeit mit den Mitgliedstaaten und Partnern und analysiert anschließend die erzielten Fortschritte. Eine zusätzliche Liste von erweiterten Indikatoren soll den Ländern helfen, ihre eigenen kontextspezifischen Messungen für die Patientensicherheit zu entwickeln. Über die Fortschritte bei der Umsetzung des Globalen Aktionsplans für Patientensicherheit wird der Weltgesundheitsversammlung alle zwei Jahre Bericht erstattet.

Der Globale Aktionsplan für Patientensicherheit gibt eine strategische Richtung für konkrete Maßnahmen vor, um weltweit eine sichere Versorgung zu erreichen. Auch in Deutschland soll der Aktionsplan die Agenda der Patientensicherheit beeinflussen. Insbesondere das Aktionsbündnis Patientensicherheit setzt sich dafür ein, dass Patientensicherheit als Leitprinzip im Gesundheitswesen umgesetzt wird. Bereits die Jahrestagung 2022 des APS stand unter dem Motto »360° Patientensicherheit. Think global, act local« und orientierte sich an den sieben strategischen Zielen des Aktionsplans.

Der Globale Aktionsplan Patientensicherheit 2021–2030 kann in Deutschland die nachhaltige Umsetzung von Patientensicherheit maßgeblich vorantreiben. Viele Aspekte und Strategien haben vielversprechende Auswirkungen auf die Patientensicherheitsmaßnahmen, die unter anderem auch in der Notaufnahme sehr bedeutungsvoll sind. In den nächsten sieben Jahren sollte der Globale Aktionsplan als Handlungsrahmen für das Ziel einer sicheren Patientenversorgung dienen. Denn es gibt noch reichlich zu tun, damit klinische Prozesse gesichert und vermeidbare Schäden beseitigt werden und somit das gesamte Gesundheitssystem nachhaltig gestärkt werden kann.

Dabei sind zahlreiche Maßnahmen dieses Plans (auch) in Notaufnahmen umzusetzen. Somit wird der Globale Aktionsplan zur Steigerung der Patientensicherheit 2021–2030 auch das operative klinische Risikomanagement in Notaufnahmen in den kommenden Jahren maßgeblich beeinflussen.

Weitere Informationen

Der Globale Aktionsplan für Patientensicherheit 2021–2030 ist in der deutschen Version auf der Website der Weltgesundheitsorganisation kostenlos abrufbar unter: https://apps.who.int/iris/bitstream/handle/10665/343477/9789240032705-ger.pdf

3.8.1 Literatur

World Health Organization (2021) Global Patient Safety Action Plan 2021–2030. Towards eliminating avoidable harm in health care. 2021. ISBN: 9789240032705
Deutsche Übersetzung

4 Fazit der Herausgeber

Reinhard Strametz und Michael Bayeff-Filloff

Basierend auf einer fundierten Einführung in das klinische Risikomanagement wurden wesentliche Risiken für die Patientensicherheit in der Notaufnahme im Einzelnen beleuchtet. Die hier beschriebenen Risiken haben zwar ausdrücklich keinen Anspruch auf Vollständigkeit, entsprechen der Erfahrung der involvierten Autoren nach aber den wesentlichen Problemen, die in nahezu jeder Notaufnahme entstehen oder bereits durch die beschriebenen Maßnahmen gelöst worden sind.

Die COVID-19-Pandemie hat die Notaufnahmen vor bisher ungekannte Herausforderungen gestellt und die Notwendigkeit eines effektiven klinischen Risikomanagements eindrucksvoll bestätigt. Diese zweite Auflage unseres Buches bietet eine umfassende Reflexion dieser Zeit und beleuchtet neue wesentliche Risiken und deren Auswirkungen auf die Patientensicherheit.

Durch die neuen Kapitel und aktualisierten Inhalte wurden die Erfahrungen und Erkenntnisse aus der Pandemiezeit berücksichtigt. Die psychische Belastung des Gesundheitsfachpersonals und die Bedeutung der psychosozialen Unterstützung sind zentrale Themen, die nun ausführlicher behandelt werden.

Ebenso wird die Problematik der Fehl-Inanspruchnahme von Notaufnahmen intensiviert betrachtet; dies aber als eine Bestandaufnahme. Das Lenken von niedrigschwellig Hilfesuchenden in den richtigen Behandlungspfad wird uns noch lange beschäftigen.

Nach Lektüre dieses Buches wird deutlich, dass einige Präventionsmaßnahmen mehrere Risiken gleichzeitig adressieren können. Dies unterstreicht die Bedeutung einer systematischen und priorisierten Herangehensweise bei der Implementierung von Maßnahmen. Der Grundsatz »weniger ist mehr« bleibt zentral: Wenige, aber konsequent und nachhaltig umgesetzte Maßnahmen sind effektiver als viele, hastig durchgeführte Aktionen.

Die Anpassung der Maßnahmen an die individuellen Gegebenheiten jeder Notaufnahme ist essenziell. Dies erfordert die Zusammenarbeit von Behandelnden und Risikomanagern, um die wichtigsten Risiken zu identifizieren und entsprechende Veränderungen strukturiert einzuführen.

Die Handlungsoptionen zur Steigerung der Patientensicherheit lassen sich auf verschiedenen Ebenen zusammenfassen: Gesetzgebung, Entscheidungsträger auf Länderebene, Krankenhausverantwortliche und Behandelnde vor Ort müssen ihren Beitrag leisten. Die Umsetzung der Präventionsmaßnahmen sollte auf Evidenzbasierung, Kontextualisierung und Handhabbarkeit basieren, wie es das PARiHS-Framework fordert:

Damit die Umsetzung der individuell festgelegten Präventionsmaßnahmen nachhaltig greifen kann, sei nochmals an das in Kapitel 2.1.3 erwähnte PARiHS-

Framework erinnert, dass bei Implementierung neuer Verfahren, Strukturen, Techniken oder Prozessabläufen letztlich drei zentrale Forderungen aufstellt:

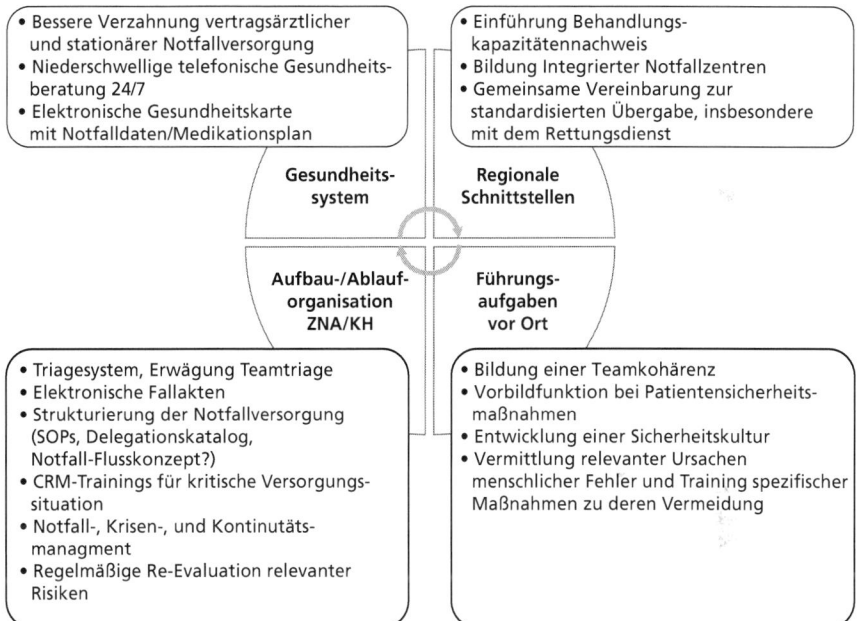

Abb. 4.1: Wege zur Erhöhung der Patientensicherheit in der Zentralen Notaufnahme geordnet nach Ebenen der Gesundheitsversorgung

1. Evidenzbasierung: Die zu implementierenden Maßnahmen müssen durch Evidenz einen klaren Nutzen für die Patientensicherheit aufweisen, der auch als solcher für die Behandelnden erkennbar und akzeptiert sein muss.
2. Kontextualisierung: Die generischen Maßnahmen müssen an die örtlichen Gegebenheiten, die Rahmenbedingungen, Human- und Kulturfaktoren der Einrichtung angepasst, also kurz gesagt, maßgeschneidert sein.
3. Handhabbarkeit: Jede Veränderung verursacht bei den Betroffenen Ängste und Vorbehalte. Änderungen in Systemen und Abläufen sind mühsam und erfordern Kraft. Daher muss eine zentrale Frage aller Veränderungen werden, wie es den davon Betroffenen möglichst einfach gemacht wird, diese Veränderung anzunehmen und umzusetzen. Dabei hat ein Prozess oder eine IT-Unterstützung den Bedürfnissen der Patienten und Behandelnden zu folgen und nicht umgekehrt.

Wir sind uns bewusst, dass die Entwicklung einer Sicherheitskultur ein langwieriger Prozess ist, der viele Jahre in Anspruch nehmen wird. Die Komplexität der notfallmedizinischen Versorgung erschwert dieses Unterfangen, doch die Aussicht auf die Minimierung katastrophaler Ereignisse und die Reduktion des Risikos, als »Second Victim« betroffen zu sein, sind Ansporn genug. Dieses Buch soll die Behandelnden und Risikomanager auf diesem Weg begleiten, in der Hoffnung, dass einige der beschriebenen Risiken eines Tages nur noch medizinhistorischen Wert haben werden.

Frankfurt und Rosenheim, im Oktober 2025

Reinhard Strametz und Michael Bayeff-Filloff

Autorenverzeichnis

Prof. Dr. med. Dipl-Kfm. Reinhard Strametz
Professur Patientensicherheit
Leiter Wiesbaden Institute for Healthcare Economics and Patient Safety (WiHelP)
Hochschule RheinMain
Wiesbaden Business School
Bleichstr. 44
65183 Wiesbaden

Dr. med. Michael Bayeff-Filloff
Chefarzt Zentrale Notaufnahme
RoMed Klinikum Rosenheim
Kliniken der Stadt und des Landkreises Rosenheim GmbH
Pettenkoferstr. 10
83022 Rosenheim
Und:
Ärztlicher Landesbeauftragter Rettungsdienst
Bayerisches Staatsministerium des Innern für Sport und Integration
Odeonsplatz 3
80539 München

Dr. med. Andreas Bayer
Institut für Notfallmedizin und Medizinmanagement (INM)
Klinikum der Universität München
Schillerstr. 53
80336 München

Dr. med. Michael Beier
Chefarzt Zentrum für Klinische Akut-, Notfall und Intensivmedizin
Krankenhausdirektor
KH Leonberg
Rutesheimer Strasse 50
71229 Leonberg

Dr. rer. pol. Matthias Brachmann
bcmed GmbH
Neue Straße 71
89073 Ulm

Prof. Dr. med. Viktoria Bogner-Flatz
Chefärztin Zentrale Notaufnahme und Beobachtungsstation
Klinikum Ebersberg
Lehrkrankenhaus der Technischen Universität München
Pfarrer-Guggetzer-Str. 3
85560 Ebersberg
Und:
Ärztliche Bezirksbeauftragte Rettungsdienst
Oberbayern West
Regierung von Oberbayern
Maximiliansstr. 39
80538 München

Prof. Dr. Bruno Brühwiler
Riedackerstrasse
CH-8135 Langnau

Dr. med. Stefan Bushuven, MME MA MHBA
Chefarzt Institut für Krankenhaushygiene & Infektionsprävention
Gesundheitsverbund Landkreis Konstanz
Virchowstraße 10
78224 Singen (Hohentwiel)

Dr. med. Gian-Andrea Cajöri
Ärztlicher Leiter
Rettungsdienst des Kantons Zug
An der Aa 6
CH-6301 Zug

Prof. Dr. med. Michael Christ
Chefarzt Notfallzentrum
Luzerner Kantonsspital
Spitalstraße
CH-6000 Luzern 16

Prof. Dr. med. Christoph Dodt
Chefarzt – Klinik für Akut- und Notfallmedizin
München Klinik Bogenhausen
Akademisches Lehrkrankenhaus der Technischen Universität München
Englschalkinger Str. 77
81925 München

Dr. med. Michael Dommasch
Ärztlicher Leiter Zentrale Interdisziplinäre Notaufnahme
Klinikum rechts der Isar der Technischen Universität München
Ismaninger Straße 22
81675 München

Sebastian Eberl, M. A.
Institut für Notfallmedizin und Medizinmanagement (INM)
Klinikum der Universität München
Schillerstr. 53
80336 München

Philipp Fischer, B. Sc.
Institut für Notfallmedizin und Medizinmanagement (INM)
Klinikum der Universität München
Schillerstr. 53
80336 München

Dr. med. univ. Bernhard Flasch
Manager Organisation & Klinische Prozesse
Oberender AG
Elsenheimer Str. 59
80687 München

Dr. med. Dominik Graf von Stillfried
Vorstandsvorsitzender
Zentralinstitut für die kassenärztliche Versorgung in der Bundesrepublik
Deutschland
Salzufer 8
10587 Berlin

Prof. Dr. med. Ingo Gräff
Ärztlicher Leiter Abteilung für Klinische Akut- und Notfallmedizin
Universitätsklinikum Bonn
Venusberg-Campus 1
53127 Bonn

Prof. Dr. phil. Susanne Heininger, MHBA
Professur Community Health Care
Fakultät Angewandte Gesundheitswissenschaften
Technische Hochschule Deggendorf
Dieter-Görlitz-Platz 1
94469 Deggendorf

PD Dr. med. Dominik Hinzmann
Klinik für Anästhesiologie und Intensivmedizin
TUM Klinikum Rechts der Isar
Ismaninger Str. 22
81675 München

Dr. med. Andreas Hüfner
Chefarzt Zentrale Notaufnahme
Caritas-Krankenhaus St. Josef
Landshuter Str. 65
93053 Regensburg

Dr. med. Heike A. Kahla-Witzsch, MBA
Fachärztin für Urologie
Ärztliches Qualitätsmanagement
Risikomanagerin nach ÖNORM 4903
Beratung im Gesundheitswesen
Max-Baginski-Str. 52
65812 Bad Soden

Prof. Dr. med. Karl-Georg Kanz
Bereichsleiter Chirurgische Notaufnahme
Klinik für Unfallchirurgie
Klinikum Rechts der Isar, Technische Universität München
Ismaninger Str. 22
81657 München

Tina Kloss, B. Sc.
Wiesbaden Business School
Hochschule RheinMain
Bleichstr. 44
65183 Wiesbaden

Dr. med. Thorsten Kohlmann
Institut für Notfallmedizin und Medizinmanagement (INM)
Klinikum der Universität München
Schillerstr. 53
80336 München

Dr. phil. Agnes Neumayr
Qualitätsmanagement-Referentin, ÄLRD-Team Tirol
p. A.: Univ. Klinik für Anästhesie und Intensivmedizin
Anichstr. 35
A-6020 Innsbruck

Minh-Thy Nguyen, M. Sc.
Hochschule Niederrhein
Reinarztstr. 49
47805 Krefeld

Dr. rer. medic. Sarah Oslislo, MPH
Zentralinstitut für die kassenärztliche Versorgung in der Bundesrepublik
Deutschland
Salzufer 8
10587 Berlin

Martin Pin
Chefarzt ZINA
Florence – Nightingale – Krankenhaus
Kaiserswerther Diakonie
Kreuzbergstraße 79
40489 Düsseldorf

Prof. Dr. jur. Andreas Pitz
Professor für Sozialrecht, Gesundheitsrecht und Non-Profit-Recht, Direktor des
Instituts für Gesundheits- und Life Sciences Recht
Technische Hochschule Mannheim
Paul-Wittsack-Str. 10
68163 Mannheim

Dr. med. Stephan Prückner
Geschäftsführender Direktor
Institut für Notfallmedizin und Medizinmanagement (INM)
LMU Klinikum
LMU München
Schillerstr. 53
80336 München

Dr. med. Felix Rockmann
Chefarzt Notfallzentrum
Krankenhaus Barmherzige Brüder Regensburg
Prüfeningerstr. 86
93049 Regensburg

Hannah Rösner, PhD
Wiesbaden Institute for Healthcare Economics and Patient Safety (WiHelP)
Hochschule RheinMain
Bleichstr. 44
65183 Wiesbaden

Prof. Dr. med. Hajo Schmidt-Traub, MBA
Stellv. Ärztlicher Direktor
BG Klinikum Unfallkrankenhaus Berlin
Warener Straße 7
12683 Berlin
hajo.schmidt-traub@ukb.de

Dr. med. Thomas H. Schneider
Leitender Arzt/Senior Expert; Interdisziplinäre Notfallmedizin
St. Josefs-Hospital Wiesbaden GmbH
Beethovenstr. 20
65189 Wiesbaden

PD Dr. med. Katharina Schütte-Nütgen
Klinik für Akut- und Notfallmedizin
Elisabeth-Krankenhaus Essen
Klara-Kopp-Weg 1
45138 Essen

Prof. Dr. med. Rajan Somasundaram
Ärztlicher Leiter Notaufnahme Campus Benjamin Franklin
Charité – Universitätsmedizin Berlin
Rettungsstelle CBF
Hindenburgdamm 30
12200 Berlin

Dr. med. Michael Städtler
Ärztlicher Bezirksbeauftragter Rettungsdienst
Oberbayern Ost
Regierung von Oberbayern
Maximiliansstr. 39
80538 München

Prof. Dr. med. Thomas Stockhausen
Chefarzt Abteilung Orthopädie
Klinikzentrum Lindenallee
65307 Bad Schwalbach

Dr. med. Bert Urban, MME
Bereichsleiter Medizin
Institut für Notfallmedizin und Medizinmanagement (INM)
LMU Klinikum
Schillerstr. 53
80336 München

Benjamin Walder
Dipl. Gesundheits- und Krankenpfleger
Sanatorium Kettenbrücke der Barmherzigen Schwestern
Sennstraße 1
A-6020 Innsbruck

Priv.-Doz. Dr. med. Markus Wehler
Klinikdirektor Zentrale Notaufnahme und IV. Medizinische Klinik
Universitätsklinikum Augsburg
Stenglinstraße 2
86156 Augsburg

Kalina Witt
Zentralinstitut für die kassenärztliche Versorgung in der Bundesrepublik
Deutschland
Salzufer 8
10587 Berlin

Prof. Dr. med. Christian Wrede
Chefarzt Notfallmedizin
Helios Klinikum Berlin-Buch
Schwanebecker Chaussee 50
13125 Berlin

Sachwortverzeichnis